国家卫生健康委员会“十三五”规划教材

科研人员核心能力提升导引丛书

供研究生及科研人员用

医学科研课题设计、申报与实施

Design, Application and Implementation of Medical Research Projects

第 **3** 版

主　审　龚非力　李卓娅

主　编　李宗芳　郑　芳

副主编　吕志跃　李煌元　张爱华

人民卫生出版社

·北京·

图书在版编目（CIP）数据

医学科研课题设计、申报与实施 / 李宗芳，郑芳主编. —3 版 . —北京：人民卫生出版社，2023.7
ISBN 978-7-117-33353-5

Ⅰ.①医… Ⅱ.①李… ②郑… Ⅲ.①医学–科研课题–研究生–教材 Ⅳ.①R-3

中国版本图书馆 CIP 数据核字（2022）第 126817 号

| 人卫智网 | www.ipmph.com | 医学教育、学术、考试、健康，购书智慧智能综合服务平台 |
| 人卫官网 | www.pmph.com | 人卫官方资讯发布平台 |

医学科研课题设计、申报与实施
Yixue Keyan Keti Sheji，Shenbao yu Shishi
第 3 版

主　　编：李宗芳　郑　芳
出版发行：人民卫生出版社（中继线 010-59780011）
地　　址：北京市朝阳区潘家园南里 19 号
邮　　编：100021
E - mail：pmph @ pmph.com
购书热线：010-59787592　010-59787584　010-65264830
印　　刷：河北宝昌佳彩印刷有限公司
经　　销：新华书店
开　　本：850 × 1168　1/16　　印张：18
字　　数：508 千字
版　　次：2008 年 8 月第 1 版　　2023 年 7 月第 3 版
印　　次：2023 年 8 月第 1 次印刷
标准书号：ISBN 978-7-117-33353-5
定　　价：89.00 元

打击盗版举报电话：010-59787491　E-mail：WQ @ pmph.com
质量问题联系电话：010-59787234　E-mail：zhiliang @ pmph.com
数字融合服务电话：4001118166　E-mail：zengzhi @ pmph.com

编　者 （按姓氏笔画排序）

于永利　吉林大学基础医学院
马婧薇　华中科技大学同济医学院
王　岗　西安交通大学第二附属医院
王丽颖　吉林大学基础医学院
吕志跃　中山大学中山医学院
吕群燕　国家自然科学基金委员会医学科学部
刘　艳　哈尔滨医科大学公共卫生学院
孙　汭　中国科学技术大学生命科学与医学部
孙玉英　中国人民解放军总医院第五医学中心
李宗芳　西安交通大学第二附属医院

李煌元　福建医科大学公共卫生学院
杨土保　中南大学湘雅公共卫生学院
吴思英　福建医科大学公共卫生学院
张爱华　南京医科大学附属儿童医院
陈永艳　中国科学技术大学生命科学与医学部
陈玮琳　深圳大学医学部
武　宁　华中科技大学同济医学院
郑　芳　华中科技大学同济医学院
韩　骅　空军军医大学
魏海明　中国科学技术大学生命科学与医学部

编写秘书　尚　琪　西安交通大学第二附属医院

主 审 简 介

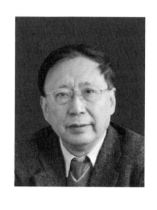

      龚非力，华中科技大学同济医学院基础医学院免疫学系教授。曾任华中科技大学同济医学院免疫学系主任、免疫学研究所所长。兼任中国免疫学会副理事长、原卫生部全国高等院校临床医学专业规划教材评审委员会副主任委员、中国-德国医学协会理事长、中华骨髓库专家委员会副主任、中国免疫学会移植免疫分会主任委员、湖北省暨武汉市免疫学会理事长。曾任 *Clinical Oncology*、《华中科技大学学报医学外文版》主编，《中华微生物学和免疫学杂志》《中华医学遗传学杂志》《中华器官移植学杂志》《中国免疫学杂志》《中国病理生理学杂志》《中国肿瘤生物治疗杂志》《医学分子生物学杂志》《免疫学杂志》《细胞与分子免疫学杂志》《现代免疫学杂志》《国际免疫学杂志》《临床肾脏病杂志》《内科急危重症杂志》《临床心血管病杂志》、*Cellular and Molecular Immunology* 等编委。全国优秀教师（2001）、首届全国高等院校教学名师（2003）、教育部首批"精品课程"（医学免疫学）负责人（2003）、首届中国免疫学杰出学者奖（2008）。

      主要从事医学免疫学（免疫病理学、分子免疫学）专业领域研究，发表论文 200 余篇，包括 SCI 收录论文 80 余篇（其中 50 余篇署名通信作者）。培养硕士生 30 余名、博士生 50 余名。主编和参编多部教材，其中担任《中华医学百科全书：免疫学》分卷主编、全国科学技术名词审定委员会组织的《免疫学名词》副主编、全国临床医学规划教材《医学免疫学》本科生教材 1~3 版主编、《医学免疫学》研究生教材 1~4 版主编（北京，科学出版社）。

主 审 简 介

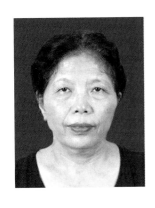

  李卓娅，二级教授，博士生导师，现已退休。曾为华中科技大学同济医学院基础医学院免疫学系副主任，中国病理生理学学会免疫专业委员会委员、中国免疫学会基础免疫分会委员、湖北省生物工程学会理事、武汉免疫学会理事、《华中科技大学学报（医学版）》常务编委、《免疫学杂志》编委等，担任《中国药理学报》《生命科学》、*Endocrinology*、*BBA Molecule Cell Research*、*Cytotherapy*、*Molecular and Cellular Biochemistry* 等杂志审稿人。

  先后从事病理生理学、免疫学等医学教育近 40 年，为本科生、硕士生、博士生和留学生授理论课及实验课，并进行问题式学习（PBL）教学，为研究生开设医学科研入门课程，介绍科研全过程，并获取 2017 年第八届湖北省高等学校教学成果奖二等奖；所负责的免疫学课程为 2012 年教育部国家级精品级共享课。主编和参编专著 6 本，其中主编《医学科研课题的设计与申报》，副主编普通高等教育"十一五"国家临床医学规划本科生教材《医学免疫学》和教育部推荐研究生教材《医学免疫学》，后者于 2012 年荣获全国普通高等学校优秀教材二等奖。主要从事分子免疫、肿瘤免疫和感染免疫研究，主持国家自然科学基金面上项目和重点项目、国家高技术研究发展计划（863 计划）及国家卫生健康委员会、教育部、湖北省资助项目等 26 项，参加国家重点基础研究发展计划（973 计划）2 项。在 *Circulation*、*Blood*、*Cancer Research*、*Oncogene*、*Cell death & Differentiation* 等专业杂志发表论文 149 篇，获省部级研究成果奖 3 次。

主 编 简 介

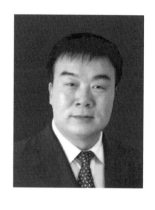

李宗芳,教授,一级主任医师,博士生导师。现任西安交通大学第二附属医院院长兼肿瘤病院院长、药物临床研究机构主任,中国西部科技创新港精准医疗研究院院长,生物诊断治疗国家地方联合工程研究中心主任,陕西省肝脾疾病临床医学研究中心主任。兼任国际肝胆胰协会会员,中华医学会外科学分会委员、脾脏及门静脉高压症学组副组长,教育部高等学校教学指导委员会临床实践教学指导分委员会委员、中国抗癌协会陕西省肿瘤生物样本库专业委员会主任委员。《中华实验外科杂志》《中华普通外科学文献杂志》《国际外科学杂志》等杂志副总编,《中华普通外科杂志》《中华消化外科杂志》《中华肝胆外科杂志》编委。国家自然科学基金二审专家,中华医学科技奖、教育部高等学校科学研究优秀成果奖(科学技术)评审专家。"新世纪百千万人才工程"国家级人选,国家卫生和计划生育委员会突出贡献中青年专家,教育部"长江学者与创新团队发展计划"创新团队带头人,享受国务院政府特殊津贴、陕西省"三秦人才津贴",第五届中国医师奖获得者,西安交通大学教学名师。

从事临床医学医教研工作 36 年余,医学管理 24 年,坚持为本科生、硕士生、博士生和留学生讲授理论课及实验课。在肝硬化门静脉高压症及脾脏疾病、肝癌、重症急性胰腺炎的临床诊治与应用基础研究方面成绩卓越。在领域内,主持国家自然科学基金重大研究计划集成项目、面上项目及国家发展和改革委员会等国家级项目,教育部、陕西省等科研项目共计 20 余项;申请国家职务发明专利 15 项(13 项已获得)。获国家科学技术进步奖二等奖、陕西省科学技术进步奖一等奖、陕西省教学成果奖一等奖等 6 项。发表论文 400 余篇,SCI 收录 200 余篇。主编、副主编、参编和译国家规划教材、专著等 30 余部。

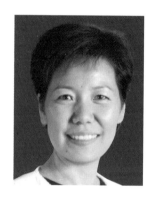

郑芳,博士,教授,博士生导师。现任华中科技大学同济医学院基础医学院党委副书记兼副院长;基础医学国家级实验教学示范中心细胞分子生物学分中心主任。兼任中国免疫学会理事,亚太医学生物免疫学会基础免疫分会副主任委员;湖北省免疫学会常务理事,武汉免疫学会副理事长兼秘书长。

主要从事医学免疫学和医学科研设计的教学工作。担任国家级精品课程、国家级教学团队和国家级资源共享课程的主讲教师,中国大学慕课课程医学免疫学负责人,为本科生、硕士生和博士生讲授理论课、实验课等。为研究生开设医学科研设计与写作课程,讲解医学科研全过程。兼任全国高等学校第三轮医学研究生"国家级"规划教材评审委员会委员,教育部推荐研究生教学用书《医学免疫学》(第 5 版)副主编,《免疫学双语实验技术指导》(第 2 版)副主编,以及多本教材编委。曾获得湖北省高等学校教学成果奖,华中科技大学课堂教学卓越奖,多次获得华中科技大学教学成果奖、教学质量或竞赛一等奖,受聘"华中卓越学者(教学)岗"。主要研究方向为自身免疫病和器官移植慢性排斥反应的机制与干预策略。研究自然杀伤细胞在上述疾病中的功能调控及调控功能,警报素分子高迁移率族蛋白 1(HMGB1)和白细胞介素 -33(IL-33)在疾病中的释放、功能及其机制。主持多项国家自然科学基金项目,发表多篇研究论文。

副主编简介

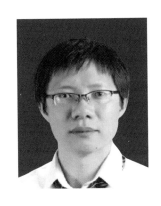

吕志跃，教授，博士生导师。现任海南医学院副校长（挂职）、中山大学中山医学院党委委员，中山大学热带病防治研究教育部重点实验室副主任，广东省寄生虫学会秘书长，国家卫生健康标准委员会寄生虫病标准专业委员会委员，中国地方病协会热带病专业委员会委员，中华预防医学会医学寄生虫学分会教育学组委员会委员，《热带医学杂志》与《热带医学与寄生虫学》常务编委，玛希隆大学（Mahidol University）客座教授。2010 年入选为广东省高等学校"千百十"工程培养对象。

一直担任人体寄生虫学、基础医学导论等课程主讲教师。主编、参编国家规划教材 12 部，主持 3 项教学改革项目，获广东省教学成果奖一等奖 1 项。主持 12 项国家级和省级大学生创新训练项目等本科生科研项目，指导学生 3 次获得"全国大学生基础医学创新论坛暨实验设计大赛"一等奖。长期从事分子病原生物学、病原疫苗开发与药物研制、重要入侵病原快速溯源等领域的研究工作。主持国家重点研发项目分课题、国家自然科学基金等 20 项课题，经费总额超过一千万元。在国内外专业学术期刊发表论文 100 余篇，其中以通信作者 / 第一作者身份发表 SCI 论文 46 篇。获得 2 项国家发明专利、5 项实用新型专利及 1 项省部级科学技术进步奖一等奖。

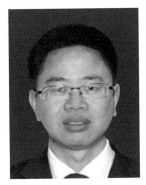

李煌元，教授，博士生导师。现任福建医科大学公共卫生学院党委书记，中国毒理学会生化与分子毒理专业委员会副主任委员，中国环境诱变剂学会环境应激与健康损害专业委员会副主任委员，中国医师协会公共卫生医师分会常务委员，中华预防医学会自由基预防医学专业委员会常务委员，中国毒理学会理事、神经毒理学 / 毒理学教育专业委员会常务委员，中国环境诱变剂学会理事，福建省预防医学会卫生毒理学专业委员会首届主任委员、流行病学专业委员会副主任委员等，香山科学会议评审专家，哈佛医学院访问留学者。

长期致力于神经表观遗传毒理学和慢性病流行病学研究。主持国家自然科学基金项目 4 项，福建省杰出青年科学基金项目等课题 20 余项；发表论文 130 余篇，SCI 论文 60 余篇；获得福建省科学技术进步奖二等奖 1 项、三等奖 2 项、中华预防医学会科学技术奖二等奖 1 项；主编《公共卫生导论》《预防医学基本技能训练实验教程》（第 2 版）、《职业卫生与职业医学实验》，副主编专著教材 4 部，参编 17 部。

副主编简介

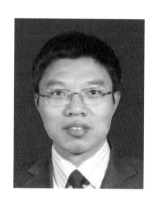

张爱华,二级教授、主任医师、博士生导师,国家杰出青年科学基金获得者,国家"万人计划"科技创新领军人才,科技部中青年科技创新领军人才。现任南京医科大学附属儿童医院副院长,江苏省儿童重大疾病研究重点实验室主任,南京医科大学儿科研究所所长、儿科学院副院长,中华医学会儿科学分会肾脏学组组长,江苏省医学会罕见病学分会首届主任委员。

致力于儿童慢性肾脏病发病机制和早期干预的研究。主持国家级课题10余项,其中包括国家自然科学基金重点项目 2 项、重大项目 1 项、国家重点研发计划 1 项等。在 *Proceedings of the National Academy of the Sciences of the United States of America*, *Journal of the American Society of Nephrology*, *Kidney International* 等发表 SCI 论文 160 余篇,获批国家专利 8 项。研究成果先后获得教育部自然科学奖一等奖、中国妇幼健康科学技术奖自然科学奖二等奖、江苏省科学技术奖二等奖等。

全国高等学校医学研究生"国家级"规划教材
第三轮修订说明

进入新世纪,为了推动研究生教育的改革与发展,加强研究型创新人才培养,人民卫生出版社启动了医学研究生规划教材的组织编写工作,在多次大规模调研、论证的基础上,先后于2002年和2008年分两批完成了第一轮50余种医学研究生规划教材的编写与出版工作。

2014年,全国高等学校第二轮医学研究生规划教材评审委员会及编写委员会在全面、系统分析第一轮研究生教材的基础上,对这套教材进行了系统规划,进一步确立了以"解决研究生科研和临床中实际遇到的问题"为立足点,以"回顾、现状、展望"为线索,以"培养和启发读者创新思维"为中心的教材编写原则,并成功推出了第二轮(共70种)研究生规划教材。

本套教材第三轮修订是在党的十九大精神引领下,对《国家中长期教育改革和发展规划纲要(2010—2020年)》《国务院办公厅关于深化医教协同进一步推进医学教育改革与发展的意见》,以及《教育部办公厅关于进一步规范和加强研究生培养管理的通知》等文件精神的进一步贯彻与落实,也是在总结前两轮教材经验与教训的基础上,再次大规模调研、论证后的继承与发展。修订过程仍坚持以"培养和启发读者创新思维"为中心的编写原则,通过"整合"和"新增"对教材体系做了进一步完善,对编写思路的贯彻与落实采取了进一步的强化措施。

全国高等学校第三轮医学研究生"国家级"规划教材包括五个系列。①科研公共学科:主要围绕研究生科研中所需要的基本理论知识,以及从最初的科研设计到最终的论文发表的各个环节可能遇到的问题展开;②常用统计软件与技术:介绍了SAS统计软件、SPSS统计软件、分子生物学实验技术、免疫学实验技术等常用的统计软件以及实验技术;③基础前沿与进展:主要包括了基础学科中进展相对活跃的学科;④临床基础与辅助学科:包括了专业学位研究生所需要进一步加强的相关学科内容;⑤临床学科:通过对疾病诊疗历史变迁的点评、当前诊疗中困惑、局限与不足的剖析,以及研究热点与发展趋势探讨,启发和培养临床诊疗中的创新思维。

该套教材中的科研公共学科、常用统计软件与技术学科适用于医学院校各专业的研究生及相应的科研工作者;基础前沿与进展学科主要适用于基础医学和临床医学的研究生及相应的科研工作者;临床基础与辅助学科和临床学科主要适用于专业学位研究生及相应学科的专科医师。

全国高等学校第三轮医学研究生"国家级"规划教材目录

11	SAS 统计软件应用（第 4 版）	主 编	贺 佳			
		副主编	尹 平	石武祥		
12	医学分子生物学实验技术（第 4 版）	主 审	药立波			
		主 编	韩 骅	高国全		
		副主编	李冬民	喻 红		
13	医学免疫学实验技术（第 3 版）	主 编	柳忠辉	吴雄文		
		副主编	王全兴	吴玉章	储以微	崔雪玲
14	组织病理技术（第 2 版）	主 编	步 宏			
		副主编	吴焕文			
15	组织和细胞培养技术（第 4 版）	主 审	章静波			
		主 编	刘玉琴			
16	组织化学与细胞化学技术（第 3 版）	主 编	李 和	周德山		
		副主编	周国民	肖 岚	刘佳梅	孔 力
17	医学分子生物学（第 3 版）	主 审	周春燕	冯作化		
		主 编	张晓伟	史岸冰		
		副主编	何凤田	刘 戟		
18	医学免疫学（第 2 版）	主 编	曹雪涛			
		副主编	于益芝	熊思东		
19	遗传和基因组医学	主 编	张 学			
		副主编	管敏鑫			
20	基础与临床药理学（第 3 版）	主 编	杨宝峰			
		副主编	李 俊	董 志	杨宝学	郭秀丽
21	医学微生物学（第 2 版）	主 编	徐志凯	郭晓奎		
		副主编	江丽芳	范雄林		
22	病理学（第 2 版）	主 编	来茂德	梁智勇		
		副主编	李一雷	田新霞	周 桥	
23	医学细胞生物学（第 4 版）	主 审	杨 恬			
		主 编	安 威	周天华		
		副主编	李 丰	杨 霞	王杨淦	
24	分子毒理学（第 2 版）	主 编	蒋义国	尹立红		
		副主编	骆文静	张正东	夏大静	姚 平
25	医学微生态学（第 2 版）	主 编	李兰娟			
26	临床流行病学（第 5 版）	主 编	黄悦勤			
		副主编	刘爱忠	孙业桓		
27	循证医学（第 2 版）	主 审	李幼平			
		主 编	孙 鑫	杨克虎		

28	断层影像解剖学	主　编	刘树伟　张绍祥
		副主编	赵　斌　徐　飞
29	临床应用解剖学（第2版）	主　编	王海杰
		副主编	臧卫东　陈　尧
30	临床心理学（第2版）	主　审	张亚林
		主　编	李占江
		副主编	王建平　仇剑崟　王　伟　章军建
31	心身医学	主　审	Kurt Fritzsche　吴文源
		主　编	赵旭东
		副主编	孙新宇　林贤浩　魏　镜
32	医患沟通（第2版）	主　编	尹　梅　王锦帆
33	实验诊断学（第2版）	主　审	王兰兰
		主　编	尚　红
		副主编	王传新　徐英春　王　琳　郭晓临
34	核医学（第3版）	主　审	张永学
		主　编	李　方　兰晓莉
		副主编	李亚明　石洪成　张　宏
35	放射诊断学（第2版）	主　审	郭启勇
		主　编	金征宇　王振常
		副主编	王晓明　刘士远　卢光明　宋　彬
			李宏军　梁长虹
36	疾病学基础	主　编	陈国强　宋尔卫
		副主编	董　晨　王　韵　易　静　赵世民
			周天华
37	临床营养学	主　编	于健春
		副主编	李增宁　吴国豪　王新颖　陈　伟
38	临床药物治疗学	主　编	孙国平
		副主编	吴德沛　蔡广研　赵荣生　高　建
			孙秀兰
39	医学3D打印原理与技术	主　编	戴尅戎　卢秉恒
		副主编	王成焘　徐　弢　郝永强　范先群
			沈国芳　王金武
40	互联网＋医疗健康	主　审	张来武
		主　编	范先群
		副主编	李校堃　郑加麟　胡建中　颜　华
41	呼吸病学（第3版）	主　审	钟南山
		主　编	王　辰　陈荣昌
		副主编	代华平　陈宝元　宋元林

42	消化内科学（第 3 版）	主 审	樊代明	李兆申		
		主 编	钱家鸣	张澍田		
		副主编	田德安	房静远	李延青	杨 丽
43	心血管内科学（第 3 版）	主 审	胡大一			
		主 编	韩雅玲	马长生		
		副主编	王建安	方 全	华 伟	张抒扬
44	血液内科学（第 3 版）	主 编	黄晓军	黄 河	胡 豫	
		副主编	邵宗鸿	吴德沛	周道斌	
45	肾内科学（第 3 版）	主 审	谌贻璞			
		主 编	余学清	赵明辉		
		副主编	陈江华	李雪梅	蔡广研	刘章锁
46	内分泌内科学（第 3 版）	主 编	宁 光	邢小平		
		副主编	王卫庆	童南伟	陈 刚	
47	风湿免疫内科学（第 3 版）	主 审	陈顺乐			
		主 编	曾小峰	邹和建		
		副主编	古洁若	黄慈波		
48	急诊医学（第 3 版）	主 审	黄子通			
		主 编	于学忠	吕传柱		
		副主编	陈玉国	刘 志	曹 钰	
49	神经内科学（第 3 版）	主 编	刘 鸣	崔丽英	谢 鹏	
		副主编	王拥军	张杰文	王玉平	陈晓春
			吴 波			
50	精神病学（第 3 版）	主 编	陆 林	马 辛		
		副主编	施慎逊	许 毅	李 涛	
51	感染病学（第 3 版）	主 编	李兰娟	李 刚		
		副主编	王贵强	宁 琴	李用国	
52	肿瘤学（第 5 版）	主 编	徐瑞华	陈国强		
		副主编	林东昕	吕有勇	龚建平	
53	老年医学（第 3 版）	主 审	张 建	范 利	华 琦	
		主 编	刘晓红	陈 彪		
		副主编	齐海梅	胡亦新	岳冀蓉	
54	临床变态反应学	主 编	尹 佳			
		副主编	洪建国	何韶衡	李 楠	
55	危重症医学（第 3 版）	主 审	王 辰	席修明		
		主 编	杜 斌	隆 云		
		副主编	陈德昌	于凯江	詹庆元	许 媛

56	普通外科学（第 3 版）	主　编	赵玉沛			
		副主编	吴文铭	陈规划	刘颖斌	胡三元
57	骨科学（第 3 版）	主　审	陈安民			
		主　编	田　伟			
		副主编	翁习生	邵增务	郭　卫	贺西京
58	泌尿外科学（第 3 版）	主　审	郭应禄			
		主　编	金　杰	魏　强		
		副主编	王行环	刘继红	王　忠	
59	胸心外科学（第 2 版）	主　编	胡盛寿			
		副主编	王　俊	庄　建	刘伦旭	董念国
60	神经外科学（第 4 版）	主　编	赵继宗			
		副主编	王　硕	张建宁	毛　颖	
61	血管淋巴管外科学（第 3 版）	主　编	汪忠镐			
		副主编	王深明	陈　忠	谷涌泉	辛世杰
62	整形外科学	主　编	李青峰			
63	小儿外科学（第 3 版）	主　审	王　果			
		主　编	冯杰雄	郑　珊		
		副主编	张潍平	夏慧敏		
64	器官移植学（第 2 版）	主　审	陈　实			
		主　编	刘永锋	郑树森		
		副主编	陈忠华	朱继业	郭文治	
65	临床肿瘤学（第 2 版）	主　编	赫　捷			
		副主编	毛友生	于金明	吴一龙	沈　铿
			马　骏			
66	麻醉学（第 2 版）	主　编	刘　进	熊利泽		
		副主编	黄宇光	邓小明	李文志	
67	妇产科学（第 3 版）	主　审	曹泽毅			
		主　编	乔　杰	马　丁		
		副主编	朱　兰	王建六	杨慧霞	漆洪波
			曹云霞			
68	生殖医学	主　编	黄荷凤	陈子江		
		副主编	刘嘉茵	王雁玲	孙　斐	李　蓉
69	儿科学（第 2 版）	主　编	桂永浩	申昆玲		
		副主编	杜立中	罗小平		
70	耳鼻咽喉头颈外科学（第 3 版）	主　审	韩德民			
		主　编	孔维佳	吴　皓		
		副主编	韩东一	倪　鑫	龚树生	李华伟

71	眼科学（第3版）	主 审	崔 浩	黎晓新		
		主 编	王宁利	杨培增		
		副主编	徐国兴	孙兴怀	王雨生	蒋 沁
			刘 平	马建民		
72	灾难医学（第2版）	主 审	王一镗			
		主 编	刘中民			
		副主编	田军章	周荣斌	王立祥	
73	康复医学（第2版）	主 编	岳寿伟	黄晓琳		
		副主编	毕 胜	杜 青		
74	皮肤性病学（第2版）	主 编	张建中	晋红中		
		副主编	高兴华	陆前进	陶 娟	
75	创伤、烧伤与再生医学（第2版）	主 审	王正国	盛志勇		
		主 编	付小兵			
		副主编	黄跃生	蒋建新	程 飚	陈振兵
76	运动创伤学	主 编	敖英芳			
		副主编	姜春岩	蒋 青	雷光华	唐康来
77	全科医学	主 审	祝墡珠			
		主 编	王永晨	方力争		
		副主编	方宁远	王留义		
78	罕见病学	主 编	张抒扬	赵玉沛		
		副主编	黄尚志	崔丽英	陈丽萌	
79	临床医学示范案例分析	主 编	胡翊群	李海潮		
		副主编	沈国芳	罗小平	余保平	吴国豪

全国高等学校第三轮医学研究生"国家级"规划教材评审委员会名单

顾　问

　　韩启德　桑国卫　陈　竺　曾益新　赵玉沛

主任委员（以姓氏笔画为序）

　　王　辰　刘德培　曹雪涛

副主任委员（以姓氏笔画为序）

于金明	马　丁	王正国	卢秉恒	付小兵	宁　光	乔　杰
李兰娟	李兆申	杨宝峰	汪忠镐	张　运	张伯礼	张英泽
陆　林	陈国强	郑树森	郎景和	赵继宗	胡盛寿	段树民
郭应禄	黄荷凤	盛志勇	韩雅玲	韩德民	赫　捷	樊代明
戴尅戎	魏于全					

常务委员（以姓氏笔画为序）

文历阳	田勇泉	冯友梅	冯晓源	吕兆丰	闫剑群	李　和
李　虹	李玉林	李立明	来茂德	步　宏	余学清	汪建平
张　学	张学军	陈子江	陈安民	尚　红	周学东	赵　群
胡志斌	柯　杨	桂永浩	梁万年	瞿　佳		

委　员（以姓氏笔画为序）

于学忠	于健春	马　辛	马长生	王　彤	王　果	王一镗
王兰兰	王宁利	王永晨	王振常	王海杰	王锦帆	方力争
尹　佳	尹　梅	尹立红	孔维佳	叶冬青	申昆玲	田　伟
史岸冰	冯作化	冯杰雄	兰晓莉	邢小平	吕传柱	华　琦
向　荣	刘　民	刘　进	刘　鸣	刘中民	刘玉琴	刘永锋
刘树伟	刘晓红	安　威	安胜利	孙　鑫	孙国平	孙振球
杜　斌	李　方	李　刚	李占江	李幼平	李青峰	李卓娅
李宗芳	李晓松	李海潮	杨　恬	杨克虎	杨培增	吴　皓

前　言

医学属实验科学,开展科学研究(亦可简称为科研)是推进现代医学发展的关键。当前,研究生是完成各级科研项目的重要生力军,研究生科研实践质量直接关系到科研项目的进展和成果,故培养研究生的科研思维、创新能力及严谨治学作风,具有重要意义。

有鉴于此,按照国家卫生健康委员会规划教材的要求为全国高等学校医学研究生编写本书,重点是阐述科学研究的基本过程:科研课题的设计、科研项目申请书的撰写和申报,以及科研实施中的具体操作。在第2版基础上,本书进行了部分修改与补充。全书基本框架为:

绪论部分概述了科学研究的基本理论知识:包括科研的定义、特点、类型及科研工作者应具备的素质。其内容是此本教材的导序,本版将其单独讲述,未归入其他篇章。

第一篇讲述医学科研课题设计的具体步骤。首先介绍科研选题、课题设计的基本要素和基本原则,再从"统计学设计"及"临床流行病学、循证医学研究设计"两方面完善具体的实验设计。

第二篇主要介绍医学科研项目申报书的撰写以及项目的申报与评审。为进一步增加研究生对目前科研项目资助渠道的了解,减少不必要的内容,本版将我国重要的科研机构及其资助项目内容单独成节,同时还增加了国外的科研机构及科研项目,共同构成"第六章　医学科研资助机构及资助项目";删除了第2版第十章"学术期刊论文点评"。

第三篇主要介绍医学科研项目的具体实施。不仅包括实验具体操作过程中实验流程的标准化、实验记录的正确书写和实验结果的观察分析,还包括科研项目实施的团队、时间和经费等的组织及实验室安全的管理。考虑到第2版本篇中的第十四章"科研常用软件简介"、第十五章"创造和创造性思维"与本篇的主题不大一致,因此本版将其调整至附录。

本书附录包括四部分,"创造性思维"通过对其定义及重要性的讲述,让研究生在科研工作中注重创造性思维的培养;"励志篇"通过短篇故事激励研究生正确面对科研工作中的困难;"警示篇"通过典型的学术不端行为案例警醒研究生在科研工作中恪守科研道德;"科研常用软件简介"主要介绍管理文件、处理数据和绘制图表等软件,以便利于科研工作的进展。

本书编者来自国内多所院校,均有着丰富的科研与教学经验,在教材的编写过程中,全体编者认真编写并反复进行互审和修改,在此表示衷心的感谢。

为了进一步提高本书的质量,以供再版时修改,因而诚恳地希望各位读者、专家提出宝贵意见。

李宗芳　郑　芳

2023 年 4 月

目　　录

第一篇　医学科研课题的设计

第二篇　医学科研项目申请书的撰写与申报

第三篇　医学科研项目的实施

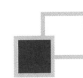

绪　论

一、科学与科学研究

（一）科学的定义和划分

1. 科学的定义　科学一词来源于拉丁语scientia，即知识或学问（knowledge）。知识是对客观存在的外部世界的反映，即按事物的本来面目认识事物、反映事物，比如自然科学是关于自然现象的知识，社会科学是关于社会现象的知识，思维科学是关于思维活动的知识，任何科学都会以一种知识形态呈现在人们面前。但并非任何知识都是科学，首先，科学是真理，是正确反映客观实际的知识，而歪曲反映客观实际的知识则不是科学；其次，科学具有系统性，反映事物本质的一个单独知识概念，或者互不联系的几个规律性的知识概念，仅属于知识点或单元，如一般足月新生儿身高是50cm左右，这是一种规律，是一个认知点，而并非科学。

根据上述理解和认识，可将科学简明地定义为"人们正确或比较正确反映客观事物及其规律的知识体系"。所谓"正确反映"，应作辩证的理解。人类对客观真理的认识是一个无终止的历史过程，从"不知"到"知"，从不完全到比较完全的"知"，从对客观近似和相对的反映（即相对真理）到不断地接近完全和绝对的反映（即绝对真理），永无止境。这是因为在科学发展的特定阶段，由于历史条件（包括生产水平、认识水平、认识手段等）的限制，它所达到的真理，仅是相对的，但它们却是构成绝对真理的因素。换言之，"正确反映"仅具有相对的真理性，但包含着绝对真理的成分，此乃科学的最本质的特征。

2. 科学的划分　科学可按其研究对象的不同而加以划分。以自然界为其研究对象的科学叫自然科学（natural science）；以社会为其研究对象的科学叫社会科学（social science）；以人类社会的各种文化现象为其研究对象的学科叫人文科学（the humanities），如语言学、文学、史学和哲学等；以人类行为为其研究对象的科学叫行为科学（behavioral science），如心理学、社会学等。社会科学的属性及研究方法与自然科学既有共性，也有个性。本书介绍科学及其研究方法的共性，但侧重自然科学的个性。

自然科学按其研究对象运动形态的不同，分成若干学科。例如，物理学是研究具体的物质运动规律的科学；化学是研究物质，特别是物质分子变化的科学；数学是研究数与形的性质、关系及变化规律，从而指导演算推理的科学；天文学是研究天体宇宙结构和演化规律的科学；地学是研究地球的科学；生物学是研究生命的科学；医学是研究保健及疾病防治规律的科学等。

物质世界是无限多样性的统一体。物质世界多样性表现之一是物质结构的多样性、多层次性及不同层次物质运动形态的特殊规律。物质世界统一性表现之一是各物质之间、物质各层次及其运动形态之间的相互联系性。正是自然界本身的这种多样性和统一性，决定了现代科学体系中的多学科性和各学科间的相互渗透性。

不同层次物质运动形态的认识活动导致不同学科的创立。以生物学为例，一方面，生物学不断向微观深入，由组织细胞层次、细胞器层次、分子层次到目前的量子（或基本粒子）层次，进而创立细胞生物学、亚细胞生物学、分子生物学和量子生物学；另一方面，生物学向宏观拓展，由器官系统、个体、群体、生物圈、宇宙等层次，分别创立经典生物学（动植物学）、群体生物学、生态学以至宇宙生物学。

学科间的相互渗透在生物学得到充分体现。以量子生物学（quantum biology）为例，量子力学是探讨微观粒子运动规律的科学；统计力学是用统计方法和力学运动规律研究物质分子结构及其相互关系的随机现象，从而推算物体具体性质的科学；生物体是由大量微观粒子构成的总体，生命现象也是一种随机现象，故有可能用量子力学和统计力学的理论和方法加以研究和阐明，从而创立量子生物学，这是一种不同学科研究成果综合和发展的产物，也称为交叉学科（interdiscipline）。

从各门科学在整个科学体系中的职能和地位进行区分，科学又可划分为基础科学和应用科学。

基础科学（fundamental science）的研究对象是自然界事物的一般规律，而不是具体生产实践或应用中的问题。例如物理学是研究基本物质运动规律的科学，由于任何自然现象都离不开物质的运动，故物理学是自然科学体系中最基础的学科之一。又如生物学是研究生命基本规律的科学，医学、农学的对象是人、动物和植物，故生物学是医学和农学的基础学科。现代科学体系的基础学科可分为6种，即数学、物理、化学、天文学、地学和生物学，有人认为其中最基础的学科是物理和数学。

应用科学（applied science）的研究对象是具体生产实践应用中的问题。例如医学是一种应用科学，它应用数、理、化、天、地、生等基础学科的成果和方法创立自身特有的基础学科（解剖学、生理学、病理学、微生物学、生物化学、生物物理学、药理学等），并应用后者提供的理论方法探讨和解决临床实践中的问题。

技术科学（engineering science）亦称工程学，其专门研究如何将物理、化学、地学等基础学科的理论、方法应用到建筑、机器、工业和医疗等领域，由此派生生化工程、机械工程、化学工程、卫生工程等学科。

遗传工程（genetic engineering）是一门重要的新兴技术科学，其利用分子遗传学关于基因传递遗传信息的理论知识，通过直接改变遗传物质（基因）而改变生物体的某一遗传特性，从而为人类服务。系统工程（systems engineering）也是一门重要的新兴技术科学，其与生命科学交叉和融会，派生出系统生物学（systems biology）、医学系统生物学（medical systems biology）、系统医学（systems medicine）等学科。这些边缘学科综合利用各种分析平台以及生物信息学、生物统计学、计算生物学、模型学的理论和方法，从整体上理解生物医学系统，可望在疾病预防与诊治、新药开发等方面发挥重大作用。

随着生命科学的飞速发展，不断涌现新的学科，如基因组医学（genomic medicine，即通过转基因技术治疗人类疾病）、个体化医学（personalized medicine，即针对个体基因谱进行疾病预防和诊治）、转化医学（translational medicine，即将基础研究成果转化为临床应用）、再生医学（regenerative medicine，即人工构建组织器官供移植或在体构建组织器官）、循证医学（evidence-based medicine，即借助高质量的临床研究证据诊治患者）、系统生理学（systems physiology，即采用系统方法进行生理学研究）、系统病理生理学（systems pathophysiology）和系统药理学（systems pharmacology）等。

（二）科学研究的定义

科学研究（scientific research）的本质属性可做如下描述：

首先，科学研究是人们为正确反映（揭示）未知或知之不全的事物本质及其规律而进行的一种认识活动。

其次，科学研究有赖于实践观察（包括实验或调查中的观察）获得感性认识（事实数据），后者通过理论思维（即在一定理论指导下进行的思考）而上升为理性认识，从而揭示未知事物的本质及规律。因此，实践观察和理论思维是构成科学研究的两大基本要素。

再次，科学研究的任务之一在于系统、深入、正确地反映未知事物的本质及规律。为此，实践观察和理论思维须在正确观点指导下严格按照科学的方法来进行。所谓科学方法，是正确并系统认识（反映）客观事物及其规律所必须遵循的原则、所必须采取的步骤及所必须采用的途径和方式的总和，人类通过长期实践的积累和总结而形成。客观性、精确性和可检验性（可重复性）是科学方法的主要特征。客观性和精确性在科学方法中起决定作用,客观性指考察事物须按事物本来面目进行而不附加任何个人偏见;精确性指与客观实际的一致性,从而可被重复并可接受检验。因此,科学方法也可以说是可用于如实、正确反映事物客观实际的方法。

最后,科学研究的又一任务是验证(或修正、发展)已有的理论学说(包括科学假说),因为科研实践是检验科学真理的唯一标准;另外,通过科学研究发现事物之间新的联系,又可据此建立新的假说,从而不断发展和完善相关理论和实践。

综上所述,科学研究是人类在实践中用正确观点和客观、精确的方法观察未知事物并通过理论思维正确反映其本质规律或验证、发展有关知识的认识活动。

二、医学科研的特点

医学研究同其他科学研究一样:通过现象探索未知事物的本质,通过“偶然”探索未知事物的必然规律,从而达到对未知事物本质及其规律的正确认识、掌握和运用,不断创造新知识、开拓知识新用途。医学研究是要揭示人体正常生命本质与疾病发生、发展的现象和机制,认识人和环境的相互关系,为提高健康水平提供防治的技术、方法和手段。医学研究的任务是要认识健康与疾病互相转换的规律(基础医学)、防止健康向疾病转化(预防医学)、促进疾病向健康转化(临床医学)、恢复健康所应有的功能(康复医学),维护人身体、精神上的健康、在生理与心理上实现与社会的和谐。因此医学研究具有科学性、实用性及伦理性的特点。

(一)科学性

自人类可以客观地通过记录来积累自己创造的知识以来,医学知识是最早得到记录的知识之一。这些医学知识在人类保健和疾病治疗中发挥了重要的作用,其中有些知识至今仍然应用于临床医学实践。然而,在现代科学技术出现之前,人类积累的医学知识往往是经验性的,有些甚至是形而上学的。所以,现代医学科研在面对科学问题时,有别于传统经验积累的第一个特征,就是其科学性。

创新性和探索性作为所有科学研究的共性,在医学科学研究的过程中表现得尤为艰巨和困难。这主要是因为医学科研的终极对象是人。虽然可以用各种动物模型模拟人体的生理运作和疾病过程,但无法代替对人体本身的研究;人体生理和病理机制的复杂性和广泛存在的个体差异,需要高度先进的方法、设备观察人体相关的改变,同时所观察到的任何改变都有可能是个体差异造成的。因此,医学科学研究高度依赖于研究方法的科学性。科学定律的重要标准就是不能有反例。任何一个客观存在的、能够重复的现象,如果与已有的科学定律矛盾,即宣布此科学定律的终结。科学研究方法首先必须是客观的,即能最接近真实地客观反映某一事物的变化;其次是可重复性,科学研究必须有完整的数据资料以供佐证,所采用的研究方法必须由第三者小心检视,并且确认该方法的可重复性。经典的科学方法包括两大类,实验方法和理性方法,即主要是归纳法和演绎法。这些方法应用于医学科研时必须考虑到医学的特点,即研究对象的不可侵犯性、复杂性和多样性。因此,医学科学研究方法特别强调基于统计学原理的对照原则和重复性原则。

(二)实用性

医学是一门应用性很强的科学。医学科学研究的主要对象是人体。作为自然界存在的最复杂的系统之一,对人体的研究毫无疑问可以和物理学、化学、天文学等学科一样,推动新的科学理论和科学定律产生。但现实是,医学科研最重要的特点仍然是其实用性,无论是预防医学、临床医学、基础医学还是中医药学等都属于应用研究范畴,突出实用性是医学科研选题的关键考量之一。研究成果都要最终指导临床实践和疾病防治,即服务于诊治疾病和提高人类健康水平。

医学科学研究有很多各有特色的分类方法,但基本分类可以分为创造知识的基础研究和开创知识用途的应用研究。但无论是医学基础研究还是应用研究,均具有实用性。

(三)伦理性

医学研究,特别是临床医学研究,一般将人作为研究对象。所以在研究过程中应体现伦理道德和价值追求,应该优先考虑到人的利益以及相关伦理道德的问题,任何违背这一原则所开展的研究都是不道德的。因此,要求科研人员必须具有高尚的职业道德和严谨的科研作风,从事医学研究要符合伦理原则,保证安全可靠,绝不允许直接、间接地有损人的健康。

由世界医学联合大会(World Medical Association)通过并公布的作为指导医生进行人体生物医学研究的赫尔辛基宣言(Helsinki Declaration)既是一个道德宣言,又是一个伦理规范。该宣言于2013年修订,并对医学研究提出了13项基本原则。

(1)世界医学会的《日内瓦宣言》用下列词语来约束医生:"我的患者的健康是我最先要考虑的。"《国际医学伦理标准》宣告:"医生在提供医护时应从患者的最佳利益出发。"

(2)促进和保护患者的健康,包括参与医学研究的患者,是医生的责任。医生的知识和良心应奉献于实现这一责任的过程。

(3)医学的进步是以研究为基础的,这些研究必然包含了涉及人类受试者的研究。

(4)涉及人类受试者的医学研究,其基本目的是了解疾病的起因、发展和转归,并改进预防、诊断和治疗干预措施(方法、操作和治疗)。即使被认为是当前最佳干预措施也必须通过研究,不断对其安全性、效果、效率、可及性和质量进行评估。

(5)医学研究应该遵循促进并确保对所有人类受试者的尊重,并保护他们的健康和权利的伦理标准。

(6)若医学研究的根本目的是产生新的知识,则此目的不能凌驾于受试者个体的权利和益之上。

(7)参与医学研究的医生有责任保护受试者的生命、健康、尊严、公正、自主决定权、隐私和个人信息。保护受试者的责任必须由医生或其他卫生保健专业人员承担,决不能由受试者本人承担,即使他们给予了同意的承诺。

(8)医生在开展涉及人类受试者的研究时,必须考虑本国伦理、法律、法规所制定的规范和标准,以及适用的国际规范和标准。本《宣言》所阐述的任何一项受试者保护条款,都不能在国内或

国际伦理、法律、法规所制定的规范和标准中被削减或删除。

(9)医学研究应在尽量减少环境损害的情况下进行。

(10)涉及人类受试者的医学研究必须由受过适当伦理和科学培训,且具备资质的人员来开展。对患者或健康志愿者的研究要求由一名能胜任并具备资质的医生或卫生保健专业人员负责监督管理。

(11)应为那些在医学研究中没有被充分代表的群体提供适当的机会,使他们能够参与到研究之中。

(12)当医生在临床医疗中开展医学研究时,只能让患者参加那些能证明具有潜在预防、诊断或治疗价值的研究,而且医生有充分的理由相信患者作为受试者参加该研究对其健康不会造成不良影响。

(13)必须确保因参与研究而受伤害的受试者得到适当的补偿和治疗。

除此之外,医学科研活动中,除了研究者的科学兴趣之外,社会需求在某些特定情况下会成为另一个需要考虑甚至需要首要考虑的是因素。比如,一个日常以病毒学基本问题为主要研究方向的科学家,在社会面临诸如严重急性呼吸综合征、高致病性禽流感病毒感染等社会紧急公共卫生挑战时,应当结合自己的专业特长,义无反顾地投入到针对这些疾病的病原确定、病理过程和诊断治疗的研究中。

三、科学研究的类型

科学研究的对象指未知或未全知的事物所包含的多种矛盾,为了揭示科研对象的本质及规律,必须研究诸矛盾及矛盾诸方面的特殊性。从不同角度(方面)、不同水平(层次、深度)、用不同方法和手段揭示研究对象运动形式的某一或某些矛盾方面的特殊性,构成科学研究的不同类型。

科研类型有不同的划分方法。医学科学研究根据自身的特点主要分为以下几大类。

(一)基础研究

基础研究(fundamental research)是以发现自然规律和发展科学理论为目标的研究。基础

研究一般可分为两类：纯基础研究和应用基础研究。

1. **纯基础研究**　即理论研究，指没有预定目的的纯理论研究。医学纯基础研究主要任务是认识生命和疾病现象，揭示生命和疾病本质，探索健康与疾病相互转化的规律，增加新的医学科学知识。

2. **应用基础研究**　指事先赋予一定应用目的的基础研究。医学应用基础研究主要任务是认识人体生理生化和病理变化，探索疾病，为建立有效的疾病诊断、预防、治疗、康复方法等提供理论依据。

（二）应用研究

应用研究（applied research）是使用基础研究获得的科学理论直接解决当前生产或临床具体实际问题的研究。侧重研究与实际问题有关的具体事物的具体规律，特异性和针对性较强，较着重广度（研究已有科学理论、技术知识如何广泛应用）。医学的应用研究一般指与临床相关的研究，例如临床研究、流行病学研究、药物临床试验研究等。

1. **临床研究**　临床研究（clinical trial）指针对临床具体实际问题的研究，包括观察性研究和实验性研究。观察性研究包括分析性研究和描述性研究；实验性研究包括非随机研究和随机研究。

2. **流行病学研究**　流行病学是研究特定人群中疾病、健康状况分布及其决定因素，借以探讨病因，阐明流行规律，制定预防、控制和消灭疾病的对策和措施。流行病学研究（epidemiology）的方法包括监测、观察、假设检验、分析研究以及实验等。

3. **药物临床试验研究**　药物临床试验研究（clinical trial）是按照随机的原则分组，对药物进行比较测试的过程，是指任何在人体（患者或健康志愿者）进行药物的系统性研究，以证实或揭示试验药物的作用、不良反应以及试验药物的吸收、分布、代谢和排泄，目的是确定试验药物的疗效与安全性。临床试验一般分为 I、II、III 和 IV 期临床试验。

基础研究和应用研究的关系是辩证统一的关系，在某种意义上说是理论与实践的辩证统一关系。基础研究的课题大都产生于生产或临床实践

中的需要。应用研究中搜集发现的现实生活中的很多具体生动的事实材料是基础研究的源泉；反过来，基础研究阐明了一般规律，又可以指导应用研究更好地解决现实问题，即理论为实践服务。因此，基础研究与应用研究相辅相成，而不应机械割裂。

（三）交叉研究

交叉研究（interdisciplinary research）建立在多学科发展的基础上，是将两个或更多不同学科的分析方法整合起来，来解决一个特定的生物学问题。例如，行为学家、分子生物学家和数学家可将他们的研究工具、方法和技术联合起来，以便于更有效地解决像疼痛和肥胖这样的复杂健康问题。

交叉研究是现代科学技术研究的总趋势，这是由物质及其运动形式无限多样性、复杂性以及科学认识的历史任务所决定的。由于不同学科专家集思广益，取长补短，对科研课题的解决可以事半功倍，因此这种学科交叉协同作战的做法被称为"智力放大"的方法，这种交叉研究又称为"跨学科研究"（或科际研究）。跨学科在学科交叉研究中可以发展创立新学科，叫作新的综合性学科（new synthetic disciplines），如综合生物学（synthetic biology），在某种意义上它也是一种所谓的边缘学科，但目前已甚少使用边缘学科这个词，而以跨学科（科际学科，cross-disciplinary）或中间科学（interscience）这两个词取而代之。

（四）转化医学研究

转化医学（translational medicine）研究是指一类医学基础与临床结合的研究，将基础研究与解决患者实际问题结合起来，并将基础研究的成果"转化"用于患者的疾病预防、诊断、治疗及预后评估。

转化医学包含两个方面：bench to bedside（从实验室到临床），是指将实验室的成果应用到临床，转化为医药产品或诊疗技术；以及 bedside to bench（从临床到实验室），是指通过临床观察分析为医学研究提供思路、优化实验设计、促进科研发展的过程。两者相辅相成，构成了转化医学的双通道、双循环效应，不把两者作为一个整体或者忽视任何一方都是对转化医学的片面

理解。

转化医学的目的是打破基础医学与临床医学之间固有的屏障,弥补基础实验研究与临床应用间的鸿沟,从而把基础研究获得的知识、成果快速转化为临床上的诊疗新方法。其核心就是在从事基础科学发现的研究者和了解患者需求的医生之间建立起有效的联系。

转化医学的研究内容主要包括以下几个方面:分子标志物的鉴定和应用、基于分子分型的个体化治疗、疾病治疗反应和预后的评估与预测。

不同类型医学研究之间的互相关联、相互促进、反复循环,推动了医学科学的发展。基础研究的科学问题常常来自实践,其研究成果在拓展人们的知识范围和深度的同时,带给人们的切身感受往往是以前无法想象的新生活,这正是基础研究的应用价值所在。例如,人们对于遗传现象的认识自古有之,对于有些遗传病的发病规律,也可见于早期的医学文献中。但是,直到 20 世纪,不同领域的科学家们以微生物、植物、昆虫、脊椎动物以及哺乳动物为研究材料,动员了当时人类能够动员的几乎所有的生物学、化学和物理学的研究技术手段,最终揭示了遗传物质的化学结构、生物学功能和作用机制。在彻底解开了遗传的真正奥秘之后,人们才有可能从根本上了解遗传病的病因、发病机制并设计出相应的应对手段。故这些基础研究成果为现代基因工程、基因诊断和基因治疗等一系列技术的发展和应用奠定了基础。

应用研究可以是用普遍的自然科学规律解释特定的自然现象,例如用化学反应的规律解释细胞死亡发生的机制、用力学的原理解释人体运动以及相关疾病的发生机制等;也可以是把这些研究成果直接用于生产实践的研究,例如发展新药和新的治疗仪器以及治疗方法等,后者又被称为开发研究或技术开发。医学科研绝大多数属于应用研究,即利用生物学、化学和物理学的普遍原理,揭示人体生理运作和疾病发生发展的机制,并进而利用这些知识,建立起人类疾病新的预防、诊断、治疗和预测的技术方法。

随着人类知识的进步和社会信息化程度的不断提高,从发现到发明,再到应用的周期越来越短,甚至基础研究与应用研究一开始就结合在一起。但是由于学科界限的存在以及人们知识水平和能力的限制,很多医学领域的基础研究成果仍然难以应用于临床诊断和治疗。近年来新的医学科研理念 - 转化医学或转化研究,为医学研究开辟了新的分支,并成为医学科研选题新的出发点。

四、科研工作者应具备的素质

(一)敬业精神

科学研究是一个向未知领域进行探索,变未知为已知的过程,又是一个追本求源、发现真理、逐步前进、不断创造的过程。科学研究的性质决定了在科学研究的道路上不可能一帆风顺。因此科研人员要能心无旁骛,坚忍不拔,坚定地去实现自己的理想目标。大凡有成就的科学家都是能耐得住寂寞,不受各种感受影响,以苦为乐,视富贵如浮云,视奢华享乐如无物。也就是说,医学科研工作者必须具有乐于奉献的敬业精神,包括孜孜不倦、坚忍不拔的钻研精神,持之以恒、坚持不懈的科研信念,关爱生命的人文情感。只有这样才能全身心地投入到医学科学事业中,克服一切困难,勇往直前、坚持到底。

(二)团队精神

现代科技的发展需要多学科、多领域相互渗透,在科学技术迅猛发展的今天,一个人的意识和精力有很大的局限性,由一个人完成重大科学发明的机会已微乎其微。只有靠团队成员精诚团结、彼此合作、共同奋斗才能获得科研的持久、突破性发展。美国国立卫生研究院(National Institutes of Health, NIH)医学科研路线图强调指出,当今生物医学的问题规模及复杂性要求科学家从自己原来的学科转向构建另一新的学科 - 团队科学(team science)。例如分子影像学的新进展需要放射学家、细胞生物学家、物理学家以及计算机程序学家的合作研究。构建团队科学需要研究工作者具有良好的团队精神:

1. 了解团队的目标　认识到个人及团队目标只有通过相互支持才能达到,绝不能花时间损害他人以使自己得到好处。

2. 主人翁精神　对自己的职业和工作单位

应有主人翁精神。

3. **发挥特长、学以致用**　努力提高自己的技能，将所学的知识应用于工作中，发挥自己特有的智慧及创造性，以达到团队的目标。

4. **相互了解、相互信任**　与队友坦诚相待，公开表达自己的想法、意见和感觉，积极提问题，了解彼此的观点，与队友工作在信任的氛围中。

5. **善于解决矛盾**　认识到团队中产生矛盾是正常现象。善于迅速、有效地解决矛盾，矛盾有时反而是产生新理念、新创造的机会。

6. **参与决策，服从管理**　认识到团队是一个有组织的环境，应该积极参与重要事情的决策，但要了解谁是最后的权威，服从管理。然而，团队的领导也要通过他的主动参与获得队友的尊重。

7. **承诺**　团队的每个成员必须认识到只有对团队作出充分发挥自己能力的承诺才会被聘用，才能与其他队友在和谐的环境中工作。

（三）学术道德观

关于科学研究的道德观，英国剑桥大学贝弗里奇（William Ian Beardmore Beveridge）教授曾强调：①作者对他所参考利用的前人成果以及任何曾经实质上为他的研究提供过帮助的人，有责任给予应有的肯定和感谢；②不可盗窃别人谈话时透露的设想或初步的成果加以研究，然后不经许可就予以报道；③一个研究工作的指导者仅仅指导了某项研究，在署名发表时不应该将他的名字排第一，将主要功劳攞为己有；④注意那些自以为是自己的新设想，但实际上是不自觉地剽窃了别人的设想。

科研人员学术不端行为突出表现在如下几个方面。

1. **剽窃**　剽窃是采用不正当手段，窃取他人的观点、数据、图像、研究方法、文字表述等以自己名义发表的行为。包括观点剽窃、数据剽窃、图片和音视频剽窃、研究方法剽窃、整体剽窃及文字表达剽窃等。

2. **伪造和篡改**　伪造是指编造或虚构数据、事实的行为。篡改是指故意修改数据和事实使其失去真实性的行为。这是典型的违反科研道德现象。例如日本小保方晴子事件。据报道，

2014 年 1 月 30 日，小保方晴子及其研究团队在 *Nature* 杂志发表论文称，团队培育出了能分化为多种细胞的新型"万能细胞 STAP"，论文发表后引起世界范围的关注，被称为"世纪大发现"，但很快众多研究人员在网上提出论文存在众多疑点，日本理化学研究所成立了调查委员会，最终调查报告宣布万能细胞 STAP 的论文数据存在伪造和篡改。

3. **不正当署名**　不正当署名是指署名或作者排序与对论文实际贡献不符的行为。如，将对论文所涉及的研究有实质性贡献的人排除在作者名单外；对论文所涉及的研究没有实质性贡献的人在论文中署名；未经同意擅自将他人列入作者名单；作者排序与其对论文的实际贡献不符；提供的作者职称、单位、学历、研究经历等信息存在虚假。

4. **一稿多投**　一稿多投是指同一作者将同一篇论文（或者是题目不同而内容相似）同时或几乎同时投给两家学术刊物同时发表或先后发表，或者在文章见刊期限内再转投其他期刊的行为。这种一稿两投或两发的行为被认定有悖学术道德，原因在于它浪费了编辑为审阅、处理、编发稿件所付出的宝贵时间和精力，浪费了刊物及刊物购买者的宝贵资金，并易引起期刊之间的版权纠纷。

5. **重复发表**　重复发表是指在未说明的情况下重复发表自己（或自己作为作者之一）已经发表文献中内容的行为。不加引注或说明，在论文中使用自己（或自己作为作者之一）已发表文献中的内容；在不做任何说明的情况下，摘取多篇自己（或自己作为作者之一）已发表文献中的部分内容，拼接成一篇新论文后再次发表；被允许的二次发表不说明首次发表出处；不加引注或说明地在多篇论文中重复使用一次调查、一个实验的数据等；将实质上基于同一实验或研究的论文，补充少量数据或资料后多次发表方法、结论等相似或雷同的论文；合作者就同一调查、实验、结果等，分别各自再发表数据、方法、结论等明显相似或雷同的论文等均属于重复发表。

6. **违背研究伦理**　论文涉及的研究未按规定获得伦理审批，或者超出伦理审批许可范

围,或者违背研究伦理规范,应界定为违背研究伦理。

7. 泄露或出卖科研机密 对于科学技术成果的泄密问题,不仅仅是道德问题,也是法律问题,一些人出于个人利益出卖或者泄露国家科研机密,不仅应受到道德的谴责,也应受到法律的制裁。

（李宗芳）

第一篇　医学科研课题的设计

第一章 医学科研的选题

选题是科学研究的首要环节和战略性步骤。有关人体的分子结构、功能机制和疾病的发生进展规律和干预，不清楚的问题比比皆是。但哪些问题值得研究，可以研究，哪些研究结果对于提高人类健康水平有重大意义，无论是一个长期从事医学科学研究的专业科学家、还是一个资历有限的青年科研人员或研究生，都会面临科研选题这样一个"难题"。对于一个在国家医学科研规划层面思考问题的"战略科学家"，需要综合考虑国家的战略需求、国家在经济和人才储备等方面积累形成的研究实力及当前的科学技术进步等因素，确定国家层面的"战略选题"；对于领导一个医学科研团队的学术带头人来说，则需要在医学科学的众多分支和问题中，根据问题的重要性、可行性等因素，确定自己研究团队的工作方向和解决问题的总体规划；而对于一个青年科研人员或者研究生，除了要考虑所在团队的科学问题的重要性和可行性之外，还需要考虑研究的时间计划。因此，科研选题对于所有层面的研究人员来说，都具有十分重要的意义。

要做好选题首先要提出科学问题，要提出科学问题首先必须熟知学科领域的基础和前沿知识，所以科研选题的第一个关键就是学习。通过学习大量文献，从学科知识积累以及学科技术进步等层面掌握学科发展的现状、动态以及未来发展趋势。对于一个医学研究生来说，需要在本科学习阶段和研究生公共课程学习阶段所积累的医学知识的基础上，进入到阅读大量科研文献的阶段，以掌握学科动态和最新的科研技术方法。除此之外，要提出科学问题，还需要在思维上取得突破和飞跃，更上一个台阶，所以，科研选题的第二个关键步骤就是在思维上突破现有科学问题。一方面是对现有科学问题进行不同维度上的深入，例如空间尺度和时间尺度上的细化或扩展；并在此基础上独辟蹊径，形成独特的研究方向，可以看作是一种"裂变"；另一方面则是学科交叉产生的"聚变"。正如核聚变可以释放更多的能量一样，科学思维上的"聚变"将产生知识上更大的突破，因此也是科研选题的一个重要角度。显而易见思维上的突破绝非易事，需要研究人员具备全方位的学科信息、活跃而缜密的科学思维以及烂熟于心的相关研究方法和技术手段。

本章将首先介绍医学科研选题的原则方法，然后论述科研选题的两个关键方面：文献的查阅和科学假说的建立。目的是为广大医学研究生开展科研选题提供基本的思路和方法，提高选题的创新性、可行性和医学价值。

第一节 选题的原则与程序

选题是贯穿科研全过程的主线，各环节工作都是围绕这条主线运行，所以选题是科研成败与成果大小的决定因素。相对于物理、化学、生物学以及数学等解释自然本质和规律的学科而言，医学科学研究基本上属于应用研究的范畴。基础医学研究是将物理、化学和数学等学科研究得到的基本自然规律，应用于解释人类的遗传、发育、生理功能以及疾病的起因和病理机制等，旨在增加人们关于正常人体的结构和功能机制以及人类疾病的发生发展机制和治疗技术相关的新知识。基础医学研究既可以在分子、细胞和实验动物水平进行，也可以在临床患者和正常人群进行。基础医学研究虽然一般不直接产生新的诊断、治疗方法或经济效益，但却是产生这些应用性成果的基础。比如，对于费城染色体的长期基础研究，最终诞生了抗慢性粒细胞白血病特效药格列卫；对血管发育的大量基础研究，使得抗肿瘤血管治疗成为目前抗肿瘤药的研发热点之一；而对 T 细胞抑制受体程序性死亡（PD）-1的基础研究为现今的肿瘤免疫治疗奠定了坚实的理论基础。因此，扎实的基础医学研究是疾病预防、诊断和治疗技术研发的前提。临床医学研究则是运用基础医学知识和其他学科的相关知识，寻找疾病规律、研发新材料、新产品、新设计、新流程和新方法，直接应用于疾病的预防、诊断和治疗。医学科研的应用属性使得我们的选题在原则上是要与人类健康和疾病有关的基础和应用科学问题。

一、选题的来源

医学科研课题首先来自医学实践的需求；同时通过研究者的勤奋实践、刻苦学习和反复思考而确定。从科研思维的角度看，医学科研课题大致来自如下途径：

（一）从招标范围中选题

医学科研需要国家和各种资助机构投入研究经费，而经费的资助范围和方向则反映了医学实践需求。在国家医学科研项目指南中选择课题就是一种事半功倍的方法。在我国，国家科学技术部（以下简称科技部）、国家自然科学基金委员会等各级科研管理部门定期发布国家科学技术发展规划以及科研项目指南。这些科研计划或项目指南都明确提出了鼓励研究的领域和重点资助范围，详细列举一系列可供选择的研究项目和课题。研究者可根据自己已有的工作基础，尤其是个人专长、单位优势、实践经验与设备条件，申请兼具创新性和可行性的课题。指南中的项目或课题相对宏观和笼统，立题时申请者应在指南的范围内再具体化，从不同角度、不同方面进行探讨。

我国医学科技计划已初步形成了门类齐全的体系。不同计划的目标类型，申报程序及资助强度和对象都有差异。以医学科研的国家任务为例：一是科技部发布的医学科技攻关项目，重点解决严重危害人民健康和生命安全的重大疾病的防治技术和手段，资助基础和应用研究；二是国家自然科学基金委员会的生命科学部和医学部，重点资助医学基础研究和应用研究。此外，还有来自其他部委以及各省市的科学发展规划和基金，以及一些私立的科学基金。值得注意的是，有些国际组织或外国政府的科学基金是开放的，研究者也可以及时掌握相关信息，提出申请。

（二）从临床实践中选题

科研工作需要在日常医学科研工作和临床工作中注意观察以往没有观察到的现象，发现以往没有发现的问题。外部现象的差异往往是事物内部矛盾的表现。及时抓住这些偶然出现的医学临床现象和问题，经过不断细心分析比较，就可能产生重要的原始意念。有了原始意念，就有可能发展成为科研课题。如弗莱明从培养皿中的青霉菌到抗生素的发现正是从偶然现象中产生意念，进而进行深入的结果。所以，应在日常医学研究或临床实践中注意反复观察、记录和积累研究结果、捕捉信息，不断为科研选题提供线索。

（三）从理论研究和学术争论中选题

参加各种医学学术会议、讲座和疑难病例讨论等，是选题的极好机会。科研人员要持久和系统地收集资料、查阅文献，坚持跟踪了解国内外对类似选题的研究动向和进展情况，深入做好资料的积累工作。对于同一现象、同一问题，存在不同观点、不同认识，甚至产生激烈争论，这是科学研究中常有的事。如对某一疾病的发病机制可能会有多种解释，对临床某一症状会有不同看法，争论时都有一定的事实根据和理由。积极参加学术交流，开展思想的碰撞，了解和掌握争论的历史、国内外进展现状及争论的焦点，就能得到有价值的选题。

（四）通过文献启发选题

关注自己专业领域及相关领域的权威期刊并长期阅读，选出自己特别关注的专题持续追踪。在阅读文献时注意培养自己科学的、独立个性的思考能力，并要常以逆反的、发散的思维去捕捉瞬间灵感，得到启发就记录下来，经过积累、筛选就会有良好的选题。同时，信息传播的迅猛发展，特别是互联网的发展使得检索工作在广度、深度、速度上都有前所未有的进步，以及自媒体的快速发展提供了大量的交流机会，使我们有可能准确、快速找到学科空白领域或近乎空白的领域。通过对所发现"空白"领域的历史与现状的全面了解，可选出许多新课题，产生出新的成果。这类课题具有先进性和生命力，有可能在前人或他人研究的基础上提出新观点、新论点和新方法。

（五）通过已有课题的延伸选题

延伸性选题可根据已完成课题的范围和层

次,再次从其广度和深度中挖掘出新的科研题目。由于研究课题本身并非独立存在,研究者应细心透视其横向联系、纵横交叉和互相渗透的现象,进行延伸性选题,使研究工作循序渐进、步步深入,工作假说日趋完善,逐步达到学说和理论的新高度。

(六)通过改变研究要素选题

在医学实验研究和临床观察研究中,通常每个课题由受试对象、处理因素和效应指标三大要素组成。根据研究目的,有意识地改变原课题三大要素之一,如果发现这种改变可能具有理论意义和潜在的应用价值,就可构成一个新的课题。

(七)在学科交叉和移植中选题

学科交叉点是扩大专业技术领域、探索奥秘的"藏宝之地"。因为学科的边缘区、交叉区有着大量需要解决的问题,而且多是创新性的问题。医学的发展在很大程度上依赖于其他学科新原理和新技术的发展。移植其他学科领域的新成果、新技术、新方法,是科研选题的重要方法;也可以把应用于某疾病、某学科、某专业,甚至某领域的先进方法、技术等移植过来,应用于另一疾病、学科、专业或领域,为己所用。将其他学科新技术与新方法移植用来研究医学中的问题,已成为现代医学科研的重要选题方法之一。

二、选题的原则

(一)重要性原则

医学科研选题的方向必须从国家社会发展和经济建设的需要出发,尽量选择在医药卫生保健事业中有重要意义或迫切需要解决的关键问题和重要领域的重要问题。解析人体遗传、发育和生理功能的机制,延缓衰老、提高生命的质量等医学科研课题都属于长远需要的课题。从人类健康考虑,当前迫切需要研究的课题主要是威胁人类健康和生命的重大疾病,如心脑血管疾病、恶性肿瘤、呼吸系统疾病、退行性疾病等。环境污染所致的各种疾病也不容忽视。因此,选题时应当根据个人专长、工作基础与单位条件,既可选当前迫切需要的课题,也可选国家发展长远需要的课题。

(二)创新性原则

创新是科学研究的生命线和灵魂。衡量课题的先进性,主要考量的是它的创新性如何;缺乏创新性,就会失去科研立题的前提。若为理论课题,要求有新观点、新发现,得出新结论。若为应用课题,则要求发明新技术、新材料、新工艺、新产品,或是把原有技术应用于新领域。医学科研选题的创新性来源于:①所选课题是前人或他人尚未涉足的,如在整体动物或细胞水平的新的生理学现象、新分子、新的信号通路、新的疾病或新型病原生物等;②以往虽有人对某一医学科学问题进行过研究,但现在提出新问题、新实验依据及新的理论,可以促使对该问题的研究有新的发展、补充或修正,如用新的分子机制解释某个生理过程或疾病过程;③对于医疗技术和产品开发研究,虽然国外已有人研究,但尚需结合我国实际进行探索,填补国内在此领域的空白。

创新性首先应该是在科学思想上,其次才是研究方法上。但这两者是密不可分的:没有科学思想上的创新,就谈不上研究方法上的创新;而没有研究方法上的创新,科学上的创新思想又往往难以实现。在追求科研创新时必须以科学性为基础。要明确科学原则是以事实为根据,否则就失去了科学研究的意义。同时,科学有其连续性,所有的创新都必然建立在前人成果的基础之上。从前人成功的结果中吸取经验,从前人失败的结果中吸取教训,才能超越前人,取得成功。学术思想上的创新和继承是一个矛盾的统一,只有充分掌握了以往已经确立的科学理论或经过实践的经验事实或经验定律才谈得上创新。所以,充分地复习有关专业文献,及时掌握学科发展动态,这对保证选题的创新性十分重要。

(三)科学性原则

选题的科学性是指选题的依据与设计理论必须要具有科学性。针对一些基于经验发现的临床表现和治疗手段开展研究,需要以现代医学的形态学、生理学及病理学理论为依据;要采用现代医学科学的研究方法进行科学实验,其实验研究结果也要应用统计学等科学的评价体系进行评估。

为保证选题依据的科学性,就必须做到:①选题时要以辩证唯物主义为指导思想,与客观规律相一致;②以事实为依据,从实际出发,实事求是;③正确处理继承与发展的关系,选题不能与已确认的基本科学规律和理论相矛盾;④充分反映出研究者思路的清晰度与深刻性。选题应尽可能具体、明确。选题成功与否,主要取决于设计的科学性,其中包括专业的实验设计和统计学设计。在设计实验时,受试对象、处理因素与效应指标的选择,当尽量做到技术路线清楚,设计科学严谨,研究方案具体,实验步骤合理,实验方法和设备先进。在统计学设计时,应当正确选用实验设计或调查设计类型,尤其是要设计充分而且正确的对照组。

(四)可行性原则

可行性即指具备实施和完成课题的条件。所选的科研课题除了具备科学性(也就是理论上的可行性)以外,还必须具有现实的可行性。这主要包括几个方面:①课题的研究内容在技术方法上是可操作的;②具备完成课题的客观条件,如必须有一个具有现实可行的研究方案、全部已知的研究手段以及动物供应、临床病例、研究时间、协作条件等;③与申请课题有关的研究工作,已有一定的前期工作积累,针对主要研究内容也有一定的前期先导研究;④课题组全体成员是一支知识与技术结构合理的队伍。

(五)实用性原则

实用性原则是医学研究的价值体现。医学科研要有明确的研究目的,需要解决特定的医学问题。实用性体现在以下几个方面:①医学上的潜在应用价值,即研究成果可以应用于疾病的预防、诊断和治疗等方面;②可以直接产生经济效益的新产品、新药物、新设备等;③具有医学相关的社会效益,如提高疾病防治水平、增强人类体质和提高人口素质等;④对于现有的技术和产品,探索其新的医学适用范围。

(六)伦理学原则

无论是基础医学还是临床医学研究,研究对象往往是动物或者人体本身,遵守相应的伦理学规范极其重要。因此,在科研选题阶段就应充分考虑研究的动物伦理学和人类社会的伦理学规范。在涉及人体的研究中,包括病理学改变和机制、药物治疗效果的观察等方面,更要严格遵守现代医学科学研究的安全性和伦理学要求等规范。

三、选题的基本程序

选题要从程序上做到积累资料、形成选题意向、查新,而后确认选题方向、立题,最后严谨审

查其重要性、科学性、创新性、实用性和可行性。因此,医学科研课题的选定,需要经过一个提出问题→查阅文献→形成假说→确定方案→立题的过程(图1-1)。

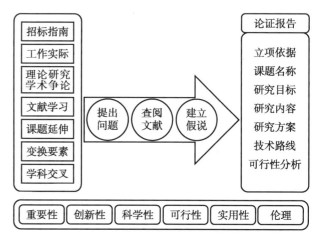

图1-1 医学科研选题的来源、原则和基本程序

(一)提出问题

提出问题是科研选题的始动环节,具有重要的战略意义和指导作用。科学问题的提出,本身就意味知识的进展。事物的本质是通过现象表现出来的,必须通过对现象的观察、分析、综合,才能针对其本质提出科学的质疑。提出问题必须要符合医学的客观实际,才有可能认识疾病的发生和发展规律,才可能研究防治疾病的有效措施。

(二)查阅文献

信息调研是建立假说的重要依据。准确的情报信息是选好课题避免低水平重复的依据。加强科研选题前的文献资料查阅和调研工作,及时了解国内外该研究领域的技术现状、动态趋势及存在问题并认真加以分析,真正做到心中有数、知己知彼,从而审时度势地找到适合于自己的突破口,根据自己的优势确定主攻方向和目标。这其中既要发挥自己的优势,又要吸取他人的经验以开阔自己的思想,从而富有创造性地提出要研究的科研课题。

(三)建立假说

基于文献调研提出的科学假说要符合自然科学的基本原理,并且是可以被证实或证伪的。假说一经提出,应当进行小范围内的现场调查或实验室研究,再次查阅文献与有关资料,并在这一过程中关注他人是如何建立其假说、确立技术路线、

设计新的试验方法、根据实验结果修正或推翻原有假说,进一步提出和完善新的假说。力求科学假说符合"创新性、可行性、重要性"的基本原则。

(四)确定题目、研究目标和研究内容

在科学假说成立之后,就应当围绕这一假说,进行科学构思,确立课题名称,即用一个含义明确的短语概括课题研究的受试对象、处理因素、效应结果这三要素。课题名称要概括体现假说的内容,同时附加限定成分,留有余地。课题名称的表达上要言简意赅,用词具体,题目字数长短适中。

课题名称确定之后,就要在选题的基础上初步确定课题的研究目标和研究内容。研究目标是课题完成后打算实现的科学目标,如阐明某种生理学现象或疾病的发生发展机制,研发某种新技术、新手段以达到干预疾病的目的等。研究内容是要实现这个目标需要开展哪些方面的研究。例如,要实现阐明一个新基因的功能和作用机制的研究目标,就可以从以下几个方面进行研究:①表达范围的研究:可以在生物信息学预测的基础上,利用 RNA 杂交、逆转录聚合酶链反应(RT-PCR)、原位杂交等方法确定基因产物的表达范围和水平,还可以利用免疫荧光染色等方法进行细胞内定位分析;②对基因进行某种形式的突变观察其功能改变:可以在体外在细胞中进行基因的过表达或降低表达,观察对细胞功能如增殖、凋亡、分化、迁移、形态的影响,还可以进行基因敲除和构建转基因小鼠观察对动物生理发育和体内生理功能的影响;③作用机制的研究:包括基因在表达调控、信号转导中的可能作用以及基因产物的相互作用蛋白的分析等。

(五)课题可行性分析与评估

作为研究者选择好课题后,并不意味着立即可以开始课题研究。医学科研的最基本条件之一就是经费的支持。所有的经费资助机构都要对研究者提出的科研课题进行评估之后,才能决定是否支持该项研究。对于研究者来说,如何将自己科研选题的学术思想和课题可行性充分表达出来,使同行专家和主管部门认可便成为关键。与科研选题相对应,科研项目评审的主要标准也是项目的重要性、创新性、科学性、可行性和应用价值。一个科研选题的学术思想和课题可行性的呈现载体是课题申请书。课题申请书是课题申请人

与课题评估者之间重要的沟通桥梁,是衡量和决定资助与否的重要依据。一个课题能否得到认可,基本上是由评估专家通过阅读课题申请书来决定的。因此,能否写出一份高质量的申请书,不仅是对申请者科学研究素质的考验,也是决定申请课题竞争性强弱的关键。关于课题申请书的撰写本书有专门章节介绍,下面就对选题的可行性分析与评估的主要内容加以说明。此外,组织专家论证可提高课题的科学性、先进性和可行性,使所选择的课题更加合理,准确。

1. **选题范围大小要适当,主攻方向要明确** 一个课题只能解决某一领域的某一问题,不能将整个领域定为一个课题,命题必须确切。如"脾脏边缘带 B 细胞组织定位的分子机制",从题目上就反映出明确而具体的研究对象和目的;但"××的免疫调节研究""××疾病的病理、生理和药理"之类的题目就显得研究内容过广、主攻目标和重点不突出,这样的题目很难通过初级审查,往往初筛时就遭淘汰。如上所述,一个科学性很强的题目,一般要满足以下几点要求:第一,要最大程度地体现组成课题的三要素,即受试对象、处理因素、效应结果,这几项内容在题目中体现得越明确越好,其明确程度和研究者的科学思维清楚、课题的假设集中、实验对象确立恰当、验证手段与方法正确、指标间因果关系明确等成正相关。第二,要醒目有新意,选题最忌课题名称重复,即使自己所提出的研究内容比以前资助的研究有创新,但名称重复则难给人以新意。为此,选题前应认真查看历年《资助项目汇编》,如发现课题名称重复,则应尽可能从新的视角提出问题,首先在课题名称上尽可能给人以耳目一新之感。第三,要言简意赅,用词具体,切忌不着边际夸大其词。题目字数长短要适中,一般以 15~25 个汉字为宜,在题目中应尽量不用不常见的缩写和化学分子式等。

2. **立论论据要充分** 所有的科研选题在提出课题申请时,都会被要求写出立论根据,虽然形式要求可能不一样。在立论依据中要求研究者说明科研选题的出发点和目的,提出申请的理由和必要性。由于当前科学研究既高度综合又高度分化,学科的相互交叉和渗透日趋广泛,新知识、新理论更新很快,即使在同一领域,由于研究背景和方法不同,对一个课题的理解看法也差异很大。

因此,在撰写立论依据时,要在大量查阅国内外文献资料、广泛调研的基础上,尽可能地用一般同行看得懂的语言,把自己的研究意义、特色和创新之处充分表达出来。在分析综述时,要清楚、客观、全面地说明国内外同行的研究状况,已研究到什么程度、用什么方法和手段研究的、发展趋势怎样等;要特别指出目前还有哪些问题因何原因还未解决,拟在哪些方面针对未解决的问题进行什么研究,将达到什么目的。此外,参考文献的引用一定要得当,还要注意发表的时间及杂志的权威性,以免给人以过时落后的感觉。评估专家通过阅读立论依据,可以论证课题的学术思想是否正确,从科学技术、经济、社会发展等角度判断所选择的课题是否符合客观发展规律;所选择课题的内容是否关键、合理、先进;课题的预期目标是否明确,是否有推广应用价值等,最终客观地评估申请者的学术水平。

3. **预期目标和研究内容要明确统一** 如前所述,预期目标是指研究课题经过努力完成后,在理论上、方法上或技术上预计达到的水平、产生的效益及其应用前景。评估要求所选择的课题不仅仅在科学技术上要先进,而且所获得的研究成果必须有较高的社会效益与经济效益。对于医学研究课题将侧重分析提高医学认识水平、丰富某个医学领域知识等方面的意义,并阐明它们的科学价值和应用前景,阐述应尽可能清晰、明确。研究目标确定后,研究内容就必须紧紧围绕这一方向开展,必须避免预期目标与研究内容相互脱节、联系不够密切的现象。研究内容是研究课题所需解决的科学技术问题的具体化,它包括课题研究范围、内容和可供参考的具体指标等。撰写应力求内容具体、完整、扣题,目标集中、明确,抓住关键问题开展。试图在一个有限的时间内解决过多的问题是不可能的,提出过于广泛的研究范围反而会降低申请课题的竞争性。

4. **研究方法和技术路线要先进可行** 在科研选题的同时,能否制定出具体合理、先进可行的技术路线以及是否选择新颖正确的研究手段,在很大的程度上决定着该项目是否有立项的价值,也直接关系到研究时效及结果的准确性和可靠性。研究方法和技术路线是为完成研究内容而设计的研究方案和技术措施,它包括理论分析、实验方法、工作步骤等一整套计划安排。要求设计周密,方法科学,路线合理,技术先进可行,措施具体明确。

5. **要有一定的工作基础** 科研选题一般要求有一定的预实验基础,并应充分展示课题负责人和参加成员与本课题有关的前期科研成果。一项课题在提出以前做了哪些工作,积累了哪些工作基础特别重要;只有具备一定的工作基础,再给予经费支持,才能避免投资风险,因此也更容易获得资助。同时还要反映出基本具备所需仪器设备、有较好的研究条件、研究群体优化组合、分工明确具体、研究进度以及经费预算正确合理等。课题负责人的专业水平,人员组成结构是专家评估的又一个重要方面。课题负责人的学术思想是否活跃,对完成科研任务起到重要的作用。一个课题组的人员应由高级、中级、初级和技术人员组成,形成合理的梯队结构,以保证科研项目的顺利进行。选择的课题应具备开展实验研究的条件,如开展本课题所需必要的仪器设备,合格的实验动物,实验试剂等。

(六) 撰写开题报告

为使选题更加全面、正确和完善,通常需要邀请同行和专家集体评估选题方案,集体参与开题报告会,从而集思广益,克服个人知识面相对窄狭、专业相对局限和有限的调研可能带来的选题缺陷甚至错误。开题报告可以包括如下内容:课题的意义、立题依据、国内外有关进展、完成课题的技术路线与关键方法及指标选择、预试情况、预期成果、安排与进度、存在的问题与解决方法。通过开题报告会的讨论,研究者可以综合不同的学术观点和思路,丰富立题论据与方法,修改和补充立题时的不足之处,克服片面性,启发自己从新角度考虑问题。

第二节 查 阅 文 献

医学文献是人类在医学研究和实践中积累起来的知识载体,是医学科研必不可少的参考资料。要从事医学科研首先要有足够的知识储备,必须经常性地、有侧重地阅读有关的医学文献,了解与科学问题相关的研究历史、国内外研究状况、采用的研究方法以及目前仍存在的问题,同时还需了解相邻学科的发展是否为目前科学问题提供了解决的条件。科研选题虽然从来源、程序、方法等方面有许多要注意的事项，但根本的要点就是对本学科前沿进展的掌握和在此基础上创造性思维形成的科学假说。

一、查阅文献的目的

无论是基础医学研究还是临床医学研究，其本质都是知识创新。一方面要求研究者必须具有相关专业知识，另一方面研究者也可以通过向其他研究者学习，掌握研究的相关技能。查找和阅读专业文献是学习专业知识和掌握研究技能的必由之路。具体来说，经常性地查阅专业文献可以让一个研究者达到如下目的。

（一）学习本专业的前沿知识

专业知识学习是每个科研人员必须经常、定期做的功课。这些学习包括两个方面，一是对自己研究方向上研究进展的掌握，需要在自己的研究方向上跟踪研究进展；二是相关专业新知识的学习往往能给研究者带来新的科研灵感。通过阅读文献，可以对科研工作中有关名词、抽象概念、实际技术操作等都有一个全面的了解；还可以理解和探究作者开展工作时最初想法的来源、实验方法选择的艺术、结果与讨论的技巧等。这种知识和经验积淀，最终会产生一种"厚积薄发"的效果。

（二）发现科学问题，避免重复研究

通过查阅文献，可以总结出到目前为止在自己选题方向上关于关键科学问题的所有研究成果及其逻辑关系，便可以知道自己计划研究领域的现状，如：他人已经进行了哪些探索，得到了什么结果，有哪些问题还需要进一步研究等，发现现有研究的矛盾点与共同点，以及基于事实基础之上形成的各种假说和理论。对于研究问题还不太明确的研究者来说，查阅文献可以启发和帮助确定研究的问题，而对已经基本确定研究问题的人，可调整和修订自己的研究方向和范围，避免无意义的重复和浪费。

（三）学习解决本专业科学问题的逻辑和方法

研究同一个问题可以有许多不同的方法和途径，但有些时候又由于缺乏有效的研究手段，使很有意义的研究题目变得无法研究。通过查阅文献，可以了解他人采用了什么方法，从什么角度对该问题进行研究。特别是有关实验设计的方法，资料收集的方法，应用的测量工具及统计分析方法等具体的技术性问题方面，会对研究者有很大帮助。

（四）学习专业论文的写作

一项科学研究的结果最终通过科学论文加以客观描述和理论论证，并发表在专业期刊或书籍上供同行和其他人员阅读。发表在专业期刊上的科学论文通常有其相对固定的写作格式，包括题目、摘要、关键词以及论文正文，正文又包括引言、材料和方法、结果、讨论、参考文献等。阅读、浏览了大量文献之后，研究者可以在头脑中形成论文写作的基本思路与框架，使论文的质量得到提升，最终发表到重要刊物上去。

二、查阅文献的方法

查阅文献分为"查"和"阅"两个环节。医学文献浩如烟海，如何能迅速、全面、准确地找到开展自己课题研究所要阅读的文献，对于每一个研究者都有十分重要的意义。查文献的基本要求是全面、准确、快速。下面介绍几种常用的科研文献查阅方法。需要注意的是，在实际科研工作中，几种方法常常是混合使用的，而且每个科学家也会逐渐形成自己的文献查阅方法。

（一）系统阅读相关专著、年鉴

专著是各个学科传统的、经典的著作，如在我国内科有《实用内科学》，外科有《黄家驷外科学》，国际上有《西氏内科学》《克氏外科学》等，这些著作都是传统的、经典的专科著作，而且每隔数年都要进行版本的更新。这些著作里的理论、观点、方法都是经过反复实践考验而被公认的、具有权威性的"定论"。因此，认真阅读这些著作，可以了解需要研究问题的基本知识，并从中发现问题寻找突破口。阅读专著是对所需研究课题基本知识的必要了解，是进行科研的基础，这对于准备进行科研，特别是初学者显得尤为重要。

除了专著之外，不同学科常常每年都要出版有关的专业年鉴。在医学领域，我国有《中国卫生健康统计年鉴》《中国内科年鉴》《中国外科年鉴》等。这些年鉴搜集了一年或近年来各个学科的研究进展及取得的成就。因此，阅读这些年鉴，对于了解我国和国际上各个学科的进展，了解所

研究课题的动态具有重要的意义。而且,年鉴里还提供了一年来,这些进展、成就的有关参考资料,有利于进一步查阅。在不同的基础医学和临床医学研究领域,也会出版专门的综述来回顾该领域近期的重要进展。

(二)专业文献的追踪式查阅

这种方法是先找一篇需要查找的有关文献,然后根据这篇文献末尾提供的参考文献目录,找到几篇有关的文献,再从这几篇文献的末尾进一步查找新的文献,又可以找到更多的文献,如此线索越来越多,就像滚雪球一样,越滚越大。这是初次从事科研工作者最常用,而且是最适用的方法。用这种方法,找第一篇文献很重要,最好是找到一篇有关这个专题的综述文献,这样既可以对这个专题获得全面概括的初步了解,又可以得到有关这个专题相当充分的参考文献目录。

(三)专业期刊的浏览

专业期刊的浏览法分为一般性浏览和寻找性浏览。一般性浏览是指,在某个领域已经进行了长期的工作、研究方向已经明确的研究者,对本专业的主要期刊经常浏览,以获得新的信息及发展形势。寻找性浏览则是指,有目的地找一篇或数篇与自己专题有关的文献。寻找性浏览的方法是先找到本专业的期刊和专著,主要浏览目录(专著则先浏览参考文献)和摘要,记下自己拟查找的文献,然后再扩大浏览范围。通过寻找性浏览,可以发现许多有针对性的文献,再用"滚雪球"法则可找到更多的有关文献。

(四)运用专业检索工具进行检索

检索法是指用检索工具寻找所需文献的方法。以上介绍的查找文献方法简便易行,但随机性大,难以全面收集所需要的资料,有时甚至会漏掉重要的文献,而正确地利用检索工具检索文献,能够较快较全面地查到所需要的文献,因此,应用检索法查找文献是研究人员必备的基本功。检索法依据工具的种类不同可分为手工检索、计算机检索和互联网检索,检索工具根据文种的不同又可分为中文检索工具和外文检索工具。

1. 手工检索 传统上存在多种中文和外文的检索工具,以及专门用于手工检索的文摘性定期出版物和资料库,如《中国药学文摘》等。目前,许多相应的资料库都已经数字化,除非特殊情况,手工检索方法已经基本上被计算机检索和互联网检索取代。

2. 计算机检索 利用计算机查找文献,快速、准确而且操作十分简单。目前,国内外许多医学单位相继建立起计算机光盘检索系统与网络检索系统,计算机文献检索逐步发展成为专业化、网络化、社会化、国际化的情报检索系统,实现了查阅文献的快、新、准、广、省的目的。

计算机光盘检索系统中,文献数据库大致可分为文献型数据库和事实型数据库。文献型数据库包括:

(1)期刊文献数据库:包括中国生物医学文献服务系统(SinoMed),中国学术期刊光盘版(CAJ-CD),中文生物医学期刊文献数据库(CMCC),中国中医药期刊文献数据库(TCMARS),中国科技期刊数据库(VIP Data),中国药学文献数据库,美国MEDLARS系统医学文献分析和检索系统,美国化学文摘信息服务(CAS),荷兰医学文摘光盘(EMBASEC),美国药物毒理学数据库(TOXLINE PLUS),生命科学数据库(Life Science数据库),国际药物文摘数据库(IPA),美国生命技术文摘数据库(Biotechnology Abstracts数据库)等。

(2)报刊文献数据库:包括中医药报刊资料数据库,维普报讯数据库(全文版)等。

(3)专利文献数据库:包括中国专利数据库(CNPAP),美国USPTO Web Patent Palabases系统(美国专利与商际办公室研制发行)等。

(4)成果数据库:中医药成果数据库,万方成果数据库(CSTAD)等。

(5)中医古典文学:包括中医药报刊资料数据库,电子中国古籍文献(TCMET)等。

(6)引文数据库:包括中国科技论文与引文分析数据库等。

此外,事实型数据库有中国中成药商品数据库、中国中药保护品种数据库、中药复方数据库,以及美国天然产品数据库(NAPRALERT)等。随着网络技术的不断发展,许多数据库也在更新内容的同时进行了形式上的改进,甚至更名、整合等,在使用时应加注意。

3. 互联网检索 信息技术和网络技术的发展为我们获取和交流信息提供了最快捷的途径。

美国国家生物技术信息中心（National Center for Biotechnology Information, NCBI）是世界上最大的线上医学图书馆，可查询和下载多种公共数据库的信息。根据需要进入相应的网站，读者可以寻找极为丰富的各种生命科学与医学研究的相关信息，还可获得免费期刊论文的全文。

三、文献的阅读

只有对通过信息检索等途径获得的大量文献资料进行阅读，包括记录、整理和鉴别，才能对文献进行综合掌握，以批判的眼光评价文献，并从中提取出有用的和正确的信息以指导今后的研究，这些是一个独立的科学工作者必备的能力。

（一）循序渐进，精泛结合

查阅文献的起点常常是研究者关注的科学方向和科学问题。以这个问题为关键词，查找到近期的相关综述文献，了解围绕这个问题的整体研究现状，同时追踪相关的重要原始研究论文，再在阅读过程中步步深入，直到完全掌握所有文献。对于研究生来说，常常应在掌握有关专业参考书内容的基础上再读新的综述、专著、年度评论、进展等，以了解该课题的发展概况。

综述性的文章比较概括，在短时间内可以掌握较多资料，也有利于培养阅读兴趣，确定课题后可以首先阅读有关综述。在了解一般进展基础上再读学术论文原著，特别是比综述更新的、与研究课题相关的论文，以深入探讨一个问题，同时学习论文展示的实验设计思路，采取的实验方法，以及提出问题和解决问题的逻辑。对于最新、设计合理、结果可靠、参考价值较大的重要文献，应当反复仔细阅读，透彻地理解论文的信息，为构思科研选题的立论依据做充分准备。对于其他类似的论文，则主要了解其概要。对于综述阐述的几个方面的问题，应当分别有几篇重要论文作为精读材料。这样，能够做到高效率地阅读文献。

除了在自己的研究方向上精读论文之外，还需要通过泛读掌握生命科学和医学的重大进展和突破。生命科学和医学研究的角度多、范围广，有关的学术期刊有数千种之多。这些期刊可以大致分为跨学科顶级期刊（如 *Nature*、*Cell* 和 *Science* 等）、学科顶级期刊、学科主流期刊、一般性期刊等不同层次。对于医学科研工作者，无论是学术带头人还是研究生，期刊浏览至少应该包括跨学科顶级和学科顶级期刊，以及时掌握整个医学领域和自己的专业领域的重大进展，跟上科研发展的趋势。

（二）准确理解，抓住要点

收集到文献后，就应仔细阅读，对文献中的背景、方法、结果、新发现、存在问题、结论、今后展望等，要细心体会和理解，这样得到的信息就会变得明确。特别要强调，不能曲解原文的结果、观点等，尤其是对于较为生疏的问题，应当读一些参考书或请教内行，要在彻底弄清背景知识的情况下，准确理解原文含义。对于不细致理解原文而武断做出的错误判断会对自己的研究产生严重的不良后果，而且自己基于错误理解而撰写的论文或综述发表后，将会带给许多读者错误的观念，也有损作者的学术形象。一篇论文的信息量很大，多篇论文的信息就更庞大。所以，必须抓住专题最主要和最重要的方面。初学者往往在这方面有困难，需要有一个反复锻炼提高的过程。在阅读中列出要解决的主要问题（目标）、主要的应用领域、主要的难点和挑战、问题的主要突破口、主要的研究方法、国内外主要进展、相关研究领域等要点。抓住要点的关键在于对该专题历史和现状的趋势有明确认识，按论文内容合乎逻辑地去进行归纳总结，并且在阅读文献的过程中逐渐形成一定的观点。

在阅读论文的时候应当有意识地收集一些关键的基本数据（包括图和表）和一些重要科学原理的图示等，必要时需要进行笔记，以加深印象。例如，说明一个新的基因或新的功能蛋白，要收集其结构序列、空间构像、理化参数、功能和意义等；一个新药的药效学和药动学基本参数；药物临床试验的病例数、剂量、疗程、疗效、不良反应等数据。这些素材对于思考自己的科研选题和方向具有重要意义。

（三）前后左右对比分析

在经过长期的文献查找和阅读后，往往会获得相关科学问题的大量资料信息。对这些资料信息一定要在阅读学习的基础上进行深入的对比分析。一方面，对同一个问题的来自不同阶段的研究论文，要在深入阅读的基础上分析其发展的脉络，厘清关于这个问题的学术研究的思维逻辑。

另一方面,还要左右对比不同研究组对同一个问题的研究在思路、方法、观点上的异同,从中学习不同的科学家在分析问题和解决问题上的精妙之处。好的学习不是单纯记住一些现象或数据,而是应当经过自己头脑,从大量现象中总结出其中的规律,也就是说应当有自己的观点。这需要对比各领域的不同观点,进行批判性的学习。对于不同研究结果和学术观点,需要客观分析各自的实验依据是否可靠、观点提出的依据是否充分、研究对象是否不同、样本数是否足够等,然后客观地加以评价。对于与自己不相同的观点,不宜采取一概否定的态度,而应该基于收集各方观点的优点,形成自己的新观点。无论采取哪种方式,都应当有自己充分的客观分析和推理,切忌主观武断,无依据地否定他人。

（四）交流碰撞,讨论超越

科学文献的学习不应该是一个孤独的活动,而常常需要各种层次、场合的讨论和交流。脑子里装着自己学到的知识去和同行讨论,可以进一步增长知识、判断自己对文献的理解是否正确、帮助自己和同行更好地掌握相关领域的研究进展和发展趋势。但更重要的是通过交流讨论和思想的碰撞,可以超越已经掌握的知识,产生创新性的学术观点。所以无论是哪个层次的医学科研人员,都要尽可能多地参加学术会议、学术讨论。许多研究室也组织了各种各样的学术活动,如文献学习会、进展报告会等,作为研究生一定要积极参加、主动参与讨论。

阅读学习不仅仅是对文献的死记硬背,而应该带着欣赏（appreciation）的态度对既往文献所揭示的科学规律进行深入的理解。欣赏能力的培养可以使研究生以欣赏的眼光去观察和理解研究对象、现有的假说和规律乃至同行已经发表的工作,进而对自己的研究方向和研究课题充满激情。但欣赏并不是简单的赞赏,科学的欣赏更是批判性的欣赏,即鉴赏。在对现有假说、理论进行深入的批判性鉴赏的基础上,才能找出其中存在的问题进而提出自己的创新（creation）性假说并加以验证。此外,经过对文献批判性地学习,还可促使研究生将自己的所学、所得、所感按照科学研究的逻辑准确地表达（expression）出来,一方面加深理解,另一方面可以提高研究生的交流和写作能力。

以上所述的能力培养,即欣赏（appreciation，A）、创新（creation，C）、表达（expression，E）,可以简称为研究生基本科研素质培养的 ACE 模式（图1-2）。

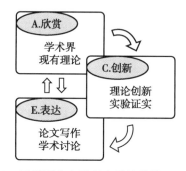

图 1-2　医学研究生科研素质培养的 ACE 模式
通过阅读学习对科学规律的欣赏,
有助于提高研究生的创新性科研思维,
以及对学习内容的准确表达

四、文献的管理和引用

在确定与课题相关的关键文献后,应尽可能地将资料进行整理。对各种文献做摘要,将方法、对象、主要内容和结论进行归纳并记录成册。阅读文献一靠积累、二靠记录。不管以后要从事什么方面的工作,在论文阅读过程培养起来的这种习惯都应该持续下去。信息社会各种资源很多,时间精力有限,不可能所有都能掌握。文献阅读不在多而在精,更关键的是要思考。在查阅文献的过程中应不断地思考,反思并及时调整方法步骤,提高鉴别能力,进一步明确研究的内容。

积累文献信息有几种方式,包括做笔记、复印纸质版和计算机存储数字版。许多学者成功的经验说明,认真阅读并做笔记,加深对文献的理解和记忆,是积累的良好形式。学习笔记包括各种内容,如创新的论点、独特的见解、新的研究方法与技术路线,典型的、能说明问题的论据及对其论证的逻辑过程,阅读过程激发的心灵感受、思想火花、奇妙联想、奇特构思,以及对论文的质疑、瑕疵、评论等。

传统的读书笔记是纸质版的。从内容上分摘录式笔记与评注式笔记两大类。摘录式笔记是专门摘引原著和原始资料的索引、引语、摘要、提纲等;评注式笔记是兼有摘录、评论、心得等多方面内容,重点是记下摘录者阅读后的认识与看法,是较为灵活的高一级的读书笔记。从形式上分本式记录、剪辑记录、卡片记录、活页记录等。多数文献只记录摘要、重点、提纲，为避免积累多后难于查找，需要适当分类编排。文献资料还可以根据学科特点、课题研究和教学工作需要进行分类。进行科研时，可以选择观点分类或项目分类。有些文章内容重要，但一时无暇摘记，可以只写成文题索引卡分类存放，以备需要时再查。

近年来出现的各种信息化工具对提高学习效率有极大帮助。利用这些信息化工具，不仅可以对所获取的文献或其他数字化信息资源进行存储和管理，而且可以在智能终端上轻松地完成上述记笔记、写心得、做卡片以及分类编排等工作，也可以自建专题学科档案库、学科文件袋或专题数据库，甚至能够建立个人或学科的信息资源网站，同时可以与同行进行交流。不断更新现代化信息手段，可以为我们在信息海洋中捕捉到关键有用的知识提供方便。EndNote、Biblioscape、NoteExpress 是几个比较常用的医学文献管理软件。Endnote 和 Biblioscape 的基本功能相近，都可以检索生物、医学专业数据库，导入数据，并在 WORD 中导出数据，配合期刊类型设定各种投稿模式及相应的参考文献格式，并且有分析文献的功能，支持题录与全文的链接，能够在需要时调用全文。Endnote 在作不同专题的题录时，需要建立不同的数据库。Biblioscape 则可在一个库下，对题录分类、分层管理，用户可自行添加或删除数据文件夹，可以在不同文件夹之间实现数据的移动。NoteExpress 具备文献信息检索与下载功能，可以用来管理参考文献的题录，以附件方式管理参考文献全文或者任何格式的文件、文档；数据挖掘的功能可以帮助用户快速了解某研究方向的最新进展，各方观点等；除了管理以上显性的知识外，类似日记、科研心得、论文草稿等瞬间产生的隐性知识也可以通过 NoteExpress 的笔记功能记录，并且可以与参考文献的题录联系起来。在编辑器（比如 MS Word）中 NoteExprss 可以按照各种期刊的要求自动完成参考文献引用的格式。

五、查阅文献注意事项

查阅文献，既是课题研究的需要，又是一种治学的方法。如果每做一个课题都认真仔细地检索、查阅和积累文献，那么在同一研究方向上连续完成若干个课题，就能够大大增进在该领域中的学养，为后续研究打下深厚的根基。

在查找文献时，需要注意尽量采用倒查法，先查最近的文献、后查过去的文献，着重掌握最新的前沿动态和资料。应围绕主题在范围和数量上进行限制，以学术性强、影响大、质量高的学术性期刊和著作为主要查阅对象，紧紧围绕所研究的课题来进行搜集和研读。同时注意搜集第一手资料，尽量减少使用多次转述的资料，直接为自己科研选题和研究工作的实施服务。还要注意兼顾观点搜集不同学派、不同观点的有代表性的文献资料。

阅读文献时，可根据文献的价值及其与所研究课题的关系，把文献分为浏览、略读、精读几类；要有科学的怀疑精神，坚持用批判的眼光，有分析地阅读；注意文章的参考价值，如其被引次数；要勤于积累，学会做摘要、卡片和自己的文献目录，必要时撰写文献综述。文献最好能集中时间就一个问题进行阅读，文献看过总会遗忘，而且看文献的时间越分散，浪费时间越多，集中时间看更容易联系起来，形成整体印象。阅读文献时，可以多数文章看摘要，少数文章看全文，真正有用的全文并不多，过分追求全文是浪费，不可走极端；要注意各种文章的英文摘要和最后的总结，摘要主要注意相关词语的英文表达，而最后的总结要注意本文的不足和展望。

阅读文献时要学会分析问题，逐渐回答自己的课题应如何着手，其创新点可能会在什么地方等问题。在解决问题方面要注重其逻辑思路，以及基本的实验设计，如受试对象、干预方法、观察指标，以及如何从这些实验研究中抽取研究结论。要将科学问题进行细分，分解至具体知识领域，包括需要学习的知识点、需要实验验证的内容等。学会找到问题的关键所在，是提高分析解决问题的重要方面。事物的表面现象通常是复杂的，使人眼花缭乱，要学会透过现象抓住本质，也就是说提高洞察力是十分重要的。要在深化基础知识上舍得花时间，在分析研究中发生基本概念和方法的错误时，不要轻易放过，在问题得到纠正后还要反思发生错误的原因，加深对基础知识的理解。不仅要掌握本学科的基础理论和专门知识，而且要掌握与本学科相关的或相邻学科的理论及专门知识。要有获取知识和运用知识的能力。要熟练掌握获取和运用知识的基本工具。

阅读文献追踪当前发展动态时，务须充分发挥自己判断力，不可盲从，即使是知名科学家和教科书有时也会有错误。在追踪当前发展的重要方向时切记，你看到的问题别人也同样会看到，越是重要的问题竞争必然越是激烈，在研究条件不如人时，如果没有创新的研究思想、独到的研究方案，就难以超越竞争对手获得成功。

第三节 科学假说的建立

医学科研从思维方式的角度看，有探索性研究和假说驱动的研究。在科研选题中，一旦确定了科学问题、掌握了围绕科学问题的相关知识和信息，下一步必然是针对科学问题提出假说；而科学假说也在一定程度上反映了科研选题的科学性和可行性等方面。假说是未经证实的科学理论，科学理论是经过证实了的假说。凡是根据一定的科学事实与理论，对未知的自然现象及其规律提出的一种推断或解释均可称为假说。假说只能从现有的经验、知识、理论和逻辑出发提出，具有既可被证实、也可被证伪的性质。科学假说方法是科学研究工作中一种十分重要的手段。

一、假说的提出

（一）科学假说的特点

首先，科学假说必须是建立在客观事实的基础上，以已有的客观事实和科学知识为认识基础。科学假说提出过程是从已有的事实中提炼出相关的科学问题，再围绕这一问题，运用已知的各种有关科学知识进行分析综合、归纳演绎、类比和想象等思维活动，逐步形成解答问题的基本观点，进一步以此构建假说的核心，最后由此推演出对探索对象的理论性陈述，使假说上升为比较系统的认识形态。

其次，科学假说应能解释已有的现象。提出假说不仅应该有事实依据，而且能够说明和解释已有的现象，不仅能够解释说明以往理论、事实和现象，也能解释以往理论不能说明的事实和现象。以DNA双螺旋结构模型的建立为例。在当时，已经通过大量的生物学实验证实了DNA是遗传物质，遗传物质具有遗传、表达和突变三大功能。因此，建立一个合理的DNA结构模型，不仅要能够从结构上解释已经发现的有关DNA结构的化学特征，还要能够解释DNA作为遗传物质的生物学功能，即这个结构必须能够携带遗传信息、能够自我复制和传递遗传信息、还要能表达遗传信息，并且能够发生和保留突变。沃森和克里克提出的"双螺旋模型"不仅完美地解释了DNA化学性质，更充分地解释了DNA作为遗传物质的生物学功能，虽然这些功能都是经过以后的实验研究才证实的。因此，假说能够揭示的范围越大，表明假说反映客观规律的程度越好，也就是假说解释系统性越好。当然，不能要求一个假说能够解释全部事实，但应能够解释大部分事实，特别是与假说建立有关的主要事实。

1. **科学性** 科学假说的基本特征是它的假定性，没有假定性就没有假说，但这种假定性需以科学性为基础。由于生物医学现象的高度复杂性和可变性，加之其本质和规律往往受到某些表面偶然现象的掩盖，研究人员需要对研究课题的预期结果作出一定的假设或推测。科学假说的假定性特征是科研选题原创性的必然体现，既是对科研选题原创性合乎逻辑的论证，又是有区别于既有理论的特性。医学上的假说，常常是在大量临床实践的基础上，摸索总结出的带有规律性的认识、提炼概括出的理论思维，如对疾病与症状、治疗方法的新认识等，也具有相当的科学性。科学假说的内容通常需摆脱传统或经典的观念以及常识性推论或权威性论断的束缚，抓住现有理论难以解释的现象，充分发挥想象力以及运用概念、判断和推理等思维形式，在已知的基础上勾画出未知。

2. **假设性** 科学假说包含着对事物本质和规律的猜测，在假说中不可避免地出现了假定、猜测、想象、虚构等成分，这些都是科学家大胆创造的结果，因而有待于进一步通过科学实验来检验或证实。有些假说可能被证伪而淘汰，也有些假说可能被进一步修正、补充和完善，最后上升为理论。例如，著名的"DNA分子模型"，历经了三次模型建立过程。第一次是一个三链体的结构，因对实验数据理解的错误而失败；第二次模型是一个双链的螺旋体，由于碱基配对方式（A与A、C

与 C、G 与 G、T 与 T 配对）的错误，又一次宣告失败；科学家总结经验教训，继续搜集资料信息，在第二个模型基础上，放弃了碱基同配方案，采用碱基互补配对（A 与 T 配对，G 与 C 配对）方案，建立了"DNA 分子双螺旋模型"，终于获得了成功，为分子生物学的研究写下了辉煌的一页。因此，假说本身具有不完备性和有待验证性。

3. **可验证性** 假说的科学价值在于可被验证。一个好的假说应当是可以被验证而上升为理论。对于医学科研，科学假说是工作假说，必须在实践中可以被验证。医学假说需要以临床的重复验证以及深入的机制研究作为突破口来证明这个假说的科学价值。例如，遗传密码子的破译，关于 DNA 中 4 种碱基的排列如何决定蛋白质 20 种氨基酸排列的问题，克里克等经过科学、精确的推测提出了"三联体密码"的假说，支持了 1954 年物理学家伽莫夫提出的"三联密码学说"，同时还提出可能存在有起始密码、终止密码和同义密码。这个推测，在众多科学家的不懈努力参与实验下，终于在 1966 年破译了全部密码，并编制成了"遗传密码表"，证实了克里克的推测。

假说的科学性和假定性决定了假说的验证是一个不断修正、补充和更新，向客观真理逐渐接近的过程。在科学研究活动中由于研究人员的经验不同、认识不同、研究的角度不同及实验观察的结果不同等，使得研究人员对同一事物常常存在多种假说。其中有些可能是合理的，有些可能是不合理的，有些则可能是部分正确的，需要随着实践的深化而变化，随着争论的发展而修改。

（二）科学假说的作用

科学假说是建立和发展理论的桥梁。科学的发展史可以说是一部假说和理论不断更迭的历史。一个自然现象，在未被揭示出科学本质之前，人们对它的认识往往是经验性的，只有借助于假说的形式进行研究与探索，才能上升为理论。而当事物发展过程中出现新的变化和科学事实与现有理论相矛盾时，又必须提出新的假说对该理论进行修改、补充才能圆满地解释事实，进而促进理论的进一步发展。在医学的研究中，假说的形成和上升为理论是一个十分复杂的过程。但是没有假说，医学科研将无法取得进展。

假说是科学家对所研究事物的大胆思索，创造性猜测，是创新思维的体现，同时它又为这种创新思维的进一步发展和完善提供了一个平台，也是科学家进一步探索自然界本质和规律的一个动力和源泉。科学假说的这种作用导致了学术争鸣。细胞免疫说与体液免疫说、突触兴奋的化学传递说与电传递说之间的长期争论，都是靠着各自的假说驱动和导向作用才经久不息地坚持下来的。因此，假说作为对未知机制的假定性解释，它是否正确，还有待于证实。但从发展的眼光来看，假说的不断修改、补充与完善，就会更加全面正确地反映客观世界。科学理论的发展也往往是假说的连续更替和假说的内容不断精确化和深刻化的过程。

（三）假说形成的过程

第一，假说的提出。提出假说必须以事实作根据，但也不必等待事实材料全面系统地积累起来之后才提出假说。任何假说都要遵循原有的科学原理，但又必须突破原有科学理论的束缚。人的认识是一个辩证发展的过程，任何已有的科学理论，都不是认识的终结。在提出假说的初始阶段，对于同类现象，往往不只产生一个假说，而是产生好几种可供选择的假说，研究者只有经过进一步的考察，才能决定取舍，最终提出自己的假说。

第二，假说的推演。这一阶段，需要从假说的基本观念并结合当时已被人们接受的知识，推出关于事实的结论。这里重要的不在于引申出对已知事实进行解释的结论，而在于引申出对未知事实具有预言性的结论。除了由假说推出结论之外，这一阶段还需要对假说进行广泛的论证，使假说充实为一个结构稳定的假定性理论系统。

第三，假说的验证。通过观察和实验，验证由假说所推出的一系列结论是否与客观事实相符合。从一个假说推出的并与观察和实验相符合的正确结果愈多，证明这一假说的可靠程度就愈高。但假说的验证是一个比较复杂的过程。对于假说的验证来说，个别的实践活动并不足以证明假说成立与否。淘汰一个假说和证明一个假说同样都是一个复杂的、不断进行实践的过程。

（四）假说形成的思维方法

医学实践发现的新现象和已知的医学理论是形成假说的条件，但还要经过较严密的科学逻辑思维过程。

1. **类比推理** 在生命科学中有很多现象和过程,具有较好的相似性和对称性。他们之中既有各自特点,又有彼此间的共同点,由于共同点的存在,就可以用已知的事物去设想未知的事物。在医学研究中,临床症状是多样的,但透过现象看本质,常常发现有些表面上互不相关的现象之间也有相类似的地方,据此加以类推,就有可能得到很重要的发现。然而,有些共同点却隐藏在外表差别的背后,只要发现这些共同点,并提出假说,可能就是创造性研究。类比推理依靠大量细致的观察,并能从纷繁复杂的现象中提炼出事物的本质属性,加以联想、比较、分析,并进行类比推理,提出科学的工作假说,进而进行科学试验或临床验证。但类比推理一定要在科学性的基础上进行,避免形而上学。

2. **归纳推理** 把在特殊情况下已经证明正确的规律提升为在一般情况下同样适用的规律,是建立假说的一种极其重要的方法。从大量的医学临床现象中,经过综合和系统加工,找出他们共同的主要现象特征,归纳概括形成假说。这也是从特殊到一般的归纳过程。

3. **演绎推理** 演绎推理是由一般到特殊的认识过程,也可以说是采用已知的一般规律和理论解释另一个特殊事物,这就是演绎推理所建立的假说。这种由演绎引申推理建立假说的方法在医学科研中是研究者普遍使用的。例如通过大量的事实,人们已经得到某种化学物质可以致癌的一般认识,由此演绎推理大气质量下降,残留的农药污染了河流、湖泊等,这些因素本质也是化学物质在起作用,但又超出化学物质本身而影响了生态环境,为此科学家提出了"环境因素致癌"的假说。

建立假说的一般方法除了以上介绍的三种,还有回溯法、移植法、经验公式法等多种方法。如何能够提出好的科研假说,并无统一的模式,以上的各种方法可以单独使用,也可以结合使用。研究人员在开始提出假说时,如果发现不尽合理就应该通过文献调研、分析讨论和实验予以补充、完善或摒弃,在失败的基础上吸取教训,再采用另一种方法,建立新的假说,逐步找出比较接近真理的假说。值得注意的是,除了上述逻辑思维的方法外,非逻辑思维在科学假说的形成,尤其是一些高度创新性的科学假说的形成中,发挥着惊人的作用。非逻辑性科学思维可以有许多表现形式,如科学想象、科学联想、灵感、直觉等,往往代表着思维的一种跃升。在一些人看来,这种思维跃升貌似可遇而不可求,或者是好像"捅破了一层窗户纸"般简单,但事实上它是科学工作者长期孜孜以求、刻苦钻研的结果。只有长期聚焦在这个问题上,也就是说把感觉一直集中在这个问题上,才会在偶然因素的触发下获得思维的飞跃。

二、假说的检验

如果说提出一个科学假说代表着一个科研项目从思维上的准备,那么检验这个假说的正确与否则是这个项目实施的主要内容。用科学的方法检验一个假说,既包括了科学研究方法的选择、研究平台的建设和研究队伍的组织等硬件条件的建设,也包括研究目标的确定、研究内容的设计和研究的具体实施过程,还包括对研究结果的分析、归纳和演绎以及研究结果的发表等进一步的创造性活动。本节仅对检验科学假说的一般方法加以阐述。需要注意的是,科学假说作为一种基于事实的科学推理,既可以被证实,也可以被证伪。因此,检验假说的科学研究活动都不可以预设研究结果。尤其对于广大研究生来说,完全不必因为自己的研究是阳性结果还是阴性结果而感到不安和焦虑。重要的是,自己获得了真实的结果。

(一)科学观察

科学观察指人们通过感觉器官或者借助科学仪器对客观存在的事物、现象和过程在自然条件下进行的有计划、有目的的感知和描述,从而获得经验事实的一种研究方法。科学观察可以分为两种类型。一种是直接观察,即单纯凭借人类的感觉器官去感知观察对象,在观察者和观察对象之间不存在任何中介物。这是观察的初级形式。另一种观察需要借助科学仪器来感知观察对象,称为间接观察。很显然,间接观察对观察对象的感知更为全面、精确和客观。

作为科学认识经验层次中第一性的认识方式,观察并不等于一般的观赏,而是带有科学探索性质的对客观事物的感知。它具有四个显著特点:①它是有明确科学目的的、有意识的感知活动；②科学观察在感知的同时带有科学思维的内容；③科学观察具有严密的组织性和计划性，必须按照严格的科学设计进行；④科学观察必须坚持实事求是，不可带有任何非客观的人为因素。

（二）科学实验

科学实验是研究者在主动控制的条件下，对研究对象主动进行干预、变革、控制和模拟等操作，以突出主要因素，探索事物客观规律的研究方法。与科学观察相比，科学实验是另一个层次的感知客观事物的方法。它可以突破自然条件的限制，主动地揭示直接观察无法感知的客观事物及其演变规律。科学实验是医学科研中最重要也是最常用的研究方法。

科学实验有很多类型。定性实验是为了判定研究对象具有哪些性质，或者鉴别某种因素是否存在，以及某些因素之间是否具有某种关系的一类实验方法；而定量实验是测量研究对象的某个性质、组成以及其他影响因素的数量值的实验。其他的科学实验还包括有对照实验、决断性实验、系统消去实验、模拟实验以及析因实验等，可以根据科研目的来采用。

（三）科学调查

科学调查是在自然状态下运用现场观察、询问、调查表、调查问卷等方法直接向研究对象了解其既往、现状以及其他情况，从而获得事实资料的科学研究方法。科学调查中，通常是在对研究对象不加任何干预或人工控制的条件下获得观察资料，但调查的方法可以有很多，如普查、抽样调查，以及前瞻性调查、回顾性调查等。科学调查也是医学科研最基本的方法之一。医学由于其学科特点，有些研究是无法通过简单观察获得整体资料，有些又无法进行实验研究；还有一些实验研究需要在人群中进行，这些都需要设计很好的科学调查方案才能获得完整、客观、科学的资料。

虽然医学科研的最终目的是治疗疾病、提高人类健康水平，但科学研究本身则要求对事物发生的原因和机制作出解释。事实上，关于疾病深入的机制解析往往是高水平药物研发的基础，而机制研究往往是假说驱动的研究。假说是具有高度创造性的思维成果。虽然在假说的形成和检验过程中没有必须遵循的规则可言，但提出和验证假说时，研究者必须要遵守以下的原则，以确保假说提出和验证的科学性和合理性。

1. 必须以已有的科学知识与原理为基础，又要适时冲破传统思维束缚 创新科学假说的形成是对既有知识和理论的拓展和发展，所以，在假说形成和验证的过程中，应当遵循和应用已有的科学知识和原理，不能与科学中已经被证实了的原理、定律相违背。但是，人类的认识在本质上是实践的。实践在发展，认识也在深化。因此，原有的原理和定律并非完美无缺，特别是当它与新事实发生一系列矛盾时，也就暴露出了原有知识与理论的缺陷。在这种情况下，提出有关假说时，就应该突破传统观念的束缚。

2. 应当以经验事实为依据，但又要能够突破事实材料的限制 任何假说都必须以一定的事实材料为依据，决不能让主观的想象来影响我们对客观现象的解释与判断。的确，任何假说，哪怕是后来被证明为错误的假说，都有或多或少经验事实的依据。所以，事实是提出假说的前提或根据。但从另一方面来说，人们也不可等待事实材料全面、系统地积累起来之后，才去建立相应的假说。因为，材料的收集是一个历史的过程，事物的本质暴露也是一个历史的过程。如果期待在事实材料全部积累完备之后，才去建立假说，那势必造成任何理论思维研究活动的停止，这样科学就难以得到发展了。所以，研究者在提出假说时，既应以经验事实为依据，又不必等待经验事实全面、系统地积累完备之后才来进行。例如，19世纪60年代门捷列夫提出元素周期律的假说时，已知的元素只有63种。可是他并没有等待所有元素全部被发现完毕之后再探索元素周期律，而是先建立假说，并应用周期律去预测未知元素及其性质。正是在元素周期律提出之后，化学工作者才开始系统地探索新元素，并取得了十分丰硕的成果。

3. 应当能够综合地解释已有的事实，并能够预测未知事实 正是由于存在着原有理论和知识无法解答的事实，人们才会去建立有关的假说。因此，凡是假说都应该能够对各种有关的事实给予正确的解释。如果一个假说连既有的事实材料都无法解释，那么，这个假说即使再美妙也毫无意义。但另一方面，也是最重要的，即便假说能够提出多么异乎寻常的理论解释，但它必须包含有能够在实践中进行检验的结论，特别是关于未知事实的推论。否则,它就不是假说,只能是神话似的空谈。

4. 谨慎对待不同假说 为了达到对既存事实的合理解释,人们往往提出几种不同的假说进行验证。在实验性研究活动中,往往通过提出几种不同假说,并通过不同方式进行验证,使主观的认识更接近客观真理。还有在一些场合之下,同时提出几种假说特别有好处,比如,在医生对患者的病情一时难以做出明确判断的情况下,高明的医生此时经常会提出几种可疑诊断,通过进一步检验,才做出最后的诊断。这样同时提出的几种假说,能够促使研究者努力寻求与每一种假说有关的事实,并赋予那些看似微不足道的事实以重要意义。此外,由于受人们实践水平的限制,人们还会对同一事实作出两种完全相反的假说,比如,光的微粒性与波动性的争论。此时如果随意的淘汰任何一个假说,都会对科学发展造成巨大的损失。当然,在实际的研究工作中,较常用的办法是提出一系列假说,首先选择可能性最大的假说进行实验,然后,如果证明有所欠缺,再转向其他的假说。

5. 正确对待假说 被证实或证伪之后,假说会出现各种不同的情况。有的假说被科学的事实和实践证明是正确的,于是假说逐渐上升为科学理论;有的假说被科学的事实和实践推翻;有的假说则被事实和实践证明,有部分是正确的,部分是不正确的,于是假说还需要进一步修改、补充和验证;还有的假说依据现有的科学知识尚不足以全盘肯定或全盘否定,因此假说尚存疑问,有待于知识发展和事实全面之后进一步验证。另外,在科学史上,常常还有这样的情形,即对同类现象有两种或几种并存的假说,经过验证之后,也许只有一个是正确的,也许几个都不正确,也许它们相互补充、相互吸收,以其中一个较为正确的假说为基础发展成为系统的理论,或形成一种统一的理论。

除以上几个重要的原则之外,简单性原则也常常是人们对形成假说的一个要求。就是说,虽然假说在形成的过程中,不可避免地会夹杂着许多无关紧要的或是过多重复的内容,还可能出现局部不协调的状况,但对假说而言,应尽可能的结构简明严谨,既要注意清晰提炼假说的内容,又要注意整体与部分、各个局部之间、侧面之间的协调。当然使假说结构严谨简明的最好方式是建立

公理演绎系统,但公理系统又往往是研究者系统总结以往丰富理论知识的结果,所以,在时机尚不成熟的情况之下,不要期求立即建立公理演绎系统。

下面我们介绍两个医学科学史上重要假说的典范实例。

1. 莱昂假说(Lyon hypothesis)的提出 Barr L 首先发现在正常女性的细胞核核膜附近有一团高度凝聚的染色质,而在正常男性的细胞核中没有,因此把它命名为巴尔小体(Barr body)。在正常的女性个体中有两条 X 染色体,而在她们的体细胞中有一个巴尔小体。在正常男性个体中有一条 X 染色体和一条 Y 染色体,而没有巴尔小体。在带有多条 X 染色体的个体,只有一条 X 染色体是有活性的。巴尔小体的数目为 X 染色体的数目减 1。1961 年 Mary Lyon 提出了莱昂假说解释了巴尔小体的来源。她提出巴尔小体是一个失活(或大部分失活)的 X 染色体。她的假设解释了带有 X 染色体畸变的个体为什么能得以幸存。其主要论点如下:①巴尔小体是一个失活的 X 染色体,失活的过程就称为莱昂化(lyonization);②在雌性哺乳动物,其体细胞中的两个 X 染色体中有一个 X 染色体在受精后的第 16 天(受精卵增殖到 5 000~6 000 个细胞、植入子宫壁时)失活;③两条 X 染色体中哪一条失活是随机的;④X 染色体失活后,在细胞继续分裂形成的克隆中,此条染色体都是失活的;⑤生殖细胞形成时失活的 X 染色体可得到恢复。后续的很多实验证据都支持莱昂假设。如人类有一种 X-连锁的异常叫做无汗性外胚层发育不良(anhidrotic ectodermal dysplasia)。该病主要表现为毛发稀少,牙齿发育异常,无汗或少汗,以及表皮和附件异常。杂合子女性表现出来有齿和无齿颚区的嵌镶排列以及有汗腺和无汗腺皮肤的嵌镶。这两种嵌镶的位置在个体之间明显不同,就是由于发育期一条 X 染色体随机失活所致。

2. 尿黑酸尿症 直到 20 世纪 40 年代人们才确定蛋白质在决定生物表型中的作用。但在 1902 年,英国医生 Garrod SA 在对一种人类常见的先天代谢病——尿黑酸尿症(alcaptonuria)的研究中就已经形成这种初步的想法。这种患者表面上健康,不过他们的尿液在空气中放置一段时

间后会变黑,而正常人的尿液不会变黑。尿液中变黑的物质是尿黑酸。尿黑酸是无色的,但在空气中氧化后就变成黑色。正常人的血液中有一种尿黑酸氧化酶,能把尿黑酸转变成乙酰乙酸,最后分解成二氧化碳和水。尿黑酸尿症患者不能产生尿黑酸氧化酶,因此尿黑酸不能进一步转变,就直接在尿液中排泄出来。尿黑酸的代谢途径是:酪氨酸除参与构成身体中的蛋白质外,一部分酪氨酸上的氨基为一个氧原子所代替,氧化成为对羟基苯丙酮酸,再通过尿黑酸、乙酰乙酸而逐步降解为二氧化碳和水。其中每一步都需要特定的酶,这些酶在正常人体中都能产生。Garrod 通过家系分析推断,尿黑酸尿症是由一个基因隐性突变引起,这个隐性突变阻断了尿黑酸的正常代谢途径。现在我们已经知道尿黑酸尿症是由于尿黑酸氧化酶基因的隐性突变造成的,它阻断了尿黑酸转变成乙酰乙酸的过程。虽然 Garrod 在那个时代并不确切知道是哪个步骤被阻断了,但他正确地推测出了是由于一个酶的失常造成的。这一发现的意义在于,他第一个提出基因和酶之间关系,认为基因是通过控制酶和其他蛋白质合成来控制细胞代谢的,一个基因的缺陷引起一种酶的变化,从而产生一种遗传性状。不幸的是,Garrod 的工作和孟德尔的发现一样被埋没了许多年,直到 1940 年比德尔等提出"一个基因一个酶"的假说才得到认识。比德尔等利用粗糙面包霉突变体充分证明了单个基因与单个酶之间的直接对应关系,他们的这一工作于 1958 年获得诺贝尔奖。

（韩　骅）

第二章 医学科研课题设计的基本要素

医学科研课题能否顺利实施及达到预期目标,在很大程度上取决于科研课题设计。完善的科研设计不仅要遵循基本的原则,还必须明确基本要素。医学科学研究的三大基本要素包括受试对象、处理因素和实验效应。例如用某种天然植物药物治疗再生障碍性贫血,观察药物对患者血小板上升的影响。其中,再生障碍性贫血患者即受试对象;天然植物药物即该研究中的处理因素;血小板数量变化即实验效应。这三大基本要素始终贯穿于整个实验研究过程,从各个方面影响着实验研究的结果,在医学科研设计中应给予足够的重视。

第一节 受 试 对 象

处理因素施加的对象称为受试对象,亦称实验对象或研究对象。选择受试对象十分重要,其正确选择不仅是实验成功的关键,而且因为受试对象的不同,其相应设计的复杂程度、实施的难易程度可能大不相同。医学研究的受试对象可以是人或动物,也可以是组织器官、细胞、分子或基因。不同类型的研究常选择不同的受试对象,在选择过程中,受试对象应满足以下基本条件:

1. **须对处理因素敏感** 根据不同研究目的,对实验动物的选择有不同要求,须有针对性地注意种类、品系。以速发型过敏性呼吸道疾病动物实验研究为例,实验动物对过敏原敏感性的高低依次为:豚鼠>家兔>犬>小鼠>猫>蛙。因此,开展相关研究制备动物模型时,须选择敏感性高的动物,还须注意年龄(月龄)、性别、体重、窝别、营养状况及生活环境等因素。

2. **反应须稳定** 受试对象需对处理因素产生较稳定的实验效应。例如研究某药对高血压患者的降压效果,宜选用Ⅱ期高血压患者作为受试对象,因Ⅰ期高血压患者本身血压波动较大,而Ⅲ期高血压患者对药物的敏感性低。

3. **获得性** 在研究过程中,应考虑在一定时间内能否得到足够的符合实验条件的受试对象。

一、人体观察

以人为对象的研究称为人体观察或人体试验。由于人体观察的受试对象为人,故其试验设计必须通过生物医学研究机构的伦理审查,并针对研究目的制订受试对象的纳入和排除标准。此外,人体观察试验往往需多方联合协作,因此可能导致试验条件不一致,故在试验设计时,应对各环节均制定详尽的统一标准。

(一)伦理审查

随着科学技术发展和人类社会进步,涉及人的生物医学研究和临床试验项目的伦理学问题成为学术界关注的焦点之一。人体观察与动物实验的最大区别在于前者须采取安全、可靠的方法,不能以损害人体健康为研究代价,同时须遵守人道主义和伦理学基本原则。1946年问世的赫尔辛基宣言是一项国际性的人体试验道德规范的文件。随后,国际医学科学组织理事会制定了更为具体、操作性更强的涉及人的生物医学研究的国际伦理准则。2016年,国家卫生和计划生育委员会发布《涉及人的生物医学研究伦理审查办法》,是为保护人的生命和健康,维护人的尊严,尊重和保护受试者的合法权益,规范涉及人的生物医学研究伦理审查工作制度,自2016年12月1日起施行。2019年5月6日,国家卫生健康委员会修订《涉及人的生物医学研究伦理审查办法》,以加强卫生健康立法工作。

涉及人的生物医学研究和相关技术应用主要包括:①采用现代物理学、化学和生物学方法在人体上对人的生理、病理现象以及疾病的诊断、治疗和预防进行的研究活动；②通过生物医学研究形成的医疗卫生技术或产品在人体上进行试验性应用的活动。属上述范畴的人体观察均须申报伦理审查，批准后方能进行研究。

我国《涉及人的生物医学研究伦理审查办法》，对伦理审查原则、伦理委员会的设置和审查程序、方法以及审查的监督与管理等作出相关规定。从保护受试者权益和尊严的高度，强调伦理审查须遵守国家法律、法规及公认的生命伦理原则，审查过程应独立、客观、公正和透明，其审查原则主要包括：

（1）知情同意原则：尊重和保障受试者是否参加研究的自主决定权，严格履行知情同意程序，防止使用欺骗、利诱、胁迫等手段使受试者同意参加研究，允许受试者在任何阶段无条件退出研究。

（2）控制风险原则：首先将受试者人身安全、健康权益放在优先地位，其次才是科学和社会利益，研究风险与受益比例应当合理，力求使受试者尽可能避免伤害。

（3）免费和补偿原则：应当公平、合理地选择受试者，对受试者参加研究不得收取任何费用，对于受试者在受试过程中支出的合理费用还应当给予适当补偿。

（4）保护隐私原则：切实保护受试者的隐私，如实将受试者个人信息的储存、使用及保密措施情况告知受试者，未经授权不得将受试者个人信息向第三方透露。

（5）依法赔偿原则：受试者参加研究受到损害时，应当得到及时、免费治疗，并依据法律法规及双方约定得到赔偿。

（6）特殊保护原则：对儿童、孕妇、智力低下者、精神障碍患者等特殊人群的受试者，应当予以特别保护。

关于人体试验研究，根据其研究受试对象的不同及处理因素的不同，除在遵守《涉及人的生物医学研究伦理审查办法》的前提下，还需遵守其具体的伦理学原则及要求。例如，在进行人胚胎干细胞的相关研究时，应遵守《人胚胎干细胞研究伦理指导原则》；在进行人类辅助生殖技术的研究时，应遵循《人类辅助生殖技术和人类精子库伦理原则》等。

（二）受试对象纳入及排除标准

在人体观察研究中，应制订严格的纳入标准及排除标准，以保证受试对象的同质性及可比性。对于受试对象的疾病应诊断明确。

1. **诊断标准**　人体观察研究的受试者须采纳国际或国内公认的诊断标准，比如权威性机构颁布的标准、全国性专业学会标准、某些权威著作的标准或国际通用标准等。对有不同分型的疾病应列出其分型、分期、分级等标准，即诊断标准原则上要遵循公认、先进、可行的原则，并应注明诊断标准的名称、来源（包括原作者和修订者）、制定时间及简要的说明。对于中医病证的诊断，若中医病证有与西医病名相对应的名称，应加列西医病名，并列出相应的西医诊断标准及检测指标作为参考。中医病名的诊断标准应参照现行的全国统一标准。若无现行标准，可考虑参照最新版高等医药院校教材、全国专业学会标准或国际会议等提出的标准。

2. **纳入标准**　纳入标准是指在符合诊断标准的基础上能入组的基本条件，可包括纳入对象的年龄、性别、种族、疾病分类及自愿签署知情同意书等。例如，在一项短疗程针灸治疗中重度持续性哮喘作用的研究中，其纳入标准除诊断标准外，还包括①仅使用 β_2 受体激动剂；②按年龄和身高计算，第一秒用力呼气量（forced expiratory volume in 1 second, FEV_1）预测值在 70%~85% 之间；③使用 β_2 受体激动剂后，FEV_1 应至少改善12%；④能学会使用微型峰值流量测定仪测量气流量峰值。

3. **排除标准**　根据研究目的的不同，在纳入标准的范围内将不符合试验要求的对象排除。如果受试对象为孕产妇，还应该考虑到胎儿或哺乳期婴儿的安全性。研究阶段不同则病例排除标准也各异。如新药的 I 期临床研究排除标准一般为：①健康检查不合格，肝、肾功能检查异常者；②可能对所研究药物过敏或经常使用其他药物者；③妊娠期、哺乳期、月经期妇女及嗜烟、嗜酒者；④影响研究结果和受试对象健康的隐匿传染病携带者；⑤不能表达其允诺者，如精神病患者、监狱中的犯人等。

二、动物实验

医学研究中，以动物作为受试对象的实验称

为动物实验。动物实验对生命科学研究不可或缺,已逐渐成为许多学科(生理、病理、心理及药物研发等)发展的基础,推动了诸多领域的突破性进展。

(一)动物保护与伦理审查

动物实验研究与人体观察一样,均受伦理道德的约束。许多研究中,不仅须观察动物的自然习性,还须对动物进行人为操作,从而引发动物研究的伦理道德问题。事实上,动物具有比人们所想象要复杂得多的认知能力和社会体系,并有感知愉快及痛苦的能力,由此促使人类意识到以往许多动物实验研究均缺乏伦理道德的考虑。近20年来动物福利及伦理日趋受到关注,许多国家通过了动物福利法案,并成立"实验动物伦理委员会",某些国际著名学术刊物已要求论文作者提供所在单位"实验动物伦理委员会"的审查和批准。

我国科技部也于1988年颁布《实验动物管理条例》,以适应科学技术发展的需要,加强对实验动物的管理。2006年9月又制定并印发《关于善待实验动物的指导性意见》,以进一步加强动物实验研究中动物福利及伦理问题的执行。该指导性意见总则中提出,在研究过程中要善待实验动物,并倡导动物实验研究"3R"原则:①Reduce,减少每次实验中所需动物数量;②Refine,善待动物,尽量减少动物所受痛苦和伤害;③Replace,使用其他研究手段替代动物实验。

(二)动物的选择

在医学研究中,实验动物的选择恰当与否不仅关系课题的科学性和质量高低,而且涉及经费开支多少、研究途径正确与否、实验方法的繁简,甚至影响研究结果的正确性及课题成败。为正确选择实验动物种类,在动物实验开始前须大量阅读相关文献,以了解实验动物学知识。

1. 常用实验动物 医学研究中常用的实验动物包括小鼠、大鼠、兔、狗、猪、牛、羊、地鼠、猫、猕猴、马、鹿、豚鼠等。

2. 选择实验动物的一般原则

(1)遵循关于国际及我国相应动物福利及伦理要求,遵循我国科技部下发的《关于善待实验动物的指导性意见》,严格执行所提出的动物实验研究的国际通用"3R"规则,减少动物用量、善待

动物、尽量采用替代物。

(2)须选用与人的功能、代谢及疾病特点相似的动物,利用实验动物与人类某些相近的特性,通过动物实验对人类疾病的发生、发展及规律进行推断和探索。例如,不同哺乳动物其机体各系统组成、组织结构均存在许多相似点,其生命活动的基本功能具有相近的特性。从进化角度,猴在解剖学、组织器官功能、白细胞抗原及染色体带型等方面与人类非常相似,故选用这些动物所获实验结果来推测于人具有很强的说服力,但这些动物的研究成本昂贵。

(3)实验动物选择中须充分利用不同品种、品系实验动物存在的某些特殊反应,选择解剖、生理特点符合本实验目的要求的实验动物。例如家兔对体温变化十分敏感,宜选用做发热、解热及致热原检查实验;观察避孕药对排卵影响的实验宜选用兔、猫;以高胆固醇膳食饲喂兔、鸡、猪、狗、猴等动物,均可诱发高脂血症或动脉粥样硬化,猴和猪的心脏冠状动脉前降支还可形成斑块及大片心肌梗死,情况与人更为相似,故动脉粥样硬化实验多选用猪、猴及兔;家犬的胰腺、胃较小,宜用于胰腺摘除术及胃肠道生理的研究;大鼠无胆囊,不会呕吐,故不能用于胆囊功能观察;狗、猫、猴等动物呕吐反应敏感,适宜用于呕吐实验;对具有雌激素活性的药物进行避孕药效研究,不能选用小鼠与大鼠。

同一品种不同品系的动物还存在某些特殊反应,应根据实验目的而选择应用,例如BALB/c小鼠与其他近交系相比,肝、脾与体重的比值较大,对放射线甚为敏感,故常用于制备单克隆抗体;C57BL/6小鼠具有干扰素产量高、对放射物质中等耐受、补体活性高、易诱发免疫耐受等特性,是肿瘤学及免疫学研究的常用品系。此外,某些易感自发性疾病的动物能局部或全部地反映与人类相似的疾病过程,借助遗传育种可将这类动物培育成疾病模型以供研究使用,如遗传性高血压大鼠、糖尿病小鼠、自身免疫病小鼠等。还可利用某些特殊缺陷型小鼠,如胸腺缺陷的裸鼠,由于缺乏T细胞,故可接种人肿瘤,用以筛选抗肿瘤药等。

(4)选择结构简单且能反映研究指标的动物:进化程度高或结构功能复杂的动物虽其实验结果更易被认可,但由于此类动物对实验条件的

控制要求高、价格昂贵等原因，常对实验结果的获得造成难以预料的困难。因此，在能反映实验指标的情况下，宜尽量选用结构功能简单的动物，如被作为模式生物的果蝇，其生活史短（仅 12 天左右）、饲养简便、染色体数少（只有 4 对），同时具有较复杂的生命现象，不仅成为遗传学和发育生物学研究的绝好材料，在抗感染免疫及肿瘤侵袭特性等研究中也具有广泛应用前景。

（5）选择适龄实验动物：许多疾病模型的建立对动物年龄有要求，若选择不当，则不能成功建模。例如诱导免疫耐受，一般需使用胎鼠或幼龄鼠；时间跨度长的实验或观察动物生长发育，应选择幼龄动物；开展老年医学研究，通常选用代谢和功能反应接近老年的老龄动物。

（三）实验动物分类

实验动物指专供医学、药学、生物学、兽医学等领域科研、教学、医疗、鉴定、诊断、生物制品制备所用的动物，其特点是：由人工饲养、繁育而成；所携带的微生物及寄生虫受到控制；遗传背景明确或来源清楚。

按微生物学要求，实验动物可分为 4 个等级：① I 级，即普通动物，是微生物控制要求中级别最低的动物，可用于教学及预实验，但不能携带可能传染给人类的病原体，如皮肤真菌、寄生虫、结核分枝杆菌等；② II 级，即清洁动物，用于开展一般动物实验，除不带有普通动物应排除的病原体外，还应不携带可能危害动物和干扰科学实验结果的病原体，如流行性腹泻病毒、丝虫病、球虫病、蠕虫（除蛔虫外）等；③ III 级，即无特殊病原体动物（specific pathogen-free animals，SPF），动物为剖宫产或子宫切除产，均按纯系要求进行繁殖，在隔离环境下饲养，动物体内无致病菌，此类动物是目前国际公认的标准级别实验动物，适用于所有科研实验；④ IV 级，即无菌动物（germ-free animals，GF）和悉生动物，前者指在全封闭条件下饲养的纯系动物，采用当前手段无法检出任何病原体。后者又称已知菌动物，指用与无菌动物相同的方法饲养，但明确体内所给予的已知微生物的动物，一般将 1~3 种已知微生物植入无菌动物体内获得。IV级实验动物一般用于具有特殊目的和要求的实验，如病原研究、宿主与微生物之间关系研究、抗肿瘤研究等。

按照遗传学特性要求，实验动物也可分为 4 类：① I 类即近交系或称为纯系，其经 20 代以上全同胞或亲子交配而成，基因纯合程度达 98% 以上，故动物个体间在遗传特征上高度一致，对处理因素反应的离散性较小，实验组间可比性强；② II 类为突变系动物，指通过基因变异而具有某种遗传缺陷的纯系动物，常用于制备疾病模型，如糖尿病小鼠和侏儒症小鼠等，目前借助转基因技术或基因敲除技术，可制备高表达特定基因或使特定基因缺陷的动物，以观察动物发育及其生理功能改变；③ III 类为远交系动物，又称封闭群，是通过非近亲交配方式进行繁殖一定代次的实验动物生产群体，如我国昆明种小鼠即采用随机交配而成的远交系，常用于制备单克隆抗体的 BALB/c 小鼠也属远交系小鼠，大鼠远交系常用 Wistar 大鼠和 SD 大鼠；④ IV 类为杂交群或称异系杂交，由不同品系间交配而产生。杂交一代动物不仅遗传背景清楚，且由于杂种优势，其适应性强，反应较均一，是使用极为广泛的实验动物。

三、组织器官离体实验

组织是由一些形态相同或类似的细胞，加上非细胞形态的间质，彼此组合在一起共同担负一定生理功能的细胞群。动物组织主要分为上皮组织、结缔组织、肌肉组织和神经组织四大类基本组织。动物体内由几种不同类型的组织联合形成的，具有一定形态特征和一定生理功能的结构，即器官。从麻醉或刚死去的动物体内分离所要研究的器官或组织，或从患者手术中获得的组织或器官，置于一定的存活条件下，对其生理、生化、形态、药理等方面的特点进行研究的实验方法，称组织器官离体实验。

组织器官离体实验常用的离体器官或组织有心脏、血管、肠段、子宫及神经肌肉标本等。利用离体肠管观察药物对肠管蠕动、吸收、通透性、血流情况等的影响，并进行作用机制的分析；利用离体胆囊来筛选引起胆囊舒缩的药物；利用蛙心研究某种物质（激素、药物等）对心脏收缩功能的影响；还可以在离体的神经纤维或肌纤维上研究生物电活动。

在组织器官离体实验中，不同动物的不同组织或器官都有各自适宜的营养环境，因此对各种动物的人工生理溶液的配制有不同要求。不适宜的营养环境会对研究对象造成环境胁迫，甚至是毒害，导致实验结果不可靠或是实验失败。在组织器官离体实验中要特别重视人工生理溶液的配制，主要注意以下方面：①渗透压，要注意等渗，但不同动物对同一物质的等渗要求并不相同。如生理盐水溶液，冷血动物用 0.6%~0.75%；温血动物用 0.8%~0.9%。②离子浓度，一定比例的不同电解质离子 Na^+、K^+、Ca^{2+}、Mg^{2+}、H^+、OH^- 等是维持组织器官功能所必需的。组织器官不同，对生理溶液中离子的成分和浓度要求亦不同。③ pH，人工生理盐水中 pH 一般要求为中性。对于哺乳动物心脏冠状动脉，酸性生理溶液可使平滑肌松弛；碱性则可使节律加快，振幅缩小。④其他条件，葡萄糖提供组织活动所需能量，临用时再加入，以防变质；有的离体器官或组织需要氧气，如离体子宫、离体兔心、乳头肌等，而离体肠管通以空气即成。

组织器官离体实验的优点是实验条件容易控制，操作比较简单，牵涉的人力较少，结果差异相对较小，也能反映该器官或组织的特性。但是，组织器官离体实验由于脱离了整体的神经 - 体液 - 免疫调节，其结果在解释整体表现时需要谨慎。例如，血管扩张药对离体心脏可能无直接作用，但是在整体动物用了血管扩张药，会因为血压降低而反射性增强心脏功能。可见模拟的存活条件毕竟与整体的实际情况有较大的出入，其结果也可能与体内的变化不一致。因此，组织器官离体实验可作为整体研究的补充和参考。

四、细胞实验

细胞是生物体结构和功能的基本单位，也是生命活动的基本单位，在生物进化中处于核心地位。生物体各种生理和生化过程均由细胞和细胞群体完成，故细胞水平研究是最基本的实验研究模型。以细胞作为受试对象的研究称为细胞学实验，其主要内容包括：从体内分离细胞；借助细胞培养技术模拟体内生理条件，使其在人工条件下生存、生长、繁殖和传代；以细胞模型研究细胞生命过程、细胞癌变、细胞工程等。近年来，细胞学实验已广泛应用于分子生物学、遗传学、免疫学、肿瘤学、细胞工程等领域，并发展为一种重要生物技术。

通过细胞实验研究细胞周期、细胞分裂、细胞增殖与分化、细胞凋亡与坏死、细胞逆境适应、细胞间相互作用、物质运输、细胞迁移及其相关信号通路调控网络等细胞生物学行为，有利于更精确地了解生物体的生长、发育、分化、繁殖、运动、遗传、变异、衰老和死亡等基本生命现象。以细胞为受试对象的研究具有如下特点：①可体外操作；②可直接观察处理因素所致的效应；③可进行连续动态生物学现象观察；④实验的安全性和可重复性好；⑤尤其适合研究信号通路中信号分子及信号转导的调控机制。然而，体外细胞学实验研究对阐述机体生理与病理现象也存在一定局限性：①难以精确模拟机体内环境、正常细胞的比例及细胞 - 细胞间的相互影响；②难以真实反映机体的整体调节；③培养方法可能影响细胞形态及功能，且实验操作易受各种因素干扰，故须严格控制实验条件，才能获得可靠结果。

细胞实验中，研究者须深入掌握细胞生物学理论及相关技术知识，从而根据实验目的选择合适的细胞作为受试对象。例如观察某药对人外周血自然杀伤细胞（NK 细胞）及淋巴因子活化的杀伤细胞（LAK 细胞）杀伤活性的研究中，其关键环节之一是选择合适的靶细胞。NK 细胞的靶细胞应选择对其敏感的人慢性髓原白血病细胞系（K562）；LAK 细胞由于抑瘤谱广，宜选择 3 株以上肿瘤细胞系作为靶细胞，如 K562、B 淋巴细胞白血病细胞株（Raji）、恶性淋巴瘤细胞株（Daudi）等。以下分述细胞与细胞系的类型：

1. 正常细胞与正常细胞系　若以正常人体组织细胞为研究对象，可借助机械研磨、酶消化及磁珠分选等技术从正常人体组织器官分离目的细胞，如各种免疫细胞、不同来源的干细胞等。除血细胞外，多数正常组织来源的细胞具有贴壁生长、接触生长抑制等特点，且正常细胞有一定寿命，在体外传代培养若干代后即会死亡。目前已建立许多永生化的正常人细胞系，如人胚肾细胞（HEK-293）、腺病毒包装细胞（293）、人滋养层细胞（HTR-8/SVneo）等。这些细胞系可用于不同研究目的，且部分已商品化。细胞学研究中，凡国内外同道馈赠的细胞系，多附有协议，如不准用于商业化或限制用于某些领域的研究，研究者应严格遵守相关协议。细胞系的选择取决于研究设计及目的,应清楚了解所选细胞株的来源和生物学特性是否适合本研究中处理因素的观察。

2. 肿瘤细胞与肿瘤细胞系 肿瘤细胞在细胞学研究中占据核心位置。由于肿瘤细胞易培养,故成为细胞学研究的重要受试对象。目前已建立的细胞系中以肿瘤细胞系为最多。肿瘤细胞的培养与研究在阐明癌症发生发展机制及抗癌新药研发中具有重要价值。借助体外细胞培养进行肿瘤研究具有如下优点:

(1)不受机体内环境因素影响,从而避免个体差异,有利于探讨各种物理、化学和生物因素对肿瘤细胞生命活动的影响。

(2)便于同时从细胞、分子与基因三个水平研究肿瘤细胞的结构、功能及癌变发生机制。

(3)能长期传代、保存,便于观察肿瘤细胞生物学特性和遗传行为的改变。

(4)能快速筛选抗癌药物,适宜进行耐药机制的研究。

(5)研究周期较短,经济。

体外培养也存在某些缺点,尤其是长期培养可使细胞生物学特性发生改变,例如黑色素瘤 B16 细胞系在体外多次传代后,产黑色素能力及贴壁能力下降;人自然杀伤细胞系(NK92)体外长期传代,其表达某些标志性表面分子的能力降低甚至丧失,如从 NK 细胞表面活化性受体 D(NKG-2D)阳性转为阴性,即丧失原有生物学特性,故应特别注意细胞传代代数问题。此外,体外实验所获结果并非完全代表体内情况,故体外细胞实验须与体内实验相结合。

培养的肿瘤细胞通常不受接触抑制作用的影响,增殖活性亦不受调控。此外,肿瘤细胞还具有侵袭性、异质性、失去二倍体核型、呈异倍体或多倍体及永生化等特点。但多数分离的肿瘤细胞增殖并不旺盛,也不能长期传代,增殖若干代后会出现类似二倍体细胞培养中的停滞期,只有度过此阶段的细胞才能获得永生化,顺利传代生长。另外,永生性并非肿瘤细胞特有的性状,如小鼠胚胎贴壁细胞(NIH-3T3)、大鼠结缔组织成纤维细胞(Rat-1)及某些正常细胞系亦具有永生性。

一般而言,体外细胞永生化和恶性表型是肿瘤细胞的两个性状。体外培养的肿瘤细胞生长为

形态单一的细胞群体或细胞株后,不论用于实验研究还是建立细胞系(株),均需具备如下条件:

(1)共同特征:可在体外连续培养传 20 代以上,应具备详尽的原始资料:①标本来源,记录标本来源患者的姓名、年龄、性别、临床诊断的疾病类型和分期等;②标本收集制备日期;③细胞培养方法;④标本的病理切片和病理、组织学类型诊断。

肿瘤细胞系具有典型的生物学特征:①形态变化与增殖行为改变;②染色体分析(染色体数目、染色体分组配对、染色体分带,并找出标记染色体);③体内实验能致瘤。

(2)个别特征:如特殊的表面抗原和受体标记,有的分泌特定激素、蛋白等。

(3)细胞系(株)污染情况鉴定:包括病毒、支原体感染检测;细胞系(株)交叉污染的监测(人 Y 染色体、染色体 Q/G 带核型分析,采用短串联重复序列即 STR 进行的染色体标记分析);细胞表面 CD 抗原鉴定;同工酶种属特性及多态酶表型差异性检测。为防止和避免细胞系间交叉污染,须尽量避免同时操作两种以上细胞,并应建立检查细胞交叉污染的方法,一旦发现交叉污染,应立即清理和废弃。

近年来,我国建成的肿瘤细胞系迅速增多,并得到广泛应用。由于长期传代的细胞系其染色体核型通常不稳定,传代越多则发生基因突变、易位或缺失的概率越高,从而导致细胞生物学性状改变。因此,选择细胞系做实验时,须确认所选细胞系在实验研究中保持原有的生物学特性。

3. 原代细胞、传代细胞和细胞株 机体组织细胞来源多样,培养方法各异。经特殊分离方法从胚胎、组织器官及外周血等初分离的细胞在体外培养,该类细胞被称为原代细胞,相应培养技术称为原代培养技术。离体时间越短,原代培养细胞性状与体内相似性越大,故将原代细胞作为受试对象时应注意处理因素和作用时间。

对原代细胞进行分散接种的过程称为传代,经传代方式进行再次培养的细胞称为传代细胞。一般在一代中,细胞倍增 3~6 次,传代后细胞经历游离期、指数增生期和停止期。细胞接种后 2~3 天分裂增殖旺盛,称指数增生期,是细胞活力最好的时期,适宜进行各种实验,若条件允许可开展单

细胞克隆和纯化。单细胞大量扩增后形成生物学特性稳定的克隆化细胞群,称为细胞株,此过程称为细胞的纯化或克隆。

4. 人工修饰的细胞 借助基因修饰技术,可改变机体细胞的生物学特性,如干细胞、免疫细胞、卵细胞及肿瘤细胞等,使之成为研究疾病发生机制及诊断治疗的良好工具。例如敲除或转入某基因的细胞株是细胞学研究的重要材料,借助人工修饰方式所制备的基因修饰细胞在肿瘤细胞定位及靶向治疗等领域具有良好的应用前景。

5. 细胞库资源

(1)美国模式培养物保藏中心(American Type Culture Collection, ATCC):目前能提供3 000余种细胞系、15 000余种细菌和噬菌体、2 500余种动植物病毒、700余种人癌细胞系。

(2)空军军医大学实验动物中心:该中心保存多种肿瘤细胞株。

(3)中国典型培养物保藏中心:是国内较大且保存品种较多的细胞保藏中心。

(4)中国科学院典型培养物保藏委员会细胞库:是国内较大且保存品种较多的细胞保藏中心。

在选取了正确细胞进行实验时,应特别注意细胞培养的方法。细胞培养是指在体外模拟体内环境,包括无菌、适宜温度、酸碱度、营养及代谢物质等,使细胞生存、生长、繁殖并维持主要结构和功能的一种方法。传统的细胞培养方法,即单层细胞培养,是目前使用最广泛的一种细胞培养方法。然而在体外,单层培养的细胞无论是在形态、结构或功能状态,与体内细胞相差甚远。新型三维细胞培养技术(three-dimensionalcell culture, TDCC)在某种程度上弥补了这一缺陷。TDCC是指将具有三维结构不同材料的载体与各种不同类型的细胞在体外共同培养,使细胞能够在三维立体空间结构中迁移、生长,构成三维细胞载体复合物,从而最大程度地模拟体内环境,如三维水凝胶支架细胞组织培养模型、三维细胞组织加力培养模型等。尽管目前TDCC技术已经有了飞速的发展,但距离其广泛的应用还有待验证。

在完整的医学科学研究中,受试对象往往包含以人体或动物为受试对象的研究,即体内研究(in vivo),以细胞、分子为受试对象的研究,即体外研究(in vitro)。由于某些体外细胞实验所证明的现象与体内试验并不相符,因此体外实验研究的结果常需用体内试验加以证实。相反,某些体内的试验结果,如两种不同细胞间的相互作用、某种信号转导等,也常需体外实验进行补充和验证。故研究人员在设计课题时常将体内外研究结合起来确认某些现象与效应。

五、分子实验

DNA、RNA和蛋白质是三种重要的生物大分子,是生命现象的分子基础。以上述三种生物大分子为受试对象,研究其结构、性质及调节,此乃揭示正常或异常生命现象发生机制的重要途径。

(一)DNA

DNA是生物体的遗传物质基础,具有贮存和传递遗传信息的作用。DNA中具有最小遗传功能单位的核苷酸序列称为基因。基因决定生物体的性状,根据基因是否具有转录与翻译功能可分为:①编码蛋白质的基因,其具有转录和翻译功能,一般由编码酶和结构蛋白的结构基因及相应的调节序列构成;②仅有转录功能而无翻译功能的基因,如转运RNA(transfer RNA, tRNA)基因和核糖体RNA(ribosomal RNA, rRNA)基因,以及大量的其他非编码RNA的基因;③无转录功能的基因,但可对基因表达起调控作用,包括基因间序列、内含子等。

在处理因素作用下,受试对象的形态及功能变化一般均是相应基因及调节基因表达改变所致。例如,低氧环境下肿瘤细胞生存、放化疗敏感性及侵袭特性的变化与细胞低氧适应调节的关键基因乏氧诱导因子(hypoxia inducible factor, HIF)及其下游相关基因表达的改变有关。基于对肿瘤细胞HIF-1α基因表达及调控通路的研究,相关的肿瘤治疗策略已显示良好的临床应用前景。DNA分子上核苷酸序列或数目发生改变称为基因突变(gene mutation),生殖细胞突变可致遗传性疾病发生;体细胞基因突变可引发肿瘤等。突变是生物进化、分化的分子基础,也是某些单基因病(常染色体显性或隐性遗传性疾病)及多基因病(如精神分裂症、支气管哮喘、青少年型糖尿病等)病变的基础。

基因组学最初由美国遗传学家Thomas H.Roderick提出,它是以基因组为受试对象,对基因组 DNA 序列进行测序及解读,从而来研究基因结构、功能、进化、定位、编辑,以及它们之间的相互作用和对生物体的影响,最终达到充分利用有效资源,预防和治疗人类疾病的目的。单核苷酸多态性(single nucleotide polymorphism,SNP)是人类基因组 DNA 序列变异的主要形式,它是在基因组水平上由单个核苷酸的变异所引起的 DNA 序列多态性,决定了疾病易感性和药物反应性在不同个体之间的差异。许多 SNP 的频率在不同民族、人群间有显著差异,如编码组织相容性抗原的基因位点标记、ABO 血型位点标记及个体药物代谢差异等。已发现我国人群与西方人群若干重要疾病相关 SNP 的频率有明显差异。因此,以基因组 DNA 序列为受试对象构建中国人基因组 SNP 系统目录的研究,对我国人口保健和生物技术医药产业及国家安全均有重要意义。随着 SNP 研究技术(如测序、生物芯片及生物信息等)的发展,以 SNP 为受试对象,阐明其差异的生物学意义,可能为疾病的预测、诊断、预后和预防开拓全新的领域。目前已有较多人类基因突变及疾病相关数据库,如 HMGD-Human Gene Mutation db、dbSNP-Human single nucleotide polymorphism(SNP)db 等,可为相关研究提供重要数据信息。

此外,构建基因治疗载体、转染目的细胞并导入体内观察其效应,以此为基础建立基因治疗,在肿瘤治疗中已显示良好前景。

(二)RNA

细胞内的信息一般按信息的储存形式(DNA)、功能形式(RNA)到编码蛋白质的顺序进行传递,此即生物学的中心法则。因此,仅以 DNA 或基因为受试对象的研究,仅能说明疾病发生可能与其表达的变化有关。

根据生命现象控制中的信息流顺序,RNA 是遗传信息的中间传递者,在从 DNA 到蛋白质的信息传递中起重要作用。另外,许多致病微生物(如 RNA 病毒)直接以 RNA 为遗传信息携带者。RNA 分为信使 RNA(messenger RNA,mRNA)、rRNA、tRNA 和非编码蛋白小分子 RNA 等。目前已发现,细胞内存在多种由 20 多个核苷酸组成的单链小 RNA,能调控许多生命学现象,如细胞生长和分化、胚胎发育与肿瘤形成等。例如,微小 RNA(microRNA,miRNA),能通过与 mRNA

结合而调控基因表达,深入研究 miRNA 有助于深入阐明生物体发育等生理过程及疾病发生、发展。以 RNA 为受试对象的研究技术主要包括逆转录聚合酶链反应(RT-PCR)、mRNA 差异显示(differential display,DD)、mRNA 拼接变异体分析技术、RNA 干扰技术(RNAi)、生物芯片、生物信息技术等。

小干扰 RNA(small interfering RNA,siRNA)技术是揭示遗传病、病毒感染及癌症等疾病发生、发展机制及建立更为有效新疗法的重要研究手段。在以 RNA 为受试对象的研究中,由于 RNA 极易被降解,操作过程中需特别注意,以保证其完整及活性。借助 RNAi 技术对目标基因进行沉默时应注意:针对同一目标分子所设计的不同 siRNA 序列,其抑制效率及特异性各异,选择不当可导致实验失败。故设计时应分析靶标 mRNA 序列,筛选其可接近位点;一般设计 2~4 对 siRNA,通过验证实验选择抑制效率较高者用于后续研究;另外,还可通过数据库及文献数据选择已被证实具有高特异性和高抑制率的 siRNA。

2004 年,继人类基因组计划(Human Genome Project,HGP)的正式完成,我们进入了"后基因组学"时代。"后基因组学"主要是以前期 HGP 测序结果为基础,进一步研究这些基因的功能是什么,参与了哪些生物学过程,基因与基因之间的相互作用及在不同疾病或状态下的表达水平等。因此,在"后基因组学"时代,转录组学(transcriptomics)的研究迅速受到科学家的青睐。转录组学是在整体水平上研究细胞在某种状态下所含 mRNA 的序列、类型、拷贝数及转录过程,是从 RNA 水平研究基因表达的情况。与基因组学不同的是,转录组学是以一个细胞所能转录出的所有 RNA 的总和为受试对象,具有时间及空间的限定,即不同的组织在不同的时间内,其基因表达情况是不完全相同的。因此,通过测序技术来辨别转录组之间的差异,并据此推断相应未知基因的功能,揭示特定调节基因的作用机制,从而探索疾病的发生发展机制,在分子水平上为疾病的防治提供理论基础。

(三)蛋白质与蛋白质组

蛋白质是经 mRNA 翻译而产生,一个细胞在特定生理或病理状态下表达的全部蛋白质种类称为蛋白质组（proteome）。蛋白质是生命活动的主要体现者，以其为受试对象的研究包括蛋白质的时空分布、结构、功能及其相互作用方式。疾病发生通常由蛋白质结构和功能异常所致，故蛋白分子被视为治疗人类疾病和抗传染病药物的主要靶点。蛋白质分子有非常特定而复杂的空间结构，包括一级、二级和三级结构，某些复杂的蛋白质还有四级结构。蛋白结构决定其功能，如蛋白质分子一级结构中氨基酸突变以及三维空间结构改变等都将引起功能变化。通过单晶体 X 射线衍射分析、多维磁共振等技术及相关软件，探讨蛋白质进化及构效关系，是蛋白质研究的重要内容。不同细胞及相同细胞在不同生理或病理状态下所表达的蛋白质种类和水平不尽相同，利用蛋白质组学技术（如双向电泳、质谱技术及常用数据库和计算机软件等）进行差异蛋白质组学研究，是以高通量研究揭示生命活动及疾病发生机制的重要研究手段。

许多 mRNA 经翻译产生的蛋白质须经历翻译后修饰，如磷酸化、糖基化、甲基化、泛素化和酶原激活等。翻译后修饰是蛋白质调节功能的重要方式，如蛋白质可逆磷酸化调节在信号转导中具有重要作用，是细胞生命活动的调控中心，参与调节生物体生长、发育、分化、存活与凋亡等。磷酸化蛋白的研究内容主要包括磷酸化蛋白质和磷酸肽检测、磷酸化位点鉴定、磷酸化蛋白定量。此外，细胞生命活动中，蛋白质 - 蛋白质相互作用所构成的蛋白质调控网络是调控细胞生命活动的基础。

在医学科学研究中，以分子为受试对象，从本质上揭示生命现象及疾病发病机制，可为寻找治疗重大疾病的分子靶点提供理论依据和基础。但必须注意，生物体内的基因转录、翻译和蛋白质修饰、蛋白质与蛋白质间相互作用及其功能发挥均受到严密调控，且往往受多因素甚至整体网络调控。为此，现代医学科研常借助转基因动物和基因敲除动物，观察特定分子在体内的实际功能。科研实践中，若能将分子、细胞、整体等不同层次的研究有机地相互联系，其结果更具说服力。

第二节　处理因素

处理因素亦称实验因素，是医学科学研究的

基本要素之一。一般而言，处理因素是指根据研究目的欲施加或观察的，能作用于受试对象而引起直接或间接效应的因素。外界施加于受试对象的主观处理因素通常包括生物因素（细菌、病毒、生物制品等）、化学因素（药物、激素、毒物等）和物理因素（温度、射线、手术等）。而某些生物体其本身的特征，如动物品系、人的年龄、性别、民族、遗传特性等，也可作为处理因素而客观存在。如研究高血压与性别间的关系，其中性别就是实验的处理因素。正确、恰当地确定处理因素是研究者在科学研究中须注意的关键问题之一。因此，在科研课题设计时，须抓住实验研究中的主要处理因素，找出研究中的非处理因素并加以控制，以及标准化实验处理因素。

一、实验中的主要处理因素

过多或过少的处理因素都会对实验产生一定的影响。前者使实验分组及受试对象的例数增多，实验误差难以控制；后者则因处理因素过少使研究工作缺乏深度与广度。例如某研究拟探索白细胞介素（IL）-4、粒细胞 - 巨噬细胞集落刺激因子（GM-CSF）、IL-6 及转化生长因子 -β（TGF-β）对类风湿患者外周血调节性 T 细胞分化发育及功能的影响。此研究中的处理因素包括 4 种细胞因子，处理因素过多，再加之实验目的欠清晰，从而导致实验分组及受试对象增多，实验设计困难，实验误差难以控制。因此，实验研究中选择与确定主要处理因素，对研究结果的意义至关重要。

确定主要处理因素通常基于本人或他人提出的假设，并根据研究目的的需要与实施的可能性而决定。例如，1920 年，加拿大外科医生班廷基于德国籍俄罗斯裔学者闵可夫斯基提出的"胰腺能分泌某种抗糖尿病物质"假说，以胰腺分泌物为主要处理因素，探索胰腺分泌物中抗糖尿病的具体物质，并研究其治疗糖尿病的效应，最终在生化专家柯利普帮助下获得可用于临床治疗的胰岛素，并首次成功治疗一位 14 岁患儿。班廷等人因此在 1923 年获诺贝尔生理学或医学奖。我国学者陈竺院士和张亭栋医师关于亚砷酸（三氧化二砷）注射液治疗急性早幼粒细胞白血病的研究，其主要处理因素的确定是建立在传统医学和现代医学对亚砷酸认识的基础上,这项工作被誉为"中国学者在血液学研究领域内的一次重大突破"。

二、单因素与复因素

根据施加于受试对象处理因素的多少,可将实验研究分为单因素研究和复因素研究。其中,复因素研究是指在同一实验中施加一个以上处理因素的研究。例如,某研究观察低氧环境下基质金属蛋白酶 -9 对滋养细胞生物学行为的影响,低氧环境和基质金属蛋白酶 -9 即为实验中的两个处理因素,因此为复因素研究。

如前所述,科研课题设计时处理因素不宜过多或过少。单因素实验虽简单易行,但因处理过于单一,所能观察到的结果和说明的问题较少,影响研究的广度、深度和效率,使研究结论受限。解决此类问题的对策之一是增加处理因素水平。例如,在研究某药对肿瘤细胞侵袭行为的影响时,将药物分为大、中、小剂量组,探索不同剂量药物对受试对象的影响,可有效扩大实验结果的信息量。处理因素数量与不同处理水平之间可有多种组合方式,包括单因素单水平、单因素多水平、多因素单水平和多因素多水平。研究人员宜根据自身实验目的设计合理的实验方案。一般而言,对于复杂现象的阐述,往往需要在多处理因素及多处理水平上进行综合分析。

1. 单因素单水平 如表 2-1 所示,此实验设计中的处理因素系单因素及单水平,即单个处理因素(细菌脂多糖),单个处理水平(浓度为 1μg/ml)。这种实验设计简单,误差控制相对容易,但所能说明的问题少,实验效率过低,不易提高研究的深度和广度。

表 2-1 细菌脂多糖对人外周血单个核细胞
干扰素 γ 分泌的影响

组别	目的
LPS 刺激组	观察 LPS(1μg/ml)刺激后人外周血单个核细胞干扰素 γ 分泌水平
空白对照组	无处理因素(LPS),其他条件与实验组一致,排除非处理因素引起的变化

LPS:脂多糖

2. 单因素多水平 由表 2-2 可见,在此实验设计中,处理因素为单一因素(孕激素),但设

计了 3 个处理水平,即 3 种浓度:1×10^{-7}mol/L、1×10^{-6}mol/L 和 1×10^{-5}mol/L,模拟不同状态下(如妊娠不同时间)的孕激素水平。某些药物及生物因素,其不同剂量对受试对象特定生物学行为的影响各异。因此,单因素多水平的设计能有效扩大研究的信息量。

表 2-2 孕激素对滋养细胞基质金属
蛋白酶 -9 表达的影响

组别	目的
孕激素 1×10^{-7}mol/L	观察不同浓度的孕激素对滋养细胞基质金属蛋白酶 -9 表达的影响
孕激素 1×10^{-6}mol/L	
孕激素 1×10^{-5}mol/L	
空白对照组	

3. 多因素单水平 由表 2-3 可见,大脑缺血再灌注(处理因素 A)与药物杏芍氯化钠注射液(处理因素 B)系两个处理因素,每一因素仅有一种水平。此种设计方案通常用于比较不同药物、不同刺激因素、同一复方中不同单味中药、同一单味中药不同有效成分的疗效,或比较不同因素在某一疾病中的作用等。

表 2-3 杏芍氯化钠注射液对大鼠脑缺血
再灌注损伤的保护作用

组别	因素 A (脑缺血再灌注)	因素 B (杏芍氯化钠注射液处理)	目的
处理组	+	+	观察杏芍氯化钠注射液对大鼠脑缺血再灌注损伤的保护作用
对照组 A	- (假手术)	+	排除杏芍氯化钠注射液本身造成的影响
对照组 B	+	-	排除脑缺血再灌注带来的影响
对照组 C	- (假手术)	-	排除手术因素的影响
对照组 D	不手术	-	排除非处理因素的影响

+ 代表对该组进行了相应的处理(脑缺血再灌注造模或杏芍氯化钠注射液处理);- 代表未对该组进行相应的处理(脑缺血再灌注造模或杏芍氯化钠注射液处理)

4. 多因素多水平 由表 2-4 可见,地塞米松的给药方式为两个处理因素,给药剂量分为 3 个水平(0.1mg/kg、0.5mg/kg、1.0mg/kg),属两因素多水平实验研究。由于事物之间联系的复杂性,常需考虑多因素联合作用,且某些疾病,如肿瘤、高血压,也是多因素所致疾病。因此,应采用多因素多水平实验设计,才能阐明诸多因素中哪些是主要影响因素,哪些是次要影响因素,它们之间的相互关系是促进还是抑制作用等。但是,处理因素及处理水平个数的上升,必然会增加实验分组及受试对象数目,从而可能导致实验误差难以控制。因此,研究者须根据研究目的进行合理设计。

表 2-4 地塞米松抗过敏效应实验研究

组别	因素 A (口服)	因素 B (肌注)	目的
处理组 A	0.1mg/kg	–	观察口服小剂量地塞米松对过敏反应的抑制作用
处理组 B	0.5mg/kg	–	观察口服中剂量地塞米松对过敏反应的抑制作用
处理组 C	1.0mg/kg	–	观察口服大剂量地塞米松对过敏反应的抑制作用
处理组 D	–	0.1mg/kg	观察注射小剂量地塞米松对过敏反应的抑制作用
处理组 E	–	0.5mg/kg	观察注射中剂量地塞米松对过敏反应的抑制作用
处理组 F	–	1.0mg/kg	观察注射大剂量地塞米松对过敏反应的抑制作用
对照组 G	安慰剂	–	对照,排除口服因素造成的影响
对照组 H	–	生理盐水	对照,排除肌注因素造成的影响
对照组 I			空白对照,排除其他因素的影响

+ 代表该组相应的给药方式(口服或肌注);– 代表该组未有相应的给药方式(口服或肌注)

为更客观、全面地分析问题,在医学研究中通常需要考虑多种因素对实验结果的影响,以提供丰富的信息。许多情况下,实验研究所涉及的众多指标间存在复杂的相互联系,故在设计处理因素的同时须顾及处理因素间的交互作用。例如,为研究药物联合心理治疗抑郁症的疗效,设立单独接受抗抑郁剂奈法唑酮组或心理治疗组作为对照,证实联合治疗组的效果优于其中任一单独治疗的疗效。由此可见,在多因素实验中,若多个处理因素存在时,不能简单地将各因素效应叠加,而应考虑因素间潜在的交互作用。

三、处理因素与非处理因素

科学研究中除处理因素外,其他能影响实验结果的因素称为非处理因素,又称混杂因素(confounding factor)或干扰因素。某些非处理因素也可产生与处理因素相似的效应,从而可能掩盖或混淆处理因素的作用。例如,拟研究雌、孕激素对妊娠早期子宫自然杀伤细胞趋化因子产生的影响,其中处理因素为雌激素和孕激素,除此之外孕妇年龄、健康状态、实验操作等因素也可干扰实验结果。此外,培养液中常用的酚红指示剂具有雌激素样作用,可对上述实验处理因素造成干扰,故应选用无酚红培养基进行该实验研究。再如,研究某种传统药物与化学药物治疗再生障碍性贫血患者的疗效,应考虑的非处理因素有年龄、性别、营养状况等,如果两种主要处理因素下的两组患者的年龄、性别、营养等差异过大,则可能影响药物疗效的比较。

非处理因素可产生混杂效应,影响处理因素效应的对比和分析。因此,实验设计时应设法控制这些非处理因素,消除其干扰作用,减小实验误差。在非处理因素中,某些因素是可以被控制的。对非处理因素的控制一般通过设立对照组而实现。对照的作用是甄别和控制处理因素与非处理因素之间的差异,确认处理因素效应的真实性。以表 2-3 的研究为例,针对处理因素 A(脑缺血再灌注)和处理因素 B(杏芍氯化钠注射液处理)设立假手术及杏芍氯化钠注射液处理对照、单纯脑缺血再灌注对照、假手术对照及空白对照,以分别排除杏芍氯化钠注射液、脑缺血再灌注、手术及其他因素的影响。一般而言,每种处理因素均须设相应对照,实验组与对照组间除处理因素不同外,其他条件须尽量一致,以排除非处理因素产生的效应。因此,医学研究中对照组的设置应遵循对等、同步及专设三原则(详见第三章第二节),一般,不能借用以往的结果或其他研究资料作为本次研究之对照组。合理设计对照组可使组间的非处理因素处于相等或相互抵消的状态,使组间基线特征具有均衡性或可比性,从而提高实验结果的真实性和可靠性。

四、处理因素的标准化

所谓处理因素的标准化,即保证处理因素在实验全过程始终如一,保持不变,按同一标准进行,不能因任何原因中途改变。在实验开始前,须通过查阅文献或在预备实验中找出各自的最佳条件,予以标准化,并对处理因素制订统一标准,如处理因素的施加方法、强度、频率和持续时间等,使之在整个研究中保持一致。

科研设计中,对处理因素的标准化应给予规定和说明。例如,若处理因素是细胞因子,则须正确选择批号,且分装储存方法、施加处理方式、剂量及时间等均应标准化和相对固定化;若处理因素是针灸,须规定所用针具的型号、针刺使用的手法、留针时间、行针时间和次数、穴位及疗程等。又如,为研究接触粉尘量与肺尘埃沉着病(尘肺)发病时间的关系,对接触粉尘量这个因素可标准化为车间粉尘平均浓度乘以接触时间;研究中如检测临床标本,须首先制订标本采集、处理和存放的标准,如取血及组织的时间、分离方法、存放条件等,避免由于标本处理条件不一致所导致的误差。

研究过程中往往出现对处理因素的标准化不够重视的现象。如,经常更换不同厂家生产的细胞因子或单克隆抗体(生产厂家、批号不一致,生物制剂的活性可能各异),临床标本的采集与处理、实验流程等缺乏标准化的概念,从而导致实验数据混乱,难以判断是操作不规范对实验结果的影响,抑或处理因素所致的实验效应。

第三节　实 验 效 应

实验效应是处理因素作用于受试对象所致的反应和结果,是医学研究的核心内容。实验效应必须通过具体检测指标来表达。检测指标指可被仪器检测或研究者感知的特征或现象,可通过定性或定量方式体现处理因素作用前后受试对象某些生理、病理或生化指标的变化。正确选择检测指标对评价实验效应至关重要。合理的指标选择可体现实验设计的科学性和实验结果的准确性、特异和客观性。

一、指标选择的原则

检测指标的选择是实验能否成功的关键因素,应根据实验内容和目的而确定检测指标。如果指标选择不当,未能准确地反映处理因素的作用,则会降低实验结果的科学性。由于某些效应采用单一指标判断,其可信度不足,因此一项研究往往采用至少两种效应指标。检测指标选择时要遵循的原则概括如下。

(一)指标的客观性

选用指标要尽量客观,主要有两方面的含义:一是尽量选择客观性指标;二是要注意主观指标的客观化。客观指标的数据来源于设备或仪器测定,不易受主观因素的影响,如电生理和大多数临床化验数据等。而主观指标的数据来源于观察者或受试者对主观感觉的判断或感受,如患者眩晕程度的判断、痛觉检查等。主观指标易受观察者或受试对象心理状态、暗示作用及外界环境因素干扰,从而影响对实验效果的判断,故医学科研中应该尽量少用主观指标,而尽可能选用客观指标。一般主观指标在研究设计中仅作为辅助指标。

使用主观指标时,需采取措施以尽可能地削弱或消除主观因素的影响。对患者的主诉,研究者应减少暗示;对医生或研究者的主观判断,可采取多人、多次检查以及盲(单、双、三)法、交叉法、积分法等使之尽量客观化。例如临床CT读片时,虽图像本身是通过仪器而获得,但对结果的判断须凭借观察者自主进行,仍属主观指标。对此类指标,一般多采用多人多次读片的方式,并制订统一的评判标准,最后通过加权平均值法进行统计分析,以尽可能地消除主观因素的影响。

(二)指标的有效性

指标的有效性通常包括灵敏度和特异度两个方面。灵敏度是指处理因素的作用水平发生变化时,指标效应量的增减幅度,即反映指标鉴别真阳性的能力。特异度是指某处理因素不存在时,所选择的检测指标不显示处理效应的程度,即反映指标鉴别真阴性的能力。

灵敏度大小一般由检测指标所能正确反映的最小数量级或水平而确定。灵敏度高的指标对外界反应灵敏,能显示处理因素的微小效应,从而减少假阴性发生率,医学科研中常用的聚合酶链反应法、放射免疫分析法等均具有很高灵敏度。灵敏度低的指标则难以正确反映处理因素的效应。例如,临床研究某种药物治疗贫血的效果时,供选择的指标有多种,如临床症状、体征、血红蛋白含量等,但这些指标仅在贫血比较严重时才会发生明显变化,其敏感性较低,不能很好反映药物疗效;血清铁蛋白含量在贫血程度改善时就会出现明显变化,是反映疗效的敏感指标,故选用该检测指标可充分显示处理因素的效应。

指标的特异度越高,越不易受混杂因素的干扰,即越能体现处理因素的作用效果。例如,在糖尿病研究中,选择血糖比选择尿糖作为测定指标的特异度高,且能更好揭示处理因素的作用。又如,研究某疗法或某药物治疗高血压的疗效,用血压计测量血压这一指标具有特异性,而头痛、头昏以及血脂、眼底改变等则为非特异性或特异性差的指标。某些指标在一般情况下为非特异性,但对某一现象、某一器官可能具有特异性。例如,尿中低分子蛋白是临床化验的一个非特异性指标,但在研究镉污染对人群健康的影响时,结合镉的环境流行病学调查,通过对比污染区与非污染区居民,对阐明镉污染对人群健康的影响有很大意义,也可用于探讨镉对肾脏的影响及研究累及肾近曲小管的机制。

选择灵敏度和特异度高的指标能够很好地体现处理因素的效应结果。此外,还应注意指标的特异度与灵敏度常相互矛盾,提高灵敏度会导致特异度降低,而高特异度的指标其灵敏度往往较低,故在医学科研实践中,须根据研究目的、实验条件等合理平衡两者的关系,使所选择的检测指标既能特异性反映处理因素的作用,又具有一定的灵敏性。

（三）指标的精确性

指标的精确性包括精密度和准确度两重含义。精密度,指同一现象重复观察时,各次测定值与平均值的接近程度,即检测指标的可重复性。精密度常用变异系数或标准差表示,反映随机误差的大小。准确度,指测定值与真实值接近的程度,体现所观察结果的真实程度,主要受系统误差影响。理想的实验指标应既准确又精密,若准确但精密度不够尚可,而精密度高但准确度低则不可。科研实践中,由于实验目的不同,对指标精确性的要求也不尽相同,例如,临床生化指标检测要求具有极高的精确性,故常用日内误差和日间误差评价指标的精密度,用标准曲线对其准确度进行校正。另外应注意,检测指标精确性的影响因素除实验所使用的仪器、设备及试剂外,还与操作者技能水平相关,故开展正式实验前,操作者应通过预实验熟练掌握相关实验技能。

（四）指标的关联性

在选择检测指标时,还应注意指标的关联性,即检测指标与实验目的应具有本质的相关性,且能正确反映处理因素的效应。因此,研究者须充分了解和掌握相关领域的背景知识以分析事物间相关程度,从而选择关联性高的检测指标。例如,研究影响肿瘤细胞转移行为的因素时,应选择参与细胞迁移的基因或蛋白的变化作为检测指标,如基质金属蛋白酶、趋化因子及其受体等,而不应选择细胞增殖能力等作为观察指标。

二、指标的分类

医学科研所采用的检测指标繁多,应用时须根据实验目的、指标性质和实验条件进行选择。根据不同的分类标准可以将指标分为不同的类型。下面按照两种分类依据介绍医学科学研究中检测指标的分类。

（一）根据统计学性质分类

根据指标的统计学性质,将其分为数值变量指标和分类变量指标。在做统计分析时,无论是统计描述,还是统计推断,均需考虑指标类型及其分布特征。资料的类型及分布不同,其描述指标和分析方法不同。在进行数据统计分析前,必须明确指标的统计学性质。

1. **数值变量（numerical variable）指标** 也称定量变量指标,其变量值是定量的,表现为数值的大小,通常是使用仪器或某种尺度测定出来的数据资料,多有度量衡单位。例如年龄、身高、体重、血压、心率、住院天数、血脂水平、肿瘤大小、肺活量大小、白细胞计数和细菌数等。根据变量的可能取值之间有无"缝隙",可将定量变量分为离散型变量和连续型变量。可在某一区间内取任何值的变量为连续型变量,如年龄、身高和体重;只能取有限的几个值的变量为离散型变量,如家庭人口数、儿童口腔中龋齿的个数等。另外要注意,有些数值变量指标的测定值只是正整数,如心率、白细胞计数等,在医学科研中也把它们视为连续型变量。

2. 分类变量(categorical variable)指标 亦称定性变量指标,表现为互补相容的类别或属性。根据变量类别之间是否有顺序、等级、大小关系,分类变量可以分为有序与无序两类。

(1)无序分类变量(unordered categorical variable)指标:是指所分类别或属性之间无程度或顺序上的差别,如性别(男、女)、血型(O、A、B、AB)等。分析无序分类变量时,应先按类别分组,计各组的观察单位数,所得资料即是无序分类变量资料或计数资料。

(2)有序分类变量(ordinal categorical variable)指标:是指所分类别或属性之间有程度或顺序上的差别,如疗效评价(治愈、好转和无效)、疾病严重程度(轻、中、重)、尿糖化验结果(-、±、+、++、+++)。分析有序分类变量时,应先按等级顺序分组,计各组的观察单位数,所得资料称为有序分类变量资料或等级资料。

变量的指标类型并非一成不变,可根据统计分析的需要进行转化。例如,白细胞计数原属数值变量指标,若按正常、异常分组,则为无序分类变量指标;若按过低($<4 \times 10^9/L$)、正常($4 \times 10^9/L$~$10 \times 10^9/L$)、过高($>10 \times 10^9/L$)分组,则为有序分类变量指标。分类变量也可数量化,如可将尿糖化验结果以0、1、2、3、4表示。

(二)根据形态功能分类

根据指标所能反映的机体基本特征,可分为形态学、生物化学、生理学、免疫学等指标。熟悉这一指标分类内容,有助于从多个角度选择检测指标,全面地阐述实验效应。

1. 形态学指标 通过肉眼或借助仪器设备观察受试对象形态学改变而获得的结果,包括解剖学、组织学、病理学、医学影像学等指标。形态学指标能直观测定受试对象大体水平、组织水平及细胞、亚细胞水平的变化,包括肿瘤瘤体大小、转移灶多少、细胞凋亡及转化、蛋白质分子的功能定位及组织与病理学改变等。随着形态学研究新技术(如免疫组化、共聚焦显微技术等)不断问世,在分子水平实现了可视化。形态学指标在定量阐明组织的二维和三维结构、准确地揭示形态结构与效应变化的定量关系上,具有最直观的特点。

2. 生化指标 一般指机体的肝功能、肾功能、电解质、血糖、血脂、蛋白质及各种酶类等的检测结果。受试对象生化指标改变代表其相应组织或细胞功能状态的变化,如转氨酶测定与肝功能的关系、肌酐和尿素氮水平与肾功能的关系等。实验研究中须根据研究目的和受试对象不同而选择相应生化指标进行效应测定。例如,确定肿瘤建系或建株是否成功,须检测细胞的生化指标,如同工酶特性、多态酶表型差异性等,这些是判断细胞功能变化的经典指标。再如,人工制备药物性糖尿病小鼠模型,给药后一定时间须检测血糖变化,以判断模型成功与否。随着生化指标检测仪器及技术的发展,目前相应检测指标的种类、灵敏性和准确性明显提高。

3. 生物物理学指标 一般指能反映细胞生物学特性变化的细胞生物物理学变化,如细胞电泳率、渗透脆性、膜流动性等。例如细胞恶变时,其质膜、表面电荷及膜流动性等性状可发生明显变化;又如受试细胞迁移过程中,黏附、解黏附过程的力学变化是影响细胞迁移特性的重要因素。生物物理学检测指标通过检测细胞质膜、表面电荷、膜流动性、渗透脆性及最大变形能力等特性,可定量分析受试对象的特性改变及其机制。常用的研究技术包括磁共振成像、细胞电泳及荧光分析等。

4. 免疫学指标 指基于抗原-抗体反应而衍生的一系列检测指标,如酶联免疫吸附试验(ELISA)、放射免疫、酶联免疫斑点试验(ELISPOT assay)等,其特点是特异度及灵敏度高。此外,免疫学指标还包括诸多细胞免疫学检测指标,如细胞毒性T淋巴细胞(cytotoxic T lymphocyte, CTL)功能检测等。根据受试对象及研究目的不同,可选择相应免疫学检测指标。不同细胞或处于不同分化阶段的细胞其表面分子的表达各异,基于标志性表面分子的变化可判断细胞功能及状态。不同免疫学指标可从不同角度反映受试对象的免疫功能状态及应答类型,例如检测自身抗体是研究自身免疫病的重要指标。流式细胞技术已广泛应用于检测细胞表面抗原表达、胞内离子、pH、细胞周期、细胞凋亡、细胞因子表达和细胞来源等。

5. **生理指标** 生理指标种类较多,包括体温、脉搏、呼吸、血压和肺活量等。检测生理学指标是揭示人体和动物生理及病理现象的重要手段。人或动物常用的一般生理指标包括体温、呼吸频率、潮气量、氧分压、二氧化碳分压、心率、心排出量、血压及总血量等。此外,若研究某些生理功能,如听觉、视觉、痛觉、记忆及抗疲劳等变化,应注意选择相应敏感的指标。例如,痛觉测定通常选用甩尾痛觉测试仪测定甩尾次数判断痛觉变化;记忆功能研究通常选取一组行为学测试指标,如水迷宫试验、跳台试验、避暗试验等。

根据处理因素作用于受试对象所产生的效应而选择检测指标,通常需要与研究目的紧密关联,仅选一个指标并不能确认相应的受试效应,往往需要不同指标的结合。

(王 岗)

第三章　医学科研课题设计的基本原则

科学、合理地设计科研方案,是实现研究目标的重要前提和保证。科研设计的质量直接影响实验结果的准确性、可靠性、严密性和代表性,是实验数据处理的前提,决定着科研的成败。医学科研设计主要涉及在医学科学研究中如何科学、合理地安排实验因素,提高实验效应,及如何排除非处理因素的影响。考虑周全、设计合理的研究方案可收到事半功倍的效果,而设计不佳的研究方案常招致实验的失败及时间、经费的浪费。初入科研的研究人员要学习和熟悉与医学科研课题设计相关的各种知识,虚心向有经验的同行请教,以免因设计缺陷而导致研究失败或无法获得理想的结果,并通过研究实践逐步积累经验,提高自己的研究水平。

第一节　科研设计的一般原则

一、科研设计的定义

科研规划(research project)又称科研计划(research plan),是针对某一科学领域拟解决的长远重大战略问题或研究主题所制定的规模较大的和周期较长的攻关计划,包括近期、远期的总设想、总部署。如我国所制定的"国家重点研发计划""国家攻关计划""星火计划""火炬计划"等。科研设计(research design)则是针对科学研究的具体内容和研究方法的设计和计划安排,是对科研总规划中某一具体分题的近期实验观察内容的具体设想和安排。

科学研究是在一般认识的指导下,对尚未研究过或尚未深入研究过的事物进行研究的过程。研究的目的在于揭示事物矛盾的内在联系,正确回答和解决所提出的问题。例如,对中草药与西药对慢性支气管炎患者疗效的临床研究,其研究目的在于回答中草药是否确实有效,是否比西药疗效好等问题。为此,首先要在已被实践证明正确的有关慢性支气管炎的专业理论知识(一般认识)指导下,制定慢性支气管炎的诊断标准、治疗方法、疗效观察指标和疗效评价标准等。若所制定的标准合乎慢性支气管炎的客观实际,所得临床治疗结果才能被用于回答上述问题,才能保障结果的"有用性"。其次,在试验对象中所获得的结果或结论,是否可被推广应用到所有其他慢性支气管炎患者,还有待在推广应用中进行重复实践对其加以检验。若能按照科学的方法(如随机抽样法)从慢性支气管炎患者的总体(全体)中抽取若干病例(样本),以保证试验组对总体具有较好代表性,那么由试验组所获的结论,能经受在总体中其他患者身上重复治疗实践的验证,即在其他多批慢性支气管炎患者中也取得与该批病例相似的疗效,在统计学上则称为保证精确性前提下的"可重复性"。再次,临床疗效观察需耗费大量人力、物力和时间,若样本数过多,既会造成浪费也无必要,样本数过少则无代表性,结果不能推广应用。借助统计学的样本含量设计方法,可计算出最低要求的病例数,与分组设计法一起以较少的例数获得最多、最可靠的结果和结论,从而保证了"经济性"(统计学上被称为"高效性")。

为使科研结果创造性地回答所提出的专业问题(有用性和创造性),科研人员须从专业理论知识和技术的角度进行设计。为保证科研结果的可重复性并符合经济原则,科研人员须学会利用统计学方法进行设计,以保证样本的代表性、可比性,实验观察的准确性和实验观察安排(分组)的高效性(经济性)。

综上所述,科研设计须保证科研(实验、观

察）结果符合如下特性，即有用性和目的性（也包括可行性）、独创性（先进性）、在减少或排除系统误差前提下的可重复性、经济性。据此，科研设计须设计安排有关研究的流程、步骤及实验方案，使在实施研究中搜集到的数据资料能用以进行相应的统计分析和专业理论分析，验证假说，从而达到该项研究的目的。

科研设计依据研究的类型分为调查设计和实验设计。任何科研设计均涉及专业设计和统计学设计，两者紧密结合、相辅相成、缺一不可。

1. 专业设计　指运用专业理论知识和技术进行设计，主要是实现研究结果的有用性和独创性，以能否回答解决科学问题、验证专业假说，作为该研究是否有用和先进的前提。

例如，苏联一神经论权威学者设计了免疫抗体形成的神经反射机制的实验，他将动物后肢与躯体分离，仅保留由肢体传入躯体的神经干，然后在"离体"后肢注射抗原，不久将该神经干切断，一段时间后动物血中出现特异性抗体。该学者认为特异性抗体是由于抗原作用于神经感受器经反射而形成的。这个专业设计存在严重缺陷，因为神经干存在内淋巴组织结构。后有人用核素示踪研究证实，注入"离体"后肢的抗原可经神经干的内淋巴直接进入体内，从而否定了该学者的错误结论，而该结论则是由于错误的专业设计导致的。

2. 统计学设计　统计学是研究数据资料收集、整理、分析的过程和判断假说真伪的科学，是科研设计与评估不可缺少的重要手段。统计学设计是运用数理统计学理论和方法进行资料的收集、整理、分析全过程设计的统计学设想和科学安排，以保证样本的代表性和样本间的可比性，以最少的调查、实验观察例数进行高效率的统计分析，得出准确的结果和可靠的结论。故统计学设计是科研结果可靠性和经济性的保证。

二、科研设计的一般原则

1. 科学性　科研设计应符合科学性原则。因此，应在理论学习、技能掌握、文献调研、研究积累的基础上提出假说，设计新的实验或试验。研究过程中，须不断发现新的现象，作出合理推论，并不断修正和调整研究计划或内容，使之更切合实际并能获得更理想的结果。

2. 创新性　创新性是科学的灵魂，是科研设计的一般原则。要注意尽可能在研究中采用新的观点、方法及步骤，尤其要注意提出自己的见解。同时，对所提出的观点和方法，应进行充分的科学性论证和反复推敲，以保证更有把握地展开创新性研究。切勿未经深思熟虑而随意地付诸实施，如此往往导致失败和时间、经费的浪费。

对各种技术和方法的原理和适应范围，应有明确的认识，以在研究中准确、有效地应用。一种新发现、新观点的形成，往往取决于应用方法的适当，故科学地掌握研究方法同样重要。在采用已有方法的同时，还须根据本实验室的实际条件，开发新的方法系统，以有效地开展有特色的研究。创新的方法需要与原有方法进行充分比较和实验考证，以证明新方法的可靠性和适用性，也可发现该方法的优点和缺点所在。

3. 规范性　在制订及实施研究计划时，要严格按照质量管理规范进行，以减少差错和遗漏，使研究结果客观、真实、可靠、可信，并使科研达到国际水平。基础研究应参照国家《药品非临床研究质量管理规定》（Good Laboratory Practice, GLP），临床研究应参照国家《药品临床试验管理规范》（Good Clinical Practice, GCP）。

第二节　对照原则

实验设计是医学科研中至关重要的环节，除须注意其科学性、创新性、逻辑性、规范性、伦理性等一般原则外，从统计学角度还须做到对照、随机、重复以及均衡的原则，以期用较少的人力、物力和时间，获得相对较多的信息，最大限度地减少误差，保证实验的科学性、可靠性和诚信度，从而达到高效、快速、经济的目的。

对照（control）是在实验中所设置可与实验组相互比较的组别，设立对照时要求"组间一致"性和组间均衡性好，即除观察研究的处理因素外，实验组与对照组的一切条件均应尽量一致，均衡一致性越好，两者的可比性就越强，从而消除非处理因素所致误差，对实验观察的项目得出正确的科学结论。因此，对照的原则应贯穿于所有实验和每个实验的各步骤。

一、对照的意义与要求

1. 意义 任何事物间的差异均通过比较而显示，无比较即无鉴别。设置对照即为消除非处理因素的干扰和影响，使实验更具可比性、可靠性和说服力。其主要意义如下：

（1）鉴别处理因素与非处理因素的差异：非处理因素指处理因素以外的其他所有能影响受试对象效应评价指标的因素。处理因素的效应大小仅通过对比才能得到结论。临床上许多疾病（如感冒、气管炎、早期高血压等）不经药物治疗也可自愈，故只有通过对照才能鉴别处理因素与非处理因素的差异。对照的关键在于实验组与对照组的非处理因素相等或接近。

（2）消除和减少实验误差：医学研究的对象主要是人，人的生命现象和疾病规律极其复杂，不仅受自然环境、实验条件、社会、经济、文化等外在因素影响，还受遗传、营养、健康素质、心理因素及某些未知因素的影响。对照的作用是使实验组和对照组的这些非处理因素处于相等状态，以使实验误差得到相应的抵消或减少。

2. 要求 医学研究中对照组的设置须满足如下要求：①对等，即除处理因素外，对照组须具备与实验组对等的非处理因素；②同步，即对照组与实验组设立后，在整个研究进程中始终处于同一空间和同一时间；③专设，即任何一个对照组均为相应的实验组而专门设立，不得借用文献记载、以往结果或其他研究资料作为本研究对照。

二、对照的形式

1. 空白对照 指对照组在不给予任何处理或干预措施的"空白"条件下进行观察的对照。例如，研究某疫苗预防传染病的效果，需比较接种疫苗的人群与未给予任何预防措施人群（空白对照组）的血清学和流行病学指标。采用空白对照的前提是：不延误对照患者的诊断；不影响对照患者的治疗和康复。

2. 实验对照 在某种实验条件下（与实验组操作条件一致的前提下）进行观察的对照。如采用烟熏剂作病房空气消毒的试验，需用不加药的单纯烟熏进行对照，以排除烟熏本身的抑菌作用。这种采用与实验组操作条件一致的干预措施，称为实验对照。凡是可能对实验结果产生影响的操作、溶媒、试剂等，均应设立实验对照。

3. 安慰剂对照 安慰剂是指外观与受试药物相同且无药理活性的物质，在临床研究中用于代替受试药物，以排除精神心理等非药物因素的影响。安慰剂能产生主观感觉和客观指标的变化，例如心率加快、血压升高、皮疹、胃酸降低、白细胞升高等。安慰剂对照的设立须慎重，应限制在一定范围内使用，其原则是以不损害患者健康为前提：①仅在无其他治疗方法可供采用时，安慰剂才可在临床试验中作为对照；②安慰剂仅适于慢性疾病且病情稳定的患者，不会因使用安慰剂而延误病情；对于危重患者、病情发展迅速的患者，不得使用安慰剂；③对受精神因素影响较大的慢性疾病，应尽量采用安慰剂对照。

安慰剂对照常用于如下情况：①新药和老药新用治疗慢性病的临床试验；②轻度精神忧郁、癔症，安慰剂可作为心理治疗的一部分；③诊断已确定、无需药物治疗的患者。

4. 标准对照 指以现有标准值或正常值作为对照，以及在所谓标准的条件下进行观察的对照。在评价某种药物或新疗法治疗急、慢性疾病时，若已有较好疗法，或治疗危重疾病时，不能用安慰剂对照，但可用公认的标准疗法（或常规疗法）作对照。应用标准治疗作对照时，须选择疗效被公认或肯定的药物或疗法，且与所试验的药物或疗法属同一类型，不得选用疗效差的药物或减少剂量、缩短疗程作为对照疗法。

5. 历史对照 历史对照是将研究者以往的研究结果或他人文献上的研究结果与本次研究结果作对照。这种对照缺乏齐同对比的前提条件。因为不同时间的发病率、致病因素特性、诊断标准、治疗方案、操作条件、技术水平、患者的病情、实验室条件等均有变化，即使同一实验室也难以均衡，其可比性差，一般不主张采用。但若考核时间因素所致变化，则可采用历史对照。例如，研究我国 1992—2002 年 12 岁男女儿童身高的变化。

6. 阴性对照与阳性对照 在基础医学、预防医学与临床医学中，通常要设立阴性对照与阳性对照组，如毒理学的致畸、致突变和致癌试验。研究某化合物是否致癌的长期动物实验中，阴性对照组不用受试物染毒，仅作实验操作对照，阳性对照组用已知致癌物染毒,若阴性对照组也发生少量癌症,说明所用动物具有自发性癌变倾向,分析时须减去自发率;若染毒实验组不发生癌症而阳性对照组发生癌症,可认为该毒物对这种动物无致癌作用;若实验组与阳性对照组均未发生癌症,其原因可为所选动物对这类毒物不敏感,也可能是染毒的途径、方法、剂量等条件不当所致。

7. 自身对照 指对照组和实验组都在同一研究对象上进行。例如给药前外周血 T 细胞水平作为对照组,给药后外周血 T 细胞水平作为实验组,比较给予药前后 T 细胞的变化。

8. 相互对照 即不单独设置对照组,而是几个实验相互为对照。

三、对照设置的方法

实际研究中,对照的设置可根据情况采用不同对照方案,如配对对照法、交叉对照法、组间对照法等。

1. 配对对照法 配对对照包括同源配对与异体配对两种,其可节省样本数,故有条件时应优先选用。配对对照的抽样误差最小,其统计学效率最高。

(1)自体配对:指在同一个体比较处理前后不同时间结果的差异,或以同一个体左右两部位或器官(如眼睛、肢体)分别作为对照组和处理组,比较两组间差异。由于是在同一个体进行试验,个体差异为零,可最大限度减少个体抽样误差。但对有短期自愈倾向(如感冒)或有周期性发作倾向的疾病,则不可采用同一个体处理前后对照比较,否则会将疾病自愈或周期性发作误认为处理的效果。

(2)异体配对:选择同窝,性别、体重一致的动物,或相同疾病,性别、年龄、病情等相当的患者配对,在每个对子内部按照随机方法将个体分至对照组和实验组,比较两组间差异。由于所有研究对象均通过细致配对,较组间对照法的抽样误差小。若研究对象为人,最理想的异体配对是选用同卵双胎者;若为小鼠,最好选择纯系小鼠。上述两种情况下,配对的组别间遗传基因完全相同,生活环境一致,不同个体从外表到体内代谢以及对疾病易感性都基本相同,药动学表现也相差无几,甚至可视为同一个体的配对分组。

2. 组间对照法 组间对照是将条件基本一致的不同个体随机分组,分别接受对照处理与实验处理,比较两组或几组间差异。因各组间同时进行,又称为平行对照,适用于不能应用配对对照的情况。其缺点是:由于存在个体差异,尽管所选定的受试对象基本条件一致,仍然存在抽样误差,此法得到统计学显著性结果所需样本数较多。其中随机对照试验(randomized controlled trial,RCT)是国际公认的临床疗效评价的"金标准",其原理是通过随机分组,使受试者有均等的机会被分配到不同的研究组,这是实现组间可比性的重要因素。随机分组的方法主要有:

(1)简单随机法:即采用抛硬币、抽签、掷骰子、使用随机数字表进行分组的方法;

(2)分层随机法:即先将研究对象按某一特征进行分层,如疾病的轻中重程度、中医证候类型,或性别、年龄等,然后在各层中采用简单随机分配的方法将受试对象分到试验组或对照组,最后将各层试验与对照对象合在一起进行亚组分析。

(3)区组随机法:按某种性质将受试对象分为一定数量的区组,每个区组中的受试对象分别随机分配到各处理组中。无论简单随机还是分层随机,往往要完成全部观察病例入组后才能保证各组受试者的人数均等,对于一些易受季节影响的疾病,或者一些中途可能停止观察需要进行统计处理的临床研究就不适合,因此使用区组随机法较为方便。多中心临床研究中普遍采用的方法是中心分层,然后在各中心进行区组随机,即分层的区组随机化,是一种较为理想的随机化方法。

随机对照试验虽然被公认为最佳的治疗性研究设计方案,但是并不能用于诊断性研究、病因学研究、疾病预后的研究等。

3. 交叉对照法 即先接受对照处理的个体随后接受试验处理,先接受试验处理的个体随后接受对照处理,通过交叉而减少个体差异。该法适合于实验对照,不宜设置空白对照。用同一批动物或人做两种甚至两种以上处理,适合比较短期作用的药物,且两次用药须间隔足够时间(洗脱期),以避免前一阶段的处理效应影响后一阶段。病情等条件须基本不变,否则即失去可比性。

四、处理因素与对照

一般而言，每种处理因素均应有相应对照，除处理因素外，对照组与处理组其他因素应保持一致或基本一致，即保持可比性。研究往往需比较多种处理因素和 / 或多种处理水平，且对各种处理因素及其处理水平均应有相应对照，同时还需无任何处理的正常（或空白）对照，见以下的例子。

1. 单因素单水平对照的设置　见表 3-1。

表 3-1　单因素单水平对照设置

组别	目的
处理组	施加处理因素，观察处理引起的变化
对照组	不加处理，其他条件一致，以排除条件因素引起的变化

2. 单因素多水平对照的设置　例如，电刺激迷走神经对气道阻力的影响（处理因素）；刺激强度为 0V、5V、10V、20V、50V（处理水平）（表 3-2）。

表 3-2　单因素多水平对照设置

组别		目的
处理组	0V	空白对照
	5V	观察不同刺激强度对气道阻力的影响
	10V	
	20V	
	50V	
对照组	0V	同空白对照
	5V	刺激无关的神经或部位，排除电刺激本
	10V	身对气道阻力的影响
	20V	
	50V	

3. 两因素单水平对照的设置　例如，诱导脑缺血（处理因素 A）；低温处理（处理因素 B）（表 3-3）。

表 3-3　两因素单水平对照设置

组别	处理因素 A（脑缺血）	处理因素 B（低温）	目的
处理组	+	+	观察低温对脑缺血的保护作用
对照组 A	-（假手术）	+	排除低温所致影响
对照组 B	+	-（常温）	排除脑缺血变化所致影响
对照组 C	-（假手术）	-（常温）	排除其他因素的影响
对照组 D	不做手术	-（常温）	正常对照，仅予麻醉、固定等处理

4. 三种因素和一种因素的三种水平对照的设置　例如，以卵白蛋白（OA）致敏动物（处理因素 A）；OA 气雾吸入（处理因素 B）；药物（处理因素 C）：腹腔注射地塞米松 0.1mg/kg、0.5mg/kg、1.0mg/kg（每天 1 次，共 3 次）（表 3-4）。

表 3-4　多因素多水平对照设置

组别	处理因素 A（OA 致敏）	处理因素 B（气雾 OA 吸入）	处理因素 C（药物）	目的
处理组	+	+	+0.1mg/kg	评价地塞米松对致敏动物吸入 OA 后气道炎症变化的抑制作用
			0.5mg/kg	
			1.0mg/kg	
对照组 A	+	+	-	观察致敏动物吸入 OA 后气道炎症变化
对照组 B	+	-	-	排除致敏所致影响
对照组 C	-	+	-	排除吸入 OA 所致影响
对照组 D	-	-	+0.1mg/kg	排除药物本身的影响
			0.5mg/kg	
			1.0mg/kg	

续表

组别	处理因素 A（OA 致敏）	处理因素 B（气雾 OA 吸入）	处理因素 C（药物）	目的
对照组 E	+	−	+0.1mg/kg 0.5mg/kg 1.0mg/kg	排除药物对致敏动物的作用
对照组 F	−	+	+0.1mg/kg 0.5mg/kg 1.0mg/kg	排除药物对吸入 OA 后的影响
对照组 G	−	−	−	正常对照，排除其他因素的影响

"+"代表有三种处理因素，"−"代表无三种处理因素。其中，处理因素 C 第一个药物浓度前"+"代表有处理因素 C，且有三种不同药物浓度

在多因素多水平研究中，所设置的组数相当多，上例中包含 16 组，若新增加一种药物，还将增加 16 组，故耗费的时间、经费和动物相当多，具体实施时困难较大，对策为：①进行预实验，确定哪些因素影响很小或无影响，从而省略相应对照；②若药物效应有剂量依赖关系，可在各对照组仅用大剂量；③若有相同条件实验的文献报告（包括本实验室的工作）作为可靠依据，可省略其中某些对照。但是，为保证研究的科学性，上述因素须在设计时加以考虑，拟省略的对照须有充分理由和依据。

五、常见不当对照

以下为常见的不当对照：

1. **未设对照** 若不设对照组，则无法排除许多非观察因素对实验结果的影响，其研究结果缺乏可信性及临床应用价值。例如，某种新药、新疗法、新仪器在临床应用多例，结果优良率较高，建议临床推广应用。但若未排除个体差异、并发症等因素，难以肯定其疗效。

2. **对照不当** 虽有对照组，但与实验组在非实验因素上未达到齐同，以致非处理因素干扰了处理因素的作用。例如，有研究者观察依那普利对 46~75 岁高血压患者（100 例）降压的疗效，以同样例数 31~45 岁的健康人作为对照，得出年轻人降压效果较优的结论。但是，血压与动脉硬化关系密切，而年轻人与老年人血管硬化程度不同，两组年龄差别太大，缺乏可比性，故该结论缺乏可信性。

3. **对照不足**

（1）对照设置不足：对照不足指已设对照组，但不足以说明问题，还应补加对照。例如，有人设计某农药对粮食污染的动物实验，观察污染因素对某些指标是否有不利影响，设计分三组，即污染米饲料组、污染糠饲料组、非污染米饲料组（对照组）。在这一科研设计中，若不补充"非污染糠饲料对照组"，难以判断实验结果是污染因素所致，还是食用糠饲料造成营养不良所致。

（2）对照组样本太小：实验组与对照组须有统计学认可的足够样本数，才对总体具有代表性。例如，用中草药治疗急性阑尾炎 60 例与用某抗生素治疗阑尾炎 4 例作对照比较，结果中草药组治愈率 70%（42/60）、抗生素组为 75%（3/4），得出两组间差异无显著的结论。由于对照样本数太少，不能反映其差异的显著性。

4. **匹配过头** 如为探讨高血压病病因，有人检测已确诊的高血压患者 24 小时尿钠排出量，为了齐同，作者把对照组健康人群控制在住院条件下，结果发现两组间 24 小时尿钠排出量无任何差异。导致这一结果的可能性之一是：两组均在住院条件下，饮食相同，其摄钠量亦相同，故排出量相同，从而掩盖了平时饮食习惯中高钠摄入在其高血压形成中的病因作用。

5. **对照重叠** 如观察有毒物质对生产工人的影响，设置了接触毒物前后的自身对照以及非接触工人（其他车间工人）的对照，该设计共有两次对照，即属对照重叠。

6. 多余对照　例如,已知甲、乙两种降压药物皆有效,现欲比较两者疗效大小,此时仅设甲、乙两种降压药相互对照即可,若再设无处理对照组即属多余对照。

第三节　随机原则

一、随机化的意义

随机化指在对某研究总体的抽样或实验研究过程中,使总体中每一个研究对象(观察单位)有同等机会被抽到研究样本中去,且都以概率均等的原则被随机地分配到实验组和对照组。随机化是实验分组和抽样研究时须贯彻的重要原则。

随机化的意义是为避免研究人员在对实验对象分组时,由于主观选择实验对象,导致已知或未知影响因素产生的偏性所引起组间的不均衡,进而影响实验结果的真实性。因此,随机化原则是实验研究中保证取得无偏估计的重要措施。同样,从总体中进行抽样研究,其目的是用抽样结果去估计总体的情况,为使样本对总体有较好代表性,常采用随机抽样方法,其意义和特点在于能客观计算抽样结果的可靠程度和评价抽样结果的精确度。

此外,获得统计结论所用的各种数理统计方法(如抽样误差的估计、统计推断中的假设检验等),均以所计算或比较统计量的样本是从总体中随机抽取或随机分配这一假设为前提的。只有用遵循随机化原则抽取的样本资料经统计学分析,所获得的结论才符合客观事实,才具有科学性。

随机化的实际含义指在实验对象的抽样、分组和实施过程中均应随机化。具体体现在如下方面:①抽样随机,即每个符合条件的实验对象参加实验的机会相同,即总体中每个个体都有相同机会被抽到样本中,从而保证所获样本具有代表性,使实验结果具有普遍意义;②分组随机,即每个实验对象分到处理组和对照组的机会相同,以保证各处理组间实验对象尽可能均衡一致,以提高各组间的可比性;③实验顺序随机,即每个实验对象接受处理先后的机会相同,以消除不平衡的实验顺序所产生的偏差。

随机并非随便。例如,动物分组时将先抓到的小鼠放在一笼,后抓到的放在另一笼,表面上未进行挑选,但实际上先抓到的多为不活泼的或雌性鼠,而后抓到的多为活泼的或雄性鼠。这不是随机,而是随意,随意往往导致系统误差。患者分组时,若为突出被试因素的效果,将轻患者安排在实验组,重患者安排在对照组,这是故意弄虚作假,应当杜绝。

二、随机化的方法

随机化的方法很多,最初采取抽签、掷币、抓阄等,后采取随机数字表、随机排列表和用计算机产生随机数。随机数字表和随机排列表用于医学科研抽样研究和实验对象的分组较为方便。它们均根据数理统计学中等概率原理随机抽样编制工具表,其结果比抽签、掷币等更理想,使试验对象随机而均匀地进入各处理组(各对照组和试验组),以避免各种不同客观因素对试验结果的干扰。试验对象例数越多,随机的优势越大;但试验中例数并不在多,应根据试验特点采用不同的随机方法。以下介绍常用的随机方法。

1. 抽签法　该法简便易行。例如,将12只动物分为两组,先将动物编号1,2,3,…,12,同时制作数字为1~12的标签,标签充分混匀后,按预先规定抽取6个签号,将动物对号入座分到第1组,余下6个标签号的动物分至第2组。

2. 随机数字表法　随机数字表是根据随机抽样原理编制而成,除可用于随机分配外,还可用于随机抽样。表中各数字均彼此独立,无论从横向、纵向或斜向的顺序,数字均随机出现,故可在任意一方向、从任意一处开始按顺序取用随机数。举例说明如下:

(1)分两组方法:预定观察20例(编号1~20)胃溃疡患者,一组以雷尼替丁作为有效药对照,试验组给予百合汤;查随机数字表产生20个两位数的随机数,将随机数从小到大排列后得序号 R,并规定 R=1~10 者为 A 组,R=11~20 者为 B 组,分组结果见表 3-5。

(2)三组以上随机化分组:将15只动物随机分为 A、B、C 三组,先将动物编号1~15号。查随机数字表产生15个两位数的随机数,将随机数从小到大排列后得序号 R,并规定 R=1~5 者为 A组,R=6~10 者为 B 组,R=11~15 者为 C 组。分组结果见表 3-6。

表 3-5 20 例患者随机分组结果

患者编号	1	2	3	4	5	6	7	8	9	10	11	12	13	14	15	16	17	18	19	20
随机数	93	22	53	64	39	07	10	63	76	35	87	03	04	79	88	08	13	85	51	34
序号 R	20	7	12	14	10	3	5	13	15	9	18	1	2	16	19	4	6	17	11	8
分组	B	A	B	B	A	A	A	B	B	A	B	A	B	A	A	B	B	A	B	A

表 3-6 15 只动物随机分组结果

动物编号	1	2	3	4	5	6	7	8	9	10	11	12	13	14	15
随机数字	33	35	72	67	47	77	34	55	45	70	08	18	27	38	90
序号 R	4	6	13	11	9	14	5	10	8	12	1	2	3	7	15
分组	A	B	C	C	B	C	A	B	B	C	A	A	A	B	C

三、随机化中常见的问题

随机化指在实验研究中,设计模型的要求、受试对象的分组及施于受试对象的实验顺序等,均须符合概率均等的要求。简言之,每个实验单位分入各处理组的机会需均等。若违背随机化原则,不论是有意或无意,都将人为夸大或缩小组间差别,导致实验结果的偏性。以下为随机化中常见的问题。

1. 随便分组 如前所述,随机并非随便。实践中,"视随机等同于随便"的分组者不乏其人。举例如下:

(1)忽略动物个体差异:实验者任意将先抓到的动物放在第 1 笼,余下者放第 2 笼。看似未进行挑选,但实际上先抓到的多为不活泼者,而后抓到的多系活泼者,这实际上忽视了个体差异(健康状况)。

(2)忽略标本搁置时间:将送检的 20 份标本分到甲、乙两组。把先送的 10 份归入甲组,后送的 10 份放入乙组,两组测定结果就存在时间因素的差异。

(3)忽略样本采集的季节和温度:如治疗神经痛 60 例,1~4 月份治疗 30 例归为 A 组,5~8 月份治疗 30 例划分为 B 组,统计治疗效果时存在温度、时间因素的差异,既无统计学意义,更为非随机化分组。

2. 分组不合理 分组须按随机化原则进行,使已知因素(非观察因素)和未知因素(观察因素)均匀地分布于各组间,以防止选择偏差并增强可比性。下举分组不合理的例子:用口疮宁膜治疗 442 例口疮溃疡,随机选择其中 116 例为对照组,用空白药膜治疗;治疗组中 326 例采用口疮宁膜治疗;研究结果显示治疗组与其对照组比较有显著性差异($P<0.01$)。

上述分组不合理之处在于对照组与治疗组中样本数差异较大,此时得出 $P<0.01$ 的显著性差异结果不能反映真实治疗效果。

3. 未作均衡检查 对照组的设立可使非观察因素达到齐同而充分暴露观察因素的作用,但医学研究设计中常难达到非观察因素的齐同。因此,还须作均衡检查。其方法是:把非观察因素逐个进行显著性检验,若差异不显著即为均衡,差异显著则需改进使之达到均衡,如此才具可比性。

第四节 重复原则

通过对照和随机原则,能在很大程度上抵消非特异性因素对试验结果所造成的偏性,但还不能完全消除其影响。因此,重复又是一个很重要的原则。因为在实验过程中,很难排除偶然因素的影响。例如苏格兰外科医生亨特(John Hunter)故意让自己染上淋病,以观察淋病是否是一种与梅毒有显著区别的疾病。但是,他用以接种的物质同时含有梅毒螺旋体,以致他感染了两种疾病,从而长时间内形成一种错误概念:两者是同一疾病的表象。此乃偶然因素影响实验结果的典型例子,要避免类似错误的发生,须独立地重复相同的实验,以排除偶然因素的影响。

一、重复的意义

重复（replication）有两层含义：①指实验的样本量须足够大，在相同实验条件下要有足够的重复观察次数，以避免实验结果的偶然性，突出表现其必然规律；②指任何实验结果的可靠性应经得起独立实验重复的考验，重复实验是检查实验结果可靠性的唯一方法。一个不可重复的研究无科学性。在此重点讨论第一层含义。重复的目的有两个：一是稳定标准差，获得实验误差估计值；二是可使均值接近真实值，从而准确地显露实验组与对照组的差异。在正确估计实验误差和了解组间差异的基础上，便可科学地作出统计推断，结论较为可靠。

二、样本大小的影响因素

1. **允许误差（δ）** 指两个样本均数或两个率比较时，两个总体均数或率的差值（$\delta=|\mu_1-\mu_2|$，$\delta=|\pi_1-\pi_2|$）。δ 越大，说明差异越明显，所需样本含量就越小。允许误差 δ 可根据预备实验所得两样本均数或样本率间的差异进行估计。

2. **实验误差** 实验误差越小，所需样本越小；反之，所需样本就越大。

3. **检验水准** 实验所需样本数与实验设计规定的检验水准成反比，检验水准 α 愈低，所需样本含量愈大。例如，$\alpha=0.01$ 所需样本数大于 $\alpha=0.05$ 所需样本数。

4. **检验效能** 检验效能（$1-\beta$）指当两总体确有差别时，按检验水准发现这一差别的能力。检验效能由 β（第 II 类错误的概率）大小所决定，当 $\beta=0.1$ 和 $\beta=0.2$ 时，相应的检验效能为 0.9 和 0.8。检验效能越大，所需要的样本含量也越大。

5. **资料性质** 一般来说，在同等情况下，数值变量资料所需样本量少于分类变量。数值变量需较少样本含量即可达到统计学的显著性，而分类变量需较大样本含量才能达到统计学的显著性。但若分类变量各组结果相差悬殊，对照组全为阴性，实验组全为阳性，则小样本也可达到统计学的显著性。

6. **实验结果的可能性** 双向结果（存在 A≥B 或 A≤B 两种可能性）所需样本较大，单向结果（只存在 A≥B 或 A≤B 一种可能性）所需样本较小。

7. **实验设计的类型** 从常用实验设计来看，完全随机实验设计所需样本较大，配对设计与随机区组设计所需样本较小，拉丁方实验设计所需样本更小。与常用实验设计相比，序贯实验设计所需样本含量又可减少 30%~50%。

在以上影响因素中，实验误差起决定性作用，但其他因素也应考虑。

三、样本大小的估计方法

所谓样本含量估计，指在保证研究结论具有一定可靠性的条件下，确定最少的实验单位数。样本含量越大或重复次数越多，越能反映变异的客观真实情况。若样本含量过大，这时的抽样误差比样本含量恰好满足统计学需要时的抽样误差有所降低，但与其成本相比是得不偿失，造成浪费，且延长研究周期。若样本含量过小，即使有专业意义的差异，也可能没有统计学意义，造成假阴性错误。因此，正式实验观察前，须预先恰当地估计样本大小。

（一）确定样本含量时常用的统计学词汇

1. **零假设（null hypothesis）** 是关于总体参数值的一种假定，一般用 H_0 表示。例如，H_0: $\mu_1=\mu_2$，表示假定某两个总体的均值相同。换言之，即假定样本估计值之间的差异并非本质差异，而仅是由于抽样误差所致。因此，对零假设的检验也常称为（差异的）显著性检验。

2. **备选假设（alternative hypothesis）** 指与零假设相对立的假设，一般用 H_1 表示。当假设检验导致拒绝 H_0 时，即认为备选假设合理，可接受。根据问题的不同性质，备选假设又可分为单侧和双侧。例如，当零假设为 H_0: $\mu_1=\mu_2$ 时，如果与之相对立的假设是 $\mu_1>\mu_2$（或 $\mu_1<\mu_2$）时，H_1 为单侧的备选假设。若与之对立的假设为 $\mu_1\neq\mu_2$ 时，则 H_1 为双侧的备选假设。

3. **单侧检验（one-side test）** 当备选假设是单侧假设时，相应的检验叫作单侧检验。当研究者企图作出"大于""小于""好于""差于""至少""至多"这样一类断言时，应采用单侧检验。

4. **双侧检验（two-side test）** 当备选假设是双侧假设时，相应的检验称为双侧检验。当研究者企图作出"不同于""不相等""可能更好或更差"这一类断言时,应采用双侧检验。

5. **显著性水平**(significance level) 指当零假设为真时,错误地拒绝零假设的概率称作第Ⅰ类错误(或假阳性)率,通常用 α 表示。

6. **置信水平**(confidence level) 也称为置信度,表示总体参数落入以其估计值为中心的某一区间之内的概率,该区间叫作置信区间,置信水平通常用 $1-\alpha$ 表示。

7. **检验的把握度**(power of a test) 指当零假设非真时,拒绝零假设的概率叫作检验功效,通常用 $1-\beta$ 表示。其中 β 为第Ⅱ类错误(或假阴性)率,故 $1-\beta$ 即不犯第Ⅱ类错误的把握度。

8. **相对危险比**(relative risk) 指暴露于某种可能致病的危险因素,其发病率与未暴露于该因素的发病率之比,通常用 RR 表示。其值愈大,表示该因素可能致病的危险性愈大。例如研究吸烟对肺癌的危险性时,$RR=$ 吸烟者中的发病率 / 不吸烟者中的发病率。

9. **优势比**(odds ratio) 表示疾病与暴露因素的 2×2 列联表中,两条对角线上元素乘积之比,通常用 OR 表示。已有资料说明,多数情况下,优势比 OR 都是相对危险度 RR 很实用的估计。

10. **精确度**(precision) 指衡量参数估计或假设检验精确度的一种度量。一般在设计方案时就需由研究者确定。通常表示为最大允许绝对误差或最大允许相对误差。绝对误差指总体参数值与其估计值之差的绝对量。相对误差是绝对误差与估计值之比。

11. **简单随机抽样**(simple random sampling) 从含 N 个单元(个体)的总体中抽取含量为 n 个单元的样本,共有 C_N^n 种可能结果,若每个单元被抽到的机会都相等,则称为简单随机抽样。简单随机抽样指有限总体的无放回抽样。无限总体的无放回抽样或有限总体的有放回抽样,称为非简单随机抽样,它允许有重复地抽取。以下介绍的各种确定最小样本含量的方法以及所提供的图表,均要求以简单随机抽样为前提,对非简单随机抽样不适用。

(二)确定样本含量大小时应考虑的因素

1. **研究目的** 须明确是为了估计总体的参数,还是为了对某种因素的效应作显著性检验,或是两者兼有,但以其一为主。一般来说,估计总体参数时,仅需考虑所允许的误差和置信度($1-\alpha$);在作显著性检验时,还须考虑检验的把握度($1-\beta$),即后者需同时兼顾两种类型的错误率(α 和 β)。

2. **精度** 即最大允许绝对误差或相对误差的大小。所允许的误差愈小,精确度就愈高,所需样本含量即愈大。

3. **置信度** 要求的置信度愈高(此时犯Ⅰ类错误的概率 α 就愈小),所需样本量愈大。样本含量保持不变时,高置信度必然导致低精度,反之亦然。因此,一般情况下不能单纯追求高置信度或高精度,而须同时兼顾矛盾的双方。

4. **检验的把握度** 对检验把握度的要求愈高(此时犯Ⅱ类错误的概率 β 就愈小),所需样本量愈大。样本含量保持不变时,减小 β 将导致增加 α,反之亦然。因此,此两类不同性质的错误也是矛盾的双方,须同时兼顾。

5. **抽样方法** 在对精度和置信度(以及检验把握度)要求不变的情况下,不同抽样方法所需样本含量不同。例如整群抽样时,所需样本含量应扩大到完全随机抽样时样本含量的若干倍数,该倍数称为设计效应(design effect),缩写为 deff。

6. **总体的相关信息** 如均数比较时需了解个体变异大小即总体标准差 σ,率的比较需要了解总体率 π 的大小,相关分析时需了解总体相关系数 ρ 的大小。σ 愈大,所需样本含量愈多;总体率 π 越接近于 0.50,则所需样本含量愈多;ρ 愈小,所需样本含量愈多。σ、π、ρ 一般未知,通常以样本的 s、p、r 作为估计值,多由预实验、查阅文献、经验估计而获得。

7. **研究方案** 若须分别用样本中的子样对总体的不同层次进行参数估计或假设检验,所需样本量也将增大。

8. **其他因素** 经费情况、完成时间等其他因素的限制也将影响取样大小。

(三)估计总体参数时样本含量的确定

设在置信度 $1-\alpha$ 下,用样本含量的均值 $\bar{x}$ 估

计总体均值 μ 以及用样本比率 p 估计总体比率 π 时,最大允许绝对误差分别为 $\Delta_{\bar{x}}$ 和 Δ_P,最大相对误差分别为 $\gamma_{\bar{x}}$ 和 γ_P。其中:

$$\Delta_{\bar{x}} \geq |\mu - \bar{x}|,\ \Delta_p \geq |\pi - p| \quad (式\ 3\text{-}1)$$

$$\gamma_{\bar{x}} = \frac{\Delta_{\bar{x}}}{\bar{x}} \geq \frac{|\mu - \bar{x}|}{\bar{x}};\ \gamma_p = \frac{\Delta_p}{p} \geq \frac{|\pi - p|}{p} \quad (式\ 3\text{-}2)$$

用 n_0 和 n 分别表示按置信度和精度,在简单随机抽样和非简单随机抽样下分别所需的最小样本含量。估计总体均值时,

若按最大允许绝对误差计算,由 $\Delta_{\bar{x}} = z_{\alpha/2} \dfrac{\sigma}{\sqrt{n_0}}$

得 $n_0 = \left(\dfrac{\sigma \cdot z_{\alpha/2}}{\Delta_{\bar{x}}}\right)^2 \quad (式\ 3\text{-}3)$

若按最大允许相对误差计算,由 $\bar{x}\gamma_{\bar{x}} = z_{\alpha/2} \dfrac{\sigma}{\sqrt{n_0}}$

得 $n_0 = \left(\dfrac{\sigma \cdot z_{\alpha/2}}{\bar{x}\gamma_{\bar{x}}}\right)^2 \quad (式\ 3\text{-}4)$

而 $n = \dfrac{n_0}{1 + n_0/N} \quad (式\ 3\text{-}5)$

其中 σ 为总体标准差,在未知情况下可用试调查时的样本标准差 s 近似代替;N 为总体中的全部个体数;$z_{\alpha/2}$ 为标准正态分布中对应于右侧尾部概率等于 $\alpha/2$ 处的临界值,可从正态分布表中查得。

一般情况下 $n < n_0 \quad (式\ 3\text{-}6)$

但当总体很大时(N 很大),n_0/N 很小,则 $n \approx n_0$,即此时简单随机抽样与非简单随机抽样在规定的置信度和精度下,所需最小样本含量近似相等。为计算简单起见,常按式 3-3 或式 3-4 求 n_0,并将 n_0 作为简单随机样本所需样本含量 n,这是一种较保守的做法,但由于计算简单,在实际调查中常被采用。

例 3-1 假定某大学男生约 1 000 人。现拟估计该校男生身高平均值 μ,要求置信度为 95%:①最大允许绝对误差不超过 1cm;②最大允许相对误差不超过 1%。假定试调查($n=20$ 人的简单随机样本)的结果是均值 $\bar{x}=172$cm,标准差 $s=8$cm。

问,为达到以上要求,所需最小样本含量分别是多少?

(1)已知:$1-\alpha=95\%$,$\Delta_{\bar{x}}=1$,$s\approx\sigma=8$,$N=1\,000$,

$\alpha=0.05$,由正态分布表知,$z_{\alpha/2}=z_{0.025}=1.96$。

按式 3-3,求得 $n_0 = \left(\dfrac{1.96 \times 8}{1}\right)^2 = 246$(人);

由式 3-5,求得 $n = \dfrac{246}{1 + 246/1\,000} = 197$(人)

(2)已知:$1-\alpha=95\%$,$\gamma_{\bar{x}}=1$,$\bar{x}=172$,$s\approx\sigma=8$,

按式 3-4,求得 $n_0 = \left(\dfrac{1.96 \times 8}{172 \times 0.01}\right)^2 = 83$(人);

由式 3-5,求得 $n = \dfrac{83}{1 + 83/1\,000} = 77$(人)

在这一例题中,已知的有限总体小,所含个体数 $N=1\,000$ 人。因此,利用式 3-3 或式 3-4 求出的 n_0 与用式 3-5 求出的 n 有较大差别。若总体很大,例如 $N=1\,000\,000$ 的情况,在"①最大允许绝对误差不超过 1cm"中,可求得

$$n = \frac{246}{1 + 246/1\,000\,000} = 245.9 \approx 246 = n_0$$

这时,n 与 n_0 几乎相同。

当要估计的是总体的某种比率,例如某种疾病的患病率、治愈率、死亡率等,可按下列公式或表格确定所需的最小样本含量。

注意到总体标准差 σ 与总体比率 π 有如下关系:

$$\sigma = \sqrt{\pi(1-\pi)} \quad (式\ 3\text{-}7)$$

因此,当按最大允许绝对误差 Δ 计算时,由前面得知:

$$\Delta = z\frac{\sigma}{\sqrt{n_0}} = z\sqrt{\frac{\pi(1-\pi)}{n_0}},\ 得\ n_0 = \left(\frac{z}{\Delta}\right)^2 \pi(1-\pi) \quad (式\ 3\text{-}8)$$

(其中 Δ 与 z 的下标均已省略,下同。)

由于总体比率 π 是未知的,实际应用时就以样本比例 p 近似代替,即:

$$n_0 = \left(\frac{z}{\Delta}\right)^2 p(1-p) \quad (式\ 3\text{-}9)$$

当按最大允许相对误差计算时,由 $\Delta = p\gamma$ 得:

$$n_0 = \left(\frac{z}{p\gamma}\right)^2 p(1-p) = \left(\frac{z}{\gamma}\right)^2 \frac{1-p}{p} \quad (式\ 3\text{-}10)$$

最后,有 $n = \dfrac{n_0}{1 + n_0/N} \quad (式\ 3\text{-}11)$

在实际现场调查中,常采用下列方法:

(1)由于一般情况下要调查的总体很大,故不必区分 n_0 和 n。若无特殊说明,下文统一用

n 表示简单（和非简单）随机抽样所需最小样本含量。

（2）现场调查所采用的方案一般都不是简单随机抽样。因此，为获得相同的精度，实际所采用的样本含量 $n_{实}$ 就须大于利用简单随机抽样公式所计算的样本含量 $n_{简}$，即须考虑"设计效应"deff（deff > 1），

$$使 \ n_{实} = deff \cdot n_{简} \qquad （式 3\text{-}12）$$

例如，采用整群抽样方案时，一般令 deff=2~3。

（3）利用式 3-9 和式 3-10，将常用计算结果制成表，可供现场调查时快速查出所需的最小样本含量，可不必再作计算。

从表 3-7、表 3-8 可见，若最大允许绝对误差和置信度的要求不变，当 p=0.50 时，所需样本含量最大。因此，当无法预先估计 p 的大小时，常选择与 p=0.50 对应的样本含量。这是一种最保守的做法，因而也是"最安全"的做法，在现场调查中常被采用。从表 3-9 可见，若最大允许相对误差和置信度的要求不变，则当 p 值减小，所需样本含量急速增加。这说明所要调查估计的比率很小时（例如艾滋病、骨恶性肿瘤的发病率等），所需样本含量巨大，在现场调查中往往不可能实现。

表 3-7　以绝对误差 Δ 估计总体率所需样本含量（置信度 95%）

Δ	p									
	0.05 或 0.95	0.10 或 0.90	0.15 或 0.85	0.20 或 0.80	0.25 或 0.75	0.30 或 0.70	0.35 或 0.65	0.40 或 0.60	0.45 或 0.55	0.50
0.01	1 825	3 457	4 898	6 147	7 203	8 067	8 740	9 220	9 508	9 604
0.02	456	864	1 225	1 537	1 801	2 017	2 185	2 305	2 377	2 401
0.03	203	384	544	683	800	896	971	1 024	1 056	1 067
0.04	114	216	306	384	450	504	546	576	594	600
0.05	73	138	196	246	288	323	350	369	380	384
0.06	51	96	136	171	200	224	243	256	264	267
0.07	37	71	100	125	147	165	178	188	194	196
0.08	29	54	77	96	113	126	137	144	149	150
0.09	23	43	60	76	89	100	108	114	117	119
0.10	18	35	49	61	72	81	87	92	95	96
0.11	15	29	40	51	60	67	72	76	79	79
0.12	13	24	34	43	50	56	61	64	66	67
0.13	11	20	29	36	43	48	52	55	56	57
0.14	9	18	25	31	37	41	45	47	49	49
0.15	8	15	22	27	32	36	39	41	42	43
0.20	5	9	12	15	18	20	22	23	24	24

表 3-8　以绝对误差 Δ 估计总体率所需样本含量（置信度 90%）

Δ	p									
	0.05 或 0.95	0.10 或 0.90	0.15 或 0.85	0.20 或 0.80	0.25 或 0.75	0.30 或 0.70	0.35 或 0.65	0.40 或 0.60	0.45 或 0.55	0.50
0.01	1 285	2 435	3 450	4 330	5 074	5 683	6 156	6 494	6 697	6 765
0.02	321	609	863	1 082	1 268	1 421	1 539	1 624	1 674	1 691
0.03	143	271	383	481	564	631	684	722	744	752

续表

Δ	p									
	0.05 或 0.95	0.10 或 0.90	0.15 或 0.85	0.20 或 0.80	0.25 或 0.75	0.30 或 0.70	0.35 或 0.65	0.40 或 0.60	0.45 或 0.55	0.50
0.04	80	152	216	271	317	355	385	406	419	423
0.05	51	97	138	173	203	227	246	260	268	271
0.06	36	68	96	120	141	158	171	180	186	188
0.07	26	50	70	88	104	116	126	133	137	138
0.08	20	38	54	68	79	89	96	101	105	106
0.09	16	30	43	53	63	70	76	80	83	84
0.10	13	24	35	43	51	57	62	65	67	68
0.11	11	20	29	36	42	47	51	54	55	56
0.12	9	17	24	30	35	39	43	45	47	47
0.13	8	14	20	26	30	34	36	38	40	40
0.14	7	12	18	22	26	29	31	33	34	35
0.15	6	11	15	19	23	25	27	29	30	30
0.20		6	9	11	13	14	15	16	17	17

表 3-9 以相对误差 r 估计总体率所需样本含量（置信度 95%）

p	r												
	0.01	0.02	0.03	0.04	0.05	0.06	0.07	0.08	0.09	0.10	0.15	0.20	0.25
0.05	729 904	182 476	81 100	45 619	29 196	20 275	14 896	11 405	9 011	7 299	3 244	1 825	1 168
0.10	345 744	86 436	3 846	21 609	13 830	9 604	7 056	5 402	4 268	3 457	1 537	864	553
0.15	217 691	54 423	24 188	13 606	8 708	6 047	4 443	3 401	2 688	2 177	968	544	348
0.20	153 664	38 416	17 074	9 604	6 147	4 268	3 136	2 401	1 897	1 537	683	384	246
0.25	115 248	28 812	12 805	7 203	4 610	3 201	2 352	1 801	1 423	1 152	512	288	184
0.30	89 637	22 409	9 960	5 602	3 585	2 490	1 829	1 401	1 107	896	398	224	143
0.35	71 344	17 836	7 927	4 459	2 854	1 982	1 456	1 115	881	713	317	178	114
0.40	57 624	14 406	6 403	3 602	2 305	1 601	1 176	900	711	576	256	144	92
0.45	46 953	11 738	5 217	2 935	1 878	1 304	958	734	580	470	209	117	75
0.50	38 416	9 604	4 268	2 401	1 537	1 067	784	600	474	384	171	96	61
0.55	31 431	7 858	3 492	1 964	1 257	873	641	491	388	314	140	79	50
0.60	25 611	6 403	2 846	1 601	1 024	711	523	400	316	256	114	64	41
0.65	20 686	5 171	2 298	1 293	827	575	422	323	255	207	92	52	33
0.70	16 464	4 116	1 829	1 029	659	457	336	257	203	165	73	41	26
0.75	12 805	3 201	1 423	800	512	356	261	200	158	128	57	32	20
0.80	9 604	2 401	1 067	600	384	267	196	150	119	96	43	24	15
0.85	6 779	1 695	753	424	271	188	138	106	84	68	30	17	11
0.90	4 268	1 067	474	267	171	119	87	67	53	43	19	11	7
0.95	2 022	505	225	126	81	56	41	32	25	20	9	5	

例3-2 拟估计某市 40 岁以上男子冠心病患病率。根据过去资料及外地调查结果,初步推测真实患病率可能在 10% 左右。若希望置信度为 95%,最大允许绝对误差为 2%,问须抽查多少人才能达到所要求的精度?

解:此题的 $p=0.10$,$\Delta=0.02$,置信度 $=95\%$,查表 3-7,所需最小样本含量为 864 人。若经费不允许调查如此大样本,可适当降低置信度,如降到 90%,查表 3-8,求得在这种情况下,所需最小样本含量为 609 人。

另一个减少样本含量的方法就是放宽允许误差。

例3-3 某市计划生育中心拟估计该市育龄妇女中已采取绝育措施的比率。要求置信度为 95%,最大允许绝对误差为 5%,问需要调查多少妇女?

解:此题中的 p 未知,故可采取最保守的做法,即查表 3-7,对应于 $p=0.50$,$\Delta=0.05$ 的样本含量,求得 $n=384$ 人。

例3-4 拟估计儿童接种某种疫苗的比率,要求所得估计量的置信度为 95%,最大允许相对误差不超过 5%,问应调查多少儿童(预计接种比率不低于 60%)?

解:查表 3-9,对应于 $p=0.60$,$\gamma=0.05$ 处的样本含量,求得 $n=1\,024$ 人。如经抽样调查得到接种疫苗的比率 $p=0.62$,则以 95% 的置信度,认为儿童接种该疫苗的比率 π 的范围是:$\pi=0.62\pm0.62\times0.05=0.62\pm0.031$(即接种的比率在 59%~65% 之间)。

例3-5 为调查某市初中男生的抽烟比率,估计该比率可能在 30%~40% 间,要求估计的置信度为 95%,最大允许相对误差不超过 10%,问需要调查多少名男生?

解:$\gamma=0.10$,$0.30\leqslant p\leqslant0.40$,查表 3-9,所需样本含量 n 应在 576~896 之间。因此,应设计抽取 896 人的样本才能保证所要求的精度和置信度。

若实际调查时采取整群抽样的方法(例如随机抽取若干个班组,对这些班组的全部男生进行调查),则所需最小样本含量应大约等于简单随机抽样所需样本含量的 2 倍(取设计效应 deff=2),即:$n_{实}=2n_{简}=2\times896=1\,792$(人)。

(四)求两个总体比率之差的置信限

若拟估计(和检验)两个总体的某种比率之差,例如要衡量某市脑力劳动者和体力劳动者心血管病的发病率之差,设计从每个总体中至少须抽取含量为 n 的一个样本,并设从两个样本所得到的总体比率的估计值分别是 p_1 和 p_2,则当最大容许绝对误差为 Δ 时,根据正态分布原理,令

$$\Delta=z\sqrt{\frac{p_1(1-p_1)+p_2(1-p_2)}{n}}$$

不难推得:$n=\left(\frac{z}{\Delta}\right)^2\left[p_1(1-p_1)+p_2(1-p_2)\right]$

$$\text{(式 3-13)}$$

其中 z 为标准正态分布界值,取决于置信水准 $1-\alpha$ 中的 α(即显著性水准)。用 x 表示 p_1 和 $(1-p_1)$ 中较小者;y 表示 p_2 和 $(1-p_2)$ 中较小者。即:

$$x=min\left[p_1,(1-p_1)\right] \quad \text{(式 3-14)}$$

$$y=min\left[p_2,(1-p_2)\right] \quad \text{(式 3-15)}$$

又令

$$V=p_1(1-p_1)+p_2(1-p_2) \quad \text{(式 3-16)}$$

则可根据预调查或经验估计的 p_1、p_2 值,先求出 x 和 y,然后由表 3-10 查出对应的 V 值,再由表 3-11 查出对应于置信度 95% 以及对应于给定最大允许绝对误差 Δ 时每个样本所需的最小含量 n。

如 p_1 和 p_2 的值无法事先估计,则只能采取最保守做法,即取 $V=0.50$ 时的对应样本含量,即表 3-11 的最后一行。此处所需样本含量最大。

例3-6 用两种剂量电离辐射分别照射 2 组小白鼠。第 1 组 25 只,照射后 2 周内死亡 14 只;第 2 组 18 只,照射后同期内死亡 4 只。现拟进行进一步研究,希望以 95% 的置信度估计这两种剂量对小白鼠致死率之差,要求其绝对误差不超过 0.10。问用两种剂量处理的小白鼠各需多少只?

解:在此例中,$p_1=\dfrac{14}{25}=0.56$

$$p_2=\frac{4}{18}=0.28$$

$$1-p_1=0.44$$

$$1-p_2=0.72$$

因此，$x=min(0.56, 0.44)=0.44$

$y=min(0.28, 0.72)=0.28$

查表 3-10 得 $V=0.46$（表中没有对应 $y=0.28$ 的列，因此取 $y=0.3$ 的那一行作为近似），由题意，置信度 $=95\%$，$\Delta=0.10$。

查表 3-11 得 $n=177$。即每组各需 177 只小白鼠作为试验样本。

例 3-7　拟估计某市脑力劳动者与体力劳动者心血管发病率之差异，要求置信度为 95%，最大允许绝对误差为 0.05，问应分别从脑力劳动者总体和体力劳动者总体中各抽取多大含量的标本？

解：由于 p_1 与 p_2 未知，故可按最保守做法，取 $V=0.50$，对置信度 95%，$\Delta=0.05$，可查表 3-11，得知从每一总体中各需抽取含量为 769 人的样本。

表 3-10　$V=p_1(1-p_1)+p_2(1-p_2)$ 的值

x	y													
	0.01	0.02	0.03	0.04	0.05	0.1	0.15	0.2	0.25	0.3	0.35	0.4	0.45	0.5
0.01	0.02	0.03	0.04	0.05	0.06	0.1	0.14	0.17	0.2	0.22	0.24	0.25	0.26	0.26
0.02	0.03	0.04	0.05	0.06	0.07	0.11	0.15	0.18	0.21	0.23	0.25	0.26	0.27	0.27
0.03	0.04	0.05	0.06	0.07	0.08	0.12	0.16	0.19	0.22	0.24	0.26	0.27	0.28	0.28
0.04	0.05	0.06	0.07	0.08	0.09	0.13	0.17	0.2	0.23	0.25	0.27	0.28	0.29	0.29
0.05	0.06	0.07	0.08	0.09	0.1	0.14	0.18	0.21	0.24	0.26	0.28	0.29	0.3	0.3
0.06	0.07	0.08	0.09	0.09	0.1	0.15	0.18	0.22	0.24	0.27	0.28	0.3	0.3	0.31
0.07	0.08	0.09	0.09	0.1	0.11	0.16	0.19	0.23	0.25	0.28	0.29	0.31	0.31	0.32
0.08	0.08	0.09	0.1	0.11	0.12	0.16	0.2	0.23	0.26	0.28	0.3	0.31	0.32	0.32
0.09	0.09	0.1	0.11	0.12	0.13	0.17	0.21	0.24	0.27	0.29	0.31	0.32	0.33	0.33
0.1	0.1	0.11	0.12	0.13	0.14	0.18	0.22	0.25	0.28	0.3	0.32	0.33	0.34	0.34
0.12	0.12	0.13	0.13	0.14	0.15	0.2	0.23	0.27	0.29	0.32	0.33	0.35	0.35	0.36
0.14	0.13	0.14	0.15	0.16	0.17	0.21	0.25	0.28	0.31	0.33	0.35	0.36	0.37	0.37
0.16	0.14	0.15	0.16	0.17	0.18	0.22	0.26	0.29	0.32	0.34	0.36	0.37	0.38	0.38
0.18	0.16	0.17	0.16	0.19	0.2	0.24	0.28	0.31	0.34	0.36	0.38	0.39	0.4	0.4
0.2	0.17	0.18	0.19	0.2	0.21	0.25	0.29	0.32	0.35	0.37	0.39	0.4	0.41	0.41
0.22	0.18	0.19	0.2	0.21	0.22	0.26	0.3	0.33	0.36	0.38	0.4	0.41	0.42	0.42
0.24	0.19	0.2	0.21	0.22	0.23	0.27	0.31	0.34	0.37	0.39	0.41	0.42	0.43	0.43
0.26	0.2	0.21	0.22	0.23	0.24	0.28	0.32	0.35	0.38	0.4	0.42	0.43	0.44	0.44
0.28	0.21	0.22	0.23	0.24	0.25	0.29	0.33	0.36	0.39	0.41	0.43	0.44	0.45	0.45
0.3	0.22	0.23	0.24	0.25	0.26	0.3	0.34	0.37	0.4	0.42	0.44	0.45	0.46	0.46
0.32	0.23	0.24	0.25	0.26	0.27	0.31	0.35	0.38	0.41	0.43	0.35	0.46	0.47	0.47
0.34	0.23	0.24	0.25	0.26	0.27	0.31	0.35	0.38	0.41	0.43	0.45	0.46	0.47	0.47
0.36	0.24	0.25	0.26	0.27	0.28	0.32	0.36	0.39	0.42	0.44	0.46	0.47	0.48	0.48
0.38	0.25	0.26	0.26	0.27	0.28	0.33	0.36	0.4	0.42	0.45	0.46	0.48	0.48	0.49
0.4	0.25	0.26	0.27	0.28	0.29	0.33	0.37	0.4	0.43	0.45	0.47	0.48	0.49	0.49
0.42	0.25	0.26	0.27	0.28	0.29	0.33	0.37	0.4	0.43	0.45	0.47	0.48	0.49	0.49
0.44	0.26	0.27	0.28	0.28	0.29	0.34	0.37	0.41	0.43	0.46	0.47	0.49	0.49	0.5
0.46	0.26	0.27	0.28	0.29	0.3	0.34	0.38	0.41	0.44	0.46	0.48	0.49	0.5	0.5
0.48	0.26	0.27	0.28	0.29	0.3	0.34	0.38	0.41	0.44	0.46	0.48	0.49	0.5	0.5
0.5	0.26	0.27	0.28	0.29	0.3	0.34	0.38	0.41	0.44	0.46	0.48	0.49	0.5	0.5

表 3-11 置信水准为 95% 时的样本含量

V	Δ									
	0.01	0.02	0.03	0.04	0.05	0.10	0.15	0.20	0.25	0.30
0.01	3 842	961	427	241	154	39	18	10	7	5
0.12	4 610	1 153	513	289	185	47	21	12	8	6
0.14	5 379	1 345	598	337	216	54	24	14	9	6
0.16	6 147	1 537	683	385	246	62	28	16	10	7
0.18	6 915	1 729	769	433	277	70	31	18	12	8
0.20	7 684	1 921	854	481	308	77	35	20	13	9
0.22	8 452	2 113	940	529	339	85	38	22	14	10
0.24	9 220	2 305	1 025	577	369	93	41	24	15	11
0.26	9 989	2 498	1 110	625	400	100	45	25	16	12
0.28	10 757	2 690	1 196	673	431	108	48	27	18	12
0.30	11 525	2 882	1 281	721	461	116	52	29	19	13
0.32	12 294	3 074	1 366	769	492	123	55	31	31	20
0.34	13 062	3 266	1 452	817	523	131	59	33	21	15
0.36	13 830	3 458	1 537	865	554	139	62	35	23	16
0.38	14 599	3 650	1 623	913	584	146	65	37	24	17
0.40	15 367	3 842	1 708	961	615	154	69	39	25	18
0.42	16 135	4 034	1 793	1 009	646	162	72	41	26	18
0.44	16 904	4 226	1 879	1 057	677	170	76	43	28	19
0.46	17 672	4 418	1 964	1 105	707	177	79	45	29	20
0.48	18 440	4 610	2 049	1 153	738	185	82	47	30	21
0.50	19 209	4 803	2 135	1 201	769	193	86	49	31	22

Δ: 绝对误差 V: 从表 3-10 查得

（五）估计相对危险性

假定怀疑某病的发病与暴露于某因素有关，为研究这一问题，常需估计该因素致病的危险性。假定在某总体（例如某居民区、某市、某国家等）中，是否暴露于某因素与是否发病的 2×2 列联表见表 3-12：

表 3-12 2×2 列联表

某疾病	危险因素	
	+	−
+	a	b
−	c	d

那么，暴露于该因素的人群发病率 $p_1 = \dfrac{a}{a+c}$

未暴露于该因素的人群发病率 $p_2 = \dfrac{b}{b+d}$

该因素致病的相对危险性 $RR = \dfrac{p_1}{p_2} = \dfrac{a(b+d)}{(a+c)b}$

（式 3-17）

在调查研究中只能从该总体中抽取有关样本，由样本所得的列联表对 RR 进行估计。当置信度要求为 $1-\alpha$，最大容许相对误差为 γ 时，暴露组和非暴露组各组所需最小样本含量

$$n = \left(\frac{z}{ln(1-\gamma)}\right)^2 \left(\frac{1-p_1}{p_1} + \frac{1-p_2}{p_2}\right) \quad （式 3-18）$$

现场调查中，对未暴露于所研究因素人群中的发病率 p_2 以及相对危险性 RR，它们的近似估计值一般已知（可通过预调查或根据以往资料和调查结果）。因此，可由式 3-19 估计暴露于该因

素的人群发病率

$$p_1 = p_2 \cdot RR \qquad (式 3-19)$$

然后按照式 3-18 确定各组所需样本含量。根据上述步骤,将常用结果制成表 3-13,以供现场调查中快速确定样本含量。

在一般情况下,当

$$1 \leqq RR = \frac{p_1}{p_2} \leqq \frac{1}{p_2} \qquad (式 3-20)$$

且当所要求的置信度为 95%,最大容许相对误差 γ 为 10% 时,由 RR 和 p_2 可直接查表 3-13 求出所需样本含量。

若 $RR < 1$,那么

$$1 < \frac{1}{RR} = \frac{p_2}{p_1} \leqq \frac{1}{p_1} \qquad (式 3-21)$$

这时可将表 3-13 中的 RR 和 p_2 分别用 $\frac{1}{RR}$ 和 p_1 代替,再查出所需样本含量 n。

例 3-8　某国家想要调查研究某种疾病与直接或间接饮用受某一工厂排泄物污染的河水的关系。估计污染河水致病的相对危险性为 2 左右,未饮用该河水的人群中该病的发病率为 25%。如果要求估计的置信度为 95%,最大允许相对误差为 10%,问应从饮用该河水和未饮用该河水的人群中各抽取多大含量的样本?

解:此例中 $RR \approx 2$,$p_2 \approx 0.25$,置信度 =95%,$\gamma = 0.10$

查表 3-13,得 $n=1\,385$,即每组所需最小样本含量为 1 385 人。

表 3-13　置信度 95%,相对误差 10% 时,估计 RR 所需样本含量

p_2	RR 1.00	1.25	1.50	1.75	2.00	2.25	2.50	2.75	3.00	3.25	3.50	3.75	4.00	4.25	4.50	4.75	5.00
0.01	68 521	61 600	56 986	53 690	51 218	49 295	47 757	46 499	45 450	44 563	43 802	43 143	42 566	42 057	41 605	41 200	40 836
0.02	33 915	30 454	28 147	26 499	25 263	24 302	23 533	22 904	22 379	21 936	21 555	21 226	20 937	20 683	20 457	20 254	20 072
0.03	22 379	20 072	18 534	17 436	16 612	15 971	15 458	15 039	14 689	14 393	14 140	13 920	13 728	13 558	13 407	13 272	13 151
0.04	16 612	14 881	13 728	12 904	12 286	11 805	11 421	1 106	10 844	10 622	10 432	10 267	10 123	9 996	9 883	9 781	9 690
0.05	13 151	11 767	10 844	10 185	9 690	9 306	8 998	8 746	8 537	8 359	8 207	8 075	7 960	7 858	7 768	7 687	7 614
0.10	6 230	5 538	5 076	4 747	4 499	4 307	4 153	4 027	3 923	3 834	3 758	3 692	3 634	3 583	3 538	3 498	3 461
0.15	3 923	3 461	3 154	2 934	2 769	2 641	2 538	2 454	2 384	2 325	2 275	2 231	2 192	2 158	2 128	2 101	2 077
0.20	2 769	2 423	2 192	2 027	1 904	1 808	1 731	1 668	1 615	1 571	1 533	1 500	1 471	1 446	1 423	1 403	1 385
0.25	2 077	1 800	1 615	1 484	1 385	1 306	1 246	1 196	1 154	1 119	1 088	1 062	1 039				
0.30	1 615	1 385	1 231	1 121	1 039	975	923	881	846	871							
0.35	1 286	1 088	956	862	792	737	693	657									
0.40	1 039	866	750	668	606	558	520										
0.45	846	693	590	517	462												
0.50	693	554	462	396	347												
0.55	567	441	357	197													
0.60	462	347	270														
0.70	297	198															
0.80	174	87															
0.90	77																

（六）估计优势比

进行病例对照研究时,常需计算优势比(odds ratio, OR,亦称比数比)。假定病例组和对照组是否暴露于某危险因素的列联表见表 3-14。

表 3-14　病例组与对照组暴露于某危险因素的列联表

	危险因素	
	+	−
病例组	a	b
对照组	c	d

那么,病例组中暴露于该因素的比率为

$$p_1=\frac{a}{a+b},$$

对照组中暴露于该因素的比率为

$$p_2=\frac{c}{c+d},$$

优势比定义为

$$OR=\frac{p_1}{1-p_1}\Bigg|\frac{p_2}{1-p_2}=\frac{p_1(1-p_2)}{(1-p_1)p_2}=\frac{ad}{bc}\qquad(式3-22)$$

显然,当总体中患病者的比例很小时,有

$$\frac{c}{a+c}\approx1,\frac{d}{b+d}\approx1\quad因此,$$

$$OR=\frac{ad}{bc}\approx\frac{a(b+d)}{b(a+c)}=RR\qquad(式3-23)$$

这时优势比 OR 是相对于危险性 RR 的极好估计。并且,无病者暴露于该因素的比率 p_2 也就近似等于总体中暴露于该因素的人数的比率,即

$$p_2=\frac{c}{c+d}\approx\frac{a+c}{a+b+c+d}\qquad(式3-24)$$

在一般情况下(已有资料说明),OR 也可以用作 RR 的近似估计。

在估计对应某危险因素的优势比时,注意到优势比的自然对数 $\ln OR$ 的方差

$$\mathrm{var}(\ln OR)=\frac{1}{a}+\frac{1}{b}+\frac{1}{c}+\frac{1}{d}\qquad(式3-25)$$

病例组与对照组是配对关系,即 $a+b=c+d=n$,那么如果置信度要求为 $1-\alpha$,最大允许相对误差为 γ,可以推导出病例组和对照组各组所需要的最小样本含量

$$n=\left[\frac{z}{\ln(1-\gamma)}\right]^2\left[\frac{1}{p_1(1-p_1)}+\frac{1}{p_2(1-p_2)}\right]$$

$$(式3-26)$$

z 即前文中 $z_{\alpha/2}$ 的简写形式,表示标准正态分布的临界值。根据优势比的粗略估计值 OR 以及对照组中暴露于危险因素的比率 p_2,可估算病例组中暴露于危险因素的比率

$$p_1=\frac{OR\cdot p_2}{(OR-1)p_2+1}\qquad(式3-27)$$

再按式 3-26 即可求出对应于某种置信度(95%)和最大允许相对误差(10%,20%)下的最小样本含量 n。为便于现场调查,常用的计算结果已制成表(表 3-15、表 3-16)。

当 $OR\geqslant1$ 时,可根据 p_2 和 OR 的值以及 $1-\alpha$ 和 γ 的值直接从表中查找。

当 $OR<1$ 时,则可将表中 p_2 和 OR 用 p_1 和 $\frac{1}{OR}$ 代替后再查出所需最小样本含量。

例 3-9　某地疟疾成为社会关注的问题,据了解约 35% 的人常被蚊虫叮咬。卫生部门决定采用病例对照方式研究该地区疟疾发病与被蚊虫叮咬间的关系。估计优势比约为 2.50,希望估计值的相对误差不超过 20%,要求置信度为 95%。问疟疾患者组和非疟疾患者对照组需多大样本?

解:已知总体中暴露于危险因素(蚊虫叮咬)的比率为 35%,故可认为对照组暴露于该因素的比率 $p_2\approx35\%$。

又已知 $OR=2.50$,置信度 =95%,$\gamma=20\%$,查表 3-15 的 $n=655$,即每组所需最小样本含量为 655 人。

若要求提高估计量的精度,譬如令最大允许相对误差 $\gamma=10\%$,其他条件均保持不变,则查表 3-16 可知每组所需最小样本含量将增至 $n=2\,937$ 人。

表 3-15　当相对精度 γ=20%,置信度 =95% 时,估计优势比所需样本含量

p_2	OR								
	1.00	1.50	2.00	2.50	3.00	3.50	4.00	4.50	5.00
0.01	15 587	13 041	11 768	11 005	10 496	10 133	9 860	9 649	9 479
0.02	7 873	6 614	5 984	5 607	5 356	5 177	5 042	4 938	4 855
0.03	5 303	4 473	4 058	3 810	3 645	3 527	3 439	3 371	3 317
0.04	4 019	3 403	3 096	2 913	2 791	2 704	2 640	2 590	2 550
0.05	3 249	2 762	3 520	2 376	2 280	2 212	2 162	2 123	2 093
0.10	1 715	1 488	1 376	1 311	1 269	1 240	1 220	1 205	1 194
0.15	1 211	1 072	1 006	969	946	932	924	918	915
0.20	965	872	830	809	798	793	791	792	795
0.25	823	759	733	723	721	722	727	733	741
0.30	735	692	678	677	681	689	699	711	724
0.35	679	652	649	655	666	680	696	713	730
0.40	643	631	637	651	669	689	711	733	757
0.45	624	624	640	662	687	714	743	772	801
0.50	618	631	656	687	721	755	791	828	865
0.55	624	650	687	728	770	815	859	905	951
0.60	643	684	733	786	841	896	952	1 008	1 065
0.70	735	814	899	985	1 073	1 162	1 251	1 340	1 429
0.80	965	1 113	1 264	1 416	1 569	1 723	1 876	2 030	2 184
0.90	1 715	2 059	2 405	2 751	3 098	3 445	3 792	4 139	4 486

表 3-16　当相对精度 γ=10%,置信度 =95% 时,估计优势比所需样本含量

p_2	OR								
	1.00	1.50	2.00	2.50	3.00	3.50	4.00	4.50	5.00
0.01	69 912	58 494	52 786	49 361	47 079	45 449	44 228	43 278	42 518
0.02	35 313	29 664	26 842	25 149	24 023	23 219	22 616	22 149	21 776
0.03	23 785	20 061	18 201	17 087	16 347	15 819	15 425	15 120	14 876
0.04	18 025	15 263	13 886	13 063	12 516	12 128	11 839	11 615	11 438
0.05	14 572	12 389	11 302	10 654	10 225	9 921	9 695	9 521	9 384
0.10	7 691	6 672	6 172	5 880	5 691	5 562	5 470	5 403	5 353
0.15	5 429	4 806	4 510	4 344	4 244	4 181	4 141	4 117	4 104
0.20	4 362	3 908	3 721	3 626	3 576	3 554	3 548	3 552	3 565
0.25	3 692	3 403	3 288	3 242	3 230	3 239	3 259	3 288	3 323
0.30	3 296	3 101	3 041	3 034	3 055	3 090	3 136	3 187	3 244
0.35	3 043	2 922	2 908	2 937	2 987	3 050	3 120	3 195	3 274
0.40	2 884	2 827	2 856	2 919	3 000	3 090	3 187	3 288	3 392
0.45	2 797	2 798	2 869	2 968	3 081	3 203	3 329	3 459	3 591

续表

p_2	OR								
	1.00	1.50	2.00	2.50	3.00	3.50	4.00	4.50	5.00
0.50	2 769	2 827	2 942	3 080	3 230	3 387	3 548	3 711	3 876
0.55	2 796	2 914	3 078	3 262	3 454	3 652	3 854	4 057	4 262
0.60	2 884	3 067	3 288	3 525	3 769	4 017	4 269	4 522	4 776
0.70	3 296	3 651	4 030	4 419	4 812	5 209	5 608	6 007	6 408
0.80	4 326	4 990	5 667	6 351	7 037	7 725	8 414	9 104	9 794
0.90	7 691	9 235	10 786	12 340	13 894	15 450	17 006	18 526	20 118

（七）利用软件估计样本含量的方法

一般来说，样本量的估计用 SAS、SPSS、STATA、R 等统计软件均可以实现。除此之外，还有一些专门的样本量计算软件，如 PASS（收费）、nQuery Advisor（收费）等。下面以样本量估计专业软件 nQuery Advisor 7.0 为依据（被国际上公认为样本量估计的权威软件之一，得到美国 FDA 认可），系统介绍样本量估计方法，给出计算公式及其权威出处，通过实例加以说明，并与 SAS 9.2 软件进行比较。同时，对 PASS 的使用方法也举例说明。因篇幅所限，对于各种统计学情况下的样本含量估计的软件使用详见所附的参考文献。

凡公式中出现的相同符号统一定义如下：

α：检验水准；

$1-\beta$：检验效能；

s：取 1 代表单侧检验，取 2 代表双侧检验；

MSE：均方差；

CV：变异系数；

各类参数：如 μ（总体均数）、σ（总体标准差）等，这些参数一般未知，通常根据优先顺序：预试验结果、他人研究结果、假设三种方式进行估计。

1. 采用 nQuery Advisor 7.0 以及 SAS 9.2 软件实现 下面以单样本均数比较 t 检验来举例说明。

方法：O'Brien 和 Muller（1993）给出的单样本 t 检验的样本量估计是建立在自由度为 $n-1$，非中心参数为 $\sqrt{n}\left(\frac{|\mu_1-\mu_0|}{\sigma}\right)$ 的非中心 t 分布基础上。其检验效能的计算公式 $1-\beta-1-\mathrm{Prob}\,t$ $\left[t_{1-\alpha/s,\,n-1},\,n-1,\,\sqrt{n}\left(\frac{|\mu_1-\mu_0|}{\sigma}\right)\right]$ 中，μ_1 为预期总体均

数；μ_0 为已知总体均数；σ 为预期的总体标准差。在计算样本量时，一般先设定样本量初始值，然后迭代样本量直到所得的检验效能满足条件为止。此时的样本量，即研究所需的样本量。

例 3-10 某研究欲验证从事铅作业男性工人的血红蛋白含量是否与正常成年男性平均值（140µg/L）有差异。预试验测得从事铅作业男性工人的血红蛋白含量均值 130.83µg/L，标准差 25.74µg/L。如果设定 α 为 5% 水平，检验效能为 85%，双侧检验，统计分析采用单样本 t 检验，试估计样本量。

（1）采用 nQuery Advisor 7.0 实现：设定检验水准 $\alpha=0.05$；双侧检验，即 $s=2$；检验效能取 $1-\beta=85\%$。依据上述基础数据可知，$\mu_1=130.83$，$\mu_0=140$，$\sigma=25.74$。在 nQuery Advisor 7.0 主菜单选择：

Goal：Make Conclusion Using：⊙Means

Number of Groups：⊙One

Analysis Method：⊙Test

方法框中选择：One group t-test for difference in means

在弹出的样本量计算窗口将各参数键入，结果为 $n=73$，即本试验的最少样本量为 73 例。

（2）采用 SAS 9.2 软件实现：

```
proc IML;
start MOT0（a，s，mean1，mean2，sd，power）；
error=0；
if（a＞1a＜0）then do；error=1；print "error"
"Test significance level must be in 0-1"；
end；
```

```
if( s˙=1 & s˙=2 )then do;error=1;print "error"
"s=1 or 2";end;
    if( sd<0 )then do;error=1;print "error...
'standard deviation
    must be >=0";end;
    if( power>100power<1 )then do;error=1;
    print "error" "Power( % )must be in 1-100";
end;
    if( error=1 )then stop;
    if( error=0 )then do;
    n=2;
    do until( pw >=power/100 );
    df=n-1:
    es=abs( mean1-mean2 )/sd;
    ncp=sqrt( n )#es;
    if( s=1 )then do;
    t=tinv( 1-a, df );
    pw=1-probt( t, df, ncp );
    end;
    if( s=2 )then do;
    t1=tinv( 1-a/2, df );
    t2=tinv( a/2, df );
    pw=1-probt( tl, df, ncp )+probt( t2, df,
ncp );
    end;
    n=n+0.01:
    end;
    n=ceil( n-0.01 );
    print a[ label= "Test Significance level" ]
    s[ label= "1-2 sided test" ]
    mean1[ label= "Null hypothesis mean" ]
    mean2[ label= "Alternative mean" ]
    sd[ label= "Standard deviation of differences" ]
    es[ label= "Effect size" ]
    power[ label= "Power( % )" ]
    n[ label= "n" ];
    end;
    finish MOT0;
    run MOT0( 0.05, 2, 140, 130, 83, 25, 74, 85 );
    quit;
```

SAS 运行结果同样为 73 例,检验效能为 85%。

2. PASS(Power Analysis and Sample Size) 是用于效能分析和样本量估计的统计软件包,是市场研究中最好的效能检验的软件。它能对数十种统计学检验条件下的检验效能和样本含量进行估计,主要包括区间估计、均数比较、率的比较、相关与回归分析和病例随访资料分析等情形。该软件界面友好,功能齐全,操作简便。用户不需要精通统计学知识,只要确定医学研究设计方案,并提供相关信息,就可通过简单的菜单操作,估计出检验效能和样本含量。

采用 PASS V08.0.3 版本操作,估计总体均数时样本量估计:

例 3-11 已知某地成年男子身高的标准差是 6.03cm,现在想进一步了解该地区成年男子身高的总体平均水平,若规定误差 δ 不超过 0.5cm,取 $\alpha=0.05$,试估计需要调查多少人?

公式:

$$\sigma \text{ 已知}: n=\left(\frac{\mu_\alpha\sigma}{\delta}\right)^2 \qquad (\text{式 3-28})$$

$$\sigma \text{ 未知}: n=\left(\frac{t_\alpha s}{\delta}\right)^2 \qquad (\text{式 3-29})$$

其中,n、δ、σ、s 分别为样本含量、允许误差、总体标准差和样本标准差。

PASS 操作图 3-1。

结果:需要调查 562 人(图 3-2)。

四、重复原则中注意的问题

重复是指各处理组(包括对照)的样本均应有一定的数量。样本太小,难以显示应有的差别并获得正确、可靠的研究结果,结论亦缺乏充分依据;样本太大,会增加实际工作困难,造成人力、物力、时间浪费。因此,在设计实验时须预计合适的样本含量。

1. **样本与研究问题有关** 例如,拟鉴定一种新抗癌药物,若通过动物实验测定该药毒性至少需数十只实验动物;而后进行临床试验,则需观察数百至数千例患者。

2. **样本与研究对象有关** 某一观察项目,各动物间个体差异大,所需例数即多;个体差异小,所需例数即少。决定样本含量,须事先明确某些条件与要求:①实验单位具有较好同质性,各组数量最好相等,不可相差悬殊;②事先了解某些

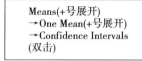

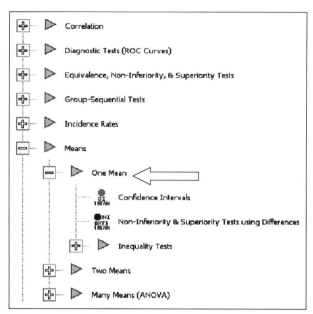

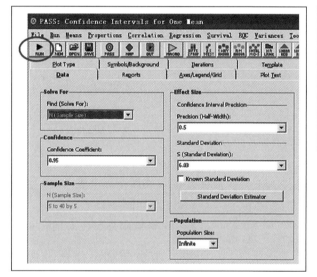

图 3-1 PASS 操作

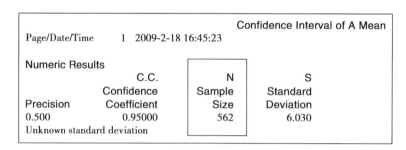

图 3-2 结果

数据,计数资料须了解百分数或率,计量资料须了解平均数及标准差;③须确定希望发现多大的差异,小于该差异称为容许误差;④确定要有百分之几的机会能发现这样的差异;⑤希望在 $\alpha=0.05$ 水准处,抑或 $\alpha=0.01$ 水准处发现差异的显著性。

一个周密的实验设计,能合理安排各项实验因素,正确估计样本含量大小,严格控制实验误差,从而用较少的人力、物力、时间,最大限度地获得丰富而可靠的资料。反之,若实验设计存在缺点,不仅可能造成不应有的浪费,且降低研究结果的价值。因此,制订研究计划时须科学地进行实验设计。由于实验研究使用的指标及其影响因素越来越复杂多样,故对科研设计的要求也越来越高。

第五节　均　衡　原　则

一、均衡的原则

实验组和对照组或各实验组间,除所观察的受试因素外,其他一切条件应尽可能相同或一致,例如动物的种属、品系、窝别、年龄、性别、体重、健康状况、生理条件、饲养环境等要保持一致;若受试对象是患者,则要求病种、病期、病型、病程、年龄、性别、生活、社会、心理等因素保持均衡一致。

均衡(balance)原则的作用是使受试对象受到非实验因素的影响完全平衡,确保实验因素在各组间不受其他因素或重要的非实验因素不平衡的干扰和影响,从而真实地显现所考察的实验因素在不同条件下对观察效应的影响。均衡原则与实验设计的随机化、对照和重复原则密切相关,且均衡原则是核心,其贯穿于随机化、重复和对照原则中,并与之相辅相成,相互补充。

二、均衡的方法

一般来讲,通过随机化、对照、重复等原则,可使实验组与对照组间各种影响因素分布均衡。但这并非绝对,即使在大样本情况下,也不能保证实验组与对照组基线的一致,究其原因即忽视均衡原则所致。在此介绍两种均衡的实施方法。

1. 交叉均衡法　交叉均衡是在各实验组中又各设立实验和对照的方法,以使两组的非处理因素均衡一致。

例如,某研究者拟说明 A 药物治疗儿童轻度缺铁性贫血的疗效,其设计在甲小学观察 30 名确诊为轻度缺铁性贫血的儿童,服用 A 药作为实验组;在乙小学观察 30 名确诊为轻度缺铁性贫血的儿童,未服用 A 药作为对照;观察指标是血红蛋白含量。结果发现:甲小学观察对象血红蛋白均值明显上升,乙小学观察对象血红蛋白略有提高,但较甲小学低。由此得出结论:A 药有升血红蛋白的作用,用于治疗缺铁性贫血有效。这一设计

和结论,逻辑上似乎合情合理:其已设置对照组,且两组间年龄、性别和其他条件基本一致,但仔细推敲,此设计的致命缺陷是存在不均衡,即不清楚两所小学儿童的家庭经济条件、地理位置、儿童饮食习惯、营养条件是否相同或相近。因影响血红蛋白含量的因素除药物外,也可能是儿童营养条件不同所致,不能将血红蛋白量升高这一结果完全归之于 A 药的疗效。

在实验中,影响实验效应最主要的非处理因素称为混杂因素。本实验的混杂因素是饮食习惯和营养条件。这个混杂因素得不到控制,就不能作出上述结论。但要通过改变儿童饮食习惯和营养条件来控制这个混杂因素比较困难,可通过交叉均衡设计达到均衡目的。方法为:将甲小学 30 名儿童随机分成两组,15 名服用 A 药,15 名不服药;乙小学 30 名儿童也随机分成两组,15 名服药,15 名不服药。最后将甲乙小学各 15 名服药儿童的测定结果合并,作为实验组求平均值;再将两小学各 15 名未服药儿童的测定结果合并,作为对照组求平均值。如此两组比较,经显著性检验后,实验组的血红蛋白值高于对照组,且有统计学意义,即可得出 A 药对血红蛋白有影响,并可治疗儿童轻度缺铁性贫血的结论。

又如,对甲、乙两组动物做同一针刺,一名操作者承担不了两组动物,需两人操作,此时不能每人承担一组,而应两人各自针刺甲组的一半和乙组的一半,交叉进行操作,以均衡操作者不同的混杂因素。当然,在设计时首先还要尽可能选择条件一致的两个观察单位,不能依靠交叉把所有的非处理因素都均衡掉。

2. 分层均衡法　该法是将非处理因素按不同水平划分为若干个单位组(层),然后在每个单位组(层)内安排处理因素,使各处理组条件均衡,从而达到消除非处理因素对实验结果影响之目的。如按照年龄分层,则老年人、中青年、儿童分别归为不同的层次,各层再随机进行分组,观察实验结果,从而消除年龄对结果的影响。值得注意的是,分层愈细,实施过程愈复杂,对样本的要求愈大;反之,应分层而不分层,则使组间基线不平衡,其结果的可信性会受到影响。

例如,研究药物对高血压病的疗效,因为高血压有轻度、中度、重度之分,即使完全随机分组,也

可能导致有的组重度多,有的组轻度多。故应先把轻、中、重度的高血压分层(stratification),然后在每一层内再随机分组,如此才能做到组间均衡。

又如,拟研究振动作业对工人上肢甲皱皮肤微循环的影响,且要观察每天从事不同时间振动作业对微循环的影响。拟观察 32 人,分为 4 组,每组 8 人,即第一天检查未从事振动作业的行管人员为对照组;第二天检查每天从事振动作业 2 小时的工人为实验一组;第三天检查每天从事振动作业 4 小时的工人为实验二组;第四天检查每天从事振动作业 8 小时的工人为实验三组。若实验室不是恒温,受室外温度的影响,该设计方法不合理。因为室温影响皮肤温度变化,进而影响肢端微循环检查结果,会使处理因素与混杂因素交织在一起,得不出处理因素的效应和差别。若每天检查各处理组中 2 名受检者,使每组中均有 2 名受检者在同一室温下进行检查,从而室温这一混杂因素得到均衡。分层的要求是尽量使每一层内的变异范围减小,而充分显示层间的差别,从而减少抽样误差。当层间差异具有显著意义时,层间变异从组内项分离出来,则误差均方减小,有利于处理层间的显著性检验。

3. 人类复杂疾病关联研究中群体分层 人类复杂疾病遗传易感基因定位研究主要有连锁分析(linkage analysis)和关联分析(association study)两种方法。关联分析是在群体水平上研究某种疾病与某个特定等位基因的频率相关性,最常见的实验设计方法是病例对照研究。但是关联分析结果易受群体遗传分层(population stratification)的干扰,即某遗传标记的等位基因频率在病例和对照组间存在显著差异,但这个遗传标记并不与疾病表型相关。群体分层往往是由于遗传背景不一的亚人群混合所致,其产生机制可能与各亚人群祖先的迁移模式、婚配习惯、生殖强弱及基因组的随机突变等因素有关。群体分层对遗传关联分析的直接影响可能导致结果偏倚,产生假阳性或假阴性的结果。

排除群体分层干扰的方法是:①加大样本量并尽可能地选择一个遗传上相对均质的群体,如出生地、年龄结构、种族、性别比例相同和人口流动性小的隔离群体;②基于家系研究的策略,即选择以受累家系为基础的内在对照组(由双亲或

同胞组成),采用传递/不平衡检验(transmission/disequilibrium test,TDT)等方法进行检验,其缺陷包括统计效能较低等;③基于基因组对照的研究策略,如果对照组和病例组来自遗传背景不相同的人群,根据从基因组中随机选取的中性遗传标记等位频率的差异而检测出群体分层,应用专门的软件或算法推断群体分层的程度,并对关联分析的结果进行校正。

三、均衡性检查

先按主要影响因素分层,然后在层内随机抽样,这样组间均衡性较好。但若样本分配并非采用分层随机,而是使用完全随机方法,尤其在小样本实验中则可能出现严重不平衡状态。为弥补此缺陷,应在实验样本数达到预定数 80%~90% 时进行均衡性检查。若发现不平衡指数即影响因素差数绝对值之和(Σd_i)较大时,随后的样本分配应以如何使不平衡指数减小为原则,目标是使每次分配的结果均达到各组间当时情况下的最好平衡程度。以比较复方青黛与白消安对慢性粒细胞白血病疗效的试验研究为例:预定观察 20 例,每组 10 例,按完全随机已收治 17 例。若性别、年龄、病情与病程是其主要影响因素,则按此进行均衡性检查(表 3-17)。

表 3-17 已有 17 例分层情况

	性别		年龄		病情			病程	
	男	女	中	青	轻	中	重	≤1 年	>1 年
复方青黛组	4	5	6	3	4	3	2	5	4
白消安组	5	3	4	4	2	3	3	3	5
组差(d_i)	1	2	2	1	2	0	1	2	1

Σd_i=12 的检查结果提示不平衡指数较大,故随后继续入组的病例应以使 Σd_i 减少为原则。如新来一位符合受试条件的本病患者系男性青年,病情较重,确诊已 1 年半。若将此患者分至白消安组,则 Σd_i 增至 16,若将其分至复方青黛组,则 Σd_i 减至 8,故应将此患者分至复方青黛组。再来新患者仍按此法进行。假如有 k 个($k \geq 2$)处理

组,可将实验组分别与对照组比较,求(k-1)个"不平衡指数"之和,取和最小的分配方案。总之,均衡原则是实验设计原则的核心,科研工作者应高度重视。欲贯彻实验设计的原则,完善实验设计,其前提是:①研究设计者须具有丰富的专业知识和统计学知识,对拟研究课题有较好掌握;②邀请同行专家帮助修改,群策群力,以弥补个人专业知识的不足;③请统计学专家从统计的角度对实验设计方案进行把关。

现代医学科研设计中,"对照、随机、重复、均衡"四大原则主要反映该研究具体的实施方案及该课题研究的科学性和可行性。医学研究课题确定后,严格按科研设计要求开展实验,是能否取得预期成果的关键。近年来发现,弹性原则和最经济原则也应用于医学基础与临床研究中,使得医学科研设计更具有弹性、有余地,以及更加经济地完成医学科研任务,是"对照、随机、重复、均衡"四大原则的完美补充与有机组合。

弹性原则:是指科学研究者在科研设计活动中,特别是在方案、计划制定中要留有适当余地,备有应急方案,以便适应客观事物可能出现变化的科研设计行为准则。科研设计之所以要遵循弹性原则,主要是因为:①科研设计对象的复杂性和动态性。现代科研设计涉及多种参数,科研设计对象复杂多变,不运用弹性原则,就难以应对复杂多变的情况。②科研设计环境的多样性。科研设计环境是科研设计的重要制约因素,如果科研设计满打满算,不留有一定的余地,在多样化的环境因素面前就会有"捉襟见肘"之虞。③科研设计实施的过程性。科研设计实施是一个过程,在这一过程中,主客观条件难免发生变化。这就需要科研设计者对实施的困难和变化的可能性既要有充分的心理准备,又要有应变措施,以防不测。

所以,弹性原则的提出可使已有的实验设计在时间分配图上留有空缺。适当的空缺是非常必要的,只有这样才能富有弹性地实施实验计划,并不断地调整好自己的实验进度。

最经济原则:是指不论什么实验设计,都有它的最优选择方案,这包括在资金的使用上,也包括人力时间的损耗上,必要时可以预测一下自己实验的产出和投入的比值,这个比值越大越好,当然是以你所拥有的实验条件作基础的。因此,只有把握最经济原则,才能使科研设计按最优的方案,最经济的投入和产出比值进行,完美地完成科研课题任务。

(孙玉英)

第四章 医学科研课题的统计学设计

医学统计学理论和方法贯穿于医学研究的始终，即从研究设计、数据处理、结果表达与解释，直到撰写研究报告的各个阶段。任何一项医学研究在实施前都需要有科学严谨的研究设计。研究设计可分为观察性研究和实验性研究两大类，同时又要从专业设计和统计设计两个方面考虑课题设计。专业设计主要是研究者根据研究目的，从专业角度明确医学研究期望探索或求证的主要问题（如病因、影响疾病发生或转归的因素、干预因素的效应等），考虑如何制定研究对象的纳入和排除标准、选择观察指标和明确可能影响观察结果的混杂因素等。统计设计主要是依据研究目的，结合专业设计的内容，进一步明确研究因素和效应指标、确定研究对象的选择方法和数量、选择研究设计的类型、明确数据收集、整理和分析的方法，直至研究结果的表达和解释。在实验设计的统计学考虑中，实验分组方法（设计类型）非常重要，不同的设计类型需要选择不同的统计分析方法。本章将介绍单因素实验设计（包括完全随机设计、随机区组设计、拉丁方设计、交叉设计等）和多因素实验设计（如析因设计、正交设计、裂区设计等）。

第一节 完全随机设计

一、基本概念

完全随机设计（completely randomized design）又称简单随机设计，是采用完全随机化分组方法将同质的实验对象分配到不同的组，各组分别接受不同的处理。若各组样本量相等为平衡设计（balanced design），若各组样本含量不等为非平衡设计（unbalanced design），在总样本量固定的情况下平衡设计的统计效率较高，故值得推荐。完全

随机设计示意图见图4-1。

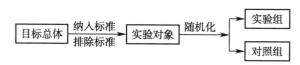

图 4-1 完全随机设计示意图

二、设计步骤

设计中要考虑到三要素和四原则，同时也要包括数据的统计分析方法。

1. **确定处理因素及其水平** 根据研究目的确定所研究的处理因素及其水平，处理因素的定义要具体、明确且具有可操作性；其水平数可以是两水平（相互比较的两个处理组），也可以是多水平（相互比较的多个处理组）。

2. **确定受试对象和实验效应指标** 根据专业知识（研究问题的性质）和研究目的确定受试对象和实验效应指标，受试对象要具有较好的同质性和代表性，对处理因素敏感且反应要稳定；实验效应指标要具有较好的特异性和灵敏性，尽可能选择客观指标。

3. **确定样本量** 根据专业知识、文献资料或预实验结果获得的信息（如总体标准差 σ、总体率 π、容许误差 δ），按所规定的假阳性错误（即第 I 类错误）概率 α、检验效能 $1-\beta$，通过样本量的估算公式进行计算。

4. **随机化分组或随机抽样** 应用随机数字表或计算机软件实现随机化分组，即受试对象被随机分配到各处理组；或从不同总体中进行随机抽样（图4-1）。随机分组方法如下：

完全随机化是直接对实验对象进行随机化分组，分组后各组实验对象的个数可以相同亦可不同。

设 A 和 B 分别代表处理组和对照组。分组步

骤是先将全部受试者进行编号（如按患者的就诊顺序），然后给每个受试者分配一个随机数，再将随机数按大小排序，最后根据随机数序号决定组别。

例 4-1　观察脱氧雪腐镰刀菌烯醇（DON）对 Wistar 幼鼠关节软骨胶原合成和分解代谢的影响。将 12 只健康 Wistar 幼鼠完全随机分为对照组（A 组）、DON 组（B 组）。具体步骤如下（随机数字表法）：

（1）将 12 只 Wistar 幼鼠编号；

（2）从随机数表中的任意处开始，如从表中第 19 行第 25 列开始，依次向右读取 2 位的随机数，即 27，69，85，…，若遇到随机数相同者，则弃去，读取下一个两位随机数。由此可得到 12 个不重复的随机数，与 12 只 Wistar 幼鼠的编号对应。随机数表可以实现随机化，可以从行或列来阅读；除随机数表外，还可运用统计软件进行随机化。

（3）将随机数按大小进行排序；

（4）随机数排出序号后，指定随机数序号为 1~6 者为 A 组，7~12 为 B 组。

分组过程如下（表 4-1）：

表 4-1　Wistar 幼鼠完全随机分组过程

幼鼠编号	1	2	3	4	5	6	7	8	9	10	11	12
随机数	27	69	85	29	81	94	78	70	21	94	47	90
随机数序号	2	5	9	3	8	11	7	6	1	12	4	10
分配组别	A	A	B	A	B	B	B	A	A	B	A	B

最后各组内的幼鼠编号为：

A 组：1　2　4　8　9　11

B 组：3　5　6　7　10　12

5. 盲法观察结果　盲法（blind method）是指为了避免信息偏倚在观察结果时经常采用的一种方法。根据"盲法"对象不同，一般分单盲、双盲、三盲三种类型观察结果。

6. 数据统计分析　依据实验效应指标及数据的条件选择合适的统计分析方法。若实验效应指标为数值变量即数据为定量资料，服从总体正态分布和总体方差齐性时，两组比较应用 t 检验或 z 检验，多组比较采用单因素方差分析；数据不服从总体正态分布和总体方差齐性时，可通过变量转换使数据服从正态性和方差齐性后再进行 t 检验或方差分析，否则可直接进行 t' 检验或秩和检验。若实验效应指标为二项分类变量即数据为定性资料，应用 χ^2 检验或 Fisher 确切概率法进行两个率或多个率的比较；若实验效应指标为多项有序分类变量即数据为等级资料，两组数据比较时应用 Wilcoxon 秩和检验，多组数据比较时应用 Kruskal-Wallis H 检验。

三、优缺点

完全随机设计操作简单，易于实施，设计和统计分析方法简便易行，若受试对象发生意外而出现缺失数据时仍可进行统计分析，且设计中对照组可以不止一个（如同时设立阳性对照和空白对照，或多个剂量对照等，且应同期平行进行）。完全随机设计的缺点是只能分析一个处理因素的实验效应，没有考虑受试对象个体间的差异（如病情对药物治疗效果的影响），因而要求受试对象要有较好的同质性。若是样本量小可能因均衡性较差而导致抽样误差较大，故一般需较大样本含量。

四、适用范围与注意事项

完全随机设计灵活易用，处理组数和各组样本量可不受限制，数据的统计分析也相对简单，故应用十分广泛。

完全随机设计应设立对照，试验组与对照组之间要具备可比性，且研究对象应随机化分组。例如，比较中西医结合治疗效果的研究，对照组采用西药常规治疗，但根据病情选用药物，试验组在西药治疗基础上加入某中药治疗，两组不具备可比性。因为根据病情选用西药会造成两组患者接受治疗的西药不相同，因而两组有效率的差异不能确定是中药的疗效，还是不同西药的疗效所致。临床中"2 组病例的选择采用双盲性，每 3 位患者中前 2 位为治疗组，后 1 位为对照组"或"单号患者为试验组，双号患者为对照组"，这种按患者进入研究的顺序进行分组是人为规定,并非随机化分组,且难以实现双盲。

五、案例分析

例 4-2　妊娠期高血压是产科常见病,已有研究发现妊娠期高血压孕妇血中瘦素含量较正常孕妇有所增高,为分析不同程度妊娠期高血压孕妇血中瘦素含量是否有差异,随机抽取 2007 年 12 月到 2008 年 12 月间在某医院产科住院的妊娠期高血压孕妇 66 例(疾病的诊断和分类标准依据《妇产科学》第 5 版),平均孕周为(35.29±2.41)周。所纳入患者均知情同意。按妊娠期高血压的严重程度将孕妇分为 3 组,其中轻度患者 26 例、中度患者 22 例、重度患者 18 例,分别采集孕妇的空腹肘静脉血 2ml,用放射免疫法测定血中瘦素含量(表 4-2)。

表 4-2　三组妊娠期高血压患者血中瘦素含量

妊娠期高血压的严重程度	例数	瘦素含量 /($\mu g \cdot L^{-1}$)	
		测量值	测量值的对数值
轻度	26	20.05±3.33	1.30±0.07
中度	22	28.64±6.34	1.45±0.09
重度	18	41.63±11.04	1.59±0.21

该研究采用的是完全随机设计,研究中只有 1 个处理因素(妊娠期高血压的严重程度),该因素有 3 个水平(轻度、中度、重度),观察的效应为瘦素。

瘦素测量值因不满足方差齐性($F=2.48$, $P=0.092\ 1$),运用 SAS 9.1 多个独立样本均数比较的 Kruskal-Wallis H 检验进行分析,得到 $H=40.700\ 7$, $P<0.000\ 1$,组间差别有统计学意义;瘦素测量值的对数值因满足方差齐性($F=1.35$, $P=0.266\ 7$),运用 SAS 9.1 进行完全随机设计资料的方差分析,得到 $F=27.97$, $P<0.000\ 1$,组间差异同样有统计学意义,故可认为 3 组妊娠期高血压孕妇血中的瘦素含量不同;进一步采用 SNK-q 检验进行两两比较,结果显示 3 组中任意两组的组间差别都有统计学意义($P<0.05$),表中可见妊娠期高血压越重孕妇血中瘦素含量越高,因此瘦素可能与妊娠期高血压的严重程度相关。

第二节　配对设计与随机区组设计

一、配对设计

(一)基本概念

根据试验中各组间均衡性的要求,常将实验对象(单位)按其某些特征或条件相同或相近原则配成对子,再将每对中的两个研究对象(单位)随机分配到实验组和对照组(或两个不同的处理组),给予不同的处理,一个试验由若干个对子组成,这种试验设计称为配对设计(paired design),配对设计是为了控制可能存在的主要非处理因素而采用的实验设计方法。这里实验对象配对的特征或条件称为配对条件,主要从影响研究结果的主要非研究因素(非处理因素,混杂因素)考虑。动物实验中,常将种属、品系、窝别、性别相同,年龄、体重相近的两只动物配成对子;临床试验中,常将性别相同,年龄、职业相近,病情、病型(期)相同或相近的两个患者配成对子。配对的条件越严格,对非研究因素的控制能力越强,配对的质量越高,但对配对的研究对象的要求也越高。

实际工作中将同一实验对象(单位)分别随机接受两种不同的处理视作配对设计,如有些局部反应的试验中在患者身上两侧对称部位用两种不同的处理方法,一侧用研究因素(试验药物),另一侧相同部位使用对照药物进行比较;又如同一批样品分别用两种检测方法测定,或同一批患者用两种诊断方法诊断,比较两种方法差别。

(二)设计步骤

1. 确定研究因素与水平　根据研究目的确定研究所要考察的因素,并将其分为两个水平,即实验组与对照组。配对设计中只能考察一个因素且该因素只能为两个水平。

2. 确定研究对象和配对条件　根据研究问题的性质和研究目的选取对研究因素反应敏感和稳定的研究对象,并确定部分非研究因素作为配对条件,将研究对象配成对子。

3. 随机化分组　将每对中的两个对象随机

分配到实验组与对照组,实际操作中只要将每对中一个对象随机分到实验组或对照组,另一个对象的组别也就确定了,因此其随机化分组方法与完全随机设计的分组相同。

例4-3 若有16只大白兔,已按性别相同,年龄、体重相近等要求配成8对,试将这8对大白兔随机分至甲乙两组之中。

先将这16只大白兔编号,第一对大白兔中的第一只编为1.1,第二只编为1.2,余类推;再从随机数字表中任意指定一行,譬如说第2行,横向抄录8个两位的随机数字于大白兔编号下方;接下来为对随机数进行编序号,并规定随机数序号遇偶数取甲乙顺序,遇奇数取乙甲顺序。结果列入表4-3中。

表4-3 8对大白兔随机分入甲乙两组

兔子编号	1.1	1.2	2.1	2.2	3.1	3.2	4.1	4.2	5.1	5.2	6.1	6.2	7.1	7.2	8.1	8.2
随机数字	19		36		27		59		46		13		79		93	
随机序号	2		4		3		6		5		1		7		8	
归组	甲	乙	甲	乙	乙	甲	甲	乙	乙	甲	乙	甲	甲	乙	甲	乙

两组大白兔的分配情况如下:

甲组:1.1 2.1 3.2 4.1 5.2 6.2 7.2 8.1

乙组:1.2 2.2 3.1 4.2 5.1 6.1 7.1 8.2

4. **实验** 对研究对象按试验要求进行实验。

5. **数据统计分析** 当配对设计资料为计量资料、且差值服从正态分布时,可用配对 t 检验,不服从正态分布或不服从方差齐性检验时,可用配对资料的 Wilcoxon 符号秩和检验;当资料为计数资料时,应用配对四格表 χ^2 检验,当为等级分组资料时,仍可用配对资料的 Wilcoxon 符号秩和检验。

(三)优缺点

配对设计的主要优点是严格控制非处理因素对实验结果的影响,增大组间均衡性,减少实验误差,提高实验效率。与两组完全随机设计相比,它可缩小研究对象(单位)间的个体差异,还可减少样本量。因此,这种设计在动物实验、现场调查以及临床试验中有广泛的应用。配对设计的主要缺点是对研究对象有较高的要求,在临床试验中有时会出现部分对象难以配成对子,同时当配对条件控制或使用不当时,可造成配对失败或配对不完全,或者当引入与研究结果和研究因素均有关的非研究因素为配对条件时,还可能引入新的偏倚。

(四)适用范围与注意事项

配对设计在动物实验、现场调查和临床试验中被广泛应用,其特点是数据成对出现,每对的两

个数据分别在处理因素的两个不同水平作用下测得,用其差值的大小反映两种处理之间效应之差的大小。

需要注意的是,从消除个体差异出发,常把自身前后比较视作配对设计,但也有学者指出两者是有区别的,自身前后比较是单组设计,不存在配对设计中将每个对子的两个受试对象随机化分组的过程;而且,自身前后比较要求在处理因素施加前后,重要的非处理因素(如气候、饮食、心理状态等)要相同,若无法保证前后两次测量条件的一致性,有必要设立平行对照,进行两组处理前后差值的对比分析或重复测量数据的方差分析。

(五)案例分析

例4-4 欲研究烧伤0号药物治疗烧伤的疗效,试验期间共纳入深二度烧伤病例15例,纳入患者均知情同意。选择患者烧伤深度基本一致且面积相近、相邻部位或对称部位的创面A、B进行自身对照研究。随机化方案如表4-4:首先将患者进行编号,再通过查随机数字表或运行程序分别给予每个患者随机数,定义随机数为奇数时患者的A区为试验药(施以烧伤0号药物)、B区为对照药(磺胺嘧啶银膏),随机数为偶数时患者的A区为对照药、B区为试验药。试验组在一般清创处理后直接喷涂烧伤0号,每隔4小时喷药一次直至创面愈合;对照组在一般清创处理后外用磺胺嘧啶银膏,隔日换药一次直至烧伤创面愈合,记录烧伤创面的愈合时间(表4-5)。

表4-4 试验药与对照药的随机化方案

编号	1	2	3	4	5	6	7	8	9	10	11	12	13	14	15
A区	试验	对照	试验	试验	对照	试验	对照	试验	对照	试验	试验	对照	对照	试验	对照
B区	对照	试验	对照	对照	试验	对照	试验	对照	试验	对照	对照	试验	试验	对照	试验

表4-5 深二度烧伤患者用药后烧伤创面的愈合时间 单位:天

编号	1	2	3	4	5	6	7	8	9	10	11	12	13	14	15
试验药	13	15	12	13	13	15	13	15	14	14	12	17	13	15	12
对照药	22	20	21	20	21	20	20	21	22	23	22	24	22	22	21
差值	−9	−5	−9	−7	−8	−5	−7	−6	−8	−9	−10	−7	−9	−7	−9

该研究只有1个处理因素(药物)作为分组变量,在同一受试对象的两个条件相一致的烧伤部位分别接受两种不同的处理,属于自身配对设计。

两种药物烧伤创面愈合时间的差值为(−7.67±1.54)天,差值服从正态分布(W=0.911 4,P=0.142 5),运用SAS 9.1进行配对t检验,得到t=−19.243 2,P<0.000 1,差别有统计学意义,可以认为与磺胺嘧啶银膏相比,烧伤0号治疗烧伤愈合时间相对较短。

二、随机区组设计

(一)基本概念

随机区组设计(randomized block design),又称配伍设计,是将实验对象按性质(如动物的性别、体重,患者的病情、性别、年龄等主要非处理因素)相同或相近者组成区组(或称配伍组),再分别将各区组内的实验对象随机分配到几个处理组。配对设计(paired design)为随机区组设计的特例。此外,同一实验对象分别接受两种不同的处理,如同一份血样,分别用A、B两种血红蛋白测定仪器检测其血红蛋白含量,这种设计也属于配对设计。随机区组设计示意图见图4-2。

(二)设计步骤

1. 确定处理因素与水平 随机区组设计一般只安排一个处理因素,需根据研究目的确定所要研究的处理因素及其水平。

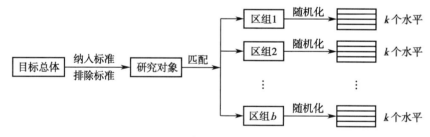

图4-2 随机区组设计示意图

2. 确定受试对象、匹配条件 在组成区组匹配条件时候应考虑主要的非处理因素,每个区组内受试对象数与处理组数相等。

3. 随机化分组 每个区组的受试对象随机分配到各处理组(表4-6、图4-2),各区组内按随机数从小至大,依次分到A、B、C三组中。具体分组步骤如下。

(1)编号:将每层的实验单位编号。同时规定每个处理的序号,如处理A对应序号为1,处理B对应序号为2,处理C对应序号为3,以此类推。

(2)取随机数:从随机数字表或随机数发生器获得随机数。

(3)排序:按层对随机数从小到大排序。

(4)分组:根据每层实验单位获得的随机数的大小顺序决定受试对象在哪一组。

例4-5 观察DON对家兔膝关节软骨和滑膜的损伤,将15只成年雄性新西兰家兔随机分为3组,即正常饲养对照组(A组)、0.10μg/g DON剂量组(B组)、0.05μg/g DON剂量组(C组)。考虑家兔体重对实验效应可能存在影响,将家兔体重作为分层（区组）因素，现将 15 只家兔按区组随机化分组方法分到 A、B、C 三组。

步骤包括：①先将家兔的体重从轻到重编号，体重相近的 3 只家兔配成一个区组，见表 4-6 第一行和第二行；②从随机数字表中的任一行任一列开始，如第 8 行第 2 列开始，依次读取 2 位数作为一个随机数并录于编号下，见表 4-6 第三行；③在每个区组内将随机数按大小排序，见表 4-6 第四行；④各区组内随机数序号为 1 的为 A 组，序号为 2 的为 B 组，序号为 3 的为 C 组，见表 4-6 第五行。

表 4-6　15 个家兔区组随机化分组结果

区组号	1			2			3			4			5		
家兔编号	1	2	3	4	5	6	7	8	9	10	11	12	13	14	15
随机数	68	35	26	00	99	53	93	61	28	52	70	05	48	34	56
随机数序号	3	2	1	1	3	2	3	2	1	2	3	1	2	1	3
分组结果	C	B	A	A	C	B	C	B	A	B	C	A	B	A	C

区组随机化分组结果如下：

A 组：编号为第 3、4、9、12、14 号的 5 只家兔，接受对照组。

B 组：编号为第 2、6、8、10、13 号的 5 只家兔，接受 0.10mg/kg 剂量 DON 组。

C 组：编号为第 1、5、7、11、15 号的 5 只家兔，接受 0.05mg/kg 剂量 DON 组。

4. 实验受试对象按设计要求进行实验。

5. 数据统计分析　若数据为定量资料，其差值服从正态分布且方差齐性，应用随机区组设计资料的方差分析，否则可直接应用秩和检验或通过变量转换使数据服从正态分布后再进行方差分析；若数据为等级资料，可直接应用秩和检验。

（三）优缺点

随机区组设计中每个区组内的实验对象有较好的同质性，更容易发现处理组之间的差别，较完全随机设计增大了组间均衡性，减少了随机误差，提高了实验效率。随机区组设计的缺点与配对设计类似，对研究对象的要求较高，受匹配条件的限制，有时难以将受试对象配成区组从而损失部分受试对象的信息，或因匹配过度而降低实验效率；若实验结果有缺失数据时对资料分析的影响较大。

（四）适用范围与注意事项

随机区组设计在分析处理因素效应的同时，控制了区组因素对实验结果的干扰，在实验室研究中较为常用。

随机区组设计需要注意每个区组的受试对象都要随机分配到各处理组中，而且尽量不要有缺失数据，以避免对统计分析造成影响。

（五）案例分析

例 4-6　替比夫定是一种治疗慢性乙型肝炎的药物。为研究替比夫定的生殖毒性，将 80 只雄性、8 周龄 SD 大鼠按体重从轻到重排列分为 20 个区组，每个区组 4 只大鼠随机分到 4 个处理组：替比夫定高剂量组（30.0mg/kg）、中剂量组（15.0mg/kg）、低剂量组（7.5mg/kg）和阴性对照组（生理盐水）。各组大鼠均于交配前 28 天连续给药至交配后处死，测量一侧附睾精子数（表 4-7），分析替比夫定在实验剂量下对小鼠精子数的影响。

表 4-7　不同剂量组雄性大鼠的一侧附睾精子数　　　　单位：$\times 10^6$ 个

区组	高剂量组	中剂量组	低剂量组	阴性对照组
1	112.39	110.89	94.57	104.57
2	134.79	112.02	119.73	134.65
3	105.44	113.99	133.79	112.11
4	108.16	104.97	109.98	122.19
5	114.83	114.87	122.96	119.94
6	85.65	116.87	100.99	129.89

续表

区组	高剂量组	中剂量组	低剂量组	阴性对照组
7	100.18	99.92	113.08	109.40
8	103.78	119.45	134.17	96.37
9	118.17	126.40	113.35	120.96
10	121.26	111.88	110.03	107.82
11	89.49	106.01	91.39	117.39
12	116.74	141.03	108.57	117.56
13	129.17	107.42	104.61	115.48
14	114.44	112.08	99.41	136.76
15	128.10	105.04	114.03	112.62
16	98.86	98.10	140.45	115.40
17	109.07	117.91	106.65	117.95
18	116.39	97.01	123.64	97.41
19	110.62	111.94	107.78	108.42
20	99.31	117.96	109.41	131.72
$\overline{X} \pm SD$	110.84±12.64	112.29±10.08	112.93±13.01	116.43±12.14

考虑到大鼠体重可能会对处理因素替比夫定的生殖毒性研究带来影响，该研究首先将 80 只其他条件相同的大鼠按体重分为 20 个区组（体重为区组因素，是单一因素），每个区组内的 4 只大鼠随机分配到 4 个处理组（4 个剂量水平）中，为随机区组设计。

因服从正态分布，运用 SAS 9.1 进行随机区组设计资料的方差分析，处理因素和区组因素都无统计学意义（$P > 0.05$，表 4-8），尚不能认为受试剂量的替比夫定对大鼠附睾精子数量有影响。另外，该研究组还对大鼠精子活动度构成比、活精子率等指标也进行了观察，结果均显示无统计学意义，认为受试剂量的替比夫定对大鼠精子的发生和成熟没有影响，对精子无致畸作用。

表 4-8 随机区组设计的方差分析表

变异来源	df	SS	MS	F	P
总变异	79	10 879.17			
处理间	3	337.54	112.51	0.79	0.501 8
区组	19	2 472.87	130.15	0.92	0.562 9
误差	57	8 068.76	141.56		

第三节 拉丁方设计

拉丁方设计（Latin square design）是按拉丁方的行、列、拉丁字母分别安排三个因素且三个因素之间无交互作用，每个因素有 g 个水平。一般将 g 个不同字母分别表示处理的 g 个不同水平，g 行表示 g 个不同区组（行区组），而 g 列表示另一个区组因素的 g 个水平（列区组）。因此，拉丁方设计是一种三因素、等水平的实验设计方法，是双向的区组化技术，即在随机区组设计的基础上又多安排了一个对实验结果有影响的非处理因素，增加均衡性，提高了实验效率。拉丁方设计三个因素中只安排一个处理因素，另外两个为控制因素。

一、基本概念

拉丁方是用 g 个拉丁字母排列的 g 行 g 列的方阵，方阵的每行每列中每个拉丁字母只出现一次，这样的方阵称为 g 阶拉丁方或 g×g 拉丁方，之所以称作拉丁方就是因为方阵最初是用拉丁字母组成的（字母的排列顺序有规律，在第 1 行字母按顺序排列好之后，依次将每 1 行字母向左移动1格排列），尽管后来方阵改用了阿拉伯数字或其他符号。按拉丁字母及其行、列来安排的实验设计称为拉丁方设计，故拉丁方设计有三个因素，每个因素都有 g 个水平，一般用拉丁字母表示处理因素的水平，行、列为控制因素的水平（表4-9）。

表 4-9 常用的几个基本拉丁方

3×3			4×4				5×5					6×6					
A	B	C	A	B	C	D	A	B	C	D	E	A	B	C	D	E	F
B	C	A	B	C	D	A	B	C	D	E	A	B	C	D	E	F	A
C	A	B	C	D	A	B	C	D	E	A	B	C	D	E	F	A	B
			D	A	B	C	D	E	A	B	C	D	E	F	A	B	C
							E	A	B	C	D	E	F	A	B	C	D
												F	A	B	C	D	E

二、设计步骤

1. **确定研究因素与水平** 拉丁方设计同时考虑三个因素，三因素等水平且无交互作用，需根据研究目的确定所要研究的处理因素、控制因素及其水平。

2. **确定受试对象和实验效应指标** 根据专业知识（研究问题的性质）和研究目的确定同质的受试对象和实验效应指标。

3. **选择基本拉丁方并随机化** 根据因素的水平数选择相应的基本拉丁方，通过行、列的重排来实现随机化，注意交换或移动时必须整行或整列进行，不能将行或列拆散。

4. **规定字母、行、列所代表的因素** 每个字母代表处理因素的1个水平，每1行代表行区组因素的1个水平，每1列代表列区组因素的1个水平。

5. **实验与数据统计分析** 受试对象按设计要求进行实验，实验结果为定量数据可进行三因素的方差分析。

三、优缺点

拉丁方中每个字母的重复次数相等，每1行每个字母出现且只出现1次，每1列每个字母也出现且只出现1次，因此处理因素的每个水平在行、列间均衡分布，无论是行间或列间出现差异时都不会影响处理因素所产生的效应，故拉丁方设计更加区组化和均衡化，减少误差，提高效率，节约样本量。拉丁方设计的缺点是要求三个因素无

交互作用且每个因素的水平数必须等于拉丁方的行（列）数，有些实验不容易满足此条件；若某个观察单位实验失败出现数据缺失，信息损失的同时也增加了统计分析难度。

四、适用范围与注意事项

三因素实验各因素间无交互作用且各因素水平数相等，均可考虑拉丁方设计。实验研究中实验因素较为方便控制，故拉丁方设计有着较为广泛的应用。

拉丁方设计可以看成是双向的区组设计，要求行区组内的观察单位在列因素上同质，列区组内的观察单位在行因素上同质；除样本分配在区组内要随机化外，处理因素各水平与拉丁字母关系的确定也要随机化。虽然，拉丁方设计实际上属于多因素的设计方法，但三个因素中只安排一个处理因素，另外两个为控制因素，故将其归为单因素设计。医学实验中为提高结论的可靠性，可应用两个或多个拉丁方进行重复实验。

五、案例分析

例 4-7 欲观察静脉注射不同浓度 NaCl 溶液对家兔血压的影响，采用拉丁方设计，选用5只家兔（雌雄不限，体重 2~3kg），每只家兔分别按一定顺序依次 2ml/kg 静脉注射5种浓度（E 为 1%、D 为 2%、C 为 4%、A 为 8%、B 为 16%）的 NaCl 溶液，注射时间为 10 秒，观察并记录每次注射前后家兔血压的升高值（表4-10），分析静脉注射不同浓度 NaCl 溶液对血压升高的影响。

表 4-10 5 只家兔静脉注射 5 种不同浓度 NaCl 溶液后血压升高值 单位: kPa

家兔编号（行区组）	静脉注射顺序（列区组）					行区组合计
	1	2	3	4	5	
1	A（2.50）	C（1.26）	D（0.87）	B（4.33）	E（0.58）	9.54
2	D（0.78）	A（2.29）	B（4.25）	E（0.83）	C（1.76）	9.91
3	B（4.63）	D（0.91）	E（0.41）	C（1.83）	A（2.29）	10.07
4	C（1.65）	E（0.61）	A（2.21）	D（0.57）	B（4.43）	9.47
5	E（0.49）	B（4.23）	C（1.16）	A（2.53）	D（0.84）	9.29
列区组合计	10.05	9.30	8.90	10.09	9.94	—
药物浓度合计	A 11.82	B 21.87	C 7.66	D 4.01	E 2.92	—

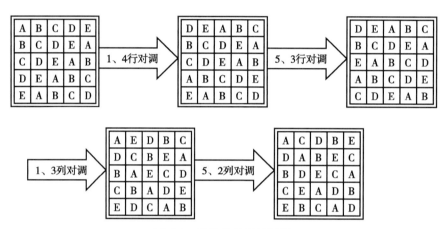

图 4-3 随机化的具体过程

该研究中有药物浓度、家兔、注射顺序三个因素，每个因素各有 5 个水平，其中药物浓度是处理因素，家兔和注射顺序是减少实验误差的控制因素，从专业上不需要考虑因素间的交互作用，故采用拉丁方设计。

选定 5×5 基本拉丁方，经过行列变换得到随机排列的拉丁方（先进行行变换，以随机数字表第 3 行第 11 列作为起始点连续读取 5 个两位数的随机数 09、61、87、25、21，秩次依次为 1、4、5、3、2，将 1、4 行对调后再将 5、3 行对调；然后进行列变换，以第 4 行第 11 列作为起始点连续读取 5 个两位数的随机数 20、44、90、32、64，秩次依次为 1、3、5、2、4，将 1、3 列对调后再将 5、2 列对调），规定家兔作为行区组，静脉注射顺序作为列区组，字母代表药物浓度，再将药物浓度随机分配给不同的字母（以第 5 行第 11 列作为起始点连续读取 5 个两位数的随机数 73、37、32、04、05，秩次依次为 5、4、3、1、2，故 E 为 1%、D 为 2%、C 为 4%、A 为 8%、B 为 16%），依此安排实验（图 4-3）。

运用 SAS 9.1 进行拉丁方设计资料的方差分析（表 4-11），得到家兔间、静脉注射顺序间的差别无统计学意义（$P > 0.05$）；而药物浓度间的差别有统计学意义（$P < 0.000\,1$），表现为静脉注射同体积 1%、2%、4%、8% 和 16% 浓度的 NaCl 溶液后，分别使家兔血压平均升高 0.584kPa、0.802kPa、1.532kPa、2.364kPa 和 4.374kPa，说明高浓度的 NaCl 溶液可促进家兔血压升高。

表 4-11 家兔静脉注射 5 种不同浓度 NaCl 溶液后血压升高值的方差分析

变异来源	df	SS	MS	F	P
总变异	24	47.751 5			
药物浓度间	4	47.019 9	11.755 0	333.13	<0.000 1
家兔间	4	0.083 6	0.020 9	0.59	0.674 9
注射顺序间	4	0.224 5	0.056 1	1.59	0.239 8
误差	12	0.423 4	0.035 3		

第四节　交 叉 设 计

交叉设计（cross-over design）是一种特殊的自身前后对照设计，是将自身比较和组间比较综合应用的一种设计方法，可被视为拉丁方设计的重复观察。

一、基本概念

交叉设计是按事先设计好的实验次序，在各个阶段对受试对象先后实施各种处理，以比较处理组间的差异，因各种处理在实验过程中交叉进行，故称为交叉设计。

交叉设计中受试对象可以采用完全随机化或分层随机化方法进行安排，最简单的形式是完全随机分组的二处理、二阶段交叉设计，即 2×2 交叉设计，将 A、B 两种处理在两个阶段先后施加于同一批受试对象，随机地使一半对象先接受 A 处理后接受 B 处理，另一半对象则先接受 B 处理再接受 A 处理。同理，交叉设计还可以有三或三个以上的实验阶段，以安排更多的不同处理，如三种处理的比较可采用三阶段交叉设计，分别按照 ABC、BCA 和 CAB 的顺序安排实验，四种处理的比较可采用四阶段交叉设计，分别按照 ABCD、BCDA、CDAB 和 DABC 的顺序安排实验。两个处理的比较也可以采用三阶段交叉设计，分别按照 ABA、BAB 的顺序安排实验，即为二处理、三阶段交叉设计；另外，为提高效率还可以使用重复处理的设计方式，如两个处理的比较也可以采用四阶段交叉设计，分别按照 ABBA、BAAB 的顺序安排实验。

二、设计步骤

1. 确定研究因素与水平　根据研究目的确定所要研究的处理因素及其水平，以 2×2 交叉设计为例，需提出比较的 A、B 两种处理。

2. 确定受试对象和实验效应指标　根据专业知识（研究问题的性质）和研究目的确定同质的受试对象和实验效应指标。

3. 受试对象的随机化与试验顺序的安排可以采用随机化分组（表 4-12）或配对设计方式（表 4-13）将受试对象随机分为两个部分。表 4-12 中，秩次数为奇数的受试对象第一阶段接受 A 处理、第二阶段接受 B 处理，秩次数为偶数的受试对象处理顺序与其相反；表 4-13 中，随机数为奇数对子的单号受试对象第一阶段接受 A 处理、第二阶段接受 B 处理，双号观察对象则第一阶段接受 B 处理、第二阶段接受 A 处理；随机数为偶数对子的单号与双号受试对象的处理顺序与其相反。

4. 试验　按设计要求进行试验，为消除患者的心理作用或防止研究者的暗示，多采用盲法进行观察。2×2 交叉设计的试验分为 4 个时期，依次为准备期、第一阶段处理期、洗脱期（washout period）和第二阶段处理期（图 4-4）。准备期是指受试对象经过一段时间未用任何处理（即为停药期）的观察，确认已进入自然状态，可以按顺序依次在各阶段施加相应的处理；洗脱期是指在两种处理间要有适当的时间间隔不施加任何处理，确认前一阶段的处理效应已经消失，不存在残留效应即延滞作用，保证后一阶段的处理结果不受影响。药物临床试验中洗脱期至少要大于药物在体内的半衰期，一般为 5~6 个半衰期，同时还要考虑生物学作用的特点。

表 4-12　10 个受试对象完全随机方式的随机化分组与处理顺序

编号	1	2	3	4	5	6	7	8	9	10
随机数	09	61	87	25	21	28	06	24	25	93
序号	2	8	9	5	3	7	1	4	6	10
处理顺序	BA	BA	AB	AB	AB	AB	AB	BA	BA	BA

表 4-13　10 个受试对象配对方式的随机化分组与处理顺序

对子号	1		2		3		4		5	
随机数	28		06		24		25		93	
编号	1	2	3	4	5	6	7	8	9	10
处理顺序	BA	AB	BA	AB	BA	AB	AB	BA	AB	BA

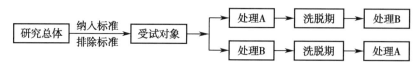

图 4-4 2×2 交叉设计示意图

5. 数据统计分析 若资料为定量数据可进行方差分析。

三、优缺点

交叉设计具有异体配对与自身配对的优点，每个受试对象先后接受不同的处理，既能平衡试验顺序对结果的影响，又考虑了个体差异对处理因素的影响，较大程度节省样本量的同时也提高了试验效率；而且每个受试对象都接受各种处理，均等地考虑了每个患者的利益。交叉设计的缺点是每个处理时间不能过长，处理不能有持久效应，否则会因处理和洗脱期过长而导致整个试验周期过长；若受试对象中断或退出试验以及受试对象的状态发生根本变化（如死亡、治愈等），后续阶段的处理将无法进行，造成数据缺失的同时增加了统计分析难度；而且也不能分析交互作用。

四、适用范围与注意事项

交叉设计不适用于具有自愈倾向或病程较短疾病的研究，主要应用于病情较稳定且短期治疗可见疗效的疾病、阶段性发作或反复发作的疾病、目前尚无特殊治疗而病情稳定的慢性病患者的对症治疗，药物制剂的生物等效性研究和临床等效性试验以及临床试验的早期阶段。

应用交叉设计时应注意：两个非处理因素（阶段、受试对象）与处理因素之间无交互作用；各种处理之间不能相互影响，每次观察时间不能过长，处理效应不能持续过久，不同阶段间要有足够的洗脱期；多采用盲法进行观察，提高受试对象的依从性，避免出现偏倚；在慢性病观察过程中应尽量保持条件的可比性。

五、案例分析

例 4-8 环孢素为强效免疫抑制剂，亲脂性强、水溶性差、体内吸收不完全且极不规则，所以药动学个体差异较大。为研究两种不同品牌的环孢素微乳化口服液在健康人体内的药动学及生物等效性，将 20 名 25 岁健康男性志愿者按体重随机分为两组，每组各 10 人，纳入对象均知情同意，在 I、II 两个阶段分别交叉单次口服环孢素微乳化口服液（A 药）或其参比制剂（B 药）500mg（5ml）1 周，两阶段中间有 1 周的洗脱期，对比两种环孢素微乳化口服液的体内最大浓度有无差别（表 4-14）。

表 4-14 20 名受试者口服 500mg 环孢素试制剂或其参比制剂的体内最大浓度 单位：μg/ml

受试者编号	试验顺序		合 计
	阶段 I	阶段 II	
1	A（2.06）	B（2.44）	4.50
2	A（2.19）	B（2.21）	4.40
3	B（2.76）	A（2.16）	4.92
4	A（1.78）	B（2.75）	4.53
5	B（2.34）	A（2.62）	4.96
6	A（1.88）	B（3.33）	5.21
7	A（2.23）	A（2.70）	4.93
8	A（2.45）	B（2.40）	4.85
9	B（3.61）	A（1.93）	5.54
10	B（2.54）	A（2.24）	4.78
11	B（2.25）	A（2.53）	4.78
12	A（2.71）	B（2.05）	4.76
13	B（2.90）	A（1.52）	4.42
14	B（2.86）	A（2.76）	5.62
15	A（2.42）	B（2.35）	4.77
16	A（3.06）	B（3.21）	6.27
17	B（2.33）	A（2.75）	5.08
18	A（1.78）	B（2.10）	3.88
19	A（3.69）	B（2.30）	5.99
20	B（2.80）	A（2.14）	4.94
试验顺序合计	S_1=50.64	S_2=48.49	99.13
A、B 合计	T_A=47.37	T_B=51.76	

环孢素的药动学个体差异较大，又要考虑服药顺序的影响，因此该研究在分析环孢素微乳化口服液的体内最大浓度时，采用了 2×2 交叉设

计,随机使 20 名志愿者一半先服用 A 药后服用 B 药,而另一半则先服用 B 药后服用 A 药。

运用 SAS 9.1 进行交叉设计资料的方差分析,得到药物、阶段和受试者的差异都无统计学意义（$P>0.05$,表 4-15）。另外,该研究组还对其他药动学参数和相对生物利用度等指标进行了分析,从而认为两种环孢素微乳化口服液具有生物等效性。

表 4-15 交叉设计方差分析表

变异来源	df	SS	MS	F	P
总变异	39	8.907 2			
A、B 处理间	1	0.481 8	0.481 8	1.63	0.218 5
Ⅰ、Ⅱ阶段间	1	0.115 6	0.115 6	0.39	0.540 2
受试者间	19	2.974 8	0.156 6	0.53	0.911 6
误差	18	5.335 0	0.296 4		

同时对个体间和个体内的差异进行了统计分析,差异无统计学意义（$P>0.05$,表 4-16）。

表 4-16 交叉设计方差分析表

变异来源	df	SS	MS	F	P
个体间	19	2.974 8			
顺序	1	0.016 4	0.016 4	0.10	0.755 7
误差 = 个体（顺序）	18	2.958 4	0.164 4	0.55	0.889 7
个体内					
处理（药物）	1	0.481 8	0.481 8	1.63	0.218 5
阶段	1	0.115 6	0.115 6	0.39	0.540 2
误差	18	5.335 0	0.296 4		
总变异	39	8.907 2			

第五节 析因设计

析因设计（factorial design）是一种多因素实验设计方法,不仅可以分析每个处理因素的作用,更用于探讨因素之间的交互作用。

一、基本概念

析因设计是一种将两个或多个处理因素的各水平进行全面组合,并对所有可能的组合都进行实验的设计方法,也称为完全交叉分组实验设计（图 4-5）。例如,研究 A、B 两种药物对降低胆固醇的作用,每种药物（每个因素）各有两个水平（1 为不用、2 为用）,共有 2×2 四种组合（A_1B_1、A_2B_1、A_1B_2、A_2B_2,依次为两药均不用、单独用 A 药、单独用 B 药、两药均用）,即为 2×2 析因设计,是形式上最为简单、分析结果最易于解释的一种析因设计。

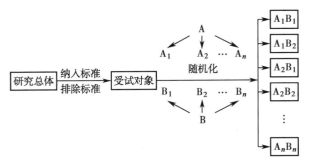

图 4-5 析因设计示意图

在医学研究中,往往要分析多个处理因素对实验结果的影响,而且各因素之间互相联系或互相制约,若某个因素取不同水平可使其他因素的效应随之发生变化,称为因素间的交互作用（interaction）。因素间存在交互作用表示某个因素的水平发生变化会影响其他因素的实验效应;反之,若因素间不存在交互作用表示各因素是独立的,两者互不影响。两因素的交互作用称为一阶交互作用,三因素的交互作用称为二阶交互作用或高阶交互作用,依此类推。其他因素的水平固定时,同一因素不同水平间的差别称为单独效应（simple effect）;某一因素各水平单独效应的平均值称为主效应（main effect）。

从表 4-17 中可以看出,当 B 药不用或用时,A 药的单独效应分别为 1.224–0.509=0.715 和 1.914–0.707=1.207,说明 A 药的作用与 B 药有关;反过来,当 A 药不用或用时,B 药的单独效应分别为 0.707–0.509=0.198 和 1.914–1.224=0.690,说明 B 药的作用与 A 药有关;A 药和 B 药的主效应分别为（0.715+1.207）/2=0.961 和（0.198+0.690）/2=0.444;A 药和 B 药的交互作用为（1.207–0.715）/2=

（0.690−0.198）/2=0.246。

表 4-17　A、B 两种药物治疗高脂血症患者血清总胆固醇的下降值　单位：mmol/L

A 药	B 药		B_2-B_1
	B_1	B_2	
A_1	0.509	0.707	0.198
A_2	1.224	1.914	0.690
A_2-A_1	0.715	1.207	—

二、设计步骤

1. 确定研究因素与水平　根据研究目的和专业知识，确定所要研究的处理因素及其水平，以 2×2 析因设计为例，需提出 A、B 两因素及各因素的两水平。

2. 确定受试对象和实验效应指标　根据专业知识（研究问题的性质）和研究目的确定同质的受试对象和实验效应指标。

3. 确定实验的处理组和处理组数　实验组数等于各因素水平数的乘积，如 2×2 析因设计是二因素二水平的完全交叉分组，应有 4 个处理组（A_1B_1、A_2B_1、A_1B_2、A_2B_2）。

4. 确定各处理组的重复实验次数与受试对象的分配方法　实验中各处理组的实验次数（样本量）应按样本量估计方法来决定，要考虑受试对象的同质性与实验指标的误差等因素，可以根据完全随机设计或随机区组设计方法将受试对象分配到不同的处理组。

5. 实验与数据统计分析　受试对象按设计要求进行实验，实验结果为定量数据可进行方差分析。

三、优缺点

析因设计是一种高效率的实验设计方法，其优点在于全面、高效、均衡地对各因素的不同水平进行全面组合，分组进行实验，不仅能够分析各因素不同水平间的差别，还能探讨因素间是否存在交互作用；析因设计中每个因素是在其他因素变动的条件下进行实验，即每次实验都涉及全部因素，每个因素是同时施加的，故结论较为可靠；而且，通过比较还能寻求因素间的最佳组合，挑选出最优实验条件或其方向。虽然析因设计对因素间交互作用的分析比较完全，但作为有重复实验的全因子设计，当因素个数较多、因素的水平划分过细时，所需实验单位数、处理组数（如三因素三水平的析因设计，其处理数为 $3 \times 3 \times 3 = 3^3 = 27$，三因素四水平的处理数为 $4 \times 4 \times 4 = 4^3 = 64$，可见因素水平增多时，实验次数呈几何增长）、实验次数和方差分析的计算量剧增，实际可操作性变差，交互作用的具体解释也错综复杂，因此对有较多因素或水平数的实验，宜采用正交设计（orthogonal design），以大幅度地减少实验次数。

四、适用范围与注意事项

析因设计是一种高效率和应用十分广泛的多因素设计方法，若要分析因素间的交互作用，可考虑应用析因设计。

析因设计的实验中涉及 k 个处理因素（$k \geq 2$），每个处理因素有 m 个水平（$m \geq 2$），处理因素各水平的全面组合数即为处理组数，而且各处理组至少要有 2 次独立的重复实验，才能进行实验结果的方差分析，但各处理组的实验次数（样本量）应按样本量估计方法来决定。在统计分析中是将全部因素视为同等重要的，即各因素的专业地位平等。另外，实际研究中因某些组合实验失败、某些费用昂贵组合的重复次数少些、某些特别关注组合的重复次数多些，会有非平衡析因设计，进行统计分析时要注意自由度的分解和计算。

实际应用中，若从有几组受试对象而不是从有几个研究因素去考虑，会将 2×2 析因设计认作完全随机设计，这可出现两个方面的错误：一是受试对象的随机化分组，在动物实验中会先按一个因素（如两种药物）将动物分为两组，然后再将每一组动物按另外一个因素（通常是时间，如服药后 2 周和 4 周，观察指标时需处死动物）再分为两组；二是采用完全随机设计方差分析进行数据的处理。二因素二水平的析因设计应将受试对象一次性随机分为 4 组，分别给予 2×2 四种组合中的一种；且只有进行析因设计的方差分析，才能同时分析两个因素的主效应及其交互作用。

五、案例分析

例 4-9 欲研究 LACK（利什曼原虫活性蛋白激酶 C 受体同源物）抗原 Th2（辅助性 T 细胞 2，helper T cell 2）表位多肽对小鼠关节炎的预防作用，在实验中设置处理方式和小鼠模型 2 个因素，处理方式（A 因素）的 2 个水平分别为 LACK 抗原 Th2 表位多肽处理（LACK 抗原处理组）和 PBS 缓冲液处理（空白对照组）；2 种小鼠模型（B 因素）分别是胶原抗体诱导性关节炎（CAIA）小鼠和对照小鼠。20 只雌性、8 周龄、体重近似的 BALB/c 小鼠随机等分为 4 组，每组各 5 只，2 个 LACK 抗原处理组小鼠在左后足垫皮下注射 LACK 抗原 Th2 表位多肽（每只 25μg，0.05ml），2 个空白对照组小鼠注射 0.05ml PBS 缓冲液，第 7 天又分别在小鼠右后足垫皮下加强免疫一次，第 8 天随机抽取 1 个 LACK 抗原处理组和 1 个空白对照组，将其成功诱导为 CAIA 小鼠。4 组小鼠均在第 20 天脊髓离断法处死，检测转化生长因子 -β。结果见表 4-18。

表 4-18　4 组小鼠的转化生长因子-β 检测结果　　　　　　单位：ng/L

LACK 抗原处理组		空白对照组	
CAIA 小鼠	对照小鼠	CAIA 小鼠	对照小鼠
4.283 3	14.522 4	2.833 3	10.332 7
4.483 2	14.840 0	2.845 2	10.434 4
4.302 0	14.510 1	2.429 9	10.334 5
4.333 3	13.998 7	2.551 2	10.238 9
4.611 2	14.515 4	2.788 8	10.303 2

该研究有 2 个处理因素，每个因素各 2 个水平，共 4 种组合，20 只小鼠是随机分为 4 个组进行实验的，实验目的是在分析 2 个因素主效应的同时，专业上还要考虑因素间的交互作用，故采用 2×2 析因设计。

运用 SAS 9.1 进行析因设计资料的方差分析，从结果（表 4-19）中要首先看 2 个因素的交互作用，因存在着交互效应（$P<0.000\ 1$），在图 4-6 的交互作用示意图中可见两条直线相互不平行，说明 2 个因素对实验观测数据都有影响，需逐一分析 2 个因素的单独效应。

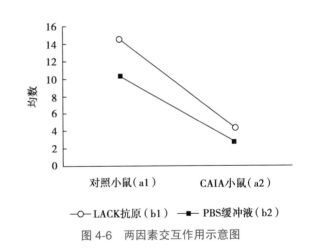

图 4-6　两因素交互作用示意图

表 4-19　析因设计资料的方差分析结果

变异来源	df	SS	MS	F	P
总变异	19	441.833 9			
A 因素主效应	1	42.521 1	42.521 1	867.64	<0.000 1
B 因素主效应	1	390.934 9	390.934 9	7 976.99	<0.000 1
AB 交互作用	1	7.593 8	7.593 8	154.95	<0.000 1
误差	16	0.784 1			

表 4-20　2×2 析因设计实验结果的均数差别

因素 A	因素 B		均数	B₂-B₁
	CAIA 小鼠（B₁）	对照小鼠（B₂）		
LACK 抗原处理（A₁）	4.400	14.480	9.440	10.080
PBS 缓冲液处理（A₂）	2.720	10.330	6.525	7.610
均数	3.560	12.405	7.983	8.845
A₂-A₁	−1.680	−4.150	−2.915	—

从表 4-20 可以看到，当 B 因素固定在 B_1 水平时，A 因素的单独效应为 −1.680，即 PBS 缓冲液处理与 LACK 抗原处理相比，CAIA 小鼠的转化生长因子 −β 检测值降低了 1.680 ng/L；B 因素固定在 B_2 水平时，A 因素的单独效应为 −4.150；同理，当 A 因素固定在 A_1 水平时，B 因素的单独效应为 10.080；A 因素固定在 A_2 水平时，B 因素的单独效应为 7.610；2 个因素的交互效应为 $AB=BA=[(A_2B_2-A_1B_2)-(A_2B_1-A_1B_1)]/2=(-4.150+1.680)/2=-1.235$，即对照小鼠转化生长因子 -β 检测值在 PBS 缓冲液处理与 LACK 抗原处理之间的差异，比 CAIA 小鼠降低了 1.235ng/L。由于转化生长因子 -β 是一种重要的负性免疫调节因子，可抑制免疫活性细胞的增殖，故该研究认为 LACK 抗原对小鼠关节炎可能有预防作用。

第六节　正　交　设　计

正交设计（orthogonal design）是减少多因素实验次数的有效方法，与析因设计相比，在不降低实验效率的条件下，忽略高阶交互作用，只分析重要因素间的一阶交互作用。

一、基本概念

正交设计是按照正交设计表进行的多因素、多水平的非全面实验。与析因设计相同的是，正交设计不仅可以分析每个因素的作用，还可以分析因素间的交互作用，也能找出因素间的最佳组合。两者间的区别在于：析因设计是全面实验，g 个处理组是各因素各水平的全面组合；正交设计则是非全面实验，g 个处理组是

各因素各水平的部分组合，为析因设计实验的部分实施，从研究目的和专业知识出发，根据因素间的关系对必不可少的各因素各水平组合进行实验。

正交设计各因素各水平的组合方式按正交表进行设计，每个正交表的表头符号为 $L_N(m^k)$，N 表示实验次数，是正交表的行数；k 表示最多可安排的因素个数与交互作用个数，是正交表的列数；m 表示各因素的水平数，即每一列是由 1，2，…m 个整数组成，每一列中 m 个数字出现的次数相同，故每个因素不同水平的实验次数也相同。常用的二水平的正交表有 $L_4(2^3)$、$L_8(2^7)$（表 4-21、表 4-22）、$L_{12}(2^{11})$、$L_{16}(2^{15})$ 等；三水平的正交表有 $L_9(3^4)$、$L_{18}(3^7)$、$L_{27}(31^3)$ 等；四水平的正交表有 $L_{16}(4^5)$、$L_{32}(4^9)$、$L_{64}(4^{21})$ 等；五水平的正交表有 $L_{25}(5^6)$、$L_{50}(5^{11})$；混合水平的正交表有 $L_8(4×2^4)$、$L_{16}(4×2^{12})$、$L_{16}(4^2×2^9)$、$L_{16}(4^3×2^6)$、$L_{16}(4^4×2^3)$ 等。

表 4-21　$L_8(2^7)$ 正交表

实验序号	列号						
	1	2	3	4	5	6	7
1	1	1	1	1	1	1	1
2	1	1	1	2	2	2	2
3	1	2	2	1	1	2	2
4	1	2	2	2	2	1	1
5	2	1	2	1	2	1	2
6	2	1	2	2	1	2	1
7	2	2	1	1	2	2	1
8	2	2	1	2	1	1	2

表 4-22 $L_8(2^7)$ 正交表的表头设计

因素个数	实施比例*	列号						
		1	2	3	4	5	6	7
3	1	A	B	AB	C	AC	BC	ABC
4	1/2	A	B	AB=CD	C	AC=BD	BC=AD	D

*实施比例 =1 为析因设计，3 个因素各 2 个水平用 8 次实验；实施比例 =1/2 为正交设计，4 个因素各 2 个水平用 8 次实验

二、设计步骤

1. **确定研究因素与水平** 根据研究目的和专业知识，从实际工作量考虑，确定要考察因素的水平数以及因素间的交互作用，每个因素的水平数可以相等也可以不等，重要因素的水平数可多设些，其他因素可少设些。

2. **确定受试对象和实验效应指标** 根据专业知识（研究问题的性质）和研究目的确定同质的受试对象和实验效应指标。

3. **选择恰当的正交表** 根据因素的水平数以及因素间的交互作用个数进行正交表的选取。首先，由实验因素的水平数选取水平数为 m 的正交表（可以是多个）；其次，从多个水平数为 m 的正交表中选取列数 k 大于因素个数与交互作用个数之和的正交表（若列数 k 等于因素个数与交互作用个数之和，需进行重复实验，否则缺少误差项）；最后，依据人力、物力、时间、经费等实际条件选取实验次数为 N 的正交表，若有条件 N 可大些。

恰当正交表的选取需考虑方差分析的自由度，实验的总自由度 $N-1$ 要大于每个因素的自由度与交互作用的自由度之和，才会有方差分析的误差项。水平数相同（均为 m）的多个因素，每个因素的自由度都是 $m-1$，两个因素间一阶交互作用的自由度为 $(m-1)\times(m-1)$。

4. **进行表头设计** 根据表头设计表将实验因素及交互作用安排到各列，注意至少要留有 1 个空列用于误差估计。

5. **实验** 根据正交表中各因素所在列的数字安排因素水平，进行实验并获得实验数据。

6. **数据统计分析** 实验结果为定量数据可进行直接分析和方差分析，建议将两种方法结合起来以获得更多的信息和更为恰当的解释。

三、优缺点

与析因设计相同，正交设计的优点也是可以同时考虑多个因素以及因素间的交互作用，但在具体操作上，正交设计比析因设计简单，当因素较多时采用正交设计可有效地减少实验次数，缩减实验周期的同时节约时间和经费。

正交设计之所以能成倍地减少实验次数，是以牺牲分析各因素的部分交互作用为代价的。因此，正交实验一般要有较充分的理由认为只有部分或少部分因素间有交互作用；否则，通过正交实验找出的各因素各水平的"最佳"组合不一定是真正的最佳组合。

四、适用范围与注意事项

在生物医学研究中，正交设计的用途相当广泛，如药物配方、生物制品的生产工艺、医疗设备参数的优化组合、生物体的培养条件等，可以选择最佳实验条件或提供各因素对实验结果更合适的实验条件方向。

正交设计靠规范化的正交表来安排实验，为计算正交设计方差分析的误差均方，所选择的正交设计表的列数至少要保留 1 个空白列作为误差项。生物医学实验中由于生物体的个体差异较大，可能的条件下通过重复实验（有重复实验时，正交设计表可不用保留空白列）提高实验效率，或选择同水平中实验次数更多的正交表。

五、案例分析

例 4-10 黑骨藤复方具有较好的舒筋活络、祛风除湿功效，常用来治疗风湿、类风湿等疾病。某研究为优化黑骨藤复方有效成分的提取工艺进行实验（前期实验已得到延胡索、秦艽、黑骨藤的最佳配比以及 50% 乙醇提取液药效最好），将

药材粉碎,准确称取粒度过 24 目筛未过 50 目筛的黑骨藤 15g、延胡索 6g、秦艽 6g,采用超声波提取法(功率 800W,超声间隙时间 5s/3s),以总生物碱提取含量为指标,对提取时间、温度、固液比(不同倍量的 50% 乙醇)、提取次数进行提取条件的优选(因素及其水平见表 4-23),专业上要考虑提取时间与温度、提取时间与固液比的一阶交互作用。

表 4-23 黑骨藤复方提取总生物碱条件因素与水平

因素 水平	提取时间 (A 因素 /min)	温度 (B 因素 /℃)	固液比 (C 因素)	提取次数 (D 因素 / 次)
1	10	30	1:10	1
2	30	60	1:15	2

该研究的目的是进行黑骨藤复方提取条件的优选,设置了 4 个处理因素,每个因素各 2 个水平,在分析 4 个因素主效应的同时,专业上还要考虑 2 个一阶交互作用,可采用正交设计。所需的正交表,每列要有 2 个水平,应至少有 6 列(4 个因素与 2 个一阶交互作用需占据 6 列),故选用 $L_8(2^7)$ 正交设计表进行正交实验,将 A、B、C、D 因素分别安排在第 1、2、4、7 列上,AB 和 AC 交互作用安排在第 3、5 列上,把第 6 列作为空列。

表 4-24 黑骨藤复方提取总生物碱条件正交实验安排及其结果

实验 序号	$L_8(2^7)$ 正交设计表各列							总生物碱含量 /%
	1(A)	2(B)	3(AB)	4(C)	5(AC)	6	7(D)	
1	1	1	1	1	1	1	1	0.067
2	1	1	1	2	2	2	2	0.060
3	1	2	2	1	1	2	2	0.059
4	1	2	2	2	2	1	1	0.037
5	2	1	2	1	2	1	2	0.082
6	2	1	2	2	1	2	1	0.060
7	2	2	1	1	2	2	1	0.079
8	2	2	1	2	1	1	2	0.074
T_{1k}	0.223	0.269	0.280	0.287	0.260	0.260	0.243	0.518
T_{2k}	0.295	0.249	0.238	0.231	0.258	0.258	0.275	

对总生物碱含量进行直接分析可见,提取时间(A 因素)的 2 水平(30 分钟)>1 水平(10 分钟);温度(B 因素)的 1 水平(30℃)>2 水平(60℃);固液比(C 因素)的 1 水平(1:10)>2 水平(1:15);提取次数(D 因素)的 2 水平(2 次)>1 水平(1 次),即单因素分析结果为 $A_2B_1C_1D_2$ 组合(即 30 分钟提取时间、30℃温度、1:10 固液比、2 次提取次数)所提取的总生物碱含量较高(表 4-24)。

运用 SAS 9.1 进行正交设计资料的方差分析结果显示,总生物碱含量主要与提取时间(A 因素)、固液比(C 因素)、提取次数(D 因素)、提取时间与温度(A 因素与 B 因素)的交互作用有关($P<0.05$)(表 4-25)。

表 4-25　黑骨藤复方提取总生物碱条件的 $L_8(2^7)$ 正交实验方差分析表

变异来源	df	SS	MS	F	P
总变异	7	0.001 400 0			
A（提取时间）	1	0.000 600 0	0.000 648 0	1 296	0.017 7
B（温度）	1	0.000 100 0	0.000 050 0	100	0.063 5
C（固液比）	1	0.000 400 0	0.000 392 0	784	0.022 7
D（提取次数）	1	0.000 100 0	0.000 128 0	256	0.039 7
AB	1	0.000 200 0	0.000 221 0	441	0.030 3
AC	1	0.000 000 5	0.000 000 5	1	0.500 0
误差	1	0.000 000 5	0.000 000 5		

因提取时间与温度（A 因素与 B 因素）存在交互作用，需计算 A、B 两因素 4 种组合的总生物碱含量，因 A_2B_2 的总生物碱含量较高（A_2B_2 的 0.153 > A_2B_1 的 0.142 > A_1B_1 的 0.127 > A_1B_2 的 0.096），故影响总生物碱含量的最佳提取组合应为 $A_2B_2C_1D_2$，即 30 分钟提取时间、60 ℃温度、1∶10 固液比、2 次提取次数的组合。

第七节　重复测量设计

在生物学、医学研究中，不同受试对象对相同处理的反应存在个体差异，分析处理效应随时间的变化规律应进行重复测量设计（repeated measurement design）。

一、基本概念

重复测量设计有一个明显的特点，即给予一种或多种处理后，在不同条件下（通常是指不同时间点，有时也指不同部位或组织）对同一受试对象的同一观察指标进行多次重复测量，研究目的是分析观察指标在不同时间点上动态变化趋势的特征。在多个时间点上从同一受试对象重复获得同一观察指标的测量值，称为重复测量数据（repeated measurement data），其最简单的是只有 2 个时间点的重复测量即前后测量设计，当前后测量的重复次数 ≥3 时称为重复测量设计。

二、设计步骤

1. 确定研究因素与水平　根据研究目的确定所要研究的处理因素（或施加的干预因素）及其水平，处理因素可以是单一因素，也可以是多个因素不同水平的组合。若处理因素只有 1 个水平，为单组重复测量数据，其不同时间点上观测值的变化可能是患者病情等的自然变化，而与"处理"无关；若要分析处理效应，必须设立平行对照组，即处理因素至少要有 2 个水平。

2. 确定受试对象和实验效应指标　根据专业知识（研究问题的性质）和研究目的确定同质的受试对象和实验效应指标。

3. 受试对象的随机化和测量时间的安排　可采用完全随机分组方式将受试对象随机分配到不同的处理组或施加不同的干预，由于每个受试对象的各时间点是固定的（即不同处理组时间点的设置应一致），不能随机分配，故需根据专业知识（研究问题的性质）和研究目的进行确定。

4. 实验　按设计要求进行实验，分别在事先规定好的每个时间点进行重复测量。

5. 数据统计分析　若资料为定量数据可进行方差分析或 Hotelling T^2 检验。由于同一受试对象的重复测量值彼此不独立或不完全独立，存在一定的相关性，故进行方差分析的前提条件是要满足"球对称"（Spherieity）假设，否则需进行 F 界值校正。值得注意的是，若数据的统计处理只用到最后的一次测量值，会损失很多"过程"信息，不能有效地分析出测量指标的时间变化趋势。另外，没有设立对照的前后测量设计即为自身前后比较，前后两次测量值通常与差值不独立，大多数表现为第一次测量值与差值存在相关关系，并不符合配对 t 检验的前提条件，即同一对子两个受试对象的测量值分别与差值相互独立；设立对照的前后测量设计,若两组差值满足正态性和方差齐性,可进行两组差值均数比较的成组 t 检验,但若两组处理前的测量值不同,差值并不能作为比较组间差别的依据。

三、优缺点

重复测量设计是一种在生物学、医学等领域中较为常见的实验设计方法,用于分析处理效应随时间的变化规律,对同一受试对象的同一观察指标进行多次重复测量,可有效地控制个体差异,提高效率。与其他设计方法相比,重复测量设计能收集更多的"过程"信息,更有效地分析测量指标的时间变化趋势,例如一个糖尿病肾病患者,尽管每次尿肌酐的测量值都在医学参考值范围内,但持续上升的现象也应该引起足够的重视。

重复测量设计的数据缺失较为常见;重复测量设计中同一受试对象的多个测量值之间会存在一定的相关性,而且多次测量之间的两两相关性不等,测量时间间隔越近测量值的相关性越强,只有正确定义相关结构才能有效地反映数据的内在规律性。因此,重复测量数据的统计分析比较复杂。

四、适用范围与注意事项

重复测量设计符合许多生物学、医学现象本身的特点,所需实验例数较少,在医学研究中得到广泛应用。药物研究中,观察同一种药物不同剂型在不同时间的血药浓度等;临床医学中,观察患者在不同时间的某些生理、生化或病理指标的变化趋势,研究不同药物或手术方式在不同时间或疗程的治疗效果等;流行病学中,观察队列人群在不同时间的发病情况,考察不同人群在实施某种干预后不同时间的效果等;卫生学中,纵向观察儿童生长发育规律,研究不同地区的环境状况或营养状况等。

重复测量数据的方差分析若不满足"球对称"假设,需借助于统计软件对 F 值进行校正。设立平行对照的重复测量设计可以比较处理组和对照组的处理效应,但方差分析结果显示处理与时间存在交互作用时,单独分析"处理"的主效应无意义。若单组重复测量数据满足"球对称"假设,其重复测量数据的方差分析结果与随机区组设计方差分析结果等价。重复测量数据描述测量值各时间点的变化特征,若用均数曲线有时会看不出个体差异。不要重复进行各时间点组间差别比较的 t 检验,以防止增加假阳性错误。

五、案例分析

例 4-11 某研究欲了解成纤维细胞生长因子(fibroblast growth factor, FGF)19 在糖尿病病理生理过程中可能的作用,进行胰岛素释放试验条件下 FGF19 在 2 型糖尿病患者体内变化的观察,以 15 名未接受过口服降糖药及胰岛素治疗或用药时间不超过 1 周的 2 型糖尿病患者作为病例(糖尿病组),以年龄相近、性别相同的 15 名正常人作为对照(正常组),纳入对象均知情同意。首先在胰岛素释放试验开始前(即 0 小时)测量两组血清 FGF19 浓度(ng/L),随后对两组同时进行口服 75g 葡萄糖的胰岛素释放试验并在 0.5 小时、1 小时、2 小时、3 小时测量血清 FGF19 浓度,比较两组血清 FGF19 水平的差异(表 4-26)。

表 4-26 糖尿病组和正常组 FGF19 随时间的变化情况 单位:ng/L

分组	编号	观察时间点				
		0	0.5h	1h	2h	3h
糖尿病组						
	1	21.884	21.985	22.697	22.980	19.597
	2	17.571	15.701	18.602	19.835	16.613
	3	11.349	10.697	11.793	11.031	12.655
	4	378.752	362.540	331.634	397.869	178.819
	5	40.195	44.273	42.896	40.103	39.738
	6	14.269	17.869	19.891	15.151	12.482

续表

分组	编号	观察时间点				
		0	0.5h	1h	2h	3h
糖尿病组	7	332.996	537.772	571.237	600.479	235.734
	8	17.476	17.684	18.004	19.535	17.305
	9	20.005	19.989	20.186	21.284	19.738
	10	99.466	110.965	150.573	235.462	177.896
	11	286.452	259.525	241.203	286.768	262.129
	12	416.799	352.136	446.566	492.965	367.276
	13	122.289	150.784	183.237	177.666	196.128
	14	352.491	429.831	480.229	571.237	265.335
	15	12.280	17.385	14.434	18.240	15.151
正常组	1	190.970	248.000	202.316	244.659	150.037
	2	854.224	887.290	944.036	936.634	593.260
	3	583.363	692.025	700.531	700.531	711.954
	4	242.413	223.083	310.969	283.746	244.152
	5	686.402	800.941	788.237	737.674	718.535
	6	599.512	502.605	747.405	565.154	466.266
	7	127.290	143.493	173.064	177.574	125.366
	8	447.302	421.565	582.135	367.340	592.016
	9	19.095	20.940	20.049	21.089	20.940
	10	311.446	378.516	291.376	478.338	434.302
	11	16.089	18.296	14.901	19.607	21.990
	12	127.147	144.846	133.126	124.607	125.523
	13	146.642	148.971	152.210	165.799	173.064
	14	222.396	640.111	364.249	349.900	255.793
	15	186.454	207.087	186.809	224.391	185.587

该试验欲了解 FGF19 和 2 型糖尿病的关系，对每一个受试者分别于胰岛素释放试验前后的 0、0.5h、1h、2h、3h 共 5 个时间点测量血清 FGF19 浓度，是重复测量设计。处理因素有 1 个为患病情况（组别），其 2 个水平分别为患病（糖尿病组）和未患病（正常组，即对照组）。

运用 SAS 9.1 进行重复测量设计资料的方差分析结果（表 4-27，不满足"球对称"假设，需进行 F 值校正）显示，组别和时间效应有统计学意义（$F=5.43$，$P=0.027\ 3$ 和 $F=4.54$，$P_{校正}=0.007\ 4$），

两组血清 FGF19 浓度随时间变化都呈现出先上升后下降的趋势，5 个时间点都表现为糖尿病组血清 FGF19 浓度的平均水平低于正常组，但组别与时间的交互效应无统计学意义（$F=0.63$，$P_{校正}=0.579\ 6$）；进一步的多重比较结果（表 4-28，用方差分析中的 lsmeans 语句实现，并非各时间点两组的 t 检验）显示，释放试验前与释放试验后 0.5h、1h、3h 两组的组间差异有统计学意义（$P<0.05$），而释放试验后 2h 两组的组间差异无统计学意义（$P=0.080\ 9$）。

表 4-27　糖尿病组和正常组 FGF19 值的重复测量方差分析结果

变异来源	df	SS	MS	F	P	G-G*
总变异	149	8 857 859.347 0				
组别	1	1 346 532.426 0	1 346 532.426 0	5.43	0.027 3	
组间误差	28	6 949 346.958 0	248 190.962 8			
时间	4	76 873.138 2	19 218.284 5	4.54	0.002 0	0.007 4
组别×时间	4	10 705.403 1	2 676.350 8	0.63	0.640 8	0.579 6
组内误差	112	474 401.422 0	4 235.727 0			

*因不满足"球对称"经 G-G 校正 F 值自由度后的 P 值, 校正系数 ε =0.671 0

表 4-28　糖尿病组和正常组各时点 FGF19 值的多重比较结果（均数 ± 标准差）

组别	0	0.5h	1h	2h	3h
糖尿病组	142.95±159.53	157.94±181.61	171.55±197.03	195.37±221.83	122.44±122.55
正常组	317.38±256.44	365.18±281.49	374.09±300.37	359.80±272.82	321.25±243.18
t 值	−2.24	−2.40	−2.18	−1.81	−2.83
P 值	0.033 4	0.023 5	0.037 5	0.080 9	0.008 6

上述结果仅说明 FGF19 可能参与糖代谢, 其如何发挥作用还有待更深入的研究。

第八节　序贯设计

序贯设计（sequential design）是一种试验和数据分析同步进行的实验设计方法, 具有减少样本量的优点, 最初用在动物的急性毒性实验中, 后来应用到临床试验。

一、基本概念

序贯设计是一种边试验边对数据进行分析的实验设计方法, 按照研究者事先规定的标准及观察对象进入试验的次序, 每得到一例、一组或一个阶段的观察结果就进行一次统计分析, 一旦得出结论试验即可停止; 否则, 可根据具体情况作出继续或停止试验的决定。

序贯设计是一种设计思想, 包含了多种设计方法和技巧, 按处理组数, 序贯设计分为无对照单处理组序贯和有对照两处理组序贯设计; 按每次纳入的受试对象数, 分为一般序贯（每次纳入一个受试对象）和成组序贯（每次纳入一组受试对象）设计; 按样本数有无限制, 分为开放型（事先不确定最大样本数）和闭锁型（事先确定最大样本数）设计; 按结局变量（实验效应指标）的性质, 分为定性（质反应）序贯和定量（量反应）序贯设计; 按试验方向, 序贯设计分为单向（单侧）序贯和双向（双侧）序贯设计。

二、设计步骤

1. **确定试验方法和指标**　试验方法常采用自身前后比较或交叉设计; 试验指标应具有敏感性好、特异性高的特点, 指标力求客观、明确。

2. **制定试验标准**　需确定有效与无效水平、接受与拒绝水平, 以及假阳性错误（即第一类错误）概率 α 和假阴性错误（即第二类错误）概率 β。

3. **确定试验类型**　双向试验或是单向试验的选择, 需根据预试验结果和专业知识进行判断, 例如, 以与新药性质相同、作用类似的药物为对照, 由于新药价格昂贵、副作用大、使用不便等, 新药明显优于对照药时才可接受新药, 而两种药物无差别或对照药优于新药时都要拒绝新药, 即为单向; 新药与无效对照比较, 也为单向。定性序贯与定量序贯的确定不仅取决于试验本身以及指标的性质, 还与设计者的思路有关。若有预试结果提示两药效应的差异较为明显或差异较小时, 宜选用开放型序贯试验, 可比闭锁型序贯试验较早得到结论的同时也可节约样本量; 若预试结果模糊, 宜选用闭锁型序贯试验, 可避免出现因得不到结论从而使试验曲线拉得过长、样本数增大的现象。

4. 利用公式或工具绘制序贯试验图 序贯试验图中 U 代表上界，L 代表下界，M 与 M' 代表中界，Y 为反应指标，a 与 b 为两个系数，σ 为标准差，n 为受试对象数；根据接受和拒绝水平，以及 α 与 β，求出方程中 a、b 值（通常采用查表法）代入直线方程并绘制界限线。

开放型单向序贯试验中，U 为接受水平界限，L 为拒绝水平界限；定性试验 U 的方程为 $Y=a+bn$，L 的方程为 $Y=-a+bn$；定量试验 U 的方程为 $Y=a\sigma+b\sigma n$，L 的方程为 $Y=-a\sigma+b\sigma n$。

开放型双向序贯试验中，U 为 A 优于 B 界限，L 为 B 优于 A 界限，M 与 M' 为两者差异无显著意义的界限；定性试验 U 的方程为 $Y=a_1+bn$，L 的方程为 $Y=-a_1-bn$，M 的方程为 $Y=-a_2+bn$，M' 的方程为 $Y=a_2-bn$；定量试验 U 的方程为 $Y=a_1\sigma+b\sigma n$，L 的方程为 $Y=-a_1\sigma-b\sigma n$，M 的方程为 $Y=-a_2\sigma+b\sigma n$，M' 的方程为 $Y=a_2\sigma-b\sigma n$。

闭锁型序贯试验的序贯试验图与开放型不同，需先根据试验标准规定的 θ、2α、β 由试验边界坐标查得边界坐标，再由边界点坐标围成一个闭锁的序贯试验图，其特点为样本量不超过一定数量就能使实验线触及上、中、下三个界限之一。

5. 进行试验与结果分析 按设计方案逐一试验逐一分析并及时绘制试验曲线，依据试验曲线所触及的界限线作结论。

三、优缺点

序贯试验设计符合伦理学要求，随受试对象的加入，通过实时判断直至能做出结论为止，故可以用较少的例数得出结论；不需要通过公式估计样本例数大小，即可避免盲目加大试验样本数而造成浪费，也不会因试验样本个数少而得不到结论。序贯试验设计属于单因素实验设计，不能分析交互作用，也不能分析因素水平之间的差异，只适用于单个指标的试验。

四、适用范围与注意事项

从伦理学角度考虑，临床试验应利用尽量少的受试对象得出可靠的结论，因此，序贯设计很适合于临床试验，但试验应能较快获得结果，故主要用于：非常见病、急性病或易显效病症的疗效研究；来源困难或贵重药品的疗效和毒性研究；昂贵动物或大动物的急性实验，或以小组为单位的小动物短期实验。

序贯试验能较快得出明确结论，将序贯试验与其他设计结合起来有利于复杂研究工作的进行。但进行序贯试验设计时应注意：①序贯试验不宜用于多因素研究，欲要同时比较几个指标可分别设计几个序贯试验，或将几个指标综合为一个一个指标后再进行序贯试验；②序贯试验的受试对象少于其他设计，更应注意样本的可靠性、代表性、可比性和均衡性，能配对的尽量配对；③根据专业信息与预试验结果正确选用序贯设计类型；④在临床试验中，序贯试验要求后一个病例加入试验所需的间隔时间小于获得一个试验结果所需时间，否则只节约受试对象数量却不能节约试验时间，且反应慢的过程不宜选用序贯试验（如显效较慢的疗效比较）；⑤若受试对象丰富、大样本的多中心临床试验或现场调查等不适宜用序贯试验，序贯试验也不适用于急性烈性传染病与传播速度比较快的非烈性传染病研究（因不能进行逐个试验、逐个分析）。

五、案例分析

例 4-12 氯丙嗪有明显的镇静作用，止吐作用也较强，可制止多种原因引起的呕吐；依米丁可直接刺激延髓呕吐中枢附近的化学感受器触发呕吐反射。为研究氯丙嗪的抗呕吐效果，用家猫进行序贯实验，每只家猫先用氯丙嗪后再用依米丁，观察家猫是否呕吐，规定抗呕吐率大于 60% 为有效（即接受水平），小于 30% 为无效（即拒绝水平）。

该研究中家猫是否呕吐能及时观察到，属于易显效病症的疗效研究，适宜采用序贯设计，事先不确定家猫数量，为开放型；实验目的仅是观察氯丙嗪的抗呕吐作用，是单向试验；每只家猫的实验结果只有呕吐或不呕吐两种情形，观察指标为二分类变量，属定性序贯设计。由 $a=\beta=0.05$、$a=2.35$ 和 $b=0.45$ 得到上界（有效线）U：$Y=2.35+0.45n$，下界（无效线）L：$Y=-2.35+0.45n$。

例 4-13 欲比较 A、B 两种中药复方对高血压的降压效果，某研究采用交叉设计方法，以两种药物血压下降值的差值（D=BPA–BPB）作为评价指标，若 $D \geqslant 15$ 为 A 药优于 B 药，$D < 15$ 为 B 药优于 A 药。通过对受试者测量 3 次服药前的血压值得到试验前血压的标准差 σ_0=8.94，设定两种药物服药前后血压下降值的标准差 $\sigma_1 = \sqrt{2}\, \sigma_0$=1.414×8.94=12.64，两种药物血压下降值差值的标准差为 $\sigma = \sqrt{2}\, \sigma_1$=1.414×12.64=18，故 δ=D/σ=15/18=0.8，即 $\delta \geqslant 0.8$ 为 A 药优于 B 药的合格水平（即接受水平），$\delta \leqslant -0.8$ 为 B 药优于 A 药的合格水平，δ=0 为不合格水平（即拒绝水平，A 药与 B 药差别无意义）。

该试验是研究药物的降压效果，为易显效病症的疗效研究，适宜采用序贯设计，事先不确定受试者数量，为开放型；既可以得出 A 药的降压效果优于 B 药，也可以得出 B 药的降压效果优于 A 药，是与有效对照进行比较，为双向试验；评价指标为两种药物血压下降值的差值，属定量序贯设计。由 $2a$=β=0.05、a_1=4.55、a_2=3.71 和 b=0.40 得到 A 药优于 B 药的界线 U：Y=81.9+7.2n；B 药优于 A 药的界线 L：Y=−81.9−7.2n；A 药与 B 药差别无意义的界线 M：Y=−66.8+7.2n 和 M′：Y=−66.8−7.2n。

例 4-14 冠心宁是丹参、川芎等中药的复合制剂，可用于治疗心绞痛。为观察冠心宁对心绞痛患者的疗效，某研究采用交叉设计，用冠心宁（A 药）与阳性对照药（B 药）进行试验，纳入患者均知情同意。以心绞痛次数的对比情况作为观察指标，若注射 A 药的心绞痛次数少于 B 药为 SF，反之为 FS，规定当得到 SF 的数目为 FS 的 3 倍时 A 药优于 B 药，即 θ=SF/（SF+FS）=3/4=0.75。

心绞痛是易显效病症，其疗效研究适宜采用序贯设计；受试对象数量受到限制且冠心宁与阳性对照药差异方向不确定，建议用闭锁型；以阳性对照药为对照，既可以得出冠心宁优于阳性对照药，也可以得出阳性对照药优于冠心宁，为双向试验；评价指标为心绞痛次数的对比情况（SF 或 FS），属定性序贯设计。

（刘　艳　杨土保）

第五章　临床流行病学、循证医学研究设计

医生需要了解当前最好的相关医疗证据,结合自身的临床经验及患者的意愿,来解决日常的临床问题。循证医学就是这样一门科学。而临床流行病学是临床医学的一门基础学科,是实践循证医学的基础。循证医学和临床流行病学一脉相承,前者用于指导临床医疗进行科学诊治决策,后者则定位于临床研究。

第一节　临床流行病学研究的基本方法和应用

一、临床流行病学的基本理论

临床流行病学(clinical epidemiology)作为一门新兴的流行病学分支学科,是建立在临床医学的基础上,并研究临床医学的一门重要的方法学科。它是以临床医学为主体的多学科合作,在临床医学各领域引入现代流行病学、卫生统计学、社会医学和卫生经济学的相关理论和方法,对临床科研的设计、测量和评价的方法学进行革新,强化科研设计,控制各种偏倚,用宏观的群体观点及定量化指标,探讨疾病的病因、筛检、诊断、治疗、预后及预测的规律,力求研究结果的真实性、重要性和实用性,保障提供最可靠的临床证据。临床流行病学是临床医生从事临床医学科学研究和指导临床医学实践十分有用的理论和方法学。

二、临床流行病学的研究方法

临床流行病学研究的实施是依次进行临床科研设计(design)、测量(measurement)与评价(evaluation),这也是临床流行病学的主要研究内容和精华所在,通常简称为DME(design, measurement and evaluation),最初由加拿大McMaster大学提出。其中科学严谨的科研设计是测量与评价的基础,本部分主要涉及临床科研设计的内容和基本思路。

1. **确定研究目的和科学假设**　任何临床研究课题均应有明确的研究目的,对所实施的任何研究措施可能产生的客观效应,须提供科学的假设。

2. **确定设计方案**　研究课题的性质(如病因、诊断、治疗或预后等)不同,其研究方法也不同,应当结合研究的实际情况去选择最佳且可行的设计方案。同时,应当采用创新性的试验干预措施。该措施需具备有效的科学依据与安全性,接受试验措施的对象应有安全保障。加拿大McMaster大学根据研究结果和结论的论证强度及研究者能否主动控制试验因素,把常用于病因学、危险因素、疾病的预防、治疗和预后等研究的设计方案分为以下4个级别。

(1)一级设计方案:为前瞻性随机研究设计方案,研究者可主动控制试验干预措施或可能影响研究结果的偏倚因素,故论证强度佳。本级设计方案包括随机对照试验(randomized controlled trial, RCT)、半随机对照试验、组群随机对照试验、交叉试验、单个体的随机对照试验。各设计方案虽同归为一级,但彼此间的论证强度有差异。

(2)二级设计方案:属前瞻性设计,但研究者不能主动控制试验干预措施,亦不能有效控制若干偏倚因素对研究观测结果的影响。本级设计方案包括队列研究及前后对照试验。

(3)三级设计方案:虽设有对照组,但研究者不能主动控制试验干预措施或影响因果效应的因素,故论证强度属于第三级。但是,新近发展的源于前瞻性队列研究特殊类型的病例对照研究,其与传统队列研究的论证强度相当。本级设计方案包括横断面研究、病例对照研究、非传统的病例对照研究以及非随机同期对照试验。

（4）四级设计方案：为叙述性研究，包括临床系列病例分析、个案总结及专家评述等，这些是非严格科研设计的产物，属于观察性的描述性评述或经验，通常来说科学论证强度较弱。

3. 确定研究对象 临床科研的对象可为医院就诊的患者，也可为社区人群。研究对象的选定必须要有准确的诊断标准；为了确保研究对象相对的均衡性，避免某些临床因素过于复杂的干扰，还应设计明确的纳入标准及排除标准；最后根据设计允许的 I 型和 II 型错误概率大小及试验措施效应的精确度与敏感性，估算研究所需的样本含量。

4. 确定研究因素 进行设计时需确定具体研究因素及其强度、单因素或多因素、研究因素的不同暴露水平、因素与水平的组合以及研究因素的实施方法等内容。同时须具备科学创新性、有效性及安全性，避免盲目性或不必要的重复试验，造成人、财、物的浪费。

5. 确定结局指标 结局指标须确切，有生物学及临床的预试验依据并可度量，以保证研究有合适的临床试验观察期。例如，终点指标是痊愈、死亡、有效、无效等，根据大多数试验对象预期达到终点所需的时间即定为试验观察期。观察过短易致假阴性结论，过长可导致资源浪费。研究对象身上所观察到的指标通常可以反映临床试验结局，因此要应用恰当的效应指标来进行描述和评价，且在选用具体指标时要有准确的测量方法。

6. 确定质量控制措施 临床研究比基础研究更容易产生偏倚。要得到高质量的可靠的研究结果，必须对科研设计、实施和分析评价中的各种偏倚进行严格控制，常见的控制方法如下：

（1）设立对照组：临床研究试验通常应设立对照组。相同条件下，观测并比较试验组和对照组的效应，方能得出客观结论。

（2）随机化：包括①随机抽样，其在避免选择性偏倚的同时，还能反映总体的代表性，以减少误差；②随机分组，可使组间除研究因素以外的其他若干已知或未知的影响因素基本一致，减少偏倚因素的干扰，增强组间可比性，减少混杂偏倚。

（3）盲法：包括两方面，一是对治疗措施以盲法实施，二是对观测指标以盲法测量。

（4）匹配：对性别、年龄或种族等特征进行研究对象的配对，以消除混杂因素对结果的影响。

（5）限制：要限制非研究因素对研究结果造成假阳性或假阴性的影响，设计中常限制 α 错误概率不超过 5%；β 错误概率不超过 20%，一般以 10% 为宜。

（6）提高患者依从性：临床试验中患者的失访率或退出率较高，会影响研究结果的准确测量，故提高患者依从性也是防止偏倚的有效措施之一。

（7）选择正确的统计学方法：研究设计中，根据设计类型、可能的预期结果、资料类型与分布特征等因素，采用正确的统计学方法进行资料的整理与分析。

7. 明确医学伦理学要求 须遵循医学研究中的伦理要求，获得医学研究伦理委员会的批准，注重科研道德并尊重研究对象的知情权，签订患者知情同意书。在临床试验设计、执行的各个环节充分保障受试者健康不受影响，同时保障研究对象的权益不受侵害。

第二节 循 证 医 学

一、循证医学的基本概念

1. 循证医学的基本概念 循证医学（evidence-based medicine）是关于如何遵循证据进行医学实践的科学，是现有最佳证据、临床经验和患者价值的有机结合。具体而言，循证医学指明智、慎重地应用当前临床研究中所能获得的最新、最有力的科学证据，结合医生个人的专业技能和临床经验，并考虑患者的价值和愿望，进行医学实践的科学。2014 年，Gordon Guyatt 在第 22 届 Cochrane 年会上，进一步完善循证医学定义为："临床实践需结合临床医生个人经验、患者意愿和来自系统化评价和合成的研究证据"。

循证医学实践应具有下列基础。

（1）现有最佳证据：指有效的、与临床相关的研究证据，是实践循证医学的关键。这些证据除来自基础医学研究，更主要是来自以患者为中心的临床研究。在研究过程中采用防止偏倚的措施，以确保试验结果的真实性和科学性，如诊断试验（包括临床试验）的准确性研究，预后标志物的把握度研究，治疗、康复和预防措施的有效性和安全性研究等。高质量的系统评价或高质量的随机对照临床试验,是循证医学最高级别的证据,并作为权威临床指南最重要的证据基础。

（2）临床医生的专业技能及临床经验:指医生利用临床技能和经验快速评价患者的健康状况、作出诊断、估计治疗措施的可能风险和效益、分析患者个体情况和期望的能力,是实践循证医学的必备条件。循证医学提倡将医生的临床实践经验与外部最佳证据相结合,从而作出最佳临床决策。

（3）患者的参与:指每个患者对其治疗的选择、关注和期望。充分考虑患者的参与是实践循证医学的关键因素。循证医学提倡临床决策力求从患者角度出发,了解患者患病过程及感受、疾病对机体与身心功能的影响、患者对治疗方案的期望与选择等,在诊治中与患者建立友好平等的关系,取得患者信任与依从,从而获得最佳治疗和预后效果。

（4）临床流行病学的基础知识与基本方法:医生必须筛选和识别出最佳证据,根据最佳的科学研究证据来诊治患者,因此医生须能够鉴别临床研究设计的合理性,能够严格地评价文献质量的学术标准,分析医学文献报道结果的真实性与可靠性,并评价医学文献的临床意义与研究证据的卫生经济学意义。这些方面都需要医生掌握和应用临床流行病学的基础知识与基本方法。

（5）医疗平台与外部环境:循证医学实践需结合当时、当地具体的医疗环境进行,不宜盲从或教条化。医疗环境不同时,医生从同一个患者身上可选择的最佳证据不同。如某些治疗方法疗效很好,但需要掌握了相当难度技术的医生,并借助一定的设备才能进行,若人员或医疗设备缺乏,则难以实施该治疗方法。

综上所述,医生、患者、证据、医疗环境共同构成循证医学实践的基础,且缺一不可。循证医学强调证据在决策中的重要性和必要性。但证据本身并非决策,若一项临床干预经研究被充分证明无效,证据可能成为决策的决定因素,阻止或取缔该临床干预可能是最正确的决定。然而,患者可能因为经济负担问题,拒绝采纳一项科学研究充分证明有效的治疗。因此,临床医生进行临床决策时,不仅应将个人的临床实践和经验同外部获得的最佳临床证据相结合,同时也须充分考虑每个患者的实际情况、其所处的医疗环境和特殊性。

2. 循证医学与传统医学

（1）传统医学是以经验推理的思维方法为特征,用科学的思维方法,探索新的认识及解决问题的证据。传统医学的特点:包括①以经验医学为主,其医疗决策多依据医师的经验、直觉,高年资医师及专家的指导,教科书、医学期刊的研究报告或疾病的病理生理机制等;②证据收集上很难做到系统全面,也不重视对收集到的证据进行系统、全面的评价;③对诊断、治疗的有效性及预后的评价是建立在非实验性的临床经验的基础上及对发病机制和病理生理知识的理解的基础上,专家与经验是临床实践的基础;④疗效判断指标方面,更多依据中间指标,如实验室指标、仪器或影像学结果等;⑤传统医疗模式中,以疾病与医生为中心,患者多为被动地接受治疗。见表5-1。

表5-1 循证医学与传统医学的差异

	传统医学	循证医学
证据来源	动物实验、体外实验、零散临床研究、教科书、专家共识	临床研究
证据收集	不系统全面	系统全面
证据评价	不要求评价证据	要求评价证据,有严格的评价标准
判效指标	实验室指标,仪器或影像学结果等中间指标	患者最终结局,如死亡率、重要事件发生率等终点指标
治疗依据	基础研究/动物实验的推论,医生的个人临床经验	当前可获得的最佳临床研究证据、医生的个人临床经验、患者的参与、医疗环境
后效评价	不要求评价证据	要求评价证据
医疗模式	疾病/医生为中心	患者为中心

（2）循证医学的特点：包括①并非否定经验，但决不盲从经验，强调将当前可获得的最佳临床证据、医师的临床经验及专业技能、来自患者的一手资料三者有效结合，是对传统医学的补充和完善；②证据集中且系统全面，建立了一整套方法和措施，以保证资料收集的严谨性，同时注重证据的严格评价，确保证据的真实性和科学性；③疗效判断指标为患者预后的终点指标，如死亡率、重要事件发生率、生存质量或卫生经济学指标等；④从根本上改变了传统的医患关系，从以医生为中心转变为以患者为中心，充分考虑患者的期望和选择。

二、循证医学的基本步骤

循证医学的实施包括三方面：找什么证据（如何提出临床问题）；如何发现证据（如何决定所要寻找的资料来源及检索方法）；用所获得的证据做什么（如何快速评价已找到证据的可靠性、正确性和适用性，以及如何有效用于解决临床问题）。其主要包括 5 个步骤。

（一）确定需要解决的问题

提出明确、可回答的临床问题是循证医学实践的第一步，也是关键的一步，它关系到是否能找到正确的证据来解决所面临的临床问题。构建一个好的问题可帮助临床医生将有限的时间集中于收集与患者需要及本人临床实践直接有关的证据上，帮助制订好的证据检索策略，快速找到恰当答案，并易于评价和应用。因此，应充分认识提出问题的重要性，并有意识地训练提出问题的能力。同时，要防止选题的范围过于宽泛或者过于狭窄。

1. **问题的来源** 问题常来源于临床实践，其包括：

（1）病史和体格检查：通过病史采集和体格检查可以发现问题；

（2）病因：在分析、识别疾病的原因过程中发现问题；

（3）临床表现：从观察患者临床表现变化中发现问题；

（4）鉴别诊断：在考虑患者临床问题的可能原因，进行诊断和鉴别诊断时，分析可能存在的原因和问题；

（5）诊断性试验：在诊断性试验和辅助检查

时，如何基于精确度、准确度、可接受性、费用及安全性等因素来选择，确定或排除某种诊断；

（6）治疗：如何为患者选择利大于弊并价有所值的治疗方法；

（7）预后：如何估计患者可能的病程和预测可能发生的并发症；

（8）预防：如何通过识别和纠正危险因素来减少疾病的发生及通过筛查来早期诊断疾病。

2. **问题的种类** 临床遇到的问题大致可分为两类：

（1）背景问题（background questions）：指关于疾病的一般性知识，涉及人类健康和疾病的生物、心理及社会因素等各个方面。其中包括：①涉及患者的基本情况问题；②涉及所患疾病的基本问题。

（2）前景问题（foreground questions）：是关于处理、治疗患者的专门知识问题，有时也涉及与治疗及预后有关的生理、心理及社会因素等方面问题。其中包括：①病因问题；②诊断问题；③治疗问题；④预后问题；⑤预防问题。

作为临床医生，须同时掌握背景知识和前景知识。随时间推移，两者比例随之变化。

3. **问题的构建** 提出一个既有临床意义又能回答的问题并非易事，须了解构建一个好问题的策略，将问题转变为可回答的格式。背景问题的构建较简单，如"患什么病""为何会头痛""充血性心力衰竭如何引起腹水"等。针对任何疾病或健康状态、检测方法、治疗手段、干预措施或医疗实践的任何方面，均可提出此类背景问题。本节着重介绍如何构建前景问题。

前景问题的基本构成包括以下 4 个方面，又称为 PICO 模式：

P（patient/problem）——患者和 / 或问题；

I（intervention）——干预；

C（comparison）——比较干预；

O（outcomes）——临床结局。

（1）患者和 / 或问题：包括患者的诊断及分类。首先须描述与问题相关的患者特点（如年龄、性别、种族以及所具有的危险因素），及患者有待解决的临床问题（主要疾病、合并症及其他有临床意义的症状等）。描述应简洁并且准确，以便研究及查找文献时，较易判断相关文献是否可应用于待研究患者。比如高血压患者 /2 型糖尿病患者。

（2）干预：内容广泛，可包括某种暴露因素、诊断试验、预后因素、治疗方法、管理措施、患者感觉等。比如补充维生素 A/ 开颅手术。

（3）比较干预：指与拟研究的干预措施进行对比的其他措施，即是否还有其他可取代当前干预措施的方案，例如有两种疗法可供选择（药物治疗或手术治疗），或有两种诊断性检验可选择。比如开颅手术与保守疗法。在某些条件下，此部分在构建问题时并非必要。

（4）临床结局：指希望实现的治疗目标是什么，此处所谓"结局"既包括干预措施的有效结局，如症状缓解或消除、功能改善及诊断改进等，也包括某些非所愿的结局，如药物或治疗的副作用和花费（时间、金钱、劳力）、死亡率 / 发病率等。

4. 临床问题构建举例 一位 2 周前出院的 75 岁男性患者来访，自述其刚经历了一次短暂性脑缺血发作（TIA），被诊断为相当严重的颈动脉狭窄，进行了颈动脉内膜切除术。其出院处方包括降压的美托洛尔（50mg，2 次 /d）及阿司匹林（81mg/d）。今天，患者带来一份从网络下载的文章，描述应用他汀类药物对预防脑卒中的好处，他想知道该药物是什么以及他是否能应用这种药物。上次来访时的记录显示，患者总胆固醇（TC）5mmol/L、高密度脂蛋白胆固醇（HDL-C）2mmol/L、低密度脂蛋白胆固醇（LDL-C）2mmol/L，体检结果无显著异常。根据前面所提方法，按 PICO 模式剖析问题（表 5-2）。

表 5-2 剖析问题

患者或问题	干预	比较干预	临床结局
一位具有 TIA 发病史和动脉内膜切除史、患有高血压、血脂正常的患者	他汀疗法	安慰剂	脑卒中

由此构建问题：对于一位具有 TIA 发病史和动脉内膜切除史、患高血压、血脂正常的患者，应用他汀疗法是否会降低患者发生脑卒中的风险？

（二）系统检索，全面收集证据

根据上述问题，采用各种手段（如上网、图书馆检索、会议资料及专家通信等）系统地查找与问题相关的所有证据。循证医学强调系统化和有计划地查找证据。

1. **掌握相关医学文献检索技能** 良好的文献检索技能，不仅是循证医学研究者的必需技能，也是临床医生及时扩充知识能量的重要技能。掌握熟练的检索技能不但能使证据的搜集事半功倍，并且能够提高所收集证据的精准度。

2. **确定检索资源和制订检索策略** 检索资源的确定须根据检索策略并结合现有条件，确定当前与待解决的临床问题最相关的数据库和基本相关的数据库，充分了解各种证据的来源，以便正确选择最佳检索资源。而为了全面查找证据，首先应确定检索证据的类型，即弄清楚所提出的问题属哪一类型，并了解回答不同类型问题的研究设计有哪些，从而根据问题类型确定最适合的研究类型。比如，研究他汀治疗是否会降低患者发生脑卒中的风险，那么应当明确其证据类型为前景问题，用于解答此类型问题的研究设计可以是临床随机对照试验。

3. **准确判断检索结果的适用性** 按制订的检索策略开始检索，通过关键词、摘要、全文的阅读实现证据的收集，以及对初步检索结果的评价，必要时还应对检索策略进行修改以及再次检索，以获得最佳临床证据。

4. **循证医学检索的步骤** 包括：①明确、转化临床问题；②选择适当的数据库；③确定检索词、检索式；④编写检索策略；⑤进行初步检索；⑥根据检索结果调整检索策略，进行反复检索，直至获得当前可得最好的检索结果。

（三）严格评价及找出最佳临床研究证据

1. **严格评价的概念及其重要性** 临床决策前须考虑回答的问题包括：①资料提供的研究结果是否正确可靠；②结果是什么；③这些结果对处理自己的患者有无帮助。对以上问题的回答也就是对检索到的临床证据进行严格评价。严格评价（critical appraisal）指将研究证据应用于决策前，需系统地评价证据的真实性、可靠性、临床价值以及适用性，是循证医学实践过程的重要步骤。

在大量的医学信息中，由于临床研究质量的参差不齐，某些研究论文的结果并不可靠，研究的设计、实施和报告不严谨，使疗效不能得到重复和证实，其结果是某些诊断试验和治疗方法未经严格评估即进入临床常规应用,给患者带来严重危害。此外,在考虑研究结果的可应用性时,应结合诸如研究时间、地点、对象和干预措施的变异性,因为即使是真实、可靠且具有临床价值的研究证据,也不一定能直接应用于每一位患者。因此,临床医生须综合考虑临床专业知识及患者的具体情况和选择,而作相应的调整。此外,在启动新的临床试验前,也须评估既往发表的文献,以指导新的临床试验设计。因此,学习和掌握严格评价医学文献的方法和技巧,在面对海量的信息时,就可系统、全面、快速、有效地获取所需的医学研究证据,并将之应用于实践。

2. 如何评价临床研究证据 评价研究证据的质量涉及两个方面:①该研究设计是否对研究相关问题最合适;②与同类研究相比,该研究的方法学质量如何,评价的重点是研究的设计、实施、分析和解释等。

一般而言,评价临床研究证据可分为3个步骤。

(1)初筛临床研究证据的真实性和相关性:面对一篇文献,首先须初筛其真实性及与具体临床问题的相关性。初筛证据的真实性可参考如下方面:①文献是否来自具有同行评审(peer-reviewed)的杂志;②文献的研究场所是否与研究者所在医院相似,以保证结果可应用于该院患者;③若该研究由药厂或其他商业组织资助,则须考虑此类研究往往带有偏倚,应引起注意。若文献提供的信息真实,则还须考虑该项研究的问题是否为常见临床问题,是否对患者健康有影响,即考虑临床相关性问题,这可通过阅读文献摘要和相关部分而获得答案。

(2)确定研究证据的类型:经过初筛,若认为该文献值得阅读,则应进一步确定该项研究的目的及适合目的的研究方法,因为不同研究方法所提供证据的质量和等级不同。随机对照实验(RCT)是治疗性研究最佳的设计类型;病因研究常选用队列研究和病例对照研究;诊断性研究常用现况研究和RCT;预后研究的最佳设计类型是队列研究和RCT。上述研究系统适用于几乎所有临床问题。

(3)根据研究证据的内容评价有效性和适用性:临床研究证据的评价应采用临床流行病学/循证医学的原则和方法,研究目的和类型不同,具体的评价原则和方法也各异。但是,不论评价哪种临床研究证据,均应从三个方面综合考虑其价值:①研究结果本身的有效性(internal validity),即该文献的研究设计是否科学,统计分析是否正确,结论是否可靠及研究结果是否支持作者的结论等;②研究结果的临床重要性,即该研究的结果是否有临床价值,主要依据某些反映效应的客观指标,不同研究类型其指标不同;③研究结果的适用性(generalizability),即研究结果外推的有效性(external validity),指文献结果和结论在不同人群、不同地点和针对具体病例的推广应用价值,须考虑实际遇到的病例与文献中研究对象的特点是否类似,以及患者本身的价值观和选择。

3. 各类研究证据的评价原则 为使临床医生能快速、有效地判断文献的真实性和临床应用价值,临床流行病学家针对不同类型的临床研究建立了一套简洁、有效的筛选及评价方法。

加拿大 McMaster 大学临床流行病学和统计学研究室从 1981 年开始即发表了一系列有关疾病病因、诊断、治疗和预后的评价标准;JAMA 杂志从 1992—2000 年已发表 20 余种研究证据的评价原则,美国医学会已将其以手册和专著的形式于 2002 年发表。针对各类研究证据的评价原则,可查阅 JAMA 杂志所发表的相关论著或参考 JAMAevidence 数据库。

不同类型研究论证强度不同,其评价的方法与采用的相应工具也有所不同,所有研究证据的评价原则均包括以下三个方面:

(1)真实性评价:指研究中收集的数据、分析结果及所得结论与客观实际情况的符合程度;

(2)重要性评价:指该研究在临床应用中的价值,可通过客观指标来评价研究证据的实际意义;

(3)适用性评价:指研究所得结果与推论对象真实情况的符合程度或研究过程与临床实践模式间的相似程度,即外部真实性。

(四)应用最佳证据指导临床决策

将经过严格评价的最佳临床证据用于指导临床决策,还须结合临床医生的实践经验和技能,以及患者的具体情况和期望。因此,医生须与患者有充分交流,了解患者的期望,并在医疗决策中优先考虑患者的意愿和社会的价值取向。

（五）后效评价循证实践

循证医学实践的后效评价（re-evaluation）指应用循证医学的理念，对从事医疗活动后的结果进行评价。具体而言，循证临床实践中，针对患者的具体情况提出临床问题，通过检索收集有关文献，并在严格评价的基础上应用于患者，然后评价解决患者临床问题的结果。通过对决策效果进行后效评价，不断提高临床决策水平和质量。后效评价的方式包括自我评价和同行评价，前者是临床医生或其他卫生工作者对循证临床实践结果的评价，后者是专家根据统一的评价标准对患者群体进行的后效评价。

三、循证医学与医学科学研究

循证医学的学术思想、研究方法和研究结果具有重要意义，表现为指导政府的卫生决策和医学教育；指导医生的临床实践和临床科研；促进医学科学研究发展。目前，循证医学已越来越多地运用到整个医学科学研究过程中，并发挥着巨大的作用。兹以临床实例说明循证医学的思想及方法学如何应用于医学科学研究。

1. **临床情景**　李某，女，56岁，从事会计工作。中度肥胖，患2型糖尿病3年，有25年吸烟史，目前正尝试戒烟。其54岁的妹妹也患有糖尿病，且最近死于心脏病。患者现采用限制热量的饮食处方（去年未能成功减重），同时进行体育锻炼（每周进行1~2次20分钟的散步，但由于骨关节炎无法增加运动量）。患者每天服用二甲双胍2 500mg（有时未能按时服用，尤其在不吃饭时）。患者按网上得到的健康建议，每天服用维生素E和β胡萝卜素以降低发生心脏病的危险。患者偶测空腹血糖，目前为7~14mmol/L（即126~252mg/dl），迄今已1年多未检查眼睛，也未患过感冒，否认曾有胸痛、脑卒中或跛行症状，目前无任何躯体不适，但因妹妹去世而难过和担忧。

通过检查，患者体重98kg，身高172cm，重复测量血压平均值为148/86mmHg；其他常规检查包括眼底检查、心血管系统、胸部、腹部、皮肤、脚和感觉等；实验室检查结果显示蛋白尿和高脂血症，胆固醇水平6.48mmol/L，LDL-C 3.4mmol/L，HDL-C 0.9mmol/L，甘油三酯3.9mmol/L。

患者表示对附加药物治疗并不热心，更倾向于接受"自然疗法"，但考虑妹妹猝死，想了解通过附加药物治疗能否有助于预防心脏病。

2. **临床问题**　这是一个与防治有关的临床研究问题，按PICO模式来剖析问题（表5-3）。

表5-3　问题剖析

患者或问题	干预	比较干预	临床结局
56岁，患2型糖尿病、高血压，合并蛋白尿及脂代谢异常，女性	控制血糖、血压、胆固醇和蛋白尿的药物	安慰剂	心血管疾病的发病率和死亡率
具有高心血管疾病风险的吸烟者	药物治疗	维生素E和β胡萝卜素	心血管疾病的发病率和死亡率

由此构建问题：

问题1：一位56岁2型糖尿病、高血压合并蛋白尿及脂代谢异常的女性患者，给予其控制血糖、血压、胆固醇和蛋白尿的药物治疗是否可降低心血管疾病发病率和死亡率？

问题2：对于高心血管疾病风险的吸烟者，与药物相比，维生素E和β胡萝卜素能否降低心血管事件和死亡？

根据所提出的临床问题，全面检索相关研究证据，此处仅以问题1为例。

3. **文献检索**　检索主题词主要为"2型糖尿病""心血管疾病""治疗""血糖控制"等，用计算机检索Cochrane对照试验注册资料库、MEDLINE、EMBASE、LILACS等数据库，检索期限为建库至今。初步浏览检索到的文献后，重点注意系统评价和临床随机对照试验。

4. **严格评价证据**　得到检索结果后，通过阅读题目和摘要，很快根据文献的相关性和有效性进行初筛，最后确定发表于权威杂志、有待进一步评价的49篇文献，包括系统评价和随机对照试验。查到49篇文献全文，按照meta分析和治疗性研究证据的评价标准对其进行严格评价。

49篇文献显示不同的药物治疗（包括抗血小板、降糖、降压、降脂）对心血管系统有益。其中一篇是2003年Gaede等发表的随机对照试验研究，非常符合患者的情况。该研究显示：与传统治疗相比,经多危险因素控制的强化治疗后,患者的糖化血红蛋白(HbA1c)、总胆固醇、甘油三酯和收缩压均有明显改善(表5-4),且脑血管痉挛、糖尿病肾病、视网膜病变和自主神经病变的发生率降低(表5-5)。在平均8年的随访期间,心血管事件的绝对风险降低20%(干预组为24%,对照组为44%),即治疗5个患者可预防1例额外的心血管事件的发生。

表5-4 比较传统治疗和多危险因素强化治疗各指标达标的糖尿病患者百分比

指标	传统治疗 /%	多因素强化治疗 /%
HbA1c<6.5%	3	16
总胆固醇<45mmol/L	20	72
甘油三酯<1.7mmol/L	45	58
收缩压<130mmHg	18	45

表5-5 多危险因素强化治疗比传统治疗糖尿病出现并发症的相对危险性减小值 单位:%

并发症	相对危险性减小	95%CI
脑血管痉挛	53	27~76
糖尿病肾病	61	13~83
视网膜病变	58	14~79
自主神经病变	63	21~82

CI:置信区间

5. 证据的应用 为帮助患者解决问题,须进一步获得相关证据,包括准确判断预后、决定采用何种最佳方法以帮助患者降低心血管疾病事件和糖尿病的不良结局,对其目前所使用的非处方性治疗提供相关信息。然而须注意:"证据并不会自己作出诊疗决定",循证决策的其他相关因素还包括患者的临床环境及其意愿。患者有若干健康问题,包括肥胖、未得到良好控制的糖尿病、高血压、血脂异常以及吸烟。要成功改善这些问题,需要极其复杂的行为处方,有时不太可能同时处理所有问题。在这种情况下,须和患者仔细讨论,决定优先处理的问题,达到证据和其意愿之间的完美结合。然后在患者同意的前提下,将当前最佳证据应用于其治疗中。

四、诊断试验研究与评价

(一)诊断试验研究的意义

诊断试验是评价诊断方法正确性和可靠性的研究,其目的在于对患者的疾病或健康状况作出诊断。在肯定与排除诊断中,需要合理地根据诊断实验准确性、可靠性、患者的可接受性、安全性和费用等方面对其进行选择,并合理解释结果。一种新的诊断方法建立后,其诊断价值如何、诊断概率是多少,须与标准诊断法("金标准")的结果进行比较,以测定敏感度、特异度、似然比、受试者操作特征曲线(ROC曲线)等指标来评价其准确性。诊断方法不仅包括常用的血清学、免疫学、生物化学等实验室方法,还包括临床症状、体征、病理以及影像学等诊断疾病的一切方法和标准。临床医生不仅须应用高水平诊断方法,更须对诊断试验的临床价值进行科学分析和评价。

临床实践中,没有正确的诊断,即使再好的治疗方法也可能无效。循证医学实践中,须以最佳诊断试验作为依据。目前某些疾病的诊断"金标准"缺乏特异性和灵敏性,由于阳性率不高而导致漏诊,或出现假阳性而导致误诊,故有专家提出"组合性诊断标准"(constructing diagnostic criteria)。例如,1982年美国风湿学会提出对系统性红斑狼疮(SLE)的组合性诊断标准,包括11项指标,患者符合其中4项指标即可诊断为SLE。由于运用"组合性诊断标准",提高了诊断试验的特异度,减少了误诊,使患者得到早期诊断和及时治疗。

《中华检验医学杂志》分析1996—2000年该刊物发表的有关诊断试验的论著共111篇,有"金标准"的共65篇(58.5%),其中33篇(50.8%)未列出四格表计算敏感度和特异度。另外,某些论著的样本含量太小,22篇论文的病例组不足30例,30篇论文对照组不足30例。由此可见,即使权威的全国性专业杂志所发表的诊断试验研究结果,仍存在严重的质量问题,难以给临床医生提供可靠证据。因此,在不断对诊断试验进行创新和深入研究时,需运用循证医学的诊断策略和方法,规范实验设计,提出新的"金标准",提高诊断水平,降低漏诊率和误诊率,达到提高疗效和改善患者预后的目的。

（二）诊断试验研究的设计

1. 确立"金标准"（gold standard） 对一项新的诊断试验的诊断价值或有效性进行评价的方法，就是将诊断试验的结果与"金标准"的诊断结果进行比较。所谓"金标准"也称为规范标准，是当前公认的、诊断某种疾病最可靠的方法，也是一种被广泛接受，具有高敏感度和高特异度的诊断方法。"金标准"在理性状态下应该具有方便可及、零差错和临床易于接受等优点。应用金标准可将受试者正确地区分为"有病"或"无病"。临床上常用的"金标准"包括病理学检查、外科手术发现及长期随访所获的肯定诊断等。若"金标准"选择不当，可能造成错误的分类，影响对诊断试验的正确评价。

2. 确定研究对象 用于评价诊断试验的受试对象应包括两组：①用"金标准"确诊的患者所组成的病例组；②由"金标准"证实未患该病的人所组成的对照组。病例组应是其总体的一个随机样本，必须具有代表性（如性别、年龄、疾病类型、病情等）。因此，病例组患者应包括各型病例，如典型和不典型者；早、中、晚期者；轻、中、重型者；有和无并发症者等。对照组除未患该病外，其他可能影响试验结果的因素均应与病例组均衡。对照组也可选择易与该病混淆的病例，以期明确其鉴别诊断价值，健康人不宜纳入对照组，以防其结果特异度过高，却实际诊断价值不大。样本含量应充足，否则会使误差增大。在确定定量资料参考值范围的诊断试验中，病例组应在 100 例以上，对照组样本应在 100 例（当资料为正态分布时）或 120 例以上（当资料为非正态分布时）；对于少见疾病，病例组应至少包括 30 例。

3. 避免偏倚 除通过选择可靠的"金标准"及严格控制研究对象以避免偏倚外，还可通过盲法、匹配、分层等方式避免出现偏倚。同时，数据处理时还须注意统计学方法的正确使用。

4. 诊断试验的可靠性分析 诊断试验的可靠性又称重复性。指在完全相同的情况下，诊断性试验进行重复试验获得相同结果的稳定程度。若为计量资料，则可应用标准差及变异系数表示。若为计数资料，则可应用观察符合率与 Kappa 值（Kappa value）表示。

（三）诊断试验研究的评价

所谓对诊断试验研究的评价，指运用科学方法，制定某些标准，并运用它们客观地评价各种试验研究。了解这些评价方法及其标准，有助于在临床实践中去伪存真、去粗取精地吸收和运用他人的研究成果。对即将开展的研究，在设计之初即应对研究方案有全面而周密的考虑，以保证研究结果的有效性和可靠性。加拿大 McMaster 大学临床流行病学家 David Sackett 根据不同类别的研究，分别提出具体的评价标准。对诊断试验的评价可参照下列内容进行。

1. 是否与公认可靠的标准方法（"金标准"）进行对照分析。

2. 所观察病例是否包括多种不同临床情况，如轻重不等、治疗与未治疗的各型病例；对照组是否包括在诊断上易混淆的其他疾病。

3. 是否已介绍观察组和对照组病例的来源，如何进行选择。

4. 该试验测定的精确性、准确性以及观察误差的大小如何。

5. 正常值的确定是否合理。

6. 若某单项试验是作为一组试验或作为序列试验之一而被应用，是否已检验该单项试验对全组试验总的效力的贡献。

7. 该试验操作方法与注意事项是否已作详细介绍，以使他人能准确地重复。

8. 对该试验的实用性是否进行分析。

（四）实例简析

2019 年秦明明等发表在《中华检验医学杂志》上的题为"LP-PLA2 与 sd-LDL 联合检测对动脉粥样硬化的辅助诊断价值"的研究具有很好的示例作用。该研究探讨了联合检测脂蛋白相关磷脂酶 A2（LP-PIA2）和小而密低密度脂蛋白（sd-LDL）对动脉粥样硬化的辅助诊断价值，结果表明 LP-PLA2 联合 sd-LDL 检测能够提高动脉粥样硬化的诊断效能，可能对预防临床动脉粥样硬化的漏检和过度诊断具有重要的临床价值。

该研究所运用的 LP-PLA2 和 sd-LDL 检测方法均方便可及、临床易于接受，且采用联合检测的方法提高诊断试验的特异度、减少误诊，与前文所提出的"组合性诊断标准"目的一致。相比于文中所提及的其他诊断指标，LP-PLA2 和 sd-LDL 联合诊断的曲线下面积（AUC=0.854）最大，提示该联合诊断可提高动脉粥样硬化的诊断效能，符合前文所提及的诊断试验研究的评价标准。该研究在诊断试验研究与评价方面具有很好的参考价值。

五、新药临床疗效研究与评价

（一）临床疗效研究的意义

临床疗效研究以患者为研究对象，应用现代临床研究方法，以各种治疗措施为研究内容，对它们的安全性和有效性进行科学评价。因此，临床疗效研究常被称为临床试验研究，常用于评价新药在临床治疗疾病的效果，同时也用于评价各种治疗方案、公共卫生措施（如预防接种、疾病筛查）的效果等。

在评价药物或治疗措施效果时，须有严格设计的临床试验的科学数据作为依据。另外，不能仅根据动物实验结果而直接用于人。因此，对药物的治疗效果除须具备相关药物化学、药理学以及药效学等基础医学研究资料外，还须通过临床试验进行最后评价。

（二）临床疗效研究的设计

临床疗效研究设计的基本途径为：明确研究的临床问题；制订设计方案；选定研究对象，制订纳入与排除标准，计算样本量；明确拟研究哪些主要干预因素；确定效果判断的客观指标和观察期限；选择合适的统计分析方法；医学伦理学立题申报与审查。

作为研究对象的患者，首先应进行确切、可靠的诊断，在选择患者时还须注意：①具备明确、统一的临床诊断标准、纳入标准与排除标准，以保证入选对象具有较高的同质性与代表性，从而保证结果的可比性；②患者最后应受益于本试验，即治疗药物或试验措施须确保安全、可靠；③患者应能主动配合该试验，并有良好依从性；④对老、弱、幼、孕妇等易发生不良反应的患者，须十分谨慎，一般不宜把他们作为研究对象。此外，凡参加临床试验者，根据医学伦理学原则均需签署知情同意书。

临床疗效研究中，大部分是对新药的疗效研究，根据药品管理有关规定，目前国内通常把中药和西药分为5类：第一、二、三类新药须进行临床试验；第四、五类新药须进行临床验证。对新药的评价包括临床前药理、毒理评价与临床药理评价。新药临床评价则应根据新药各期临床试验研究结果，对其安全性和有效性作出评价。

新药临床试验一般可分为三期或四期：①Ⅰ期临床试验，是人体进行新药试验的起始期，包括药物耐受性试验与药动学研究；②Ⅱ期临床试验，对新药的疗效、适应证、不良反应进行详细考察，通过随机对照试验对新药的安全性、有效性作出确切评价；③Ⅲ期临床试验，为扩大的临床试验，目的是在较大范围对新药进行更全面评价；④Ⅳ期临床试验，是在新药投产后，即上市后临床试验或药物监察，目的是对已在临床广泛应用的新药进行社会性考察。欧美国家多采用四期分期法，我国目前采用三期分期法。我国的Ⅰ期和Ⅳ期与国外相当，而我国的Ⅱ期相当于国外Ⅱ期和Ⅲ期试验。临床疗效研究多数进行的是Ⅱ期临床试验。

临床疗效研究设计中，应贯彻"四性"原则：①代表性，指受试对象应按统计学原则抽样，即样本能代表研究对象的总体；②重复性，指试验结果准确可靠，经得起重复验证；③随机性，要求试验组和对照组患者的分配均匀，不随主观意志为转移；④合理性，指试验设计须符合专业要求和统计学要求，并切实可行。为保证"四性"原则的贯彻，应重视临床疗效研究设计中的3大要素，即对照组设立、随机化分组和盲法实施。以下简要地介绍3种常用临床疗效研究方法。

1. **随机对照试验**　随机对照试验（randomized controlled trial，RCT）按随机分配方法将合格的研究对象分配到试验组和对照组，对试验组施加某种治疗措施，而不给予对照组。对两组进行随访观察，比较两组转归、结果差异和效果，得出疗效结论。

随机对照试验方法主要用于以下3种临床研究：①对某种药物、手术或疗法的疗效研究，也称为治疗试验，如药品上市前的疗效研究及针对当前治疗方案的评估；②若研究者对某些特殊个体在可能患某种疾病前进行某种干预实验，也运用此方法；③可用于对某些疾病的预防措施研究，如对某种疫苗在人群中接种的效果评价，也称为预防性试验。

在随机对照试验中，有严格的诊断、纳入、排除标准。所有研究对象有完全相等的机会被分配到治疗组或对照组。除了所研究的干预措施外，各种已知或未知的可能影响所考核结果的因素（如年龄、性别、病情程度和并发症等）都被机会均等地分配到试验和对照组中，由于两组具备均衡可比性，两组间差别只能归因于干预措施的不同。因此，这种研究方法在各种临床疗效考核方法中具有最高论证强度。若有足够样本数并保证盲法，此种方法是最佳研究设计。该方法的局限性是要求条件高，成本较高，设计严密，对研究对象的纳入很严格，在具体实施时有一定难度。且由于小范围开展，研究对象虽具有良好的同质性却难以代表人群的差异性，因此外部真实性受限。对照组成员也应获得有效治疗或预防处理，否则会发生伦理学问题。

随机对照试验中，常用随机分配方法主要有以下4种：

（1）单纯随机法：可借用随机数字表进行。此法适用于样本较大（100例以上）的试验，若样本量较小，则应对两组进行均衡性检验或对结果进行分层分析。

（2）分层随机法：根据最可能影响治疗结果的特征（如年龄、性别、病情、疾病的临床分型等）把研究对象分成若干层，再在各层内分别进行单纯随机分配。须注意不可分层过细，否则将会由于层次太多而增加样本量。

（3）区组随机法：将研究对象分成例数（通常4~6例）相等的区组，在区组内进行单纯随机分配。此法的优点是配伍研究所需样本量小，适于研究单位分散、样本量小的研究。其缺点是，每个区组例数不能过多。

（4）动态随机法：在临床试验过程中，每个研究对象分到各组的概率是根据一定的客观条件进行调整而不是固定不变的，从而保证各组例数和某些重要影响因素一致。该方法在一些样本量有限且要考虑基线预后因素对临床疗效影响的临床试验中非常必要。常用于大型多中心试验的中心随机化设计中。

2. **交叉对照试验** 此试验是RCT的一种特例。试验中，将研究对象随机分为两组，先将其中一组作为试验组，另一组作为对照组，然后将两组互相交换，原试验组作为对照组，原对照组作为试验组，故两组实际上均接受了干预措施，仅先后顺

序不同，最后统一评价疗效。在组别转换前须经过一段洗脱期以消除第一阶段处理对第二阶段的影响。

（1）交叉对照试验适用范围：适用于不易根治疾病，且需要药物长期治疗的慢性疾病研究。①每种药物的药效均为短期或短暂的；②延长总的治疗周期并不缩小各种药物治疗效应间的差别；③不致因先后两次或多次疗程而导致患者用药过量。

（2）交叉对照试验的优点：①所有研究对象均先后接受治疗或作为对照，可消除不同个体间的差异；②分组遵循随机性原则，避免了组间差异；③避免了人为选择偏倚；④所需病例数较少；⑤具有随机对照试验的优点，采用随机分组、盲法测量和同期对照的方法，有效地控制了选择偏倚、信息偏倚和混杂偏倚，试验结果可靠。

（3）交叉对照试验的缺点：①此法应用病种的范围受限，不能用于某些急性重症疾病（如脑梗死）及不允许停止治疗（洗脱期）而让病情恢复到治疗前的疾病（如心律不齐）；②受试者在分别接受两种处理间有洗脱期，若洗脱期太短，难以避免前一阶段的影响，太长则使患者在此期间得不到治疗；③整个研究观察期较长，难以避免病情自然波动，且患者依从性也会受影响；④每一个病例在接受第二阶段治疗时，很难保证病情处于试验第一阶段开始时相似状态，因而降低了阶段之间的可比较性，影响疗效评估。

3. **序贯试验** 前述随机对照试验和交叉对照试验均预先确定研究对象的数量，在完成全部试验后再做数据的分析统计。序贯试验则与此不同，其事先不确定样本量，患者按就医的先后顺序被随机分配到试验组或对照组，每试验一对受试者即立刻进行分析，分析过程中一旦发现统计学有意义的结果，便可立即停止试验，并作出结论。此试验方法的优点是：①特别适合临床工作特点，患者陆续就医，可陆续进入试验，研究者也可陆续分析，有助于提高研究质量；②省时、省样本，可避免盲目加大样本而造成浪费，据报道，可比其他方法节省30%~50%样本量；③更符合伦理学原则，当一个有效治疗方法的效果短期获得验证，则可迅速投入临床应用，使患者获益。若实验方法用较少的研究样本即可充分论证无效的临床结论，

则可以防止更多受试者无端暴露于风险。此法的缺点是,仅适用于单因素研究,而不适用于观察某种疗法的长期疗效或多因素研究。

(三)临床疗效研究的评价

对疗效试验的评价可参照下列内容进行。

1. 是否真正使用随机方法把观察对象分配到治疗组和对照组。

2. 是否报告了所有相关的临床结局。

3. 是否详细介绍研究对象的基本情况(如诊断标准、病例来源等)。

4. 是否对研究结果同时考虑其统计学和临床意义,比如在书写评价结论的时候,除了将某一项研究指标的统计学意义表达清楚之外,还应该将此项指标对此研究或者是疾病的临床意义表达清楚,其增加或者减少是否有利于此项研究,影响该研究的哪一方面等。

5. 所研究方法是否在临床上具有可行性,如某方法有效性好,但其所需花费太高,那么此法在方法学上成立,但在实际应用上就需考虑成本等因素。

6. 所报告结论是否包括全部观察对象,如问卷的失访率与回收率如何。

(四)实例简析

2014年贾志等发表在《中华急诊医学杂志》上的题为"左西孟旦与米力农治疗心力衰竭的疗效比较"的研究具有很好的示例作用。该研究探究了心力衰竭患者在常规药物治疗基础上分别联用左西孟旦、米力农的疗效。结果发现,左西孟旦组心功能好转至少达到有效的可能性是常规药物治疗组的2.036倍,是米力农组的1.565倍。

该研究按照严格的纳入排除标准,使基线数据均衡可比,较好地控制了混杂因素,并对感兴趣的研究因素进行了随访评价。该研究在进行新药临床疗效评价时采用随机对照试验的方法,遵循了代表性、重复性、随机性、合理性的四大原则。该研究在新药临床疗效研究与评价方面具有很好的参考价值。

六、医疗器械研究与评价

(一)医疗器械研究的意义

对于医疗器械的注册上市各国监管部门有相应法规,我国国家药品监督管理局对医疗器械的上市,要求含有临床试验有效性证据支持,明确新医疗器械是否存在申请人宣称的效能或效力,即在理想条件下这种新的医学干预措施所能达到的治疗作用的大小,也就是干预措施的最大期望效果。我国医疗器械临床试验设计规范化还有很大的上升空间,同时需要关注的是,医疗器械有别于药品,在临床试验设计、遵循统计原则等方面都需要根据医疗器械的自身特点进行深入研究。盲目地套用药品临床试验指导原则或把医疗器械临床试验设计简单化、随意化都是不科学、不符合药物临床试验质量管理规范原则的,同时也是不符合医疗器械临床研究规律的。

医疗器械的类型和应用目的广泛,其最终目的是使患者治疗获益,同时提高诊断能力、优化临床操作和辅助医生诊疗等。因此,在临床研究设计的评价方法则呈现了更为丰富多样的特点。寻找合理的主要有效性评价指标,充分呈现有效性,在针对医疗器械的临床研究设计中,显得更具挑战性。

(二)医疗器械研究的设计

医疗器械临床试验设计要素如下:

(1)干预要素:指研究者对受试对象施加的某种干预措施,在上市前临床试验中,新的医疗器械多是待评价的干预措施。在开展临床试验前,必须有充分的动物研究为依据,经动物实验的证实是有效、无害的干预措施才能过渡到临床试验,在临床试验设计和执行过程中需要充分考虑伦理学的原则。除确定的干预因素外,其他影响试验结果的因素都称为非干预因素,又称混杂因素。

临床试验中,对照组的设置应遵循专设、同步、均衡的原则。①专设指在临床试验设计中,将合格受试者分出一部分作为对照,即不接受所研究的干预因素,在实验结束时,比较两组的干预效应,从而达到对照组所起的比较鉴别的作用;②同步指设立平行的对照组,即从与实验组相同的人群中选出,同时按各自规定的方法进行治疗;③均衡指实验组和对照组的所有基线值,除干预因素外其他可能影响结果的非干预因素应当相似。

(2)受试对象:是干预措施作用的个体。临床试验的目的通常在于通过分析一组受试对象的干预效应,揭示干预措施作用于特定人群的干预效能。为获得严谨的研究结论验证临床问题,需在选择受试对象时充分考虑以下几点：

1）疾病诊断：应选择公认准确的疾病诊断标准，作为入选患者的判定标准。

2）纳入/排除标准：纳入/排除标准的制定应从研究目的出发，使纳入的受试对象能充分代表目标总体的特征。

3）确定样本量：应依据统计设计类型，选择相应的样本量估算方法，并采用具有临床依据的估算参数，计算符合统计学要求的样本量。

（3）干预效应：是指干预因素作用于受试对象的反应与结局。为精确反映干预效应，应选择适当的观察指标用以测量干预效应。选择观察指标需关注以下内容：

1）指标类型：观察指标分为主观指标和客观指标。

2）指标的精确性：包括精确度和精密度。

3）指标的特异性和灵敏性。

4）主要指标与次要指标：主要指标指能确切反映干预效应的观察指标，也是干预研究样本量估算的主要参数，次要指标指其他与研究目的相关的指标。

5）替代指标：能预测临床结局的实验室测量生物标记物和体征等。

（4）统计学设计类型：从验证目标看临床试验的统计学设计可分为：优效性设计，非劣效计，等效性设计及单组目标值设计。

（5）临床试验设计类型的选择

1）平行组设计：平行组设计是最常用的临床试验设计类型。根据研究目的，可为干预措施设置一个或多个对照组。对照组可分为阳性或阴性对照组。

2）交叉设计：交叉设计是综合应用自身比较和组间比较的一种设计方法，参加试验的每个个体随机分配到两个或多个试验顺序组中，受试者在各个时期逐一给予各种处理措施，进而比较各处理组间的差异。交叉设计可控制个体间的差异，减少受试者人数。常用于生物等效性研究或临床上目前尚无特殊治疗而病情缓慢的慢性病患者的对症治疗。不适宜有自愈倾向，或病程较短疾病的临床治疗研究。

3）析因设计：析因设计是一种多因素的交叉分组试验设计，通过将两个或多个研究因素的各个水平进行全面组合，并对所有可能的组合安排多个实验对象进行实验。同时评价各个处理因素的主效应，还可检验各因素间的交互作用，比较各因素不同水平的平均效应和因素间不同水平组合下的平均效应，寻找最佳组合。

4）成组序贯设计：成组序贯设计允许在试验组与对照组被证明存在疗效差异的情况下提前终止试验，从而节约研究样本，是一种经济快速的设计方法。在成组序贯设计的研究中，根据研究者规定，将实验划分为 n 个连续的阶段，在每一阶段，研究结束后，将针对所有已完成的患者进行期中分析，根据预先实验设定的检验水准，如拒绝原假设，即停止实验，若不拒绝原假设，则按照原计划继续下一阶段研究。

（三）医疗器械研究的评价

对医疗器械研究的评价可参照下列内容进行。

1. 研究的对象是否能代表被研究疾病的目标人群。

2. 是否详细介绍研究对象的基本情况。

3. 试验记录是否准确详尽。

4. 是否报告了所有相关的临床结局。

5. 是否对于试验中可能出现的副作用有相应的处理措施。

6. 所研究方法应用于临床时是否具有可行性，如在实际应用中需考虑成本等因素。

7. 研究结果是否同时具有统计学意义和临床应用的价值。

8. 是否采用控制偏倚的措施，如随机分组、盲法等措施。但由于医疗器械的特殊性，从伦理或可操作性考虑，常常难以做到。

9. 该试验测定的精确性、准确性以及观察误差的大小如何。

10. 该试验操作方法与注意事项是否已作详细介绍，以使他人能准确地重复。

（四）实例简析

2018 年古菁等发表在《中华神经医学杂志》上的题为"体外膈肌起搏器对脑卒中机械通气患者的疗效观察"的研究具有很好的示例作用。该研究探究了体外膈肌起搏器治疗是否可以通过改善膈肌功能来提高脑卒中机械通气患者脱机率。研究结果发现，体外膈肌起搏器可以通过改善膈肌功能来提高脱机率,并且减少机械通气时间和肺部感染的发生。

该文章的研究目的与前文所述医疗器械研究的最终目的一致,即患者通过治疗获益,同时优化临床操作和辅助医生诊疗等。该研究受试对象的选择具有良好的代表性,对照组的设置遵循了"专设、同步、均衡"的原则;干预要素为一项待评价的干预措施:体外膈肌起搏器治疗;干预效应也选择了适当的观察指标,例如:患者肺部感染发生率、脱机率、膈肌移动度等。该研究在医疗器械研究设计和评价方面具有很好的参考价值。

七、疾病预后研究与评价

(一)疾病预后研究的意义

预后(prognosis)指疾病发生后的转归和结局情况。任何疾病发生后,均须经时间不等的病程,最后发展为痊愈、好转、无效、恶化、并发症、后遗症、致残或死亡等不同结局,通常以概率表示,如治愈率、五年生存率等。疾病预后研究是关于对疾病的自然史和各种治疗(干预)结局发生概率及其影响因素的研究,即疾病发生后的临床实际进程和转归状况,是对疾病不同结局的预测。疾病预后研究的临床意义:①有助于临床医生了解疾病发展趋势和后果、该疾病对人类的危害性,明确治疗的迫切性,以便制订适宜的治疗方针和采取正确的治疗方案,提高治疗水平及患者生存质量;②运用这种研究方法,能探索和揭示影响疾病预后的重要因素,通过对这些因素进行干预,使其向好的方面转化,并达到改变疾病结局的目的;③通过此类研究,还可正确评价治疗(干预)方案措施的效果,发掘改善疾病预后的措施。

(二)疾病预后研究的设计

1. 疾病预后研究的常用方案 疾病预后研究包括对疾病预后的评价和影响预后因素的研究。如前所述,疾病发展可能有多种转归和结局,而转归和结局又受多种因素影响,故预后研究属多因多果的研究。临床实践中,根据研究目的,可选择不同设计方案进行预后研究:①前瞻性研究,包括随机临床对照研究、队列研究、临床对照研究、描述性研究等;②回顾性研究,包括回顾性队列研究、病例对照研究、描述性研究等。

队列研究是预后研究中最常用的方法,具有很高的论证强度,前瞻性队列研究要求病例数量大,随访时间较长。但若既往资料较完整,为缩短研究时间,也可采用回顾性队列研究。

随机临床对照研究是疾病防治研究中的最佳方案,在疾病预后研究中依然可采用且真实性好。但因为它要求随访时间较长,且设计分组存在某些困难,实际运用相对较少。

临床对照研究适于病例数量不多时使用,可根据临床症状或病理类型对患者进行分组,采用不同治疗方案,观察各组长期效果并评价不同治疗方案对预后的影响。由于这种方法可能产生选择性偏倚和客观因素的影响,对研究结果的真实性有一定影响。

病例对照研究是预后研究中常用的方法之一。根据疾病的不同结局将病例分为病例组和对照组,进行回顾性分析,研究有关影响因素。这种方法适用于某些少见的慢性病,由于属回顾性研究,可避免因长期随访而造成的各种花费,从而节省时间、人力和经费,故被广泛使用。但在分组时可能产生的选择偏倚以及在资料收集时产生的回忆性偏倚,均可能影响研究结果的质量。另外,该研究方法仅能提供事件的比值比(odds ratio,OR),而不是相对危险度(relative risk,RR),故其论证强度不高。

描述性研究是论证强度最低的一种研究方法,一般不单独用于疾病预后研究。但针对较少见的疾病,病例分析也可用于描述疾病的临床病程,总结临床经验。病例分析的病例数一般为几十例,样本量小,且病例来自单个医疗中心,代表性较差,因此常存在选择偏移。

2. 疾病预后研究常用指标及分析方法 预后研究常用以下一些率来表示:

(1)5年生存率:从疾病某时点开始,到达5年时存活病例数占总观察病例数的百分率。

(2)病死率:某时期内因某病死亡的病例数占同期该病总病例数的百分率。

(3)有效率:患某病经治疗后,证实有效病例数占同期该病总病例数的百分率。

(4)缓解率:患某病经治疗后,达到临床疾病消失期的病例数占同期该病总病例数的百分率。

(5)复发率:患某病已经缓解或痊愈后,重新复发病例数占该病总病例数的百分率。

（6）疾病死亡率：某一人群一定的时期内（通常指一年）因某病死亡的人群所占的比例。

（7）致残率：肢体或器官功能丧失的患者占观察患者总数的百分率。

（8）无进展生存率：经过治疗患者病情稳定后，未出现临床疾病进展或死亡的患者占接受治疗患者总人数的百分率。

（9）无病生存率：常用于癌症结局判断，指经过治疗达到临床缓解后，没有疾病复发或死亡的患者占接受治疗患者总人数的比例。

预后研究中，近年来国内外学者也采用以下较为复杂的指标进行评价：

（1）生存率曲线（survival rate curve）：用于了解不同年份患者的生存率。

（2）潜在减寿年数（potential years of life lost, PYLL）：用于估计某种死因对一定年龄组人群的危害程度。

（3）伤残调整寿命年（disability adjusted life year, DALY）：用于定量计算疾病造成的早死与残疾对健康寿命年的损失。

在预后研究中一般先从单因素分析开始，然后进行多因素分析。进行单因素分析时，应注意运用配比、分层及标准化等方法，尽量减少混杂因素的干扰，使影响预后因素的研究获得较正确的结论。多因素方法如多元线性回归、logistic 回归及 Cox 模型等，近年来在预后研究中得到较广泛运用。这些方法可筛选出与疾病预后有关的某些主要影响因素，其中以 Cox 模型应用较为广泛。

（三）疾病预后研究的评价

对疾病预后研究的评价可参照以下标准进行。

1. 所观察的病例是否从最早出现症状时即被纳入观察，即观察病程的起点是否统一。

2. 研究的对象是否能代表被研究疾病的目标人群。

3. 是否已介绍观察病例的来源及基本特征。

4. 是否已随访所有病例，随访时间是否足够，失访率有多大。

5. 是否已建立对预后进行客观观察的指标。

6. 是否已应用盲法分析判断结局。

7. 对影响预后的其他因素是否已经过统计学处理，并进行必要调整。

8. 预后研究的结果是否具有完整性与较好的精确性。

9. 研究中的患者是否与文献报道的患者情况明显不同。

10. 研究结果是否有助于制订治疗方案以及是否有助于对患者及其亲属的解释。

（四）实例简析

2015 年熊逸凡等在《中华肾脏病杂志》发表的题为"狼疮肾炎腹膜透析患者的长期预后研究"的研究具有很好的示例作用。该研究采用病例对照研究，以开始腹透且资料完整的狼疮肾炎患者作为病例组，与其年龄、性别、并发症匹配的非狼疮肾炎腹透患者作为对照组，探究了狼疮肾炎腹膜透析患者的长期预后，研究结果发现病例组患者的生存率明显低于对照组，腹膜炎发生率高于对照组，且腹膜炎发生后的预后也更差。

该研究目的与前文所述的探究疾病的自然史和各种治疗（干预）结局发生概率及其影响因素的疾病预后研究一致。该研究选用 5 年生存率、生存率曲线等指标及 Kaplan-Meier 生存分析等分析方法对预后进行评价，与前文所述的利用疾病预后研究常用指标及分析方法筛选与疾病预后有关的主要影响因素的方法一致。其研究结果也具有完整性与较好的精确性，有助于制定治疗方案，符合前文所提及的疾病预后研究的评价标准。该研究在疾病预后研究与评价方面具有很好的参考价值。

八、其他应用

除了在临床医学中的应用，循证医学几乎应用于所有的医药卫生领域，如循证公共卫生、循证卫生决策、循证实验医学和上市后药物的循证评价等。

（吴思英　李煌元）

第二篇 医学科研项目申请书的撰写与申报

第六章　医学科研资助机构及资助项目

第一节　国内医学科研资助机构及资助项目

我国资助医学科研的机构主要包括国家科学技术部（管理国家自然科学基金委员会等）、教育部、人力资源和社会保障部、中共中央组织部，以及发展和改革委员会等。

一、国家科学技术部

（一）简况

国家科学技术部是国务院组成部门，贯彻落实党中央关于科技创新工作的方针政策和决策部署，在履行职责过程中坚持和加强党对科技创新工作的集中统一领导。

（二）机构设置

国家科学技术部的机构设置包括战略规划司、政策法规与创新体系建设司、资源配置与管理司、科技监督与诚信建设司、重大专项司、基础研究司、高新技术司、社会发展科技司、成果转化与区域创新司、外国专家服务司、科技人才与科学普及司、国际合作司（港澳台办公室）等。

（三）科技计划体系

与国家五年规划对应的科技计划体系，如"十三五""十四五"科技计划体系，包括国家自然科学基金、国家科技重大专项、国家重点研发计划、技术创新引导专项，以及基地和人才专项。整合形成的新五类科技计划（专项、基金等）既有各自的支持重点和各具特色的管理方式；又彼此互为补充，通过统一的国家科技管理平台，建立跨计划协调机制和评估监管机制，确保五类科技计划（专项、基金等）形成整体，既聚焦重点，又避免交叉重复。

其中，国家自然科学基金项目包含了重要的医学资助项目，国家科技部依法对国家自然科学基金工作进行宏观管理、统筹协调和监督评估。自然科学基金委依法管理国家自然科学基金，相对独立运行，负责资助计划、项目设置和评审、立项、监督等组织实施工作。

（四）国家自然科学基金

1. **国家自然科学基金委简况**　国家自然科学基金委是管理国家自然科学基金的副部级事业单位，主要职责是：①根据国家发展科学技术的方针、政策和规划，按照与社会主义市场经济体制相适应的自然科学基金运作方式，运用国家财政投入的自然科学基金，资助自然科学基础研究和部分应用研究，发现和培养科学技术人才，发挥自然科学基金的导向和协调作用，促进科学技术进步和经济、社会发展；②负责国家自然科学基金管理；③协同科学技术部拟定国家基础研究的方针、政策和发展规划等。

2. **机构设置**　国家自然科学基金委员会的机构设置包括9个科学部（数学物理、化学、生命、地球、工程与材料、信息、管理、医学和交叉科学部），另外还设有监督委员会，科学基金评审和管理的具体工作主要由各科学部承担。各科学部一般下设科学处，科学处又下设不同学科评审组。科学基金管理工作的最基本单位是学科评审组。与医学相关的项目主要由医学科学部负责。

3. **管理特点**　国家自然科学基金面向全国，采取竞争机制，以资助"项目"和"人才"的方式，着力支持基础研究，为增强我国原始创新、集成创新和引进消化吸收再创新能力提供支撑，为科技、经济和社会发展提供成果和人才储备。努力营造宽松环境，促进科学家充分发挥自由探索的积极性和创造性，面向科学前沿和国家战略需求，择优并重点支持我国具有良好研究条件和研究实力的高等院校和研究机构中的科技工作者从事自然科学基础研究。

国家自然科学基金委员会根据国民经济和社会发展规划、科学技术发展规划以及科学技术发展状况,制定基金发展规划和年度基金项目指南。基金发展规划明确优先发展的领域,年度基金项目指南规定优先支持的项目范围,引导广大科研人员积极申请项目。所有符合申请条件的科研人员均可通过所在单位自由申请各类项目,申请者根据《项目指南》可自行确定申请项目的名称、研究内容、目标以及方案等。

国家自然科学基金委员会确立"依靠专家、发扬民主、择优支持、公正合理"的评审原则,建立"科学民主、平等竞争、鼓励创新"的运行机制,建立健全的决策、执行、监督、咨询相互协调的科学基金管理体系,并制定一整套的自然科学基金管理办法,倡导密切联系科学家、真心依靠科学家、热情服务科学家,积淀了尊重科学、公正透明、激励创新的科学基金文化,以促进科技创新文化建设。

国家自然科学基金经费主要来源于中央财政拨款。国家鼓励自然人、法人或者其他组织向国家自然科学基金捐资。国家自然科学基金项目实行课题制管理,根据项目类型和管理工作的需要,实行经费定额补助式和成本补偿式两种资助方式。目前,除重大项目实行成本补偿方式的经费资助外,其余项目类型均实行定额补助方式。经费使用需符合国家有关财政、财务制度和自然科学基金委员会的经费管理办法。

4. 资助项目 国家自然科学基金目前按照资助类别可分为面上项目、重点项目、重大项目、重大研究计划项目、国际(地区)合作研究项目、青年科学基金项目、优秀青年科学基金项目、国家杰出青年科学基金项目、创新研究群体项目、地区科学基金项目、联合基金项目、国家重大科研仪器研制项目、基础科学中心项目、专项项目、数学天元基金、外国学者研究基金项目及国际(地区)合作交流项目。所有资助类别各有侧重,相互补充,共同构成当前的自然科学基金资助体系。以下重点介绍面上项目、青年科学基金项目、地区基金项目、优秀青年科学基金项目、重点项目、国家杰出青年科学基金项目、重大研究计划项目等几种主要的项目类型的特点和强度。

(1)面上项目:是自然科学基金最主要和最基本的项目类型。面上项目支持从事基础研究的科学技术人员在科学基金资助范围内自主选题,开展创新性的科学研究,促进各学科均衡、协调和可持续发展。其资助范围覆盖自然科学所有研究领域,主要资助以自由探索为主的科学研究工作,研究人员可在自然科学基金资助范围内自由选择研究题目进行创新性研究。面上项目评审将创新性与研究价值作为重要标准,同时鼓励研究人员树立"敢为人先"的探索精神。

2021年度科学基金面上项目共资助19 420项,直接费用1 108 703万元,平均资助强度为57.09万元/项,平均资助率为17.43%;其中医学科学部面上项目共资助4 534项,直接费用249 768万元,平均资助强度为55.13万元/项,平均资助率为13.79%。面上项目合作研究单位不得超过2个,资助期限为4年。

(2)青年科学基金项目:是科学基金人才项目系列的重要类型,支持青年科学技术人员在科学基金资助范围内自主选题,开展基础研究工作,特别注重培养青年科学技术人员独立主持科研项目、进行创新研究的能力,激励青年科学技术人员的创新思维,培育基础研究后继人才。

2021年度青年科学基金项目共资助21 072项,资助经费628 250万元,平均资助率为17.29%;其中医学科学部青年科学基金项目共资助5 055项,资助经费151 190万元,平均资助率为12.46%。青年科学基金项目中不再列出参与者,资助期限为3年。

(3)地区科学基金项目:是科学基金人才项目系列中快速发展的一个项目类型,支持特定地区的部分依托单位的科学技术人员在科学基金资助范围内开展创新性的科学研究,培养和扶植该地区的科学技术人员,稳定和凝聚优秀人才,为区域创新体系建设与经济、社会发展服务。

2022年面向的地区有内蒙古自治区、宁夏回族自治区、青海省、新疆维吾尔自治区、新疆生产建设兵团、西藏自治区、广西壮族自治区、海南省、贵州省、江西省、云南省、甘肃省、吉林省延边朝鲜族自治州、湖北省恩施土家族苗族自治州、湖南省湘西土家族苗族自治州、四川省凉山彝族自治州、四川省甘孜藏族自治州、四川省阿坝藏族羌族自治州、陕西省延安市和陕西省榆林市。地区科学基金项目的合作研究单位不得超过 2 个，资助期限为 4 年。

2021 年度地区科学基金项目共资助 3 337 项，资助直接费用 115 040 万元；平均资助强度为 34.47 万元 / 项，平均资助率 14.47%；其中医学科学部地区科学基金项目共资助 958 项，直接费用 32 620 万元，平均资助强度为 34.05 万元 / 项，平均资助率为 11.53%。

（4）重点项目：是科学基金研究项目系列中的一个重要类型，支持从事基础研究的科学技术人员针对已有较好基础的研究方向或学科生长点开展深入、系统的创新性研究，促进学科发展，推动若干重要领域或科学前沿取得突破。重点项目每年确认受理申请的研究领域或研究方向，发布指南引导申请。申请人应当按照本《指南》的要求和重点项目申请书撰写提纲和申请书，在研究领域或研究方向范围内，凝练科学问题，根据研究内容确定项目名称，注意避免项目名称覆盖整个领域或方向。重点项目一般由 1 个单位承担，确有必要时，合作研究单位不得超过 2 个，资助期限为 5 年。

2021 年度科学基金重点项目共资助 740 项，资助直接费用 215 213 万元，平均资助强度 290.83 万元 / 项，平均资助率 18.89%；其中医学科学部重点项目共资助 123 项，直接费用 35 720 万元，平均资助强度 290.41 万元 / 项，平均资助率 16.23%。

（5）国家杰出青年科学基金项目：国家杰出青年科学基金项目支持在基础研究方面已取得突出成绩的青年学者自主选择研究方向开展创新研究，促进青年科学技术人才的成长，吸引海外人才，培养造就一批进入世界科技前沿的优秀学术带头人。

2021 年度国家杰出青年科学基金项目共资助 314 项，资助经费 123 320 万元，资助率为 7.65%；其中医学科学部国家杰出青年科学基金项目共资助 38 项，平均资助率为 8.14%。资助期限为 5 年。

（6）优秀青年科学基金项目：优秀青年科学基金项目支持在基础研究方面已取得较好成绩的青年学者自主选择研究方向开展创新研究，促进青年科学技术人才的快速成长，培养一批有望进入世界科技前沿的优秀学术骨干。

2021 年度优秀青年科学基金项目，共资助 620 项，资助经费 124 000 万元，资助率为 9.45%；其中医学科学部优秀青年科学基金项目共资助 74 项，资助率为 9.80%。资助期限为 3 年。

（7）重大研究计划项目：重大研究计划围绕国家重大战略需求和重大科学前沿，加强顶层设计，凝炼科学目标，凝聚优势力量，形成具有相对统一目标或方向的项目集群，促进学科交叉与融合，培养创新人才和团队，提升我国基础研究的原始创新能力，为国民经济、社会发展和国家安全提供科学支撑。

重大研究计划项目包括"培育项目""重点支持项目"和"集成项目"等亚类。申请人应当按照当年《国家自然科学基金项目指南》相关重大研究计划的要求和重大研究计划项目申请书撰写提纲撰写申请书，应突出有限目标和重点突破，体现学科交叉研究特征，明确对实现重大研究计划总体目标和解决核心科学问题的贡献。申请书的资助类别选择"重大研究计划"，亚类说明选择"培育项目""重点支持项目"或"集成项目"，附注说明选择相应的重大研究计划名称。

重大研究计划培育项目的资助期限一般为 3 年，重点支持项目的资助期限一般为 4 年，集成项目的资助期限由各重大研究计划指导专家组根据实际需要确定。培育项目和重点支持项目的合作研究单位数量不得超过 2 个，集成项目的合作研究单位不得超过 4 个。集成项目主要参与者必须是"集成项目"的实际贡献者，合计人数不超过 9 人。

（五）科技部其他资助项目

目前科学技术部负责的科研项目主要还包括国家科技重大专项、国家重点研发计划、技术创新引导专项（基金）、基地和人才专项等。这些科技计划均由中央财政专项拨款予以支持。

1. 国家科技重大专项 聚焦国家重大战略产品和产业化目标，解决"卡脖子"问题。进一步改革创新组织推进机制和管理模式，突出重大战略产品和产业化目标，控制专项数量，与其他科技计划（专项、基金等）加强分工与衔接，避免重复投入。重大专项的实施,根据国家发展需要和实施条件的成熟程度,逐项论证启动。同时,根据国家战略需求和发展形势的变化,对重大专项进行动态调整,分步实施。重大专项的组织实施将注重与国家重大工程的结合,与国家科技计划的安排协调互动。充分发挥市场配置资源的基础性作用,在确保中央财政投入的同时,形成多元化的投入机制,突出企业在技术创新中的主体作用,对于具有明确产品和工程目标的专项任务,主要由企业牵头实施。建立责权统一的责任机制,按照谁牵头谁负责的原则,加强监督,确保实效。集成各方面的力量和资源,广泛调动科技界、企业界、经济界等各方面的积极性,突破事关国计民生和国家安全的重大关键技术,着力培育具有自主知识产权的战略产业,有效提升我国核心竞争力和国际地位。

国家科技重大专项按实施周期分为"国家科技重大专项(2006—2020 年)"和"科技创新2030—重大项目",两者形成一个远近结合、梯次接续的系统布局。

"国家科技重大专项(2006—2020 年)"共有16 个,目前公布了 13 个。与医学相关的重大专项为重大新药创制专项、艾滋病和病毒性肝炎等重大传染病防治专项。新药创制专项"十三五"发展规划指出,围绕恶性肿瘤、心脑血管疾病等10 类(种)重大疾病,加强重大疫苗、抗体研制,重点支持创新性强、疗效好、满足重要需求、具有重大产业化前景的药物开发,以及重大共性关键技术和基础研究能力建设,强化创新平台的资源共享和开放服务,基本建成具有世界先进水平的国家药物创新体系,新药研发的综合能力和整体水平进入国际先进行列,加速推进我国由医药大国向医药强国转变。传染病专项在"十三五"发展规划中指出,突破突发急性传染病综合防控技术,提升应急处置技术能力;攻克艾滋病、乙肝、肺结核诊断预防治疗关键技术和产品,加强疫苗研究,研发一批先进检测诊断产品,提高艾滋病、乙肝、肺结核临床治疗方案有效性,形成中医药特色治疗方案。形成适合国情的降低"三病两率"综合防治新模式,为把艾滋病控制在低流行水平、乙肝由高流行区向中低流行区转变、肺结核新发感染率和病死率降至中等发达国家水平提供支撑。

"科技创新 2030—重大项目"共 16 项,与医学相关的重大专项是脑科学与类脑研究及健康保障。脑科学与类脑研究是以脑认知原理为主体,以类脑计算与脑机智能、脑重大疾病诊治为两翼,搭建关键技术平台,抢占脑科学前沿研究制高点。健康保障是围绕健康中国建设需求,加强精准医学等技术研发,部署慢性非传染性疾病、常见多发病等疾病防控,生殖健康及出生缺陷防控研究,加快技术成果转移转化,推进惠民示范服务。

2. 国家重点研发计划　针对事关国计民生的重大社会公益性研究,以及事关产业核心竞争力、整体自主创新能力和国家安全的重大科学技术问题,突破国民经济和社会发展主要领域的技术瓶颈。将科技部管理的国家重点基础研究发展计划(973 计划)、国家高技术研究发展计划(863计划)、国家科技支撑计划、国际科技合作与交流专项,发改委、工信部共同管理的产业技术研究与开发资金,农业农村部、卫生健康委员会等 13 个部门管理的公益性行业科研专项等,整合形成一个国家重点研发计划。

目前与医学相关的二级国家重点研发计划为"生殖健康及重大出生缺陷防控研究"重点专项、"精准医学研究"重点专项、"生物医用材料研发与组织器官修复替代"重点专项、"重大慢性非传染性疾病防控研究"重点专项、"干细胞及转化研究"重点专项等。

3. 技术创新引导专项(基金)　按照企业技术创新活动不同阶段的需求,对发改委、财政部管理的新兴产业创投基金,科技部管理的政策引导类计划、科技成果转化引导基金,财政部、科技部等四部委共同管理的中小企业发展专项资金中支持科技创新的部分,以及其他引导支持企业技术创新的专项资金(基金)进行分类整合。

4. 基地和人才专项　对科技部管理的国家(重点)实验室、国家工程技术研究中心、科技基础条件平台、创新人才推进计划,发改委管理的国家工程实验室、国家工程研究中心、国家认定企业技术中心等合理归并,进一步优化布局,按功能定位分类整合。加强相关人才计划的顶层设计和相互衔接。在此基础上调整相关财政专项资金。基地和人才是科研活动的重要保障,相关专项要支持科研基地建设和创新人才、优秀团队的科研活动,促进科技资源开放共享。

二、国家教育部

(一)简况

教育部是主管教育事业和语言文字工作的政府工作部门,主要职责包括拟订教育改革与发展的方针、政策和规划,起草有关法律法规草案并监督实施。负责各级各类教育的统筹规划和协调管理,会同有关部门制订各级各类学校的设置标准,指导各级各类学校的教育教学改革等工作。

(二)机构设置

教育部的机构设置中与科研相关的部门包括发展规划司、教师工作司、科学技术与信息化司、高等教育司、学位管理与研究生教育司(国务院学位委员会办公室)、国际合作与交流司(港澳台办公室)等。

(三)资助项目

教育部负责的资助主要用于教育奖励和资助项目。目前,教育部面向全国高校实施优秀人才计划项目,以下主要介绍教育部目前最重要的"长江学者奖励计划"。

"长江学者奖励计划"是高等学校高层次人才队伍建设的引领性工程,是吸引集聚德才兼备、矢志爱国奉献、具有国际影响力的学科领军人才和青年学术英才的重要举措,是国家高层次人才培养支持体系的重要组成部分,与其他国家重大人才工程协同推进,统筹实施。"长江学者奖励计划"实行岗位聘任制,支持高等学校设置特聘教授、讲座教授、青年学者岗位,面向海内外公开招聘。特聘教授、青年学者项目面向全国高校实施;讲座教授项目面向中西部、东北地区高校实施。

1. 特聘教授主要职责 ①全面贯彻党的教育方针,落实立德树人根本任务。②以扎实学识和前沿研究支撑高水平教学,开设学科前沿课程,每学年至少高质量地讲授一门本科生课程,主持课程体系建设和教材编写,把思想政治教育贯穿教育教学全过程,在人才培养工作中发挥表率作用。③带领本学科发展,提出具有战略性、前瞻性、创造性的发展思路,推动本学科赶超或引领国际先进水平。④积极承担或参与国家重大科研项目,加强对关键共性技术、前沿引领技术、现代工程技术、颠覆性技术的攻关创新;深入研究关系国计民生的重大课题,积极探索关系人类前途命运的重大问题。⑤积极开展科技成果转化和高新技术产业化工作。推动哲学社会科学理论研究与公共决策、制度设计、新型智库建设等深度融合。继承和弘扬中华优秀传统文化精华,推动优秀传统文化创造性转化和创新性发展。⑥积极组织各类国际学术交流活动,主持国际合作项目,担任国际性学术组织和国际一流期刊重要核心职务,积极牵头或参与创办具有国际影响力的学术组织和高水平学术会议,提升本学科在国际学术领域的影响力和竞争力。

特聘教授基本条件:①坚持正确政治方向,自觉学习贯彻习近平新时代中国特色社会主义思想,牢固树立"四个意识",坚定"四个自信",具有爱国奉献精神,做"四有"好老师。②具有高尚道德情操,恪守高校教师师德行为规范、学术道德规范等职业道德规范。③具有扎实学识,胜任本科核心课程讲授任务;学术造诣高深,在科学研究方面取得国内外同行公认的重要成就;具有带领本学科赶超或引领国际先进水平的能力;具有较强的团队领导和组织协调能力,能带领学术团队协同攻关。④一般具有博士学位,在教学科研一线工作,担任教授或相应职务,海外高水平大学或研究机构特别优秀的副教授或相应职务者也可申报。⑤申报当年1月1日,自然科学领域、工程技术领域人选年龄不超过45周岁,哲学社会科学领域人选年龄不超过55周岁。中西部、东北地区高校推荐的人选年龄放宽2岁。⑥聘期内全职在受聘高校工作。应当在签订聘任合同后6个月全职到岗工作。

2. 讲座教授主要职责 ①自觉遵守中国的法律法规和应聘高校的相关规定,恪守高校教师师德行为规范、学术道德规范等职业道德规范。②开设国际前沿领域的课程或讲座,指导或协助指导青年教师和研究生。③对本学科的发展方向和研究重点提供建议,促进本学科进入国际学术前沿。④积极参与组建具有国际先进水平的学术团队。⑤积极推动国内高校与海外高水平大学等学术机构的交流与合作,积极向国内高校推荐海外优秀人才,向海外著名高校和国际组织推荐国内优秀人才。

讲座教授基本条件：①诚实守信、学风严谨、乐于奉献、崇尚科学，在国际上享有良好声誉。②在海外教学科研一线工作，一般应当担任高水平大学教授或相应职务。③学术造诣高深，在本学科领域具有重大影响，取得国际公认的重大成就。④申报当年 1 月 1 日，自然科学领域、工程技术领域人选年龄不超过 55 周岁，哲学社会科学领域人选年龄不超过 65 周岁。⑤每年在国内受聘高校工作累计 2 个月以上。

3. **青年学者主要职责**　①全面贯彻党的教育方针，落实立德树人根本任务。要在教育引导学生坚定理想信念、厚植爱国主义情怀、加强品德修养、增长知识见识、培养奋斗精神、增强综合素质上下功夫，肩负起传播知识、传播思想、传播真理，塑造灵魂、塑造生命、塑造新人的时代重任。要充分发挥教学示范、科研模范和师德师风典范作用，做"四有"好老师，在青年教师中起到示范表率作用。②每学年至少讲授一门本科生课程，积极参与教材编写和课程体系建设，把思想政治教育贯穿教育教学全过程，在人才培养工作中发挥骨干作用；③积极探索学科前沿问题，对本学科的发展方向和发展思路提供重要建议，协助本学科赶超或引领国际先进水平。参与本学科学术梯队建设，指导或协助指导青年教师。根据学科特点和发展需要组建创新团队。④积极承担或参与国家重大科研项目，在大科学计划、大科学工程、大科学中心、国际科技创新基地、马克思主义理论研究和建设工程、国家高端智库建设中发挥积极作用。⑤积极开展科技成果转化和高新技术产业化工作。推动哲学社会科学理论研究与公共决策、制度设计、新型智库建设等深度融合。继承和弘扬中华优秀传统文化精华，推动优秀传统文化创造性转化和创新性发展。⑥积极组织和参与各类国际学术交流活动，承担国际合作项目，担任国际性学术组织和期刊职务，提升本学科在国际学术领域的影响力和竞争力。

青年学者基本条件：①坚持正确政治方向，自觉学习贯彻习近平新时代中国特色社会主义思想，牢固树立"四个意识"，坚定"四个自信"，具有爱国奉献精神，做"四有"好老师。②具有高尚道德情操，恪守高校教师师德行为规范、学术道德规范等职业道德规范；锐意创新，敢为人先，开拓进取。③胜任本科核心课程讲授任务；创新发展潜力大，在科学研究方面取得突出学术成果，有较强的团队领导和组织协调能力，具有协助本学科赶超或保持国际先进水平的能力。④一般具有博士学位，在教学科研一线工作；国内应聘者一般应当担任副教授及以上职务或其他相应职务。⑤申报当年 1 月 1 日，自然科学领域、工程技术领域人选年龄不超过 38 周岁，哲学社会科学领域人选年龄不超过 45 周岁。⑥聘期内全职在受聘高校工作。应当在签订聘任合同后 6 个月内全职到岗工作。担任现职厅局级及以上领导职务者不具备申报资格。

"长江学者奖励计划"实施经费由中央财政专项支持。特聘教授奖金为每人每年 20 万元人民币；讲座教授奖金为每人每月 3 万元人民币，按实际工作时间支付；青年学者奖金标准为每人每年 10 万元人民币。每年聘任特聘教授 150 名，聘期为 5 年；讲座教授 50 名，聘期为 3 年；青年学者 300 名左右，聘期 3 年。特聘教授、讲座教授由教育部授予"长江学者"称号，青年学者由教育部授予"青年长江学者"称号，在聘期内享受奖金。

三、国家人力资源和社会保障部

（一）简况

国家人力资源和社会保障部是统筹机关企事业单位人员管理和统筹城乡就业和社会保障政策的中国国家权力机构。主要职责包括负责促进就业工作，拟订就业援助制度，完善职业资格制度，牵头拟订高校毕业生就业政策，统筹建立覆盖城乡的社会保障体系等工作。

（二）资助项目

该机构管理下较为重要的资助项目包括中国博士后科学基金项目、博士后创新人才支持计划。

1. **中国博士后科学基金项目**　包括面上资助、特别资助及优秀学术专著出版资助三类。

面上资助：面上资助是给予博士后研究人员在站期间从事自主创新研究的科研启动或补充经费，由专家通讯评审确定资助对象。资助分为一等、二等。自然科学资助标准为一等 12 万元、二等 8 万元，社会科学资助标准一般为一等 8 万元、二等 5 万元。2021 年资助人数约为当年在站人数的三分之一，对从事基础研究和在博士后科研工作站开展创新研究的博士后研究人员适当倾斜。

在面上资助中实施"地区专项支持计划",对在西部地区、东北地区及贫困地区、边疆民族地区和革命老区博士后设站单位从事研究工作的博士后研究人员予以倾斜资助,其中对西藏、新疆地区重点倾斜。"地区专项支持计划"不面向以上地区部队设站单位、中央部属高校、一流高校、高校中的一流学科及中国科学院研究单位的博士后研究人员;优先资助申请项目与上述地区经济社会发展密切相关的博士后研究人员。"地区专项支持计划"与同批次面上资助工作一同组织开展,单独申报。

特别资助:分为特别资助(站前)和特别资助(站中)两种类型。特别资助(站前)是为吸引新近毕业的国内外优秀博士进站,在自然科学前沿领域从事创新研究实施的资助,由专家会议评审确定资助对象。2021年资助人数约400人,资助标准为18万元/人。特别资助(站中)是为了激励在站博士后研究人员增强创新能力,对表现优秀的博士后研究人员实施的资助,由专家和会议评审确定资助对象。2021年资助约800人,资助标准为自然科学18万元,社会科学15万元。

优秀学术专著出版资助:用于资助博士后研究人员出版在站期间所取得的研究成果。资助领域为自然科学,专著编入《博士后文库》,设有独立书号,由科学出版社出版。2021年度资助约30部专著,资助标准为每部专著平均8万元。

2. 博士后创新人才支持计划 简称"博新计划",旨在加速培养造就一批进入世界科技前沿的优秀青年科技创新人才。"博新计划"主要瞄准国家重大战略领域、战略性高新技术领域、基础学科前沿领域,坚持高起点、高标准,择优遴选新近毕业(含应届)的优秀博士,给予每人两年63万元的经费资助,其中,40万元为工资,20万元为博士后科学基金,3万元为国际交流经费。2021年计划资助400人。

四、其他机构的一些主要项目类型

中共中央组织部设有支持国内高层人才的重要项目,如"万人计划"等。发展和改革委员会设有促进发展项目,如国家重大科技基础设施项目、中国科学院科教基础设施项目等,限于篇幅,不再详述。

第二节 国际医学科研资助机构及资助项目

国际医学科研资助机构很多,此处主要介绍以下几个国际资助机构,如英国医学研究理事会(UK Medical Research Council, MRC)、美国国立卫生研究院(National Institute of Health, NIH)、日本学术振兴会(Japan Society for the Promotion of Science, JSPS)、德国洪堡基金会(Alexander von Humboldt Foundation)等。

一、英国医学研究理事会

(一)简况

MRC成立于1913年,是英国唯一的政府性医学研究基金会,设有独立的管理机构和下属的多学科医学研究中心。MRC的核心是通过世界一流的医学研究改善人类健康,支持生物医学领域的研究,包括从基础实验室科学到临床试验,以及所有主要疾病领域的研究。。

(二)机构设置

MRC的实体机构主要包括两大部分,管理机构和研究机构。管理机构即MRC设在伦敦的总部;研究机构是指MRC分布在全英各大学、医院的研究中心或研究所。

(三)管理特点

MRC每年花费约8亿英镑支持并推进医学研究,资助的方式主要有两种:①向英国各大学和医院的科学家提供研究基金和事业奖金。该资助方式又分为两种,一种是以研究人员牵头的资助,是常规的资助,可用于资助研究团体或个人进行MRC相关领域的任何研究。另外一种是基于MRC战略需要的资助,MRC会在特定时段对特定研究领域进行资助。②通过MRC的直属研究所、单位和中心来支持研究,一部分具有高度特定的科学领域,另一部分则具有广泛的研究范围。

MRC资助的范围非常广泛,主要资助的7个研究领域是:①方法论研究;②感染与免疫;③分子与细胞医学;④神经科学与心理健康;⑤人口与系统医学;⑥国际和全球卫生研究;⑦转化研究。

（四）资助项目

MRC 的主要基金项目如下：①中心和中心部门基金；②协作组和协作部门基金；③协作组发展基金；④研究项目基金；⑤创业基金；⑥试验基金；⑦战略基金；⑧跨学科基金；⑨交叉领域联合基金；⑩研究设备补充计划；⑪MRC/MOD 联合基金项目；⑫小企业研究启动基金等。21 世纪，MRC 资助的战略重点将转向蛋白质结构、功能及相互作用，发育及生理学通路，系统生物学，阵列技术、计算机模型及其他结构生物学，分子/细胞影像学方面的新技术等研究领域。

二、美国国立卫生研究院

（一）简况

美国国立卫生研究院，是美国卫生和公共服务部的一个组成部分，是美国国家医学研究机构。任务是探索生命本质和行为学方面的基础知识，并充分运用这些知识增强健康，延长寿命并减少疾病和残疾。

（二）机构设置

NIH 是世界最大的医学研究机构之一，由 1 个院长办公室、21 个研究所和 6 个中心组成，每个研究所或中心都有其特定的研究内容。其中有 24 个研究所及中心直接接受美国国会拨款，资助研究项目；另外 3 个机构是临床医学中心、科学评审中心、信息技术中心。

（三）管理特点

NIH 对院外研究机构的资助方式主要有 3 种：基金、合作协议及合同。每年，NIH 各研究所及中心 80% 以上的预算用于资助全球 2 500 所大学，医学院和其他研究机构的研究人员；10% 的预算用于资助 NIH 内部直属实验室，主要是马里兰州贝塞斯达园区内的实验室。

（四）资助项目

主要资助类型有：研究资助金（R 系列），职业发展奖（K 系列），研究培训和奖学金（T 和 F 系列），计划项目和中心补助金（P 系列）及资源补助金（各种系列）等。

NIH 与我国国家自然科学基金委员会签订合作协议，双方在共同感兴趣的领域联合资助合作研究项目和学术会议项目。就合作研究项目而言，2019 年度，双方在肿瘤、环境健康、精神健康、神经系统疾病和眼科学等领域共同征集受理合作研究项目。此类项目经过双方协商共同发布《组织间国际（地区）合作研究与交流项目指南》，由两国研究人员分别向自然科学基金委和 NIH 提交申请，自然科学基金委与 NIH 根据商定的评审方式和程序进行评审并共同作出资助决定。就学术会议项目方面，双方每年资助双边学术研讨会，研讨会的主题和数量由双方机构协商确定。

三、日本学术振兴会

（一）简况

日本学术振兴会，简称 JSPS，一直致力于开发和实施一系列影响深远的国内外科学研究项目。2003 年 10 月 1 日，JSPS 转变为独立的行政机构，旨在促进自然科学、社会科学和人文科学各个领域的发展。

（二）机构设置

日本学术振兴会设有理事长 1 名，理事 2 名、监理 2 名。JSPS 机构主要包括评议委员会、学术顾问委员会与科学体系研究中心，为其决策提供服务支撑。具体执行部门包括研究事业部、国际事业部与人才育成事业部等，负责课题的立项评审与事中事后评估。

（三）资助项目

JSPS 主要资助的研究项目包括科学研究补助金、国际合作项目、研究人员培养项目等。

科学研究补助金：该资助项目涵盖人文社会科学/自然科学的所有领域，以及从基础到应用的所有学术研究，主要资助开拓性和创新性研究，为社会发展提供基础。

国际合作项目：根据资助目的将国际合作项目分为四类，分别为：①促进国际联合研究；②建立国际研究支持网络；③为年轻研究人员提供国际培训机会；④邀请来自其他国家的优秀研究人员到日本。第四类项目是为海外研究人员提供奖学金项目，这些项目旨在促进海外研究人员的研究活动，同时促进日本的科学进步，主要由两个项目组成：青年研究人员的"日本研究博士后奖学金"和中高级研究人员的"日本研究邀请奖学金"。

研究人员培养项目：主要包括青年研究人员研究金、派遣年轻研究人员出国基金、优秀青年研究带头人基金三类。其中青年研究人员研究金主要用于四类资助，分别为：①在读博士（doctoral course students DC）；②博士后研究员（postdoctoral fellow PD）；③重启博士后研究员（restart postdoctoral fellow RPD）；④优秀博士后研究员（superlative postdoctoral fellow SPD）。其中 DC 的资助年限为 2~3 年，PD 和 RPD 的资助年限均为 3 年，每年资助经费最高达到 150 万元；SPD 的资助年限也为 3 年，每年的资助经费最高达 300 万元。四类项目中 DC 类项目申请不限国籍，其余三项须具有日本国籍，或者是获得日本永久居住权的外国研究人员。

国家自然科学基金委员会与 JSPS 在每年 6 月于网上发布《组织间国际（地区）合作研究与交流项目指南》，联合征集合作交流项目和双边学术研讨会，申请截止日期为 9 月。就合作交流项目方面，双方每年共同资助 15 项左右合作交流项目，资助年限为 2 年 9 个月。就学术会议项目方面，双方每年共同资助 4 项由中日科学家共同组织召开的双边学术研讨会，其中 2 项在中国召开、2 项在日本召开，双边学术研讨会要求各方参会人员至少来自 3 个单位。

四、德国洪堡基金会

（一）简况

洪堡基金是为纪念德国伟大的自然科学家和科学考察旅行家亚历山大·冯·洪堡于 1860 年在柏林建立的。1923 年之前，洪堡基金仅资助德国学者到外国进行科学考察；1925 年后，这项基金转为支持外国科学家和博士研究生在德国学习。旨在利用资助来促进自然科学相关领域的杰出研究人员和未来的领导者，建立遍布全球的卓越合作网络。

（二）机构设置

洪堡基金会理事会由主席、各大学术组织主席、联邦各州文教部长主席和三位联邦部长组成。

（三）资助项目

洪堡基金设立的奖项包括外国科学家研究奖学金、德国科学家研究奖学金及研究奖。此处重点介绍外国科学家研究奖学金。

外国科学家研究奖学金：包括洪堡研究奖学金和乔治·福斯特研究奖学金。分两种类型资助，一种是博士后研究奖学金，可为处于研究生涯初期且不超过 4 年前完成博士学位的国际研究人员提供在德国的长期研究（6~24 个月），研究金为 2 670 欧元 / 月；另外一种是资深学者研究奖学金，经验丰富，获得博士学位 12 年以内的科学家可以申请，时间约 6~18 个月，研究金为 3 170 欧元 / 月。申请者在网上向洪堡基金会递交申请材料，需提前 4~7 个月进行提交，选拔委员会在每年 3 月、7 月和 11 月进行。近年来，大约有 25%~30% 的申请获得了成功。此外，基金会还负担旅费、配偶和孩子补贴等。

（魏海明　王　岗）

第七章 国家自然科学基金项目申请书的撰写

无论是国家科技计划还是科学基金资助的项目,其立项过程一般都要求相关研究人员首先向资助机构提交与研究项目相关的申请书。不同类型的科研资助计划和项目类型所要求的申请书虽然在形式上各有不同,但大多数科研项目申请书的基本结构和基本要求都是相似的。以下以国家自然科学基金项目申请书为例,具体说明科研项目申请书的基本结构和撰写要求,以及申请书中每一部分的具体撰写内容。国家自然科学基金项目设有多种项目类型,根据资助目标主要可分为研究项目系列、人才项目系列和环境项目系列三大类。各种项目类型的申请书虽有差别,但基本结构是相同的,撰写的基本要求也是基本一致的。以下按 2022 年版面上项目申请书的基本结构依次展开,即信息表格、正文、申请人和主要参与者简历和附件材料四个部分。

第一节 信息表格的填写

申请书的信息表格部分主要包括项目相关的基本信息、项目组主要参与者信息表和项目资金预算表三方面的内容。

一、项目相关的基本信息表

1. **申请人信息** 包括申请人的姓名、性别、出生年月、民族、学位、职称、每年工作时间、是否在站博士后、电子邮箱、电话、国别或地区、个人通信地址、工作单位、主要研究领域等。此部分最需要注意的是申请人的学位和职称填写,一定要与申请书后面"申请人简历"中的信息一致。

2. **依托单位信息** 包括单位名称、单位基金工作联系人的姓名及其联系方式(电子邮箱、电话、网站地址等)。单位名称须按单位公章全称填写。

3. **合作研究单位信息** 根据项目指南"申请者须知"中关于申请材料的有关要求,项目的主要参与者中如有申请人所在依托单位以外的人员(包括研究生),其所在单位即被视为合作研究单位,应当在此栏填写合作研究单位的信息,填写的研究单位名称应该与申请书签字盖章页上要加盖的单位公章的名称一致。通常情况下,每个申请项目的合作研究单位不能超过 2 个。如果项目组成员中有依托单位以外的国内人员,又未在此合作研究单位信息中填写相关信息,所提交的申请项目可能不予受理。

4. **项目基本信息** 包括项目的中文名称、英文名称、资助类别、亚类说明、附注说明、申请代码、基金类别、研究期限、研究方向、申请直接费用、中文关键词、英文关键词、中文摘要、英文摘要等。以下就其中几项进行说明。

"中文名称"与"英文名称"、"中文关键词"与"英文关键词"要相互对应。

"资助类别""亚类说明"和"附注说明"要准确选择或填写。要求"选择"的内容,只能在下拉菜单中选定;要求"填写"的内容,可以键入相关文字。部分项目的"附注说明"要严格按照项目指南中的要求选择或填写,申请人应该根据自己申报的研究方向和项目的资助类别,仔细阅读项目申请指南中相关内容,并严格执行,避免因此类错误导致所提交的申请书不予受理。例如,2022 年的项目指南中,医学科学部就明确要求申请面上项目专项类项目"源于临床实践的科学问题探索研究"的申请人需要在"附注说明"中加以注明,否则都不予受理。

"申请代码"要根据申请项目的研究方向或研究领域,按照年度项目申请指南中的"国家自然科学基金申请代码"准确选择。其中申请人选择的申请代码 1 是自然科学基金委确定受理部门和遴选评审专家的主要依据,申请代码2作为补充。部分资助类型的项目的申请代码1或申请代码2需要选择指定的申请代码,申请人必须认真按照项目指南的相关具体要求填写。

"研究期限"的填写除特殊说明以外,起始时间一律填写申请次年的1月1日,终止时间按照各类型项目的资助期限的要求填写结束年度的12月31日。

"项目摘要"应高度概括地介绍所申请项目的研究背景、申请者的研究基础、凝练的科学问题、研究目的、研究内容以及项目的创新性和科学意义。摘要应该词义明确、文字简练、重点突出。

另外,从2019年开始,国家自然科学基金委推出了一系列改革举措,举措之一是建立符合新时代科学基金资助导向的分类申请与评审机制,并开始选择部分项目类型试点开展基于四类科学问题属性的分类申请和评审。因此,申请人在填写参与试点分类评审的项目类别的申请书时,应当根据要解决的关键科学问题和研究内容,选择科学问题属性,并在申请书中阐明选择科学问题属性的理由(800字以内)。申请项目有多重科学问题属性时,应当选择最相符、最能概括申请项目特点的一类科学问题属性。

二、项目组主要参与者的信息表

申请人应当通过信息系统邀请主要参与者在线填写个人简历,包括参与者的姓名、性别、出生年月、学位、职称、每年工作时间、电子邮箱、电话、工作单位、证件号码等的表格信息(主要参与者应填写唯一的身份证件,姓名要与使用的身份证件一致,姓名的字符要规范。此外,要特别注意填写的学位、职称、工作单位等与申请书的第三部分"申请人简历"中的信息一致),并上传由系统自动生成的主要参与者PDF版的个人简历文件。表格之后有一列合计信息:总人数、高级职称人数、中级职称人数、初级职称人数、博士后人数、博士生人数、硕士生人数等。从2022年起,申请人填写主要参与者时不再列入学生,只需将参与项目的学生人数填入总人数统计表中。

三、项目资金预算表

1. 总体要求 项目预算表是预算核定、执行、监督检查和财务验收的重要依据。项目申请人应按照《国家自然科学基金资助项目资金管理办法》(财教〔2021〕117号)、《国家自然科学基金项目预算表编制说明》等的要求,根据"政策相符性、目标相关性、经济合理性"的基本原则,结合项目研究实际需要,编报项目预算。

2. 编制内容 根据预算管理方式不同,科学基金项目资金管理分为包干制和预算制。

包干制项目:无须编制项目预算。青年科学基金项目、优秀青年科学基金项目、国家杰出青年科学基金项目实行包干制。

预算制项目:预算制项目应填写《国家自然科学基金预算制项目预算表》和《预算说明书》。申请人应结合项目平均资助强度,按照研究实际需要合理填写各科目预算金额,只编报直接费用预算,间接费用由自然科学基金委统一核定。

直接费用各科目如下:

设备费:是指在项目研究过程中购置或试制专用仪器设备,对现有仪器设备进行升级改造,以及租赁外单位仪器设备而发生的费用。计算类仪器设备和软件工具可在设备费科目列支。

业务费:是指在项目研究过程中消耗的各种原材料、辅助材料等低值易耗品等的采购、运输、装卸、整理等费用,发生的测试化验加工费、燃料动力、出版/文献/信息传播/知识产权事务、会议/差旅/国际合作交流等费用,以及其他相关支出。

劳务费:是指在项目实施过程中支付给参与项目研究的研究生、博士后、访问学者以及项目聘用的研究人员、科研辅助人员等的劳务费用,以及支付给临时聘请的咨询专家的费用等。项目聘用人员的劳务费开支标准,参照当地科学研究和技术服务业从业人员平均工资水平,根据其在项目研究中承担的工作任务确定,其由单位缴纳的社会保险补助、住房公积金等纳入劳务费科目列支。支付给临时聘请的咨询专家的费用,不得支付给参与本项目及所属课题研究和管理的相关人员,其管理按照国家有关规定执行。

3. 填写《国家自然科学基金预算制项目预算表》 只填写申请科学基金予以资助的直接费用金额、各科目预算情况以及其他来源资金等情况(指从依托单位和其他渠道获得的资金)。直接费用各科目均无比例限制,由申请人根据项目研究需要,按照有关科目定义、范围和标准等如实编列。

4. 填写《预算说明书》 填写对项目预算表中各科目预算所做的必要说明,以及对合作研究单位资质、资金外拨情况、自筹资金等进行的必要说明。其中,对单价大于或等于50万元的设备详细说明,对单价小于50万元的设备费用分类说明。

5. 合作研究外拨资金

(1)申请人与参与者不是同一单位的,主要参与者所在单位(境内)视为合作研究单位。

(2)合作研究双方应当在计划书提交之前签订合作研究协议(或合同),并在预算说明书中对合作研究外拨资金进行单独说明。合作研究协议(或合同)无需提交,留在依托单位存档备查。

(3)合作研究的项目申请人和合作方参与者应当根据各自承担的研究任务分别编制预算(简称分预算),经所在单位审核并签署意见后,由申请人汇总编报预算(简称总预算)。其中,申请书阶段的分预算需经合作方主要参与者签字,计划书阶段的分预算需经合作方主要参与者签字和合作研究单位签章。分预算无须提交,留在依托单位备查。总预算作为附件提交给自然科学基金委。

(4)项目实施过程中,依托单位应按资助项目计划书和合同及时转拨合作研究单位资金。

(5)经双方协商约定不外拨资金的合作研究可以不签订合作研究协议(或合同)、不分别编制预算,并在《预算说明书》中予以明确。

第二节 正 文

自然科学基金委对申请书正文的撰写有明确的要求和提纲,要求内容详实、清晰,层次分明,标题突出,而且要求申请人不要删除或改动撰写提纲标题及括号中的文字。

一、立项依据与研究内容

1. 项目的立项依据 应包括研究意义、国内外研究现状及发展动态分析,需结合科学研究发展趋势来论述科学意义;或结合国民经济和社会发展中迫切需要解决的关键科技问题来论述其应用前景。附主要参考文献目录;建议8 000字以下。

项目的立项依据是申请书的核心内容,它集中反映出申请人在科研实践中发现、凝练科学问题并提出解决方案的能力,是申请人向科学界同行充分展示自己的科学敏感性、科学观察力、知识积累水平和科学思维能力的窗口。

建议申请人在此处首先介绍所研究的科学问题及其相关研究领域的研究意义,然后在充分总结相关研究领域国内外研究进展的基础上,深入挖掘提出其中所存在的重要科学问题,并选择其中的关键问题开展研究。在此基础上,申请人还应根据自己对背景知识和相关研究域现有理论的理解,开展创新性思维,针对关键科学题提出可能的解决方案,并说明其合理性、科学性和创新性。

(1)研究意义:即项目所研究的科学问题及其相关研究领域的研究价值,一般包括认识价值和应用价值。认识价值主要指所研究的科学问题及其研究领域对探索自然现象和规律、提出科学理论并发现真理的作用,包括对相关研究领域的开拓作用、更新科学理论的作用、更新科学方法的作用等。应用价值主要体现在关键科学问题的解决给相关研究领域带来的突破及可能的或实际带来的经济效益、社会效益等,可以从关键科学问题的解决对社会经济发展、国家安全、社会生活等方面的影响来展开。

面上项目支持从事基础研究的科学技术人员在科学基金资助范围内自主选题,开展创新性的科学研究,促进各学科均衡、协调和可持续发展。因此,面上项目申请人提出的科学问题是多种多样的。根据《2019年度国家自然科学基金项目指南》"2019年国家自然科学基金改革举措",将目前基础研究的科学问题大致分为四类:①"鼓励探索、突出原创",指科学问题源于科研人员的灵感和新思想,且具有鲜明的首创性特征,旨在通过自由探索产出从无到有的原创性成果。例如:RNA剪接是真核细胞进行正常生命活动不可或缺的核心环节,但其具体分子机制一直不清楚,"真核生物RNA剪接的分子机制是什么?"属于此类科学问题。②"聚焦前沿、独辟蹊径",指科学问题源于世界科技前沿的热点、难点和新兴领域,且具有鲜明的引领性或开创性特征,旨在通过独辟蹊径取得开拓性成果,引领或拓展科学前沿。例如,临床肿瘤患者在接受放疗和化疗后仍存在较高的复发和转移率,"放疗和化疗后残存的肿瘤细胞仍能复发和转移的分子机制是什么?"属于此类科学问题。③"需求牵引、突破瓶颈",指科学问题源于国家重大需求和经济主战场,且具有鲜明的需求导向、问题导向和目标导向特征,旨在通过解决技术瓶颈背后的核心科学问题,促使基础研究成果走向应用。例如,针对临床上不能对肺部的气体交换和气血交换两个重要功能进行可视化评价而严重阻碍了肺部重大疾病的早期发现的现状,"如何实现肺部结构和功能的高灵敏可视化?"属于此类科学问题。④"共性导向、交叉融通",指科学问题源于多学科领域交叉的共性难题,具有鲜明的学科交叉特征,旨在通过交叉研究产出重大科学突破,促进多学科知识融通发展为知识体系。例如,人体硬组织再生及组织工程中有广泛应用前景的生物活性材料在植入人体后会发生一系列分子事件,"生物活性材料在体内降解的规律是什么?成骨效应机制是什么?"等属于此类科学问题。

撰写项目的研究意义应该根据所提出的科学问题的属性来有所侧重地展开叙述。对于"鼓励探索、突出原创"类的科学问题,建议重点论述该科学问题的原始创新性及其促进相关研究领域发展的重要意义,着重讨论其认识价值;对于"聚焦前沿、独辟蹊径"类的科学问题,建议重点论述该科学问题在相关研究领域中的重要性和前沿性以及研究成果对相关研究领域发展的潜在引领性,论述重点也应该是其认识价值;对于"需求牵引、突破瓶颈"类的科学问题,建议重点论述该科学问题的解决对国民经济和社会发展中迫切需要解决的关键科技问题的作用及其应用性特征,可着重强调其应用价值;对于"共性导向、交叉融通"类的科学问题,建议重点论述该科学问题的多学科交叉特征以及对相关交叉学科发展的影响,这类科学问题可能既具有重要的认识价值,也具有重要具的应用价值。

（2）国内外研究现状及发展动态分析:通过对相关领域的国内外研究现状及发展动态进行全面系统的分析,提出拟研究的科学问题。

首先要对所选择的科学问题的相关研究领域的国内外研究现状及发展动态进行全面系统的分析,对前期研究情况进行总结并得出结论,再根据得出的结论进行深入思考,结合申请人已具备的背景知识凝炼提出科学问题。一般来说,科学问题的提出可以通过分析存在于相关研究领域中的经验事实之间的矛盾、现有理论与经验事实之间的矛盾、理论内部的逻辑矛盾、相互竞争的理论之间的矛盾、不同学科的理论之间的矛盾等来实现。由于人类对世界的认识只能是在实证的基础上逐步发展,因此,申请人只要对相关研究领域所依赖的实验证据、理论依据等不断地进行批判性的地反思和分析,就有可能提出真正有价值的科学问题。申请人所具有的背景知识的内容和结构对所提出的科学问题的质量有着决定性的作用。因为即使针对同一现象或矛盾,具有不同背景知识和理论水平的申请人可能提出的科学问题的质量会有很大差别。例如,针对一只苹果落地的现象,不具有物理学基本知识的提问者只会问:为什么这只苹果会掉在地上?掌握了物理学基本知识的提问者就有可能问:为什么有重量的物体都会自发下落?而对物理力学规律有较深背景知识的提问者则有可能问:为什么物体之间会有吸引作用?可见,只有对相关领域的背景知识有深入的了解,并对国内外研究现状及发展动态有全局性的梳理和分析,才有可能提出高水平的科学问题,申请项目也更有可能得到科学界同行的认可。

需要特别注意的是,申请人所提出的科学问题必须是探索性的,而非知识性的。知识性的科学问题产生于对背景知识的无知,而不是产生于对背景知识的分析,知识性的科学问题的答案存在于背景知识中,是已知的,只是提问者不知道,科学界是知道的,通过学习和掌握相关的背景知识就可以得到解答。探索性的科学问题的答案在背景知识中是未知的,需要通过各种手段获得新的信息或掌握新的方法才有可能得到答案,它的答案不仅提问者不知,整个科学界都不知,对探索性科学问题的求解,将对背景知识提供新内容,甚至即使没有最终解决问题,也能提供新知识。项目申请书中提出的科学问题只能是探索性的科学问题。

（3）针对所提出的科学问题提出解决问题的

初步构想,设计开展发现驱动的研究和 / 或科学假说驱动的研究。

依据所提出的科学问题的属性不同,为解决科学问题所设计开展的研究活动的途径和方法以及预期达到的研究目标也不同,主要可分为发现驱动的研究和科学假说驱动的研究两大类。对于"鼓励探索、突出原创"类的科学问题,以及"共性导向、交叉融通"类的科学问题,多数科学问题可能属于"是什么"类型的,开展研究的途径和方法可能主要是以发现驱动的研究为主,即根据科学问题的研究对象在一定范围内设计科学观察、科学实验或科学调查等,以发现相关研究领域中的新现象或新事实。随着科学研究领域和研究对象不断向微观和宏观各层次深入,发现驱动的研究越来越依赖于高通量的技术手段和复杂的仪器设备以及庞大的研究团队,或者多学科领域知识的交叉融合,如大数据驱动的研究。人类基因组学的研究就是这方面的典型案例,它回答的科学问题是:人类基因组碱基的排列顺序是什么?其研究目标是发现基因组包含的所有基因和其他组成元件。另外,高风险导向型技术研究也属于此类研究,但这种研究一般很难通过像面上项目这样的自由探索项目来实现。

当然,对于"鼓励探索、突出原创"类的科学问题,以及"共性导向、交叉融通"类的科学问题,也有可能提出"为什么"或"怎么样"之类的问题,这些科学问题往往是与现有理论相矛盾的反常问题,展开研究的途径和方法也可能是以革命性假说驱动的研究为主,即通过引入新的概念和能够突破背景知识体系的革命性的理论假说来驱动研究。例如,针对"金属块在封闭的容器内煅烧后质量为什么会增加?"这一科学问题,原来提出的解释燃烧现象的"燃素假说"无法回答,拉瓦锡用"氧"的新概念取代"燃素"的旧概念,并在此基础上提出"氧化学说"这一革命性假说,才圆满回答了这一反常问题。

目前,在国家自然科学基金面上项目中,"聚焦前沿、独辟蹊径"类的科学问题和"需求牵引、突破瓶颈"类的科学问题仍占绝大多数,针对这两大类科学问题展开研究的途径和方法主要是以常规科学假说驱动的研究为主。常规科学假说的主要特点是依据相关研究领域中现有理论对新的经验事实提出解释,是对现有理论的应用转化以及现有理论的修正与完善等,是在现有的理论框架内或在已有的原理、原则与方法下解决问题,促进现有理论的完善和发展。例如,当年在天文学中关于天王星摄动的研究中,天文学家发现应用牛顿力学理论计算出的天王星的轨道与观测到的资料不相符的现象,提出了一种常规科学假说:这种不相符的现象可能是因为存在一颗比天王星更远的未知行星所引起的。后来海王星的发现检验了这一假说,从而也证实了当时天文学界同行普遍承认的牛顿力学理论的正确性。

科学假说是研究者在完成国内外研究现状的充分调研的基础上,针对自己所研究的科学问题提出的尝试性的答案或解决方案,是研究工作者最重要的思想方法,也是项目创新性的重要体现。一般而言,科学假说的提出主要包括四个基本环节:积累和分析经验事实(已发表的实验数据或自己未发表的前期实验数据)、掌握相关领域背景知识和现有理论、依据现有理论和背景知识对新的经验事实提出解释或对旧的经验事实提出新的解释,或构造新概念对现有理论进行修正、完善等,并以此假说为中心,运用相关研究领域中各种现有的科学理论和尽可能多的背景知识进行广泛论证,对已知事实进行解释,对未知事实进行预测,并努力使其理论化、系统化,从而体现所提出的科学假说的合理性、科学性和创新性。例如,美国昆虫学卡拉汉教授根据"飞蛾扑火"的现象和自己丰富的背景知识,创造性地提出了"烛光中含有某种吸引飞蛾的光频谱"的假说,继而他又根据大量的观察实验及文献资料,进一步细化完善了假说:"烛光发射出一种红外频谱,飞蛾用电介质触角接收并放大了此红外频谱而被吸引。"由此假说可以得出预测性结论:只要创制出类微波激射的辐射条件,就应该能捕捉到飞蛾,并且辐射越强,捕捉的飞蛾也就越多。根据此预测性结论,他设计了一些相关实验,证实了他的预测,从而检验了他提出的科学假说的正确性。

一般来说,申请人所提出的科学假说能解释和能预测的经验事实或规律越多,适用的范围越广,其理论价值就越高,相关的申请项目也就越容易被科学同行认可。例如,生命科学中的中心法则等生命科学规律适用于整个生命世界,而细胞信号转导通路则只解释了生命世界中部分细胞类型中的大分子之间的相互作用规律等,前者的理论价值远远大于后者的。

2. 项目的研究内容、研究目标,以及拟解决的关键科学问题　此部分为重点阐述内容。

(1)研究内容:项目的研究内容需要详细介绍通过哪些实验研究来回答所提出的科学问题。例如,要回答"是什么"的科学问题,主要依靠发现驱动的研究,需要考虑采用怎样的研究系统、研究方法、研究技术、研究资源等,如何有序开展研究活动才能获得新数据或发现新现象,研究过程中可能面临的主要困难有哪些和如何解决等。要回答"为什么"或"怎么样"的科学问题,主要依靠科学假说驱动的研究,由于所形成的科学假说并非事实,而只是对科学问题的一个猜测性回答,因此,项目的研究内容就是要对所提出的科学假说进行合理推演,得出符合逻辑的可检验的预测性结论,并在此基础上设计研究系统和实验对这些预测性结论进行检验,从而对所提出的科学假说的合理性和正确性进行检验。同样需要详细介绍将采用怎样的研究系统、研究方法、研究技术、研究资源等,如何有序开展研究活动,研究过程中可能面临的主要困难有哪些和如何解决等。

通常拟研究的科学问题往往都涉及多个方面的因素,因此对其各个方面的因素都要展开细致分析,通过分析找出其中的科学探索性问题,并针对其中的每一问题设计实验内容,从而把要研究的科学问题具体化和明晰化,形成一系列有逻辑顺序的实验内容。申请书中要按逻辑顺序介绍需要具体安排哪些实验内容,每项实验将主要利用什么样的研究系统、依据哪些现有理论或背景知识、应用哪些关键技术和方法等,目的是获得怎样的新数据或检验科学假说的哪部分预测性结论等。

例如,研究"Treg 细胞功能的表观遗传调控在炎症性肠病中的作用"这个题目要回答的科学问题实际是"炎症性肠病中 Treg 细胞功能的表观遗传调控机制是什么?"它至少涉及炎症性肠病、Treg 细胞功能、表观遗传调控等因素,通过对这三个方面因素进行的相关背景知识分析,可以得出结论:已知转录因子 FOXP3 在多种免疫性疾病中发挥重要作用;在炎症性肠病中发现 Treg 细

胞功能发生紊乱(与体外实验结果证明的炎性信号可影响 Treg 细胞功能的结论一致);前期研究发现组蛋白甲基化转移酶 EZH2 可以通过表观遗传调控抑制 FOXP3 从而抑制 Treg 细胞功能。据此推测(提出科学假说):"在炎症性肠病患者中,EZH2 的功能失活通过表观遗传调控影响 FOXP3 的功能,进而引起 Treg 细胞功能紊乱,是炎症性肠病发生的重要原因。"为了检验该科学假说的正确性,需要设计几方面的实验内容来研究根据此假说得出的预测性结论:A. FOXP3 可能通过与 EZH2 形成复合物来抑制免疫调节相关基因网络;B. 炎症性因子如 IL-6 可能会引起 EZH2 的磷酸化,从而破坏表观遗传调控复合物的酶活性;C. 在炎症性肠病中,通过抑制 IL-6 等炎症因子对 EZH2 信号通路的影响可能恢复 Treg 细胞的功能。因此,填写申请书的研究内容部分时要详细介绍上述三方面实验及其相关内容。

(2)研究目标:明确说明通过实施研究内容将获得哪些新的经验事实,包括新现象、新数据、新技术、新方法等,以及所获得的新的实验结果能否检验所提出的科学假说的预测性结论的正确性,从而判断所提出的科学假说是否在科学上能回答所提出的科学问题。撰写研究目标宜明确、精练、准确,文字不宜过多。

(3)拟解决的关键科学问题:指实施研究内容中的各项任务时所面临的挑战,以及申请人所计划的应对策略。此部分内容可以帮助科学同行判断申请人是否了解项目所涉及的关键和难点,从而判断申请人是否能够按时完成本项目的实验内容。同时,针对所提出的关键和难点问题,申请人是否合理设计研究方案、技术路线等。

3. 拟采取的研究方案及可行性分析　包括研究方法、技术路线、实验手段、关键技术等说明。

(1)研究方案:研究方案包括技术路线和研究方法等,指申请人开展研究的详细方案,一般由系列实验步骤组成。研究方案的基本要求:①清晰,清楚说明拟开展实验的关键步骤,用流程图表述研究方案虽较明了,但欠具体,建议对每个步骤均增加文字说明;②对关键实验步骤应有基本判断和充分考虑,并应提前准备可能的替代方案;③实验内容的安排应与研究内容之间存在逻辑对应。

研究方法：各项实验中所采用的研究方法，应该针对拟研究问题的特点，结合本单位的条件和前期工作基础合理选择，尽量选择相关研究领域科学同行普遍认可和接受的方法，如果有特殊考虑时应该加以说明。同样情况下选择本实验室已建立，或已具有相关实验基础的方法，如果实验中涉及有毒材料，要详细说明这些材料的处理细节和过程。

技术路线：详细介绍实验研究中应用的关键技术、主要的实验材料和实验过程。关键技术须有依据。若本单位缺乏某些实验条件，可依托本单位或其他研究机构的技术平台，以保证课题的完成。关键实验材料须具备齐全，或提供可以获得的渠道，并附有相应的证明资料。对一些难度较大的实验技术，研究团队中应该由接受过培训的有资格的专人负责。

（2）可行性分析：①理论上可行，指项目是以现有的科学同行普遍认可的理论为基础。②技术上可行，指研究目标在现有技术条件下具有可实现性。③设备材料可行，指本单位已具备完成项目研究所必需的技术设备和实验材料；若关键实验条件不具备，可采用的备选方案有哪些。④知识技能上可行，指申请人和主要参与者具有完成课题的能力。若有需要，也可寻找具有较强实力的合作伙伴取长补短，共享资源。

4. **本项目的特色与创新之处**　特色创新可以包括以下内容：①本项目研究领域中，申请人与国内外同行在学术思想、研究系统、研究方案、研究方法和手段或应用性结果等方面不同的特色或特有资源；②所提出的科学问题、科学假说、研究方法或预期成果等方面的新颖性。

5. **年度研究计划及预期研究结果**　包括拟组织的重要学术交流活动、国际合作与交流计划等。

（1）年度研究计划：国家自然科学基金面上项目的研究期限一般为4年，自批准的下一年度开始执行。撰写时可按4年分别制订计划，4年的研究计划须涵盖前述的全部研究内容，最好能与实验顺序和每一实验所需要的大约时间相对应，而且对每一实验所需要的预估计时间应当是符合实际的，与人力情况也匹配。

（2）预期研究结果：预期研究结果是指如果实验内容进行顺利，预期可以获得哪些数据和结论，如何综合和处理数据来检验假说，实验数据和结论的理论和应用价值如何等。成果形式通常包括论文、论文集、学术专著、研究报告、政策性建议、计算机软件、某些系统设计等。以发表论文和申请专利较常见。

二、研究基础与工作条件

1. **研究基础**　与本项目相关的研究工作积累和已取得的研究工作成绩。

（1）以往研究成果：简明地展示申请人所属团队或所在实验室与本申请项目相关的研究成果，虽与本课题研究内容无直接相关，但所采用的技术、模型、材料相近，可为本课题所利用，同时也有助于证明申请人独立从事科研工作的能力和学术水平。

（2）申请人已掌握的必要的研究方法和手段：某些重要、关键性的研究手段和方法，直接关系科学研究的成败，申请人如能清楚知晓所选择研究方法或手段的特点和作用，具有应用相关技术开展实验研究的亲身经历，将为研究的顺利开展提供保障。针对拟研究的科学问题，若申请人能对现有研究方法和手段进行改进，或自己建立新的研究方法和研究手段，从而做到他人无法做到的事，说明申请人已具有开展相关研究的优势，也将会从方法学角度体现项目的创新性。

（3）申请人已拥有的重要研究资源：包括研究系统和研究材料等。生物医学研究属于实验性科学，研究系统包括分子水平、细胞水平、组织水平和整体水平的研究系统，不同研究水平的研究系统差别很大，影响因素也各不相同，申请人需要针对开展的研究详细介绍拟采用的研究系统的特点，保证实验过程安全可控高效，研究中一些具有重要价值的研究材料，如新发现或稀有的物种或独特的物种、未被研究而具有研究价值的遗传群体（疾病家系等）、具有特殊生理功能的患者队列等，以及经遗传修饰获得的生物突变体、建立的转基因生物或人类疾病的动物模型等，这些研究资源往往具有其特殊性或不可替代性，对研究的顺利实施具有关键作用，也需要重点介绍。

（4）项目相关的前期研究结果：申请人在申请项目前所获得的预实验数据可能提示某些新现

象,或发现新规律;也有可能显示出项目中某种关键性研究手段、方法、研究模式的可行性和有效性。预实验数据的数量和质量可以一定程度上体现项目的可行性和前瞻性,一般可通过使用规范的图表展示。

2. 工作条件 工作条件指已具备的实验条件,尚缺少的实验条件及其解决途径,以及利用国家重点实验室和部门重点实验室的计划与落实情况。

可以重点介绍已具备的硬件条件、技术平台、是否属于国家或部门重点实验室、是否具备规范的动物实验室或生物安全实验室,尤其是否具备与课题实施相关的设备系统和安全保障管理系统。

3. 正在承担的与本项目相关的科研项目情况 申请人和项目组主要参与者正在承担的与本项目相关的科研项目情况,包括国家自然科学基金的项目和国家其他科技计划项目,要注明项目的名称和编号、经费来源、起止年月、与本项目的关系及主要的内容等;要具体说明这些项目与正在申请的项目之间的联系。

4. 完成国家自然科学基金项目情况 对申请人负责的前一个已结题科学基金项目(项目名称及批准号)完成情况、后续研究进展及与本申请项目的关系加以详细说明。另附该已结题项目研究工作总结摘要(限 500 字)和相关成果的详细目录。

这部分内容应与基金委数据库中的内容核实,包括:①完成与结题情况(附 500 字摘要及成果目录);②现申报项目与本人正承担项目的关系:如现申请的课题可能是在前一个课题基础上的延续和发展(他人尚未开展的、在原来项目完成基础上新提出的、具有重要学术意义和创新点的内容)。所附代表性论文和其他成果须标注获自然科学基金资助项目的批准号。

三、其他需要说明的问题

1. 申请人同年申请不同类型的国家自然科学基金项目情况 列明同年申请的其他项目的项目类型、项目名称信息,并说明与本项目之间的区别与联系。

2. 具有高级专业技术职务(职称)的申请人或者主要参与者是否存在同年申请或者参与申请国家自然科学基金项目的单位不一致的情况 如存在上述情况,列明所涉及人员的姓名,申请或参与申请的其他项目的项目类型、项目名称、单位名称、上述人员在该项目中是申请人还是参与者,并说明单位不一致原因。

3. 具有高级专业技术职务(职称)的申请人或者主要参与者是否存在与正在承担的国家自然科学基金项目的单位不一致的情况 如存在上述情况,列明所涉及人员的姓名,正在承担项目的批准号、项目类型、项目名称、单位名称、起止年月,并说明单位不一致原因。

4. 其他。

第三节 申请人及主要参与者简历

一、申请人简历

申请人简历由基金委申请系统根据申请人在线填写的个人简介信息、承担项目情况和个人研究成果自动生成。一般包括申请人依托单位名称、专业技术职称、学习经历和科研与学术工作经历、曾使用其他证件、主持或参加科研项目(课题)的情况以及代表性研究成果和学术奖励情况等。其中教育经历从大学本科开始,按时间倒序排序,并需要列出攻读研究生阶段导师姓名。科学与学术工作经历也要按时间倒序排序,而且如果属于在站博士后研究人员或曾有博士后研究经历,要列出合作导师姓名。主持或参加科研项目(课题)的情况也要按时间顺序倒序排序。

申请人代表性研究成果和学术奖励情况:主要包括近期已发表学术论文,尤其是与本项目有关的主要论著目录,注明以第一作者或通信作者发表的论文以及作为非第一作者发表的论文。发明专利与文章有同样价值,也可注明。

申请者主要应列出近年所发表与本申请项目相关的论著,应注意:①投稿阶段的论文不要列出。②对期刊论文,应按照论文发表时作者顺序列出全部作者姓名、论文题目、期刊名称、发表年代、卷期及起始页码等(摘要论文要加以说明)。③对会议论文,应按照论文发表时作者顺序列出全部作者姓名、论文题目、会议名称(或会议论集名称及起始页码）、会议地址、会议时间。④列出顺序：代表性论著，代表性论著之外的代表性研究成果和学术奖励。

二、主要参与者简历

请下载主要参与者简历模板填写后上传，在读研究生除外；除非特殊说明，请不要删除或改动简历模板中蓝色字体的标题及相应说明文字。

主要参与者简历的撰写模板如下：

（1）格式：目前所在机构，部门（指二级单位），职称。示例如：×××，北京大学，医学部生物化学系，教授。

（2）教育经历：从大学本科开始，按时间倒序排序；请列出攻读研究生学位阶段导师姓名。格式：开始年月 - 结束年月，机构名，院系，学历，研究生导师姓名（仅指攻读硕士和博士研究生学位阶段导师）。示例如：1991/09-1995/06，北京大学，医学部生物化学系，博士，导师：×××。

（3）科研与学术工作经历：按时间倒序排序；如为在站博士后研究人员或曾有博士后研究经历，请列出合作导师姓名。格式：开始年月 - 结束年月，机构，部门，职称，如为在站博士后研究人员或曾有博士后研究经历，请列出合作导师姓名。示例如：2003/07- 至今，中山大学，高分子化学系，副教授；2003/07- 至今，中山大学，高分子化学系，博士后，合作导师：×××。

（4）曾使用其他证件信息：应使用唯一身份证件申请项目，曾经使用其他身份证件作为申请人或主要参与者获得过项目资助的，应当在此列明。格式：证件类型，证件号。示例如：护照，××××××××××。

（5）主持或参加科研项目（课题）情况（按时间倒序排序）：格式如，项目类别，批准号，名称，研究起止年月，获资助金额，项目状态（已结题或在研等），主持或参加。示例如：国家自然科学基金面上项目，21 773 999，××××××××，2018/01-2021/12，30 万元，已结题，主持。

（6）代表性研究成果和学术奖励情况：请注意，①投稿阶段的论文不要列出；②对期刊论文：应按照论文发表时作者顺序列出全部作者姓名、论文题目、期刊名称、发表年代、卷（期）及起止页码（摘要论文请加以说明）；③对会议论文：应

按照论文发表时作者顺序列出全部作者姓名、论文题目、会议名称（或会议论文集名称及起止页码）、会议地址、会议时间；④所有代表性研究成果和学术奖励中本人姓名加粗显示；⑤按照以下顺序列出：代表性论著（包括论文与专著，合计 5 项以内）、论著之外的代表性研究成果和学术奖励（合计 10 项以内）。

（7）代表性研究成果和学术奖励的格式如下（仅供规范格式示例使用，不代表排序要求，此部分标题及示例均可删除）：①期刊论文。示例如：冯建涛、陈海峰、李良超 *.ZnTi0.6Fe1.4O4/ 膨胀石墨复合物对污染物的吸附 - 光催化降解活性 . 中国科学：化学，2015，45（10）：1075~1088；Liming Tan[#]，Kelvin Xi Zhang[#]，Matthew Y.Pecot，Sonal Nagarkar-Jaiswal，Pei-Tseng Lee，Shin-ya Takemura，Jason M.McEwen，Aljoscha Nern，Shuwa Xu，Wael Tadros，Zhenqing Chen，Kai Zinn，Hugo J. Bellen，Marta Morey*，S.Lawrence Zipursky*. Ig Superfamily Ligand and Receptor Pairs Expressed in Synaptic Partners in Drosophila.Cell，2015，163（7）：1756-1769。②会议论文。示例如：Lou Y[#]，Zhang H，Wu W，Hu Z.Magic view：An optimized ultra-large scientific image viewer for SAGE tiled-display environment，9th IEEE International Conference on e-Science，e-Science 2013，Beijing，P.R.China，2013.10.22-10.25。③专著。格式：所有作者，专著名称（章节标题），出版社，总字数，出版年份，示例如：许智宏，种康，植物细胞分化与器官发生，科学出版社，420 千字，2015。④授权发明专利。格式：发明人，专利名称，授权时间，国别，专利号，示例如：王凡，一种改善营养性贫血的中药组合物及其制备方法，2014.11.19，中国，ZL201210020610.9。⑤会议特邀学术报告。格式：报告人，报告名称，会议名称，会议地址，会议时间，示例如：郑晓静，风沙环境下高雷诺数壁湍流研究，第八届全国流体力学学术会议，中国，兰州，2014 年 9 月 18-21 日；Jiang Zonglin，Experiments and Development of Long-test-duration Hypervelocity Detonation-driven Shock Tunnel，2014 AIAA Science and Technology Forum and Exposition，National Harbor，Maryland，13-17 January 2014。⑥其他成果（请按发表或发布时的

格式列出）。获得学术奖励,格式:获奖人(获奖人排名/获奖人数),获奖项目名称,奖励机构,奖励类别,奖励等级,颁奖年份(所有获奖人名单附后),示例如:李兰娟(1/15),重症肝病诊治的理论创新与技术突破,国家科技部,国家科学技术进步奖,一等奖,2013;(李兰娟,郑树森,陈智,李君,王英杰,徐凯进,徐骁,陈瑜,刁宏燕,杜维波,王伟林,姚航平,吴健,曹红翠,潘小平)。

第四节 附件材料

附件材料是指除了信息表格、正文、申请者简历之外所有申请书附带的其他资料。

一、附件材料的内容和附件材料的目录

1. 附件材料的内容　附件材料是申请人根据科学基金的相关规定提交的补充材料,主要包括申请人资格证明材料、根据研究项目的内容提交的证明项目符合国家相关政策的材料等。例如,根据《项目指南》的"申请须知"的相关要求,在职攻读研究生学位的申请人的导师同意函、不具有高级专业技术职务(职称)且不具有博士学位申请人的推荐函、无工作单位或所在单位不是依托单位的申请人与申请项目依托单位签订的书面合同、依托单位非全职聘用的境内外人员的聘任合同复印件和相关说明材料等。再如,根据《项目指南》中医学科学部面上项目指南的要求,有的申请项目要求申请人提供单位医学伦理委员会的批准证明、依托单位生物安全保障承诺书等。

2. 附件材料的目录　附件材料的目录中列出所有上传的电子附件材料清单,附件材料太多时,建议分层次列出。

二、附件材料的要求

1. 与申请人和主要参与者的代表性成果或者科技奖励相关的附件材料:

(1)代表性论文:可提供5篇以内申请人本人发表的与申请项目相关的代表性论文电子版文件;

(2)专著:可以只提供著作封面、摘要、目录、版权页等;

(3)科技奖励:应提供国家级科技奖励(国家自然科学奖、国家发明奖、国家科学技术进步奖)、省部级奖励(二等以上)奖励证书的电子版扫描文件;

(4)专利或其他公认突出的创造性成果或成绩:应提供证明材料的电子版扫描文件;

(5)在国际学术会议上作大会报告、特邀报告:应提供邀请信或通知的电子版扫描文件。

2. 根据项目具体情况需要提供的其他附件材料　主要可能包含以下电子版扫描文件:在职攻读研究生学位的申请人的导师同意函、不具有高级专业技术职务(职称)且不具有博士学位申请人的推荐函、无工作单位或所在单位不是依托单位的申请人与申请项目依托单位签订的书面合同、依托单位非全职聘用的境内外人员的聘任合同复印件和相关说明材料、伦理委员会证明、加盖依托单位公章的国家社会科学基金结项证书复印件、依托单位生物安全保障承诺等。

以上材料的具体要求需依照相关年度《国家自然科学基金项目指南》"申请须知"部分和正文"面上项目"部分填写。

（吕群燕）

第八章　国家自然科学基金项目的申报与评审

第一节　国家自然科学基金项目的申报

在申报国家自然科学基金项目时，依托单位和申请人应首先仔细阅读《国家自然科学基金条例》（以下简称《条例》）《国家自然科学基金项目指南》（以下简称《指南》）。不同年度的指南的内容均有所改动，本节内容参照《2022年度国家自然科学基金项目指南》、相关类型项目管理办法、《国家自然科学基金资助项目资金管理办法》，以及有关申请的通知、通告等。

一、申报的基本要求

（一）申请人条件

1. 依托单位的科学技术人员作为申请人申请科学基金项目，需符合以下条件：具有承担基础研究课题或其他从事基础研究的经历；具有高级专业技术职务（职称）或者具有博士学位，或者有2名与其研究领域相同、具有高级专业技术职务（职称）的科学技术人员推荐。

（1）依托单位非全职聘用的工作人员作为申请人申请科学基金项目时，应当在申请书基本信息表与个人简历中如实填写工作单位信息，并与依托单位签订书面合同。书面合同无需提交自然科学基金委，留依托单位存档备查。

（2）地区科学基金项目申请人应当是在地区科学基金资助区域范围内依托单位的全职工作人员，以及按照国家政策由中共中央组织部派出正在进行3年（含）期以上援疆、援藏的科学技术人员。地区科学基金资助范围内依托单位的非全职工作人员、位于地区科学基金资助区域范围内的中央和中国人民解放军所属依托单位的科学技术

人员及地区科学基金资助区域范围以外的科学技术人员，不得作为申请人申请地区科学基金项目。

2. 从事基础研究的科学技术人员，且符合上文"1"中所述条件，无工作单位或者所在单位不是依托单位，经与在自然科学基金委注册的依托单位协商，并取得该依托单位的同意，可以申请面上项目、青年科学基金项目，但不得申请其他类型项目。

该类人员作为申请人申请项目时，需在申请书基本信息表中如实填写工作单位信息，在个人简历部分详细介绍本人以往研究工作情况，并提供与依托单位签订的书面合同，作为附件随申请书一并报送。非受聘于依托单位的境外人员，不能作为无工作单位或所在单位不是依托单位的申请人申请各类项目。

3. 正在攻读研究生学位的人员（科学基金接收申请截止日期时尚未获得学位）不得作为申请人申请各类项目，但在职攻读研究生学位人员经过导师同意可以通过受聘单位作为申请人申请部分类型项目，同时需单独提供导师同意其申请项目并由导师签字的函件，说明申请项目与其学位论文的关系，以及承担项目后的工作时间和条件保证等，作为附件随申请书一并报送。受聘单位不是依托单位的在职攻读研究生学位人员不得作为申请人申请各类项目。

在职攻读研究生学位人员可以申请的项目类型包括：面上项目、青年科学基金项目、地区科学基金项目。但在职攻读硕士研究生学位人员，不得作为申请人申请青年科学基金项目。

4. 受聘于依托单位的境外人员，不得同时以境内、境外两种身份申请或参与申请各类项目。如果已经作为负责人正在承担海外及港澳学者合作研究基金项目，或者作为合作者正在承担国际（地区）合作研究项目［包括重点国际（地区）合作研究项目与组织间国际（地区）合作研究项

目］，在项目结题前不得作为申请人申请其他类型项目；反之，如果作为项目负责人正在承担上述2类项目以外的其他类型项目，在项目结题前不得作为申请人申请海外及港澳学者合作研究基金项目或作为合作者参与申请国际（地区）合作研究项目［包括重点国际（地区）合作研究项目与组织间国际（地区）合作研究项目］。

5. 在站博士后研究人员可以作为申请人申请的项目类型包括：面上项目、青年科学基金项目、地区科学基金项目，不得作为申请人申请其他类型项目。

6. 各类型项目的申请人条件如下：

（1）面上项目的申请人应具备以下条件：①具有承担基础研究课题或其他从事基础研究的经历；②具有高级专业技术职务（职称）或者具有博士学位，或者有2名与其研究领域相同、具有高级专业技术职务（职称）的科学技术人员推荐。正在攻读研究生学位的人员不得申请面上项目，但在职攻读研究生学位人员经导师同意可以通过其受聘单位进行申报。

（2）青年科学基金项目的申请人应具备以下条件：①具有从事基础研究的经历。②具有高级专业技术职务（职称）或者具有博士学位，或者有2名与其研究领域相同、具有高级专业技术职务（职称）的科学技术人员推荐。③申报当年1月1日男性未满35周岁，女性未满40周岁。符合以上条件的在职攻读博士研究生学位的人员，经过导师同意可以通过其受聘单位申报。④港澳地区依托单位的科学技术人员可以申请青年科学基金项目。申请人除具备以上3项条件外，还应当具备以下条件：遵守《中华人民共和国香港特别行政区基本法》《中华人民共和国澳门特别行政区基本法》及科学基金的各项管理规定。正式受聘于港澳地区依托单位。注意：在聘（站）博士后或者正在攻读研究生学位的人员不得通过港澳依托单位申报青年科学基金项目。

作为负责人正在承担或者承担过青年科学基金项目的（包括资助期限1年的小额探索项目以及被终止或撤销的项目），不得作为申请人再次申报。

（3）地区科学基金项目的申请人应具备以下条件：①具有承担基础研究课题或其他从事基础研究的经历；②具有高级专业技术职务（职称）或者具有博士学位，或者有2名与其研究领域相同、具有高级专业技术职务（职称）的科学技术人员推荐。符合以上条件，隶属于内蒙古自治区、宁夏回族自治区、青海省、新疆维吾尔自治区、西藏自治区、广西壮族自治区、海南省、贵州省、江西省、云南省、甘肃省，以及吉林省延边朝鲜族自治州、湖北省恩施土家族苗族自治州、湖南省湘西土家族苗族自治州、四川省凉山彝族自治州、四川省甘孜藏族自治州、四川省阿坝藏族羌族自治州、陕西省延安市和榆林市依托单位的全职科学技术人员，以及按照国家政策由中共中央组织部派出正在进行3年（含）期以上援疆、援藏的科学技术人员，可以作为申请人申报地区科学基金项目。其中援疆、援藏的科学技术人员应提供受援依托单位组织部门或人事部门出具的援疆或援藏的证明材料，并将证明材料扫描件作为申请书附件上传。

上述地区的中央和中国人民解放军所属的依托单位及上述地区以外的科学技术人员，以及地区科学基金资助范围内依托单位的非全职人员，不得作为申请人申报地区科学基金项目，但可以作为主要参与者参与申请。正在攻读研究生学位的人员不得申报地区科学基金项目，但在职人员经过导师同意可以通过其受聘单位申报。

（4）优秀青年科学基金项目的申请人应具备以下条件：①遵守中华人民共和国法律法规及科学基金的各项管理规定，具有良好的科学道德，自觉践行新时代科学家精神；②申报当年1月1日男性未满38周岁，女性未满40周岁；③具有高级专业技术职务（职称）和博士学位；④具有承担基础研究课题或者其他从事基础研究的经历；⑤与境外单位没有正式聘用关系；⑥保证资助期内每年在依托单位从事研究工作的时间在9个月以上。

以下人员不得申报优秀青年科学基金项目：①获得过国家杰出青年科学基金或优秀青年科学基金项目资助的；②当年申请国家杰出青年科学基金项目的；③在站博士后研究人员以及正在攻读研究生学位人员。

2022年，根据中央有关部门关于国家科技人才计划统筹衔接的要求，同层次国家科技人才计划支持期内只能承担一项，不能逆层次申请。获得同层次国家科技人才计划任何一类且在支持期内的,以及获得过上一层次国家科技人才计划任何一类支持的,不得申请优秀青年科学基金项目。

（5）国家杰出青年科学基金项目的申请人应具备以下条件:①遵守中华人民共和国法律法规及科学基金的各项管理规定,具有良好的科学道德,自觉践行新时代科学家精神;②申报当年1月1日未满45周岁;③具有高级专业技术职务（职称）或者具有博士学位;④具有承担基础研究课题或者其他从事基础研究的经历;⑤与境外单位没有正式聘用关系;⑥保证资助期内每年在依托单位从事研究工作的时间在9个月以上。

以下人员不得申报国家杰出青年科学基金项目:①获得过国家杰出青年科学基金项目资助的;②正在承担国家优秀青年科学基金项目的（但结题当年可以提出申请）;③当年申请国家优秀青年科学基金项目的;④在站博士后研究人员以及正在攻读研究生学位人员。

2022年,根据中央有关部门关于国家科技人才计划统筹衔接的要求,同层次国家科技人才计划支持期内只能承担一项,获得同层次国家科技人才计划任何一类且在支持期内的,不得申请国家杰出青年科学基金项目。

（6）重点项目的申请人应具备以下条件:①具有承担基础研究课题的经历;②具有高级专业技术职务（职称）。在站博士后研究人员、正在攻读研究生学位以及无工作单位或者所在单位不是依托单位的人员不能作为申请人进行申报。

（7）重大研究计划项目的申请人应具备以下条件:①具有承担基础研究课题的经历;②具有高级专业技术职务（职称）。在站博士后研究人员、正在攻读研究生学位以及无工作单位或者所在单位不是依托单位的人员不能作为申请人进行申报。申请人同年只能申请1项重大研究计划项目（不包括集成项目和战略研究项目）;上一年度获得重大研究计划项目（不包括集成项目和战略研究项目）资助的项目负责人,本年度不得再申请重大研究计划项目。

除了以上7种项目类型以外,国家自然科学基金项目还包括创新研究群体项目、基础科学中心项目、数学天元基金项目、国家重大科研仪器研制项目、国际（地区）合作研究与交流项目、外国学者研究基金项目和联合基金项目等。这些类型

的国家自然科学基金项目的申请人应具备的条件可在国家自然科学基金委网页（http://www.nsfc.gov.cn/）上进行查阅。

（二）申请材料要求

1. **申请书**　应当由申请人本人撰写;申请人需按照撰写提纲要求提交申请材料;申请人和主要参与者的个人简历填写应规范。注意在申请书中不得出现任何违反法律或含有涉密、敏感信息的内容。申请人需对所提交申请材料的真实性、合法性负责。

2. 申请人需根据所申请的项目类型,准确选择或填写"资助类别""亚类说明""附注说明"等内容。要求"选择"的内容,只能在下拉菜单中选定;要求"填写"的内容,可以键入相应文字;部分项目"附注说明"需要严格按《指南》相关要求选择或填写。

3. 2022年,国家自然科学基金重点项目、面上项目和青年科学基金项目继续试点四类科学问题属性的分类评审,开展基于"鼓励探索、突出原创;聚焦前沿、独辟蹊径;需求牵引、突破瓶颈;共性导向、交叉融通"四类科学问题属性的分类申请与评审。申请人在填写项目申请书时,需根据要解决的关键科学问题和研究内容,选择科学问题属性,并在申请书中阐明选择该科学问题属性的理由。申请项目具有多重科学问题属性的,申请人需选择最相符、最能概括申请项目特点的一类科学问题属性。

4. 2022年,国家自然科学基金申报全面实行无纸化申请。申请项目时,依托单位应当在项目申请接收工作截止时间前通过信息系统逐项确认提交本单位电子申请书及附件材料,在截止时间后24小时内在线提交本单位的项目申请清单,无需报送纸质申请书。

5. 国家自然科学基金申报将科研诚信承诺书列入申请书中,申请人与主要参与者、依托单位与合作研究单位需签署承诺后方可提交。试点无纸化申请的项目类型,申请人需在线签署承诺后提交至依托单位,依托单位需在线签署承诺后确认提交至自然科学基金委。

6. 涉及科研伦理与科技安全（如生物安全、信息安全等）的项目申请,申请人需严格执行国家有关法律法规和伦理准则,并按照相关科学部

的要求提供相应附件材料的电子扫描件。

7. 主要参与者中如有申请人所在依托单位以外的人员,其所在单位即被视为合作研究单位(境外单位不视为合作研究单位)。申请人应当在线选择或准确填写主要参与者所在单位信息。申请书基本信息表中的合作单位信息由信息系统自动生成。每个申请项目的合作研究单位不得超过2个(特殊说明的除外)。

8. 具有高级专业技术职务(职称)的申请人或者主要参与者的单位有下列情况之一的,应当在申请书中详细注明:

(1)同年申请或者参与申请各类科学基金项目的单位不一致的;

(2)与正在承担的各类科学基金项目的单位不一致的。

9. 申请人申请科学基金项目的相关研究内容已获得其他渠道或项目资助的,请务必在申请书中说明受资助情况以及与申请项目的区别与联系,注意避免同一研究内容在不同资助机构申请的情况。

申请人同年申请不同类型的科学基金项目时,应在申请书中列明同年申请的其他项目的项目类型、项目名称信息,并说明申请项目之间的区别与联系。

10. 申请人及主要参与者均应当使用唯一身份证件申请项目。

申请人在填写本人及主要参与者姓名时,姓名应与使用的身份证件一致;姓名中的字符应规范。曾经使用其他身份证件作为申请人或主要参与者获得过项目资助的,应当在申请书相关栏目中说明,依托单位负有审核责任。

2022年,国家自然科学基金委进一步简化申请管理要求,采取的措施包括:

(1)申请人填写主要参与者时不再列入学生,只需将参与项目的学生人数填入总人数统计表中。

(2)主要参与者个人简历信息采用与申请人相同的在线方式采集。申请人应当通过信息系统邀请主要参与者在线填写个人简历,并上传由系统自动生成的主要参与者PDF版个人简历文件。未按要求上传主要参与者个人简历的将无法提交项目申请。

(3)国家自然科学基金申报全面实行无纸化申请。依托单位只需在线确认电子申请书及附件材料,无需报送纸质申请书;项目获批准后,申请人和主要参与者本人应当在申请书纸质签字盖章页上签字。主要参与者中的境外人员,如本人未能在纸质申请书上签字,则应通过信件、传真等方式发送本人签字的纸质文件,说明本人同意参与本项目的申请和所承担的研究工作,随纸质签字盖章页一并报送。

(4)青年科学基金项目中不再列出参与者。

(5)将申请人与参与者简历中所列代表性论著数目上限由10篇减少为5篇,论著之外的代表性研究成果和学术奖励数目由原来不设上限改为设置上限为10项。

(三)科研诚信要求

为加强科学基金科研诚信建设,进一步加强基础信息管理,防范科学基金项目申请中的科研不端行为,国家自然科学基金委对科研诚信作出以下要求:

1. 个人信息方面

(1)科学基金项目应当由申请人本人申请,严禁冒名申请,严禁编造虚假的申请人及主要参与者。

(2)申请人及主要参与者应当如实填报个人信息并对其真实性负责;同时,申请人还应当对所有主要参与者个人信息的真实性负责。严禁伪造或提供虚假信息。

(3)申请人及主要参与者填报的学位信息,应当与学位证书一致;学位获得时间应当以证书日期为准。

(4)申请人及主要参与者应当如实、准确填写依托单位正式聘用的职称信息,严禁伪造或提供虚假职称信息。

(5)无工作单位或所在单位不是依托单位的申请人应当在申请书基本信息表中如实填写工作单位和聘用信息,严禁伪造信息。

(6)申请人及主要参与者应当如实、规范填写个人履历,严禁伪造或篡改相关信息。

(7)申请人应当如实填写研究生及博士后(访问学者)导师信息,姓名与职称分开填写。

2. 研究内容方面

(1)申请人应当按照《指南》、申请书填报说明和撰写提纲的要求填写申请书报告正文,如实填写相关研究工作基础和研究内容等,严禁抄袭剽窃或弄虚作假,严禁违反法律法规、伦理准则及科技安全等方面的有关规定。

（2）申请人及主要参与者在填写论文、专利和奖励等研究成果时,应当严格按照申请书撰写提纲的要求,规范列出研究成果的所有作者（发明人或完成人等）署名,准确标注,不得篡改作者（发明人或完成人等）顺序,不得虚假标注第一或通信作者,不得漏标共同第一或通信作者。

（3）申请人及主要参与者应严格遵循科学界公认的学术道德和行为规范,不得使用存在伪造、篡改、抄袭剽窃、委托"第三方"代写或代投以及同行评议造假等科研不端行为的研究成果作为基础申请科学基金项目。

（4）不得同时将研究内容相同或相近的项目以不同项目类型、由不同申请人或经不同依托单位提出申请;不得将已获资助项目重复提出申请。

（5）申请人申请科学基金项目的相关研究内容已获得其他渠道或项目资助的,须在申请书中说明受资助情况以及与所申请科学基金项目的区别和联系,不得将同一研究内容向不同资助机构提出申请。

3. 其他有关要求

（1）申请人应当将申请书相关内容及科研诚信要求告知主要参与者,确保主要参与者全面了解申请书相关内容并对所涉及内容的真实性、完整性及合规性负责。

（2）依托单位与合作研究单位要落实中共中央办公厅、国务院办公厅《关于进一步加强科研诚信建设的若干意见》要求,加强对申请材料审核把关,杜绝夸大不实,甚至弄虚。

（3）申请人与主要参与者、依托单位与合作研究单位在提交项目申请前应当分别按要求作出相应承诺,不从事任何可能影响科学基金评审公正性的活动。

（四）限项申报的要求

1. 各类型项目限项申报要求

（1）申请人同年只能申请1项同类型项目:其中重大研究计划项目中的集成项目和战略研究项目、专项项目中的科技活动项目、国际（地区）合作交流项目除外;联合基金项目中,同一名称联合基金为同一类型项目。

（2）上年度获得面上项目、重点项目、重大项目、重大研究计划项目（不包括集成项目和战略研究项目）、联合基金项目（指同一名称联合基金）、地区科学基金项目资助的项目负责人,本年度不得作为申请人申请同类型项目。

（3）申请人同年申请国家重大科研仪器研制项目（部门推荐）和基础科学中心项目,合计限1项。

（4）正在承担国际（地区）联合研究项目的负责人,不能作为申请人申请国际（地区）联合研究项目。

（5）作为申请人申请和作为项目负责人正在承担的同一组织间协议框架下的国际（地区）联合研究项目,合计限1项。

2. 连续两年申请面上项目未获资助的项目（包括初审不予受理的项目）申请人,本年度不得作为申请人申请面上项目。

3. 申请和承担项目总数的限制规定

（1）高级专业技术职务（职称）人员申请和承担项目总数:具有高级专业技术职务（职称）的人员,申请（包括申请人和主要参与者）和正在承担（包括负责人和主要参与者）以下类型项目总数合计限为2项:面上项目、重点项目、重大项目、重大研究计划项目（不包括集成项目和战略研究项目）、联合基金项目、青年科学基金项目、地区科学基金项目、优秀青年科学基金项目、国家杰出青年科学基金项目、重点国际（地区）合作研究项目、直接费用大于200万元/项的组织间国际（地区）合作研究项目（仅限作为申请人申请和作为负责人承担,作为主要参与者不限）、国家重大科研仪器研制项目（含承担国家重大科研仪器设备研制专项项目）、基础科学中心项目、资助期限超过1年的应急管理项目以及资助期限超过1年的专项项目[特殊说明的除外;应急管理项目中的局（室）委托任务及软课题研究项目、专项项目中的科技活动项目除外]。

（2）不具有高级专业技术职务（职称）人员申请和承担项目总数:作为申请人申请和作为项目负责人正在承担的项目数合计限为1项;作为青年科学基金项目负责人,在结题当年可以作为申请人申请面上项目。在保证有足够的时间和精力参与项目研究工作的前提下,作为主要参与者申请或承担各类型项目数目不限。晋升为高级专业技术职务(职称)后,原来作为负责人正在承担的项目计入申请和承担项目总数范围,原来作为主要参与者正在承担的项目不计入。

计入申请和承担项目总数的部分项目类型的特殊要求。

1)优秀青年科学基金项目和国家杰出青年科学基金项目:优秀青年科学基金项目和国家杰出青年科学基金项目申请时不计入申请和承担总数范围;正式接收申请到自然科学基金委作出资助与否决定之前,以及获得资助后,计入申请和承担总数范围。

2)基础科学中心项目和创新研究群体项目:基础科学中心项目申请时不计入申请和承担总数范围;正式接收申请到自然科学基金委作出资助与否决定之前,以及获得资助后,计入申请和承担总数范围。基础科学中心项目负责人及主要参与者(骨干成员)在结题前不得申请或参与申请除国家杰出青年科学基金、优秀青年科学基金以外的其他类型项目。正在承担创新研究群体项目的项目负责人和具有高级专业技术职务(职称)的主要参与者不得申请或参与申请基础科学中心项目,但在结题当年可以申请或参与申请基础科学中心项目。具有高级专业技术职务(职称)的人员,同年申请和参与申请的基础科学中心项目和创新研究群体项目数量合计限1项。

3)国家重大科研仪器研制项目:具有高级专业技术职务(职称)的人员,同年申请和参与申请的国家重大科研仪器研制项目数量合计限1项。

正在承担国家重大科研仪器研制项目的负责人和具有高级专业技术职务(职称)的主要参与者,在准予结题前不得申请和参与申请国家重大科研仪器研制项目。

国家重大科研仪器研制项目(部门推荐)获得资助后,项目负责人在准予结题前不得作为申请人申请除国家杰出青年科学基金以外的其他类型项目。

具有高级专业技术职务(职称)的人员,申请(包括申请人和主要参与者)和正在承担(包括负责人和主要参与者)国家重大科研仪器研制项目(含承担国家重大科研仪器设备研制专项项目),

以及科技部主管的国家重点研发计划"重大科学仪器设备开发"重点专项和"基础科研条件与重大科学仪器设备研发"重点专项(科学仪器方向)项目总数合计限1项。

4)原创探索计划项目:原创探索计划项目申请时不计入申请和承担项目总数范围,获得资助后计入申请和承担项目总数范围(资助期限1年及以下的项目除外)。

4. 作为项目负责人限制获得资助次数的项目类型

(1)青年科学基金项目、优秀青年科学基金项目、国家杰出青年科学基金项目、创新研究群体项目:同类型项目作为项目负责人仅能获得1次资助。

(2)地区科学基金项目:自2016年起,作为项目负责人获得资助累计不超过3次。2015年以前(含2015年),批准资助的地区科学基金项目不计入累计范围。

5. 不受申请和承担项目总数限制的项目类型　创新研究群体项目、海外及港澳学者合作研究基金项目、数学天元基金项目、直接费用小于或等于200万元/项的组织间国际(地区)合作研究项目、国际(地区)合作交流项目、重大研究计划项目中的集成项目和战略研究项目、外国学者研究基金项目、应急管理项目中的局(室)委托任务及软课题研究项目、专项项目中的科技活动项目、资助期限1年及以下的其他类型项目,以及项目指南中特殊说明不受申请和承担项目总数限制的项目等。

6. 补充说明

(1)除原创探索计划项目外,处于评审阶段(自然科学基金委作出资助与否决定之前)的申请,计入本限项申请规定范围之内,但对于未进入现场考察环节的基础科学中心项目申请、未进入预算评审环节的国家重大科研仪器研制项目(自由申请)申请、未进入预算评审或现场考察环节的国家重大科研仪器研制项目(部门推荐)申请,不计入申请和承担总数范围。

(2)申请人即使受聘于多个依托单位,通过不同依托单位申请和承担项目,其申请和承担项目数量仍然适用于本限项申请规定。

(3)现行项目管理办法中,有关申请项目数量的要求与本限项申请规定不一致的,以本规定为准。

二、申报的基本程序

(一)了解申请信息

国家自然科学基金委员会一般在每年12月份发布下一年度《项目指南》,并以《通告》方式向社会发布下一年度科学基金项目集中受理时间等各种受理申请注意事项。对不在集中受理期受理申报的项目,自然科学基金委将不定期在网站或媒体上公布项目指南及有关申请事项。拟申报自然科学基金项目的研究人员在申报项目前,首先须认真阅读国家自然科学基金项目管理规定、有关项目类型的管理办法及自然科学基金委当年针对科学基金项目申报工作发布的通告或通知,从而了解自然科学基金的性质、项目资助类型及申请条件要求等事项。拟申请者可登录国家自然科学基金委员会网站和医学科学部网站(http://health.nsfc.gov.cn/views/index.html)查阅有关规定、办法和相关信息。

(二)撰写申请书

申请人在确定本人符合自然科学基金的基本申请条件和有关项目的申请条件后,可进一步阅读本书有关章节及每年发布的《项目指南》。《项目指南》在相关内容中一般均会介绍前几年的申请和受理情况,以及新一年度鼓励研究的内容,帮助申请者了解自然科学基金资助的研究领域和主要范围,选择合适的研究题目。在确定拟申报的研究领域和项目类型后,申请者开始着手项目申请书的撰写。

申请者可登录自然科学基金委网站中"科学基金网络信息系统"(https://isisn.nsfc.gov.cn/egrantweb/)点击"新增项目申请"后即可进行在线申报,申请人完成申请书撰写后,在线提交电子申请书及附件材料,下载打印最终PDF版本申请书,并保证纸质申请书与电子版内容一致。2022年,国家自然科学基金委全面实行无纸化申请。申请各类项目时,依托单位只需在线确认电子申请书及附件材料,无需报送纸质申请书。项目获批准后,将申请书的纸质签字盖章页装订在《资助项目计划书》最后一并提交。

2021年,自然科学基金委启动了资助布局改革,根据"源于知识体系逻辑结构、促进知识与应用融通、突出交叉学科融合"的原则,将9个科学部整合为"基础科学、技术科学、生命与医学、交叉融合"4个板块。其中,基础科学板块由数学物理、化学、地球学部整合而成,技术科学板块由工程与材料、信息科学部整合而成,生命与医学板块由生命、医学科学部整合而成,交叉融合板块由管理、交叉科学部整合而成。国家自然科学基金的资助导向基于以下科学问题属性:"鼓励探索、突出原创;聚焦前沿、独辟蹊径;需求牵引、突破瓶颈;共性导向、交叉融通"。这四类科学问题属性的具体内涵是:"鼓励探索、突出原创"是指科学问题源于科研人员的灵感和新思想,且具有鲜明的首创性特征。旨在通过自由探索产出从无到有的原创性成果。"聚焦前沿、独辟蹊径"是指科学问题源于世界科技前沿的热点、难点和新兴领域,且具有鲜明的引领性或开创性特征,旨在通过另辟蹊径取得先进性成果,引领或拓展科学前沿。"需求牵引、突破瓶颈",是指科学问题源于国家重大需求和经济主战场,且具有鲜明的需求导向、问题导向和目标导向特征,旨在通过解决技术瓶颈背后的核心科学问题促使基础研究成果走向应用。"共性导向、交叉融通",是指科学问题源于多学科领域交叉的共性难题,具有鲜明的学科交叉特征。旨在通过交叉研究产出重大科学突破,促进分科知识融通发展为知识体系。

分类申请:是指申请人在填写申请书时,需根据要解决的关键科学问题和研究内容,选择科学问题属性,并阐明选择该科学问题属性的原因。选择科学问题属性只能单选,即申请项目具有多重科学问题属性的,申请人应当选择最相符、最侧重、最能体现申请项目特点的一类科学问题属性。大多数项目类型都需要填写科学问题属性,只有以下项目类型不需要填写科学问题属性:重大研究计划战略研究项目、国际(地区)合作交流项目、外国青年学者研究基金项目、数学天元基金项目、海外及港澳学者合作研究基金项目(延续资助项目)和专项项目中的科技活动项目。这是近年来国家自然科学基金项目申报与往年项目申报明显不同的地方,申请人应予以充分重视。

(三)依托单位审核申请书

申请书撰写完毕,申请者须在依托单位各自

规定的时间内,将申请书交至依托单位科研管理部门,依托单位须对申请书的真实性等进行审核。

（四）依托单位统一报送申请书

自然科学基金委每年对大部分类型的项目（如面上项目、国家杰出青年科学基金项目及部分专项项目）申请书集中受理。依托单位在规定时间内,按要求将申请书统一报送至自然科学基金委。自然科学基金委不受理个人提交的申请书。基金项目因实行无纸化申请试点,先按时提交电子版申报书,待获得立项资助后将申请书的纸质签字盖章页装订在《资助项目计划书》最后一并提交。

特别应注意的是,首次申报自然科学基金项目的依托单位须在申请书集中受理规定的时间前,向自然科学基金委先进行单位注册,有关注册表和要求可登录自然科学基金委网站进行查询。

第二节　国家自然科学基金项目申报中应注意的问题

一、申请书初审中常见的问题与建议

（一）初审常见问题

未能通过科学部初审的申请书,其原因主要是申请书形式方面存在问题。最常见的问题包括:申请人资格不符合相关项目的资格要求;申请人填报的申请书材料不合格或附件材料不完备;申请人或参加人申报或参加的项目超出限项的有关规定等。2021 年,国家自然科学基金委共接收各类项目 276 715 项,其中受理申请 274 982 项,不予受理的项目申请 1 733 项。国家自然科学基金初审不予受理的原因主要包括以下几个方面。

1. 申请人资格　面上项目中常出现的资格问题主要是申请人不具有高级专业技术职务或博士学位,并未提供 2 名以上与其研究领域相同、具有高级专业技术职务的科学技术人员亲自签名的推荐信。有的申请人虽提供了推荐信,却无推荐人签名,仅有打印的推荐人姓名。还有的申请人仅提供 1 名推荐人的推荐信。上述情况均将不予受理。

青年科学基金中还有两个主要问题:①申请人在申报当年已超过规定年龄;②申请人虽未超龄,但已获得过青年科学基金资助,按规定不能再次申报青年科学基金。

地区科学基金中常出现的资格问题是申请人的依托单位不在该类项目所规定的地区内。

2. 申请数量　申请人或参加人参与申报的项目数量超项,可通过基金委的信息系统而被直接调出,核实后一律不予受理。

最常出现的问题是有的申请人不经征求意见擅自将某人列为自己项目的参加人员并冒名签字,而被冒名者并不知道。此情况下一旦此人承担或参加的项目已超项,在基金委信息库中与该参加人相关的所有申报项目都将因此人超项而不予受理。故申请人在填报申请书时务必征得每位参加者同意,并请他们亲自签名。擅自冒用他人之名申报基金者,一经查实将按《条例》有关规定予以处理。

3. 申请材料不符合要求　申请材料方面出现的问题最多,涉及如下方面:

（1）申请材料不一致:①申请书封面与申请书基本信息页的信息不一致,如申报的项目类别、申请的第一学科代码、申请人的基本信息、申请的题目等均有出现不一致的现象;②电子版申请书与所提交的纸质版申请书内容和信息不一致;③项目主要参加人员简介中所介绍成员与申请书简表中成员不一致。

（2）签字问题:申请人或项目组成员中任一人未在申请书上签字,或由别人代签而签错者,则不予受理。

（3）盖章问题:申请人所在依托单位须按要求在申请书的签字盖章页加盖单位公章;已在自然基金委注册的依托单位,须加盖注册公章;未在自然基金委注册的依托单位,须加盖单位法人公章。若仅加盖依托单位科研处公章或注册单位下一级单位的公章,则项目不予受理。

（4）合作单位的问题:申请书中的项目组成员中如有依托单位以外的人员参加,即视为有合作单位,须在申请书信息简表中填写合作单位信息,在申请书的签字盖章页加盖单位公章,而且要求在自然科学基金委员会注册的依托单位,需要加盖注册公章,没有在自然科学基金委员会注册的依托单位需要加盖单位法人公章。如未填写合作单位信息,或未加盖合格的合作单位公章者,一律不予受理。申请书项目组成员中有境外参加人员,无须所在单位盖章,但应附其同意参加项目申请的函件。如境外参加人员未在项目组成员一栏签字，且未附同意函者，也不予受理。

（5）其他问题：未按当年基金委《项目指南》所明确提出的要求撰写和提供相关资料或信息。例如，《2019年度国家自然科学基金项目指南》重点项目医学领域的指南中规定要求申请人提交5篇与申请项目相关的代表性论著的PDF文件，以及申请人根据工作实际需要合理申请项目资金，填写资金预算表，否则不予受理。

（6）申报时间：申报材料上交时间超过规定时限者，一律不予受理。对某些边远地区邮寄申请材料的单位，应特别注意，基金委将以当地邮局邮戳为准。

以2018年不予受理的国家自然科学基金项目统计数据为例，初审未通过的首要原因是研究期限填写不符合要求，共有583项不予受理，占不予受理项目总数的17%。其次是不属于所选择的申请代码所在学科指南的资助范畴，共有495项不予受理，占不予受理项目总数的14.44%。第3~10位不予受理的原因分别为：依托单位或合作研究单位未盖公章、非原件或名称与公章不一致（327项）；申请书缺页或缺项、缺少主要参与者简历（282项）；申请人或主要参与者未签名或签名与基本信息表中人员姓名不一致（255项）；申请代码或研究领域选择错误（241项）；申请人或主要参与者职称信息不一致（219项）；无高级职称且无博士学位的申请人未提供专家推荐信或推荐信不符合要求（134项）；在职研究生未提供导师同意函（133项）；申请人或主要参与者申请超项（113项）。

（二）建议

建议申请人在填报申请书前须认真阅读《国家自然科学基金条例》、国家自然科学基金相关的管理办法，特别是申报当年国家自然科学基金委员会发布的《关于××××年度国家自然科学基金项目申请与结题申报有关事项的通告》以及申报年度的《××××年度国家自然科学基金项目指南》，其中会对当年申报的具体事宜提出特别要求。

1. 关于申请通告的阅读　以《关于2022年度国家自然科学基金项目申请与结题等有关事项的通告》为例，该通告对2022年度受理申请书的时间、地点、方式、材料要求均做了说明，通告中通常还附有相关部门的联系电话，若有不明之处可及时咨询。

2.《项目指南》的阅读　须提请申请者注意的是，项目指南的内容主要分为三个层面：基金委层面、科学部层面和科学处各学科评审组层面，各层面内容均须认真阅读。以《2022年度国家自然科学基金项目指南》为例加以说明。

（1）基金委层面：规定了当年申请人条件、申请书撰写要求（包括申报项目类型的选择；申请代码、研究方向和关键词的规范化选择等）、依托单位的职责、申请受理的条件等，这些规定是所有科学部当年进行初审时的部分依据。

（2）科学部层面：以2022年医学科学部指南为例，医学科学部鼓励从医学实战中发掘和凝练科学问题，提出创新的学术思想和研究方法，开展深入的基础研究；鼓励对重要科学问题进行原创性和系统性研究；鼓励基础医学和临床医学相结合的转化医学研究；鼓励利用多学科、多层面、多尺度的新技术、新方法、新范式，从分子、细胞、组织、器官、整体及群体等不同层面，针对疾病的发生、发展与转归机制开展深入、系统的整合医学研究；鼓励已有发现和前期研究证据的基础上，提出具有创新思想的深入研究；鼓励与其他领域交叉融合的新的学科生长点研究；鼓励开展实质性的国际交流与合作研究。重点资助关系国计民生的重大疾病、突发新发公共卫生问题、危害人民群众健康的常见病和多发病的基础研究，同时，支持特色领域方向研究，扶持相对薄弱的研究领域，保障各领域均衡、协调和可持续发展。这成为医学科学部各科学处2022年进行初审的部分依据。

（3）科学处层面：以2022年医学科学六处指南为例，明确规定其主要资助运动系统领域的基础研究，包括骨、关节、肌肉、韧带及相关神经、血管等组织的结构、功能、发育异常及伤病的发生机制、诊断与治疗等相关基础科学问题的研究。主要资助急重症医学领域的基础研究，包括脓毒症、器官功能衰竭与支持、心肺复苏、中毒、中暑等急重症医学领域新理论、新技术与新方法的科学问题研究。主要资助创伤/烧伤/整形领域的基础研究，包括创伤、烧伤与冻伤，创面愈合与瘢痕，体表组织器官畸形、损伤与修复、再生，体表组织器官移植与再造，颅颌面畸形与矫正，创伤/烧伤/

整形研究新技术与新方法等领域的科学问题。主要资助康复医学领域的基础研究,包括神经、运动、循环及呼吸系统等常见病症所致的结构异常、功能障碍、活动及参与受限的康复机制研究,以及康复评定与康复治疗相关基础科学问题的研究。主要资助医学病毒学与病毒感染领域的基础研究,包括呼吸道病毒与感染、消化道病毒、小 RNA 病毒与感染,肝炎病毒与感染,逆转录病毒与感染,疱疹病毒与感染,虫媒病毒与感染,出血热病毒与感染,人乳头瘤病毒、狂犬病毒、细小病毒、朊病毒及其他病毒与感染、医学病毒学与病毒感染研究新技术与新方法。主要资助医学病原生物与感染的基础研究,包括病原细菌与感染,病原真菌与感染,寄生虫与感染,支原体、衣原体、立克次氏体、螺旋体与感染,传染病媒介生物,病原生物变异与耐药,医院获得性感染,性传播疾病,病原生物与感染研究新技术与新方法。主要资助检验医学领域的基础研究,包括生物化学检验、微生物学检验、细胞学和血液学检验、免疫学检验、分子生物学检验、检验医学研究新技术与新方法等领域的科学问题。

　　还指出了不受理的申报项目,如运动系统领域、急重症医学领域、创伤烧伤 / 整形领域不资助与肿瘤相关的研究项目。康复医学领域不资助与康复机理、评定和治疗手段无直接相关性,仅是单纯疾病的发生、发展等病理机制方面的项目。不资助康复工程与中医康复项目。检验医学领域不资助各类疾病的单纯发病机制及其调控途径的研究。不资助单纯临床检验参考系统和标准化方面的研究。此外,凡涉及遗传资源、伦理以及高致病性病原微生物的研究参见医学科学部总论注意事项部分。这些要求也是医学科学六处进行初审的部分依据。

　　另外,申请人在填报中遇到任何不确定的问题切勿贸然填写,应积极咨询所在依托单位的科研管理人员,或直接向基金委相关部门咨询,千万不要因一时大意而错失当年评审的机会。

　　3. **参考医学科学部网站**　每年医学科学部都会针对往年项目申请书中出现的主要问题,归纳总结出相关注意事项,申请人在准备项目申请书时务必参考医科学部网站(http://health.nsfc.gov.cn/views/index.html)。

二、申请书内容中常见的问题

　　吕群燕等对 1999 年和 2006 年国家自然科学基金免疫学科未获资助的申请书进行了分析,发现未获资助的主要原因大致可归结为三类:①项目选题欠佳,主要体现为选题的学术思想缺乏创新性、研究目标不明确、拟解决的关键问题不明确等;②研究设计有缺陷,主要表现为技术路线和研究方法不合适;③申请书撰写的质量不高,如研究内容重点不突出、申请人的研究背景不够或缺乏相关工作基础、申请人团队组成不合理、形式审查不合格等。

　　江虎军等对国家自然科学基金细胞生物学与遗传学科未获资助的原因进行了系统分析,结果表明,不资助的原因主要有:①科学意义不重要;②学术思想缺少创新;③立论依据不足,或阐述不清,或有某些错误;④对国内外进展不了解,资料掌握不全;⑤拟解决的关键问题不合适或不完整;⑥研究方法和手段不能解决提出的问题或缺乏科学性;⑦实验设计值得怀疑,或有缺陷,或不具体;⑧研究目标不明确,或太分散,或太庞杂;⑨工作积累方面缺少相关研究工作经验;⑩研究条件方面缺少必要的实验室仪器设备或研究材料、研究组成员力量不够、或不熟悉本研究领域、或缺少时间保证、或组成不合理、或过去承担的项目完成不好。归结起来,①、②、⑤、⑧项主要与项目选题的质量有关,⑥、⑦项主要与项目设计的质量有关,其他项则主要与申请书撰写的质量相关。

　　从以上分析可见,不论项目申请人所从事的具体研究领域和所采用的研究方法有多么不同,影响科研项目申请书质量的主要因素都包括项目选题的质量、项目设计的质量以及申请书撰写的质量。其中,项目选题的质量主要取决于申请人对研究项目的思考深度,取决于申请人的科学思维方式和科学思维能力;项目设计的质量取决于申请人对科学实践的理解,申请人对科学研究方法和科学研究规范的理解和掌握,以及申请人的科研组织和管理水平、综合素质和能力等;申请书撰写的质量主要取决于申请人对资助机构政策的了解、对拟开展的研究项目的总体把握和申请人的学术交流能力。相关内容在本书中都有详尽介绍:关于项目选题方面的内容可参考本书第一章的内容；关于项目设计方面的内容可参考本书的第二至五章；关于项目申请书撰写方面的内容可参考本书的第七章。

第三节　国家自然科学基金项目的评审

一、评审

国家自然科学基金的项目评审严格实行"依靠专家，发扬民主，择优支持，公正合理"的评审原则，采用同行专家通讯评审和会议评审两级评审制度。国家自然科学基金项目评审的一般程序包括科学部初审、同行专家通讯评议、专家评审组会议评审、委务会议评审、通知下达、复审等程序。

（一）科学部初审

申请人提交到国家自然科学基金委员会的项目申请书经统一登记编号后，一般直接分发到相关科学部的相关学科评审组。分发的依据即申请人所填报的第一学科代码。相关学科评审组的工作人员负责进行初审。

按照《国家自然科学基金条例》的规定，国家自然科学基金委员会自基金资助项目申请截止之日起45日内，完成对申请材料的初步审查。符合条例规定的，予以受理，并公布申请人基本情况和依托单位名称、申报基金资助项目名称。有下列情形之一者，不予受理，通过依托单位书面通知申请人，并说明理由：①申请人不符合条例规定条件者；②申请材料不符合年度基金项目指南要求者；③申请人申报基金资助项目超过基金管理机构规定的数量者。

科学部严格依照上述规定，从下列方面进行初审：申请人资格是否符合所申报项目类型的要求；申请人所申报项目数量是否符合基金委的限项规定；申请人所提交材料（包括各种附件）是否齐备；申请书提交的时间是否在规定时限之内。

（二）同行专家通讯评议

通过科学部初审的申请书，即进入同行专家通讯评议阶段。同行专家通讯评议是以学科评审组为单位组织进行的。一般分为如下步骤：

1. 项目分组　学科工作人员根据申请人所填报的第一学科代码及申请书主要内容对申请书进行分组，研究内容相近的申请书尽量分在同一组。一般每组不超过15份。

2. 遴选同行通讯评议专家　学科工作人员根据申请书内容为每一组申请书遴选3~5位同行专家进行通讯评议。根据《条例》的规定，国家自然科学基金委员会聘请具有较高学术水平、良好职业道德的同行专家，对申报基金资助项目进行评审。

目前，国家自然科学基金委员会已建立了完备的专家库系统，学科工作人员可根据申请书的学科代码、关键词等遴选专家。当年在本学科申报同类项目者不能担任本学科此类项目的同行评议专家，同一单位的专家不评审本单位的申请书。内容相近的申请项目应尽可能选择同一组专家评议。学科交叉的申报项目应选择所涉及不同学科的专家评议。每项申请一般由3~5位同行专家评议，可作为评审依据的有效同行评议意见不少于3份。

面上项目、青年科学基金、地区科学基金等一般每组遴选3~5位同行专家进行通讯评议；重点项目一般每组遴选5~7位同行专家进行通讯评议，通常均邀请一定比例的海外专家参加；国家杰出青年科学基金、优秀青年科学基金一般每组遴选5~7位同行专家进行通讯评议。

申请人在报送申请书时，可同时经在线申报系统提交申请回避评审的专家名单（不超过3人）。

3. 学科工作人员网上指派、通知同行通讯评议专家　同行通讯评议专家遴选完毕后，学科工作人员将通过基金委网上评审系统指派专家参加评审，并发送评审通知及相关电子版申请材料，以及评审的具体要求。除个别类型的项目以外，一般不再寄送纸质申请书。

4. 同行评议意见的汇总、分析和会议评审项目的推荐　同行评议专家按要求在网上提交评审意见后，由学科工作人员将每一份申请书同行评议专家的意见进行汇总整理，并在此基础上形成同行评议综合意见和学科意见。

（1）面上项目、青年科学基金、地区科学基金项目：根据每年基金委统一下达的资助计划，学科工作人员按计划批准项目数的 130% 以上提出建议重点审议项目的名单，经科学部同意后，提交专家组会议评审。在综合评价相近的情况下，对以往资助项目完成质量优秀、成果突出并遵守自然科学基金委有关规定的申请者的申报项目，可提请专家评审组重点审议，建议优先资助。2019年，国家自然科学基金部分学科面上项目的同行评议开展分类评审试点。

（2）重点项目：根据每年基金委统一下达的资助计划，学科工作人员按学科计划资助数 150%左右的比例提出建议参加科学部重点项目答辩的项目名单，经科学部同意后，提交科学部重点项目评审专家组会议评审。2019年，国家自然科学基金重点项目的同行评议实行分类评审试点。

（3）国家杰出青年科学基金、优秀青年科学基金：学科评审组根据科学部统一下达的推荐比例向科学部提出建议候选参加答辩的申请人名单，由科学部全体会议确定参加科学部杰出青年会议评审的候选人，一般差额比例为 130%~140%。

（三）专家评审组会议评审

专家评审组是国家自然科学基金委员会根据学科发展和评审工作需要而设立，进行国家自然科学基金项目资助的评审和成果评议等工作。专家评审组的主要职责与任务是：①在同行评议基础上，对面上项目、重点项目和某些专项基金项目的申请进行评审，提出资助项目及资助金额的具体建议；②参加重大和重点项目的立项评议，参与重大项目的同行评议或论证评审；③参与拟定学科发展战略研究和项目指南；④参与项目执行情况的检查、协调、验收及重要研究成果的评议和鉴定。

1. 面上项目、青年科学基金、地区科学基金项目　专家评审组成员当年作为负责人申报面上项目的专家不出席当年的专家评审组会议，由学科临时特邀其他专家代替。

专家评审组会议之前，科学处学科工作人员向专家评审组报告说明当年本学科申报项目的初审、同行评议情况以及计划资助指标等重要问题。

专家评审组会议由专家评审组组长主持，对学科建议的项目逐一讨论并投票表决，获得半数以上同意票的项目予以通过。对通讯评审中多数

评审专家认为不应当予以资助且学科未建议审议的项目，若有的专家评审组成员认为属创新性强的项目申请，经 2 名以上参加会议评审组专家署名推荐，可进入会议评审。推荐专家须提出书面署名意见，说明推荐理由，经专家评审组讨论后投票，同意票数超过 2/3 方能通过。推荐专家的署名与推荐意见将由基金委统一公布。

2. 重点项目　重点项目的专家评审组由科学部统一组织安排，原则上相近研究领域的项目应集中评审。一般按学科领域分组，专家组成员中特邀一定比例海外专家参加。获答辩资格的重点项目申请人须到评审会现场答辩，专家评审组逐一讨论并投票表决，获得半数以上同意票的项目予以通过。科学部将项目评审结果送分管委主任逐项审核。

3. 国家杰出青年科学基金

（1）专业评审组会议：国家杰出青年科学基金的评定机构是国家杰出青年科学基金评审委员会，评审委员会下设若干专业评审组。国家杰出青年科学基金的专业评审组会议由科学部统一组织安排。获得答辩资格的国家杰出青年科学基金项目申请人到评审会现场答辩。科学部专业评审组在充分讨论的基础上，以无记名投票表决方式确定建议资助的候选人，向评审委员会推荐。评审时对条件相近者适当考虑学科的合理布局。建议资助的候选人须获评审组成员和特邀专家到会人数 1/2 以上赞成票方为有效。

（2）异议期：根据国家杰出青年科学基金异议期制度的有关规定，各专业评审组推荐的资助候选人名单将通过互联网及有关媒体向社会公布。自公布之日起 1 个月内为异议期。

（3）国家杰出青年科学基金评审委员会会议：国家自然科学基金委员会计划局对各专业评审组推荐资助的候选人情况进行汇总并报委务会议审核后，提交评审委员会评定。评定时须有 1/2 以上评审委员会委员到会，评审结果方为有效。国家杰出青年科学基金获资助者须获评审委员会委员和特邀专家到会人数 2/3 以上的赞成票，方可通过。评审委员会评审确定的国家杰出青年科学基金获资助者名单，经评审委员会主任或副主任签署评定意见并签名，由自然科学基金委予以公布。

4. 优秀青年科学基金项目 参加会议评审的项目申请人应当到会答辩。会议评审专家以无记名投票的方式表决,赞成票过半数的为建议资助项目。

(四)委务会议审批

各科学部根据专家评审组的资助建议,提出科学部建议资助方案,经分管委主任审核同意后,提请委务会议审批。委务会议根据《条例》的规定和专家提出的评审意见,决定予以资助的研究项目。其中国家杰出青年科学基金的候选人情况报委务会议审核后,还须提交评审委员会评定。

(五)通知下达

根据《条例》规定,各科学部将根据委务会议审批结果向申请者及项目依托单位下达通知。委务会议决定予以资助的,将及时书面通知申请人和依托单位,并公布申请人基本情况以及依托单位名称、申报基金资助项目名称、拟资助的经费数额等;决定不予资助的,将及时书面通知申请人和依托单位,并说明理由。基金委各科学部学科工作人员将专家评审意见整理后反馈给申请人。

(六)复审

申请人对不予受理或不予资助的决定不服者,可自收到通知之日起15日内,向国家自然科学基金委员会提出书面复审请求。国家自然科学基金委员会对申请人提出的复审请求,将自收到之日起60日内完成审查。认为原决定符合《条例》规定的,予以维持,并书面通知申请人;认为原决定不符合《条例》规定的,撤销原决定,重新对申请人的基金资助项目申请组织评审专家进行评审、作出决定,并书面通知申请人和依托单位。根据《条例》的规定,对评审专家的学术判断有不同意见,不得作为提出复审请求的理由。

关于复审的具体程序请参见国家自然科学基金委员会网站的公告。

二、评审标准

根据《条例》规定,国家自然科学基金在评审时要求评审专家应当从科学价值、创新性、社会影响以及研究方案的可行性等方面对基金资助申请项目进行独立判断和评价,提出评审意见。尽管国家自然科学基金的各类项目的评审标准基本围绕上述内容展开,但评审不同项目类型的具体指标体系不尽相同,不同科学部间也略有差异。以下着重介绍几种主要项目类型的评审标准(以医学科学部使用的评审体系为例)。

(一)面上、青年科学基金、地区科学基金项目

目前面上、青年科学基金、地区科学基金项目的评审标准由定量评价、综合评价和具体定性评价意见三部分组成。

1. 定量评价 定量评价主要由评审专家按五个方面的指标对每一份申请书进行评审,其包括科学意义或应用前景(着重评价项目的研究价值)、学术思想的创新性、项目研究内容、总体研究方案、课题组的研究能力。每一指标共分A(优)、B(良)、C(中)、D(差)四个档次,评审人从中选择一项。其中每部分的A、B、C、D均有不同赋值,学科工作人员根据专家意见,为每一份申请书给出一个定量评价的平均分。其中学术思想的创新性和科学意义或应用前景是赋值中权重最高的部分。

2. 综合评价 在上述评价的基础上,评议人还须针对每一份申请书给出非定量的综合评价等级和资助与否的意见。综合评价等级参考标准是:A(优),指创新性强,具有重要的科学意义或应用前景,研究内容恰当,总体研究方案合理;B(良),指立意新颖,有较重要科学意义或应用前景,研究内容和总体研究方案较好;C(中),指具有一定的科学研究价值或应用前景,研究内容和总体研究方案尚可,但需修改;D(差),指某些关键方面有明显不足。

资助与否的意见共分三档:A为优先资助;B为可资助;C为不予资助。

3. 具体定性评价 具体定性评价意见的内容是实质性的部分,在评审工作完成后将全文反馈给申请人。此部分要求评议人从若干方面具体阐述对申报项目的意见。

(1)申报项目的创新性和研究价值:①基础研究类项目,对科学意义、前沿性和探索性进行评述;②应用基础研究类项目,在评议学术价值的同时,还须对项目应用前景进行评述,并明确指出项目特色和创新之处。

(2)整体研究方案:包括研究内容、研究方法和技术路线等方面进行综合评议,同时对研究队伍状况、前期工作基础和项目的经费预算进行评价。如有可能,对完善研究方案提出建议。

另外,国家自然科学基金委员会还特别提请评审专家在评议过程中应特别注意发现和保护创新性强的项目,积极扶持学科交叉的研究项目。对于申报青年科学基金项目的评价,不必过于看重其工作积累,关键看其发展潜力。对于地区科学基金项目,主要是稳定和培养地区的科学研究人才,优先支持能结合当地特有资源或地区发展急需解决的重要问题而开展的研究工作。

(二)重点项目

重点项目要体现有限目标、有限规模和重点突出的特点,其评审标准和内容由分项评价、综合评价和具体定性评价三部分组成。

1. **分项评价** 与面上项目定量评价部分的标准与要求相同,但一般不具体定量化,仅作参考。

2. **综合评价** 与面上项目综合评价部分的标准与要求相同,评议人要重点考虑所申报的重点项目是否符合当年项目指南的要求,并须对同一领域的申请进行比较分析、择优排序,在综合评价上体现出差别。

3. **具体定性评价** 重点项目一般要求评议人从如下方面展开评价:①申报项目是否具有明确的科学问题,创新的学术思想,先进的研究目标,合理的研究方案及必要的研究条件;②项目主持人是否具有较高的学术水平并活跃在科学研究的前沿,是否具有结构合理的研究队伍和扎实的研究工作基础;③若获得资助,项目的预期研究工作能否取得突破性进展;④经费预算的合理性。

(三)国家杰出青年科学基金

国家杰出青年科学基金的评审标准及内容包括综合评价和具体定性评价。

1. **综合评价** 综合评议等级分为四档:A(优),优先资助;B(良),应予资助;C(中),可考虑资助;D(差),不同意资助。其判断标准主要包括:①热爱社会主义祖国,具有良好学风和科学道德;②一般应获博士学位或具有相当于副教授级(含副教授级)以上的专业技术职务;③在自然科学基础研究方面已取得国内外同行承认的突出的创新性学术成绩,对本学科领域或相关学科领域的发展有重要的推动作用,或在应用基础研究方面取得国内外同行承认的突出的创造性科技成果,对国民经济与社会发展有较大影响;④获

资助后拟开展的研究工作有创新性构思,包括研究方向、研究内容、技术路线、研究方法等;⑤具有在国内从事研究所必需的主要实验条件以及人力、物力等,有充分时间和精力从事本项基金资助的研究工作。

2. **具体定性评价** 要求评审人从以下几个方面给出具体评价意见:①对申请者近年来在基础研究中所取得的学术成就,或在应用基础研究方面所取得的科技成果或成绩的评议意见;②对申请者今后拟开展的研究工作的评议意见;③对申请者的科研能力和学风的评价。

(四)优秀青年科学基金的评审标准

优秀青年科学基金项目评审重点为申请人的工作基础和创新潜力。前者重点考察申请人所取得研究成果的创新性和科学价值;后者重点考察申请人在前期研究工作中所展现的创新能力及拟开展研究工作的创新性。

1. **综合评价** 综合评议等级分为四档:A(优),有重要的科学意义和创新性构思,优先资助。B(良),申请人取得了创新性成绩,有一定的创新潜力和创新思维;拟开展的研究工作有比较重要的科学意义和创新性构思,应予资助。C(中),申请人取得了一定成绩,拟开展的研究工作有一定的科学价值,创新性一般,可考虑资助。D(差),申请人取得的成绩一般,创新性不足,不同意资助。

2. **具体定性评价** 评审人从以下几个方面给出具体评价意见:①研究成果的创新性和科学价值;②申请人在前期研究工作中所展现的创新潜力(能力);③拟开展的研究工作的科学意义和创新性,研究方案等的可行性。

(五)分类评审

国家自然科学基金重点项目和部分学科面上项目自2019年起实行分类评审试点。分类评审是指评审专家根据申请人所选择的科学问题属性,按照不同的评审要点进行评审,对于面上项目,不同科学问题属性申请项目的评审关注点有何不同。"鼓励探索、突出原创"类面上项目以自由探索为主要特征,突出研究工作的原始创新性,关注提出或拟解决的重要基础科学问题。因此,在该类项目属性申请项目的评审中,评审专家将着重评审申请项目是否具有原创性并值得鼓励尝

试。针对申请项目的创新点（如新思想、新理论、新方法、新技术等）详细阐述判断理由。"聚焦前沿、独辟蹊径"类面上项目关注拟研究科学问题的重要性和前沿性。注重研究思想的独特性与研究成果的潜在引领性，旨在拓展该领域的科学前沿。因此，在该类属性申请项目的评审中，评审专家将着重评审申请项目的研究思想或方案是否具有新颖性和独特性。评审时要详细阐述判断理由。"需求牵引、突破瓶颈"类面上项目以研究的应用型为主要特征，重点关注选题是否面向国家需求，致力于解决技术瓶颈背后的基础问题，促进基础研究走向应用。因此在该类属性申请项目的评审中，评审专家将着重评审申请项目是否面向国家需求并试图解决技术瓶颈背后的基础问题。评审时要结合应用需求详细阐述判断理由。"共性导向、交叉融通"类面上项目以多学科交叉为主要特征，鼓励对重要科学问题开展跨学科研究，旨在形成新的研究范式或孕育、发展新的学科方向。因此，在该类属性申请项目的评审中，评审专家将着重评审申请项目所关注的科学问题是否为多学科领域交叉的共性问题，并具有明确的学科交叉特征，评审时要详细阐述判断理由并评价预期成果的科学价值。

对于重点项目，不同科学问题属性申请项目的评审关注点有所不同。"鼓励探索、突出原创"类重点项目突出研究工作的原始创新性，关注提出并解决重大或重要的基础科学问题。因此，在该类属性申请项目的评审中，评审专家将着重评价申请项目的原创性（如新思想、新理论、新方法、新技术等）及其科学价值。"聚焦前沿、独辟蹊径"类重点项目关注拟研究科学问题的重要性和前瞻性，注重研究思想的独特性与研究成果的引领性，推动相关科学前沿取得突破性进展。因此，在该类属性申请项目的评审中，评审专家将着重评审申请项目研究思想或方案的新颖性、独特性或引领性。对所提出问题的科学价值及对相关领域发展的影响进行评价。"需求牵引、突破瓶颈"类重点项目以研究的应用性为主要特征，契合国家战略需求，突破关键技术瓶颈背后的核心科学问题，为国家和社会发展做出重要贡献。因此，在该类属性申请项目的评审中，评审专家将着重评审申请项目是否面向国家需求，致力于解决技术瓶颈背后的重点科学问题。"共性导向、交叉融通"类重点项目以多学科的交叉研究为主要特征，鼓励对重要科学问题开展跨学科研究，形成新的研究范式或孕育、发展新的学科方向。因此，在该类属性申请项目的评审中，评审专家将着重评审项目所关注的科学问题是否为多学科领域交叉的重要共性问题。

（吕志跃　吕群燕）

第九章 项目申报实例解析与常见问题

科研项目能否申报成功,主要取决于如下因素:①项目本身是否具有重要的科学意义或实用价值,是否具有创新性,是否可行;②申报者是否具有相应的科研能力和项目的组织能力,主要体现于其所发表论文、相关工作基础、参加和主持的科研项目等;③申报者所在实验室是否具有完成项目的科研条件,包括软硬件(实施人员、实验室场地、仪器设备、动物、细胞和质粒等)。申报书须重点突出、条理清晰、易懂,使评审专家能在有限时间内了解所申报项目的研究意义及其重要性。此外,申报者须了解项目评审标准,据此判断申报书撰写的质量。项目资助渠道不同,其申报要求的侧重点各异,但基本评价原则相同。

第一节 申报实例解析

本章分别兹举一例成功获得资助的国家自然科学基金面上项目申报书与一例青年科学基金项目申报书,摘录其重点内容,作为范文进行解析和评述。本章所列实例符合当年国家自然科学基金项目的申报要求,但其项目申报书的具体格式和栏目在不同年份有所变化。申报者在撰写申报书时,应遵循当年申报指南的具体要求,避免生搬硬套文中实例。

一、国家自然科学基金面上项目申报书范例解析

(一)题目和摘要

1. 题目 髓系细胞与内皮细胞 TLR4 参与肝脏缺血再灌注损伤的机制。

2. 摘要 肝脏缺血再灌注(I/R)损伤的核心是炎症反应失控。在炎症因子作用下,PMN 被募集至肝脏,是最终导致肝细胞损伤的主要原因。TLR4 是启动炎症反应的受体。我们前期工作证实,TLR4 参与肝脏 I/R 损伤,且与 PMN 招募及肝功能损伤相关。但是,PMN 和肝巨噬细胞(KC,枯否细胞)、肝窦内皮细胞(LSEC)等均表达 TLR4。究竟哪种细胞在 PMN 招募所致肝脏 I/R 损伤中扮演关键角色?本课题拟利用 *TLR4* 基因突变小鼠及其野生型小鼠进行骨髓移植,制备不同基因型嵌合体动物,探讨肝脏内髓系细胞(KC 等)及内皮细胞的 TLR4 在肝 I/R 损伤中对 PMN 募集的作用及其机制,以深入阐明肝脏 I/R 损伤的细胞和分子机制,为临床防治肝脏 I/R 损伤提供理论依据。

【评述】

1. 项目名称 一般限制在 25 个字,须醒目并吸引人。范例的项目名称(24 字)清楚地反映主要研究目标和拟解决的科学问题。可能的情况下,项目名称中还可反映具体研究对象,甚至主要研究方法。

2. 摘要 项目摘要一般限制在 400 字,有助于评审专家了解该项研究主要意义、研究内容和拟解决科学问题的概况。本摘要共 7 句,273 个字。其中第 1~3 句包括项目研究背景的简介,第 4 句介绍自己的工作基础,第 5~6 句进而提出拟解决的科学问题,最后说明主要研究对象和方法、研究内容和目标,以及项目的研究意义。摘要部分简明扼要,逻辑性强,能够让评审专家在最短时间里了解申报项目的总体设想。

(二)项目的立项依据

肝脏缺血再灌注损伤常见于肝部分切除术、肝移植、出血性休克、创伤和败血症,是导致手术失败和患者死亡的重要原因之一[1,2]。近年研究表明,肝脏缺血再灌注后的损伤分为两个时相:Ⅰ相主要为枯否细胞(Kupffer cell,KC)激活,通过分泌肿瘤坏死因子 -α(TNF-α)、白细胞介素 1(IL-1)等细胞因子而引起损伤;Ⅱ相则是在 KC、

趋化性细胞因子、黏附分子等共同作用下,使多形核白细胞(polymorphnuclear leukocyte, PMN)趋化、黏附、聚集、活化所介导的损伤。后者是肝脏缺血再灌注损伤的关键,其结果是肝细胞坏死和凋亡,最终引起肝脏功能衰竭,甚至导致全身多脏器功能障碍综合征。

KC过去一直被认为是肝脏I/R损伤中的核心细胞,其被激活后,可产生丰富的促炎细胞因子及炎症因子,直接导致肝细胞或肝窦内皮细胞(liver sinus endothelial cell, LSEC)损伤及凋亡。然而,运用氯化钆特异性阻断肝脏KC,不能完全防止I/R损伤的发生[3]。离体细胞实验表明,KC与LSEC共培养时,缺氧再氧化不能使KC产生大量ROS杀伤LSEC,并反而使LSEC释放TNF-α,导致自身发生凋亡。由此提示,LSEC在肝脏I/R损伤中可能扮演核心角色[4]。目前研究认为,髓系细胞,包括血液中PMN、肝脏KC及LSEC在此病理过程中扮演重要角色[5]。缺血和再灌注激活氧化敏感的转录因子如核因子-κB(nuclear factor-κB, NF-κB)和活化蛋白质-1转录因子(activating protein-1 transcription factor, AP-1),促进KC及LSEC产生ROS、TNF-α和IL-1等,导致炎性反应。TNF-α等作为促炎细胞因子反过来作用于KC及LSEC,使其释放一系列炎症因子和趋化因子,放大炎症反应,招募PMN随再灌注血流汇集至缺血缺氧的器官。PMN一方面阻塞微血管造成局部肝脏微循环障碍,另一方面与LSEC表面受体相互作用被激活,从而释放ROS、蛋白激酶和溶组织酶,造成肝细胞损伤[6]。因此,亟待深入了解炎症反应失控与I/R损伤的发生机制,尤其炎症发生、发展的细胞级联反应(cell cascade)。

近年来,Toll样受体(Toll-like receptor, TLR)在启动炎症反应中的作用日益受到重视。现已克隆出11种人TLR,其中TLR4作为"门户"蛋白而启动机体的炎症级联反应。我们率先证实,TLR参与肝脏缺血再灌注损伤[7-10],且此效应无需内毒素参与:TLR4分布于LSEC、KC及肝脏内招募的PMN,而肝细胞TLR4的表达在损伤前后无变化;利用*TLR4*基因突变所致TLR4功能性缺失小鼠(C3H/HeJ)复制肝缺血再灌注模型,与用野生型小鼠(C3H/HeN)复制的模型比较,其肝脏损伤程度(ALT水平)、TNF-α表达水平

及NF-κB活性均明显轻于后者。当用氯化钆阻断肝脏KC功能后,肝脏I/R损伤虽然减轻[10],但与假手术对照相比,仍有明显损伤,提示除KC外,中性粒细胞及内皮细胞表达的TLR4在启动肝脏I/R炎症过程中的作用也不可低估。我们的实验还证实,TLR4缺失小鼠肝脏内中性粒细胞聚集明显较野生型轻(资料未发表),且与假手术组相比无显著性差异,提示TLR4表达与肝脏I/R损伤中中性粒细胞聚集相关。

研究表明,同一脏器组织中不同类型细胞所表达TLR4在急性炎症过程中的作用各异。Andoneui G等发现,在LPS致急性肺损伤中,肺组织招募PMN依赖于肺血管内皮细胞TLR4激活,而与PMN表面TLR4激活无关[11]。尚不清楚的是:在肝脏I/R损伤中,不同细胞表面TLR4是否发挥不同的作用;在肝组织招募PMN过程中,扮演关键角色的是内皮细胞还是髓源细胞;不同类型细胞是如何通过TLR4参与肝脏I/R损伤的。

根据前期工作结果,我们提出以下设想:在肝脏I/R损伤中,PMN募集可能是TLR依赖性的。不同类型细胞表面TLR4可能在招募PMN并导致肝脏I/R损伤中发挥不同作用。肝脏KC和LSEC TLR4的活化可能导致趋化性细胞因子和促炎细胞因子释放,利于PMN向肝脏募集和活化;而LSEC和PMN TLR4的活化,则可能利于LSEC和PMN相互作用的黏附分子表达,促进PMN从血管渗出。KC、LSEC和PMN相互影响,通过细胞级联反应,造成炎症反应失控,最终导致肝脏的损伤。

本课题拟以纯系小鼠C3H/HeJ(TLR4$^{-/-}$)及C3H/HeN(TLR4$^{+/+}$)为研究对象,通过骨髓移植制备"TLR4$^{+/+}$髓系细胞和TLR4$^{-/-}$内皮细胞"及"TLR4$^{-/-}$髓系细胞和TLR4$^{+/+}$内皮细胞"嵌合体小鼠,再用氯化钆(GdCl$_3$)特异性清除肝脏KC,制作"TLR4$^{+/+}$PMN和TLR4$^{-/-}$内皮细胞"及"TLR4$^{-/-}$PMN和TLR4$^{+/+}$内皮细胞"嵌合体小鼠,以两种纯合子小鼠(C3H/HeJ、C3H/HeN)及这4种嵌合体小鼠复制肝脏I/R损伤动物模型,探索髓系细胞(KC、PMN)及内皮细胞(LSEC)表面TLR4在肝脏I/R损伤中的作用及机制,深入阐述不同细胞的角色及作用机制,从新

的视角解释肝脏 I/R 损伤，为临床防治肝脏 I/R 损伤提供新的理论依据。

参考文献（共 11 篇，包括申报者发表 SCI 论文 1 篇，省略）

【评述】

立项依据部分是申报项目能否获得支持的重要部分。本节内容共分 6 段和参考文献，介绍了该项目研究的重要性及其研究背景，包括国内外研究现状和本人的前期工作，指出尚待解决的问题，并提出自己的假说和拟开展的研究工作及学术意义。文字简洁通顺，突出了该项目的重要性、新颖性和必要性。

1. 段落 1 第一句阐述肝脏缺血再灌注损伤的常见原因，并指出肝脏缺血再灌注损伤是导致手术失败和患者死亡的重要原因之一，提示该研究的重要性和必要性。接着简明扼要地介绍肝脏缺血再灌注损伤的时相和主要参与损伤的细胞和分子，突出 PMN 募集是造成肝细胞损伤的关键。全段阐明了研究项目的背景。

2. 段落 2~4 阐述了国内外肝脏缺血再灌注损伤的研究现状和存在问题，阐述了立项依据及相关研究的必要性，并根据研究现状凝练本项目的科学问题。

段落 2：主要从细胞水平阐述肝脏缺血再灌注损伤中 KC 和 LSEC 对募集 PMN 和肝损伤的影响。

段落 3：主要从分子水平阐述 TLR 在肝脏缺血再灌注损伤中对 KC 和 LSEC、PMN 募集及肝损伤的影响，主要介绍申报者实验室首创性的实验结果。

段落 4：主要根据研究现状提出科学问题。

3. 段落 5 根据前述立论依据（阻断 KC 并不能阻断再灌注损伤；LSEC 也参与肝再灌注损伤；TLR4 功能缺失 PMN 募集及肝再灌注损伤减轻；同一脏器中，不同类型细胞其 TLR4 表达在急性炎症过程中的作用不同）提出自己的假说。

4. 段落 6 主要阐述本项目拟通过何种研究手段达到该项目的研究目标，进而引出项目的研究意义，进一步强调该研究的重要性。

5. 参考文献 对文中观点均列出文献依据，主要参考文献须显示国内外关键性的研究工作。须注意文献的时效性（经典文献除外），本申报书所列文献均为近 5 年出版，包括申报者本人所发表的论文（尤其是 SCI 收录文章），所列文献最好勿超过 20~25 篇。

（三）研究目标、研究内容和拟解决的关键问题

1. 研究目标 探索髓系细胞（PMN、KC）和内皮细胞（LSEC）等表面 TLR4 在肝脏缺血再灌注损伤中的作用及机制，阐明 TLR4 在肝脏缺血再灌注损伤中起决定作用的细胞群体及 PMN 招募是否为 TLR4 信号通路依赖性。

2. 研究内容

（1）制备嵌合体小鼠

1）用纯系小鼠 C3H/HeJ（TLR4$^{-/-}$）及 C3H/HeN（TLR4$^{+/+}$）进行同种异基因骨髓移植，获取 "TLR4$^{+/+}$ 髓系细胞和 TLR4$^{-/-}$ 内皮细胞" 及 "髓系细胞 TLR4$^{-/-}$ 和 TLR4$^{+/+}$ 内皮细胞" 嵌合小鼠；

2）在此基础上，应用氯化钆清除肝脏 KC，制备 "TLR4$^{+/+}$PMN 和 TLR4$^{-/-}$ 内皮细胞" 及 "TLR4$^{-/-}$PMN 和 TLR4$^{+/+}$ 内皮细胞" 嵌合小鼠；

3）分别用纯系雄鼠 C3H/HeJ（TLR4$^{-/-}$）及 C3H/HeN（TLR4$^{+/+}$）的骨髓移植给同系雌鼠作为对照。

（2）应用上述动物复制肝脏缺血再灌注模型，观察髓系细胞（KC、PMN）及内皮细胞（LSEC）表面 TLR4 表达及其与 PMN 募集和肝脏 I/R 损伤等之间的关系及其作用机制。

（3）体外观察缺血再灌注损伤对 C3H/HeJ（TLR4$^{-/-}$）及 C3H/HeN（TLR4$^{+/+}$）的 PMN 趋化、穿越内皮细胞能力和产生炎症因子的影响，进一步探讨 TLR4 募集 PMN 的作用机制。

3. 拟解决的关键问题 通过骨髓移植制备嵌合小鼠模型是本研究的前提和拟解决的关键问题，由于本项目使用的两种纯系小鼠除 TLR4 基因外，其他遗传背景完全相同，故嵌合体形成的概率明显提高。此外，本项目将雄鼠骨髓细胞移植给雌鼠，检测雌鼠髓源细胞是否含 Y 染色体，用以判断嵌合体是否形成。本课题组成员 ××× 博士已充分掌握该技术，具有丰富的实验经验。

【评述】

本节阐述研究目标、研究内容和拟解决的关键问题，与假说密切相关，明确提出项目的研究目标，巧妙地制备动物模型，从体内、外研究表达 TLR4 的不同类型细胞在缺血再灌注损伤中的相

互作用。研究内容相互联系,步步深入,清晰表达该项目的研究思路。现分述如下:

1. **研究目标** 针对拟解决的科学问题,目标设置既要避免偏大,也要避免泛泛探索规律。本项目研究目标具体、明确且大小适度,即研究不同类型细胞所表达 TLR4 对肝脏缺血再灌注损伤中 PMN 募集的影响及其作用机制。

2. **研究内容** 应紧紧围绕研究目标,将拟解决的科学问题分解为若干小问题,此即拟研究的内容。本项目有 3 个研究内容:①申报者巧妙地利用有或无 TLR4 功能的、其他遗传背景相同的两种小鼠,进行骨髓移植,将有或无 TLR4 功能的髓源细胞和内皮细胞进行不同组合;②以此为基础复制肝脏缺血再灌注损伤模型,在体内研究表达 TLR4 的不同类型细胞在募集 PMN 和缺血再灌注损伤中的作用;③体外直接研究缺血再灌注损伤和表达 TLR4 的内皮细胞对有无 TLR4 功能的 PMN 趋化、穿越内皮细胞和活化的影响,从而对体内实验进行补充。项目研究内容重点突出,环环相扣,不但清晰展示研究思路,且有层次、有深度。

3. **拟解决的关键问题** 项目提出拟解决的关键问题是嵌合动物模型的制备和鉴定,该问题是开展本项目研究的前提,属核心技术问题。申报者从理论、技术和人员三方面论述解决此关键问题的可能性和可行性。

注意,近几年的项目申请书已改为"拟解决的关键科学问题"。本项目拟解决的关键科学问题应该是:①肝脏 I/R 损伤中,不同细胞表面 TLR4 是否发挥不同的作用? 而不同类型细胞如何通过 TLR4 而参与肝脏 I/R 损伤? ②内皮细胞还是髓源细胞在肝组织招募 PMN 过程中扮演关键角色?

(四)拟采取的研究方案及可行性分析

1. 拟采用的研究方案

(1)嵌合动物模型的制备

1)骨髓移植:雌鼠作为受者在移植前后均置于层流环境,垫料、食物、饮水均经高压消毒,饮水中加庆大霉素(320mg/L)、红霉素(250mg/L);移植前 4~6 小时,经 ^{60}Coγ 全身照射 8.0Gy(剂量率 1.0Gy/min)。骨髓移植步骤为:

Ⅰ."TLR4$^{+/+}$ 髓系细胞和 TLR4$^{-/-}$ 内皮细胞"嵌合体:雌性 C3H/HeJ(TLR4$^{-/-}$)小鼠从尾静脉接受 2×10^6/0.5ml 雄性 C3H/HeN(TLR4$^{+/+}$)小鼠骨髓细胞;

Ⅱ."TLR4$^{-/-}$ 髓系细胞和 TLR4$^{+/+}$ 内皮细胞"嵌合体小鼠:雌性 C3H/HeN(TLR4$^{+/+}$)小鼠从尾静脉接受 2×10^6/0.5ml 雄性 C3H/HeJ(TLR4$^{-/-}$)小鼠骨髓细胞;

Ⅲ.TLR4$^{+/+}$ 髓系细胞和 TLR4$^{+/+}$ 内皮细胞小鼠:雌性 C3H/HeJ(TLR4$^{+/+}$)小鼠从尾静脉接受 2×10^6/0.5ml 雄性 C3H/HeN(TLR4$^{+/+}$)小鼠骨髓细胞;

Ⅳ.TLR4$^{-/-}$ 髓系细胞和 TLR4$^{-/-}$ 内皮细胞小鼠:雌性 C3H/HeJ(TLR4$^{-/-}$)小鼠从尾静脉接受 2×10^6/0.5ml 雄性 C3H/HeJ(TLR4$^{-/-}$)小鼠骨髓细胞。

用 FISH 和 PCR 检测雌鼠髓源细胞是否被雄鼠取代,根据检出 Y 染色体或扩增出 *SRY* 基因表达情况鉴定嵌合体是否形成。借助流式细胞仪检测动物 PMN、KC 和 LSEC 表面 TLR4 表达。饲养 4~6 周后用于复制肝脏缺血再灌注损伤模型。

2)肝脏 KC 清除动物模型制备:复制缺血再灌注损伤模型前 48 小时,给上述动物每 24 小时静注 GdCl$_3$(0.1mmol/kg 体重)1 次,连续 2 次,借助组织切片 CD68 染色、活体印度墨汁染色及超薄切片透射电镜证实 KC 被清除,从而建立"TLR4$^{+/+}$ PMN 和 TLR4$^{-/-}$ 内皮细胞"嵌合小鼠、"TLR4$^{-/-}$ PMN 和 TLR4$^{+/+}$ 内皮细胞"嵌合小鼠、"TLR4$^{+/+}$PMN 和 TLR4$^{+/+}$ 内皮细胞"小鼠、"TLR4$^{-/-}$PMN 和 TLR4$^{-/-}$ 内皮细胞"小鼠,并用荧光定量 PCR 技术比较上述四种动物模型肝脏组织 TLR4 表达水平。

(2)体内实验:表达 TLR4 的不同类型细胞对肝脏缺血再灌注损伤和 PMN 募集的影响。

1)制备肝脏缺血再灌注损伤模型:1% 戊巴比妥钠溶液(60mg/kg 体重)腹腔注射麻醉,固定后,腹部正中上 1/3 经腹白线进腹,充分显露肝门区,分离支配肝脏的门静脉及肝动脉,置无创血管夹阻断血流 30min,补生理盐水 0.5ml,缝合关闭腹腔,30min 再次开腹,取血管夹,恢复小鼠肝脏血供,缝闭腹腔,恢复肝脏血供 30min、1h、4h、12h 及 24h 检测相关指标。对照组同样完成手术,但不夹闭相应血管。

2）动物分组

Ⅰ. 不同髓源细胞和内皮细胞组合的嵌合体：① $TLR4^{+/+}$ 髓系细胞和 $TLR4^{-/-}$ 内皮细胞；② $TLR4^{-/-}$ 髓系细胞和 $TLR4^{+/+}$ 内皮细胞；③ $TLR4^{+/+}$ 髓系细胞和 $TLR4^{+/+}$ 内皮细胞；④ $TLR4^{-/-}$ 髓系细胞和 $TLR4^{-/-}$ 内皮细胞。

Ⅱ. 不同PMN和内皮细胞组合的嵌合体：① $TLR4^{+/+}$ PMN和 $TLR4^{-/-}$ 内皮细胞；② $TLR4^{-/-}$ PMN和 $TLR4^{+/+}$ 内皮细胞；③ $TLR4^{+/+}$ PMN和 $TLR4^{+/+}$ 内皮细胞；④ $TLR4^{-/-}$ PMN和 $TLR4^{-/-}$ 内皮细胞。

其中每组中的①②为嵌合体，③④为纯合体，另设假手术组对照。

3）检测指标

Ⅰ. 肝脏损伤的检测：肝脏组织学切片，显微形态学检测；血清生化ALT、AST水平检测；用原位末端转移酶标记技术（TUNEL）肝组织细胞凋亡；

Ⅱ. 内皮细胞损伤：检测血清透明质酸（HA）水平，评价内皮细胞功能变化；

Ⅲ. 肝脏组织产生氧自由基水平：监测MDA；

Ⅳ. 肝脏PMN募集：肝脏组织MPO水平，肝脏组织切片用萘酚AS-D氯乙酸脂酶染色，并进行PMN计数；

Ⅴ. ELISA检测TNF-α、IL-1和MIP-2血浆水平；免疫印迹（Western blot）和免疫组化检测缺血肝叶ICAM-1和Mac-1膜蛋白表达。

（3）体外实验：肝缺血再灌注损伤中TLR4诱导PMN募集机制的研究。

1）肝缺血再灌注损伤中细胞因子和趋化因子对PMN趋化能力的影响

Ⅰ. 取上述各组缺血1h再灌注3h肝组织匀浆液，借助Transwell实验检测匀浆液对 $TLR4^{+/+}$ PMN及 $TLR4^{-/-}$ PMN趋化及穿越内皮的影响。

Ⅱ. 分别用TNF-α和MIP-2抗体，封闭上述各组缺血1h再灌注3h肝组织匀浆液中相应因子，再观察匀浆液对 $TLR4^{+/+}$ PMN及 $TLR4^{-/-}$ PMN趋化及穿越内皮的影响。

2）肝缺血再灌注损伤中黏附分子对PMN黏附和穿越内皮的影响：借助黏附实验及Transwell实验，比较Mac-1中和抗体作用前后

$TLR4^{+/+}$ PMN及 $TLR4^{-/-}$ PMN黏附能力及穿越内皮的差异。

3）RT-PCR检测缺血再灌注损伤中 $TLR4^{+/+}$ PMN及 $TLR4^{-/-}$ PMN转录TNF-α、IL-1、Mac-1及MIP-2 mRNA的差异。

2. 可行性分析

（1）本项目通过骨髓移植制备嵌合体动物模型，使拟研究的特定细胞群体表达TLR4成为可能，从而利于在体研究不同群体细胞所表达TLR4对PMN募集和肝再灌注损伤的作用。

（2）该项目是原有研究基础的深入，项目组成员不但熟悉相关领域理论知识和最新信息，且熟练掌握本项目所需关键技术和方法；本实验室具备该项目所需仪器设施和各种实验条件。

（3）纯合基因实验动物可从中国科学院上海实验动物中心购买，骨髓移植制备嵌合动物模型由本单位血液内科具备丰富经验的专业人员完成，肝再灌注损伤动物模型的制备已由本课题组成员熟练掌握。

【评述】

本节详细阐述该项目拟采用的实验方案和技术路线，并进行可行性分析。其研究策略巧妙、路线清晰，实验方案具体，且避免过于繁琐地介绍方法学的细节，对照设计完整。通过骨髓移植制备嵌合小鼠，使得有可能在体内单独研究特定类型细胞所表达TLR4对肝再灌注损伤和PMN募集的影响。

另外，体内实验虽可观察不同类型细胞所表达的TLR4对PMN募集和再灌注损伤的作用，但并不能阐明其因果关系，故申报者采用体外实验，通过抗体封闭直接观察再灌注损伤中哪些因子参与募集PMN，以及TLR4影响哪些因子的表达等，不但更深入地探讨了机制，且有效补充了体内实验的不足。

本项目的可行性分析中，第一点是从学术思想角度进行分析；第二点从研究队伍和研究条件方面进行分析；第三点从动物来源和关键技术（骨髓移植）的可操作性进行分析。如此，令人信服地显示本项目的科学性、可行性和可操作性。

（五）本项目的特色和创新之处

1. 首次运用骨髓移植方法和化学药物清除方法建立细胞差异性表达 *TLR4* 基因的嵌合动

物,用于研究肝脏 I//R 损伤中髓系细胞及内皮细胞的作用机制。其创新性体现在在体研究不同类型细胞表达同种基因时的功能差异性。

2. 首次研究不同类型细胞所表达 TLR4 在肝脏 I//R 损伤和 PMN 募集中的作用,为深入了解肝脏 I//R 损伤的病理生理改变和防治肝再灌注损伤提供新思路。

3. 以细胞模型探讨分子的功能,探索不同类型细胞在相同时间表达同样基因的功能差异。提示研究特定基因功能时,仅依靠基因敲除(knockout)尚不充分,因不同类型细胞所表达的同一基因产物,其作用可能不同。本项目的研究模式可望进一步补充经典基因功能学研究的不足。

【评述】

主要从三方面阐述了本项目的特色和创新之处:①技术手段的创新,通过建立骨髓移植制备嵌合体,使得有可能在体内研究不同类型细胞群体表达同一基因功能的差异;②学术观点新颖,表现在首次探索不同类型细胞 TLR4 在肝脏 I//R 损伤和 PMN 募集中的作用;③对相关研究技术的补充,表现在以不同类型细胞为基础,研究同一分子功能,可补充单纯以基因敲除技术开展基因功能研究的不足。

(六)年度研究计划及预期研究结果

1. 年度研究计划

(1)2006.1—2006.12

1)建立骨髓移植制备嵌合体小鼠模型,验证 TLR4 表达的细胞差异性;

2)封闭肝脏 KC,建立 PMN 和内皮细胞 TLR4 表达差异的嵌合体模型。

(2)2007.1—2007.12

1)继续完成上述动物模型;

2)体内观察不同类型细胞所表达 TLR4 对肝脏缺血再灌注损伤和 PMN 招募水平的影响,检测与 PMN 招募相关的细胞因子、趋化因子和黏附分子水平变化;

3)总结并发表学术论文 1~2 篇。

(3)2008.1—2008.12

1)体外研究 TLR4 对肝脏缺血再灌注损伤中 PMN 募集作用及其机制;

2)必要的补充实验;

3)撰写并发表文章 1~2 篇;

4)总结、结题;如有可能,申报成果。

2. 预期研究结果

(1)证实肝脏缺血再灌注损伤在相当程度上依赖 TLR4 的功能。

(2)证实髓系细胞及内皮细胞所表达 TLR4 均参与肝脏缺血再灌注损伤,但其影响程度可能不同。

(3)证实髓系细胞及内皮细胞表达的 TLR4 在肝脏缺血再灌注损伤中对 PMN 募集的作用可能不同,肝脏 KC 和 LSEC TLR4 活化,可导致趋化因子和促炎细胞因子的释放,利于 PMN 向肝脏募集和活化;而 LSEC 和 PMN TLR4 活化,则可促进参与两者相互作用的黏附分子表达,促进 PMN 从血管渗出。

(4)在国内及国际性杂志上发表 3~4 篇论文,其中 SCI 收录 2 篇,培养青年教师 1 名,硕士研究生 2~3 名,博士研究生 1 名。

【评述】

该项目研究计划明确、具体,进度安排合理;注意近几年面上项目资助期有所调整,故应按具体要求安排进度。预期研究结果 1~3 点为本研究的预期结果,与研究目标和申报者设想相符。第 4 点为拟发表的论文(包括 SCI 收录论文)的篇数,以示研究结果的形式、数量和质量,同时涉及人才培养(研究生和青年教师培养)。

(七)研究基础与工作条件

1. 工作基础(与本项目相关的研究工作积累和已取得的研究工作成绩)

(1)已有实验基础:从 2001 年始,申请人作为主要成员参与国家自然科学基金项目研究,对小鼠肝脏部分缺血再灌注损伤状态下 TLR2 及 TLR4 表达激活进行了深入研究,也已证明:

1)TLR2 及 TLR4 参与小鼠肝脏部分缺血再灌注损伤的病理过程,且与内毒素血症无关。

2)证实 TLR4 分布于肝窦内皮细胞、肝巨噬细胞及肝脏内浸润之中性粒细胞,肝细胞不表达 TLR4。

3)利用 TLR4 缺失小鼠(C3H/HeJ)复制肝缺血再灌注模型,与用野生型小鼠(C3H/HeN)复制的模型比较,其肝脏组织学损伤明显减轻(图 9-1,申报时使用彩图),且肝脏的 ALT 水平、

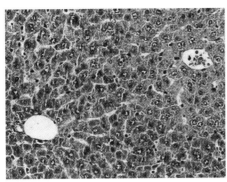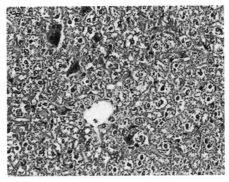

图 9-1 肝脏 I/R 损伤组织学变化

左为 TLR4$^{-/-}$ 小鼠；右为 TLR4$^{+/+}$ 小鼠

TNF-α 表达水平及 NF-κB 活性均明显轻于后者。

4）用氯化钆阻断肝脏 KC 功能，可减轻肝脏 I/R 损伤，但与假手术对照比较仍有明显损伤，说明髓系细胞中除 KC 外，中性粒细胞及内皮细胞 TLR4 在启动肝脏 I/R 过程中的作用也不可低估。

5）TLR4 缺失小鼠肝脏内中性粒细胞聚集明显较野生型轻（MPO 水平明显减低，$P < 0.05$），而与假手术组相比无显著性差异，提示 TLR4 表达与肝缺血再灌注损伤中性粒细胞聚集相关（资料尚未发表，图 9-2）。国内外尚未见同类相关报道。

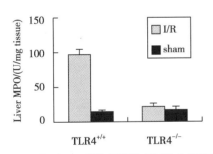

图 9-2 肝脏 I/R 损伤后募集 PMN 水平变化

（2）已有技术力量：本项目组所在 ××××× 实验室是 ×× 省重点实验室，承担并完成 ×× 项国家科研项目［包括国家重点基础研究计划（973 计划）、国家高技术研究发展计划（863 计划）和国家自然科学基金项目］及省市科研项目，具有良好实验室建设和科研基础。

本课题组长期从事缺血再灌注损伤研究，项目负责人 ××× 教授先后主持 × 项国家自然科学基金项目及 × 项省市科研项目，在国内外专业杂志发表相关论文 ×× 篇，获取专利 × 项，获省自然科学奖一等奖 1 项。课题组成员熟悉本领域相关理论知识，且熟练掌握本项目所需关键技术和方法。

2. 工作条件（包括已具备的实验条件，尚缺少的实验条件和拟解决的途径，包括利用国家重点实验室和部门开放实验室的计划与落实情况。）

（1）××××× 大学 ×× 医学院医学实验动物中心具备层流动物饲养间，可提供必需的手术及饲养场地。

（2）××××× 大学 ×× 医学院第一附属医院肿瘤分院具备实验型 ^{60}Coγ 射线照射设备，结合我院血液病研究所实验室的条件，可完成骨髓移植模型的建立。

（3）××××× 大学 ×× 医学院基础医学院实验公共平台、第一附属医院普通外科实验室和医院中心实验室等具备与本课题相关的主要仪器设备和实验条件，如 −86℃超低温冰箱、冷冻干燥机、超速离心机、FTC-2000 实时荧光定量 PCR 仪、流式细胞仪、激光扫描共聚焦显微镜、HPIAS-1000 显微图像分析系统、全自动 HITACHI 生化分析仪、全自动多功能酶标仪、电脑恒冷冷冻石蜡切片机等。

（4）实验动物可从中国科学院上海实验动物研究所购买。本项目动物实验已受 ×××× 大学实验动物伦理审查委员会审查批准，审批证明材料见附件。

3. 申请人简历 包括申请者和项目组主要成员的学历和研究工作简历，近期已发表与本项目有关的主要论著目录和获得学术奖励情况及在本项中承担的任务。

申请人：

××× 教授，1989 年毕业于 ×××× 大学（七年制），获医学硕士学位；2001 年 9 月至 2004 年 7 月于 ×××× 大学 ×× 医学院攻读外科学博士，获博士学位；主要从事失控炎症反应发生发展及肝脏缺血再灌注损伤机制的研究,先后主持 × 项国家自然科学基金项目及 × 项省市科研项目,在国内外专业杂志发表相关论文 ×× 篇,其中 SCI 收录论文 ×× 篇,获取专利 1 项,获省自然科学奖一等奖 1 项。为项目负责人,负责实验设计、协调管理和总体负责。

近 5 年发表的论著目录:作者排序(申请人姓名以黑体字表示),论著题目、期刊、年份、卷(期):起页 - 止页。

获奖成果:成果名称及等级、授奖单位和年份、排名。

获取的专利:专利名称、登记或批准号、排名。

主要成员:

××× 副教授,×××××× 医学院第一附属医院血液内科学术骨干;1988 年获 ×× 大学免疫硕士学位;1996 年获 ×× 大学 ×××××× 医学院第一附属医院血液内科学博士;长期从事造血微环境调控与基因治疗、造血干细胞分化、骨髓移植和移植免疫的基础理论研究,具有丰富的血液病诊治工作经验。参与国家自然科学基金资助项目"诱导同种异体骨髓受者获得免疫赦免的实验研究"和"阻抑同种异体骨髓移植受者肿瘤逃逸的实验研究";承担并完成第一附属医院内课题"血管内皮细胞生长因子与造血调控的实验研究"项目。先后发表文章 20 余篇。在本研究中全面负责骨髓移植嵌合体小鼠模型的制备。

近 5 年发表的论著目录:作者排序(申请人姓名以黑体字表示),论著题目、期刊、年份、卷(期):起页 - 止页。

主要成员:

××× 博士,主治医师,1998 年 7 月毕业于 ×× 医科大学医疗系,获硕士学位,2001 年 9 月—2004 年 7 月在 ×××××× 大学 ×× 医学院第一附属医院腹部外科专业攻读医学博士学位。主要从事感染和缺血再灌注损伤等方面研究。曾参与国家自然科学基金项目研究,共发表论文 12 篇。

近 5 年发表的论著目录:作者排序(申请人姓名以黑体字表示),论著题目、期刊、年份、卷(期):起页 - 止页。

【评述】

该部分阐述与申报项目相关的研究基础、实

验条件和申请者及项目组主要成员简历,由此向评审者表明项目具有良好和可靠的科研基础,具有独立承担科研能力的项目负责人及科研团队,并有完善的实验室和学术氛围浓厚的科研环境,这些均是项目评审的要素。现具体分述如下:

1. 与本项目有关的研究工作基础 申报者主要从已有研究基础和已有技术力量两方面进行说明。在研究基础中,首先证实 TLR 参与肝缺血再灌注损伤,并证实缺失 TLR4 功能肝缺血再灌注损伤明显减轻,PMN 募集减少;接着确认 TLR4 在肝组织中不同类型细胞的分布;去除肝脏 KC 后,依然出现肝缺血再灌注损伤。由此显示,前期结果与本项目间存在逻辑关系,为本项目立项提供有力依据。已有技术力量中,介绍了所在单位的学术氛围、实验室装备及良好的科研环境,以及申报者和团队的科研背景,以充分展示综合科研优势。

2. 工作条件 列举了已拥有的仪器设备,包括校内有关单位可提供和利用的设施和条件,如动物房、供动物辐照用的设备及其他大型仪器等。体现申报者所在单位具有良好的工作条件,可充分保证项目顺利实施。此外,项目申报者还获得本单位动物伦理审查委员会审查批准进行该项动物实验。近些年,对于动物和人相关实验的伦理审查越来越完善,提醒所有从事相关工作的科研人员认真、严肃对待。

3. 申请人和项目组主要成员专业背景 根据申请书填写要求,须介绍申请人和主要成员的学历和研究工作简历、近期所发表与本项目有关的论著目录、科研成果、获奖和专利,以及各成员在项目中的分工。介绍时既应充分显示自身优势,又须实事求是。目前,申请人的简历可在自然基金委申报系统中自动生成,主要参与人的简历也应按照固定格式撰写。需要特别强调的是对代表性论文的标注一定要规范,比如需列出所有作者,清晰标注所有共第一作者、共通信作者等。

4. 申请人承担的在研项目 申请者和项目组主要成员正在承担的科研项目情况,包括自然科学基金的项目,要注明项目名称和编号、经费来源、起止年月、负责的内容等,应说明与本申请的关系和区别。

5. 完成自然科学基金项目情况 按要求填写项目进展或完成情况,应列出 500 字以内的摘要;附论文发表及引用情况、获奖情况、培养人员情况等。

（八）经费申请说明

具体参考国家自然科学基金青年科学基金项目申报书范例解析。

【总体评述】

1. **意义与重要性**　该项目研究肝脏缺血再灌注损伤的机制,为临床防治提供新的线索,故该项目不但具有理论价值,也具有明显临床意义。

2. **创新性**　该项目创新性主要为探索不同类型细胞所表达 TLR4 在肝脏缺血再灌注损伤中的作用和对 PMN 募集的影响及机制。此外,研究手段具有创新性,即用骨髓移植制备嵌合体小鼠模型,使得有可能在体内研究特定类型细胞所表达 TLR4 对缺血再灌注损伤的影响。

3. **科学性**　①项目立项依据充分,建立在扎实的前期工作基础之上;②研究手段巧妙、合理（骨髓移植模型）;③研究方案和对照的设计严谨、科学。

4. **可行性**　研究目标明确,研究手段巧妙,研究路线清晰,研究方案严谨,研究内容有深度,研究范围适度,均反映项目的可行性。此外,团队具有丰富的科研经验,具备良好的科研条件,熟练掌握关键技术,均是项目可行的重要保证。

5. **可理解性及说服性**　项目申报实际上是说服评审专家同意资助。因此,除项目本身的重要性、创新性、科学性和可行性外,申报书的撰写十分重要。本申报书文字简洁,语句流畅、条理清楚、重点突出、逻辑性强,评审专家易懂。存在的不足之处是:题目欠缺吸引力;对项目重要性和创新性的阐述仍存在有待改进之处。

【综合评述及建议】

从 2019 年起,国家自然科学基金开始尝试多种改革举措,其中按照新时代科学基金资助导向,将对部分项目类型和学科试点开展四类科学问题属性点分类申请与评审。四类科学问题属性分为:"鼓励探索、突出原创""聚焦前沿、独辟蹊径""需求牵引、突破瓶颈""共性导向、交叉融通"。项目申请者需要认真研究相关政策,适应新的形势,成功实现项目申报。除此之外,面上项目申请书需要尽量切合实际评估课题的重要性和意义,提出合理的研究目标,忌夸大其词,浮夸吹嘘;行文应当尽量客观,忌主观评价;申报书完成后,应多次仔细阅读检查,尽量避免拼写错误,以免给项目评审专家留下负面印象。

二、国家自然科学基金青年科学基金项目申报书范例解析

青年科学基金项目支持青年科学技术人员在科学基金资助范围内自主选题,开展基础研究工作,培养青年科学技术人员独立主持科研项目、进行创新研究的能力,激励青年科学技术人员的创新思维,培养基础研究后继人才。

（一）题目和摘要（研究分子的名称以 CDX 代替）

1. **题目**　急性髓系白血病干细胞选择性表达 CDX 的意义及靶向研究。

2. **摘要**　白血病干细胞是急性髓系白血病生长与复发的主要根源,但目前我们对其生物学特性知之甚少。因此,分离鉴定特异表达于白血病干细胞的关键分子具有重要的理论意义和应用价值。我们的前期研究首次发现急性髓系白血病干细胞高表达免疫抑制分子 CDX,其高表达与患者预后、生存率呈负相关,阻断其与配体的交联可有效抑制小鼠肿瘤的生长。这一现象目前国内外未见报道,提示白血病干细胞特异表达 CDX 可能与白血病干细胞存活相关。为此,本项目拟在较大样本、不同亚型急性髓系白血病中进一步分析急性髓系白血病干细胞 CDX 的表达与临床特征和机体免疫状态的相关性,从原代细胞、在体模型两方面阐述 CDX 表达对白血病细胞存活及抗白血病免疫的影响并探索其机制,同时尝试以 CDX 单抗实现靶向抑制,从而达到识别白血病干细胞的关键特异表面分子、为合理设计靶向白血病干细胞的治疗提供新的理论基础等目的。

【评述】

1. **项目名称**　本项目名称共 24 字,明确地反映了主要研究目标和拟解决的科学问题:即研究急性髓系白血病干细胞表达 CDX 的病理意义是什么,能否以此为靶标清除肿瘤干细胞,治疗该类型白血病。

2. **摘要**　本摘要共 362 个字,第 1~2 句简介项目研究背景;第 3 句为自己的相关工作基础,第 4 句为国内外相关研究背景,这两句即为立项

主要依据;第5句介绍本项目的主要研究方法、对象、内容、目标及研究意义。

注意:青年科学基金由于经费有限,选题应该相对小些,研究目标少些,而研究内容要更加集中,真正做到在有限时间内使用有限经费达到有限目标。

(二)项目的立项依据

急性髓系白血病(acute myeloid leukemia, AML)是严重威胁人类健康的疾病,5年总体生存率仅30%~40%,大于65岁以上的患者生存率则更低,且近年来发病率呈上升趋势[1]。传统化疗可使50%~70%的AML患者达到缓解,但缓解的患者中却有较高的复发率[2-3]。随着对AML基础研究的不断深入、新的有效治疗药物的研制及治疗方案的改进,使得AML的治疗取得了一定的进步,但居高不下的复发率使AML某些亚型的治疗仍面临着严重问题。近期研究表明,处于静息状态的白血病干细胞(leukemia stem cell, LSC)是AML不断生长和耐药复发的重要根源[4-5]。因此,特异性清除LSC是AML患者长期生存和疾病能否被治愈的关键。

LSC与造血干细胞(hemopoietic stem cell, HSC)有着相似的特性,具有自我更新、分化、增殖潜能,处于静止状态,均定居于骨髓腔骨内膜生态龛(niche)。因此,为了探求LSC靶向策略,分离鉴定出特异表达于LSC且能导致白血病发生发展的相关调控分子或关键信号通路尤为重要。随着人类对血液肿瘤细胞生物学和遗传学的深入认识,分子靶向治疗取得了较大的进展,其中靶向细胞表面标记单抗的应用更是取得了令人鼓舞的成果。抗原CD20的单抗-利妥昔单抗的应用就是一个成功案例,它在淋巴瘤治疗中取得了明确疗效,三年无病生存率可提高达68%[6-7],这给我们充分的启示,即LSC表达的特异表面抗原有望作为治疗靶点。理想的靶抗原应该具备以下特点:①该抗原在肿瘤细胞中特异性高表达,而在正常细胞或组织中低表达或不表达,使得靶向药物能特异且充分地与肿瘤细胞结合;②该抗原既不是可溶性的,亦不会被细胞内化,从而有利于靶向药物达到肿瘤细胞[8]。基于此,目前人们已经分离出一些主要表达于AML细胞的表面分子如CLL-1、CD25、CD32、CD44、CD47及CD123

等,并且针对这些分子的靶向治疗取得了一定的疗效[9-13],充分说明这是一个富有前景的研究领域。但不足之处是,这些表面分子或在LSC中表达水平低,或在HSC有较高表达,故在一定程度上限制了基于这些表面分子的靶向治疗[2]。因此,分离鉴定具有高度特异性及敏感性的LSC理想靶抗原仍是AML靶向治疗面临的关键问题。

有研究者在MLL-AF9转化小鼠模型中广泛筛选了小鼠干细胞的细胞表面标志,通过对比分析小鼠正常HSC和白血病LSC细胞表面标志之间的差异,发现CDX等在小鼠LSC中异常表达[14]。以往研究表明,CDX主要表达于淋巴细胞表面,介导免疫抑制[15],其在小鼠LSC中的表达则是一种新的发现。由于CDX在小鼠和人中具有高度保守性[16],因此,我们进一步观察了人类LSC中是否有类似现象。尽管近年来研究表明CD34$^+$CD38$^+$,CD34$^-$细胞中存在LSC[17],但LSC主要存在于CD34$^+$CD38$^-$细胞群体中[18]。于是我们采用流式细胞术分析了24例急性淋巴细胞白血病(acute lymphoblastic leukemia, ALL)患者、86例AML患者和18例健康成人CD34$^+$CD38$^-$细胞群体中CDX的表达情况。结果发现,CDX在ALL LSC中高表达。由于ALL是淋巴细胞起源,故CDX在ALL中的表达可能与组织特异性有关。但令人惊讶的是,CDX亦广泛高表达在多型急性髓系白血病LSC中,其中以在M2和M5中高表达最显著,而在正常造血干细胞中低表达或不表达(工作基础见图9-3,图9-4)。这一发现国内外研究尚未见报道。进一步分析临床资料发现,在CDX高表达及低表达的两组患者中,年龄、初诊血常规、常见突变基因(NPM、CEBP、c-kit、FLT3、IKZF1)及染色体等无明显统计学差异。但是在这些病例中高表达CDX组与MLL白血病有直接相关性,且该组患者生存期较短、复发率增高,与CDX低表达组相比均有统计学差异(工作基础见图9-5)。由此可见,CDX可能是MLL相关AML预后差的一个指标。同时,我们的预实验结果表明,CDX鼠源性中和抗体6A6能有效抑制小鼠肿瘤的生长(工作基础见图9-6)。由于中和抗体可阻断配体与受体的结合从而打破两者间的信号传导,故6A6的抑瘤效应可能是由于其通过阻断CDX与其配体疱疹病毒侵入介导因子（HVEM）交联而打破了两者间的信号传导所致。以上初步结果提示 CDX 可能是 AML 一个潜在的治疗靶点。

CDX 又名 B、T 淋巴细胞衰减因子（B and T lymphocyte attenuator, BTLA），是最近发现的 Ig 超家族成员，普遍认为是结构、功能与 CTLA-4 和 PD-1 相似的 T 细胞表面的抑制性受体[16]。CDX mRNA 主要表达于脾脏和淋巴结，但在其他组织中鲜有表达[16]。CDX 配体为 HVEM，是 TNF 受体超家族成员，其表达于 T 细胞、B 细胞、NK 细胞、树突状细胞（DC）、髓系细胞和一些肿瘤细胞，两者结合后抑制 T 细胞活化、增殖，负调节免疫应答[15]。然而，目前对 CDX 的认识还很局限，尚处于起步阶段，大多数研究都聚焦于其对 T 细胞的调节功能上，而对 CDX 在其他细胞上表达的功能知之甚少。为此，白血病干细胞群体特异性表达 CDX 是一个值得深入研究的新现象。以下前期研究线索提示它可能在白血病尤其是 MLL 白血病中有重要作用：① CDX 优先表达于 AML LSC 中，而在正常 HSC 中低表达或不表达，CDX 高表达的患者 MLL 融合基因增多、生存率明显低下且复发率高，提示 CDX 可能与白血病的存活、复发相关；② CDX 的主要功能是抑制细胞免疫。同时，CDX 中和抗体能有效抑制肿瘤生长。因此，CDX 可能是抑制肿瘤免疫的一个重要分子。

基于以往的研究和我们的前期发现，我们推论：AML LSC 特异性表达 CDX 可能是 MLL 相关 AML 细胞存活的重要分子。在本项目中，拟从以下四方面进一步验证上述假说：① 在较大样本、不同亚型 AML 中进一步分析 LSC 中 CDX 的表达及其与临床特征（如治疗效应和复发等）间的相关性，与临床免疫功能的相关性；② AML LSC 表达 CDX 对 MLL 相关 AML 发病、存活的影响；③ 靶向 CDX 对清除 MLL 相关 AML LSC 的效应；④ AML LSC 表达 CDX 对 LSC 免疫逃避的影响及机制探讨。本项目的研究没有沿用现有思路进行重复性实验，其意义在于：

（1）规范治疗后复发仍是急性髓性白血病治疗失败的主要原因。微小残留病灶（micro residual disease, MRD）是复发的根源，而抗体治疗有望清除 MRD。为此，在抗体、小分子免疫抑制剂等药物研发技术已经日益成熟的条件下，深

入探讨白血病干细胞特异表达的关键分子显得尤为重要和迫切。

（2）国内外对 CDX 分子在肿瘤细胞中的作用研究处于起步阶段，认识尚浅，对其在 AML LSC 中的表达及作用未见报道。AML LSC 中 CDX 高表达及其与临床预后相关的现象首次提供了 CDX 与 AML 关联的直接证据。探讨 CDX 分子在 LSC 存活和肿瘤免疫中的意义，将进一步深化 CDX 的调控理论。

参考文献（省略）。

【评述】

本节内容共分 7 段和参考文献，从白血病治疗复发→引起复发的细胞 LSC→靶向 LSC 的靶分子→CDX，该节介绍由大到小，由浅入深，由面至点（研究点），层层深入，重点突出，强调了该研究项目的重要性、新颖性和必要性。本节内容包括研究背景，即国内外研究现状和本人的前期工作，凝练科学问题与相关假说，拟开展的研究工作及学术意义。

1. 段落 1~2　主要阐明了研究背景、研究现状和存在的问题。

段落 1：主要介绍急性髓系白血病（AML）治疗存在的主要问题：即生存率较低和复发率高，而白血病干细胞（LSC）是导致复发和耐药的重要原因。

段落 2：主要简介可靶向 LSC 的靶分子，及其存在的主要问题。

2. 段落 3~4　主要介绍 CDX 与白血病的研究现状和自己前期工作的重要发现，并据此凝练科学问题，阐述 CDX 与 AML 相关的立论依据。

段落 3：介绍他人在动物模型中发现 CDX 与白血病干细胞相关，而自己前期工作证实 CDX 与人白血病干细胞相关，并首次发现表达于淋巴细胞的 CDX 可在多型 AML（以 M2 和 M5 最高）的 LSC 中高表达，且与患者生存期和复发率呈负相关，用中和抗体可抑制小鼠肿瘤生长。

段落 4：主要介绍 CDX 及其已知功能（免疫抑制功能）。提出科学问题，即白血病干细胞表达 CDX 的意义是什么？并提出 CDX 与 AML 相关的立论依据。

3. 段落 5~7　根据前述立论依据（小鼠 LSC 表达 CDX；人 ALL 和 AML 的 LSC 表达 CDX；高

表达 CDX 患者生存期短及复发率高；用抗体中和 CDX 抑制小鼠肿瘤生长）提出假说。阐明本项目的研究目标与意义，进一步强调该研究的重要性。

4. 参考文献　本申报书列出 18 篇文献（均为 SCI 收录文章），除 4 篇为 2006 年的，其余均为近 5 年文献。

【可改进的地方】

1. 段落 3 和段落 4 有若干重复（主要是自己的工作），可合并，先简介 CDX 与已知功能；再介绍 CDX 与白血病的关系，包括自己的工作，即阐述本项目的主要立论依据，并凝练科学问题。

2. 假说偏简单，可进一步改善。例如可根据 CDX 已知功能推测该分子利于 AML 的 LSC 逃逸免疫攻击，其可能的机制有哪些？此外，可推测 CDX 还可能具有非免疫抑制功能，如是否利于 LSC 的耐药、致瘤性及复发等。

3. 研究目标可压缩至 3 个。①临床相关性研究：因为 1 与 2 均属此类研究，可合并；② CDX 靶向清除 LSC 治疗白血病；③ CDX 对 LSC 免疫逃逸的影响及其机制。

4. 研究意义可以进一步简化，突出重点。如：①突出研究的理论意义，如：AML LSC 中 CDX 高表达及其与临床预后相关的现象首次提供了 CDX 与 AML 关联的直接证据。进一步探讨 CDX 分子在 LSC 存活和肿瘤免疫中的意义，将进一步深化对白血病发生发展的分子机制的认识，故具有明显的理论价值。②突出研究的潜在应用价值，如：规范治疗后复发仍是急性髓性白血病治疗失败的主要原因。MRD 是复发的根源。本项目用 CDX 抗体靶向清除 LSC，有望清除 MRD，为防止白血病复发提供新的线索。

5. 文献部分。如能引用本课题组，甚至本人的相关研究论文作为前期研究基础或立项依据更好，可显示自己（及团队）的研究基础与研究能力。

6. 英文缩写在项目申报书中首次出现时，必须给予其标准的中文全称和英语全称，如 CLL、MLL 等。

（三）研究内容、研究目标和拟解决的关键问题

1. 研究内容

（1）AML LSC 中 CDX 的表达与临床特征（白血病分型、治疗效应、复发及生存率等）及机体免疫状态的相关性研究。

（2）建立免疫全能小鼠白血病模型，观察 CDX 过表达对白血病发病、存活的影响。

（3）基于免疫全能小鼠白血病模型和人原代细胞模型，在整体水平和细胞水平观察 AML LSC 中 CDX 表达对抗白血病免疫的效应，并探索其可能的机制。

（4）靶向 CDX 清除 MLL 相关 AML LSC 的效应研究。

2. 研究目标

（1）明确 AML LSC 中 CDX 的表达与临床特征、机体免疫状态的相关性；

（2）了解 CDX 抗白血病免疫的效应并探索其可能机制；

（3）明确 CDX 过表达对白血病发病、存活的影响及靶向 CDX 清除 LSC 的效应，评价 CDX 作为靶点的可行性。

3. 拟解决的关键科学问题

（1）了解 CDX 在急性髓系白血病表达的临床意义。

（2）在整体水平和细胞水平从细胞免疫的多环节、多水平探讨 CDX 对抗白血病免疫可能的调节机制。

（3）探索针对 LSC 靶向治疗的新策略，验证以单克隆抗体体内靶向阻断 CDX 清除 LSC 的可行性。

【评述】

本节根据拟解决的关键科学问题设置对应的 3 个研究目标，围绕研究目标开展相关的研究内容，从相关性研究入手，进而探讨机制，最终达到靶向治疗。设置的研究内容既具有相对的独立性，又具有互补性；且研究范围适度，紧密围绕并聚焦于实现研究目标。现分述如下：

1. **研究内容**　围绕研究目标和拟解决的科学问题，设置研究内容。本项目有 4 个研究内容，内容（1）和（2）主要为了解决第 1 个科学问题，达到第 1 个研究目标，即从临床与动物模型相关性研究入手，探讨 LSC 表达 CDX 对 AML 病程、存活与复发的影响；内容（3）主要为了解决第 2 个科学问题，达到第 2 个研究目标，从细胞水平与整体水平探讨 CDX 抗白血病免疫的效应，即进一步探讨 CDX 参与 AML 发生和发展的机制；通过上述 3 项研究内容，不但可阐明 CDX 生物学作用和病理作用，而且还为该分子是否可作为靶点奠定基础。内容（4）主要为了解决第 3 个科学问题，达到第 3 个研究目标，即靶向 CDX 清除 LSC，观察能否治疗 AML，为其潜在临床应用价值提供直接证据。本项目研究内容重点突出，内容与内容之间紧密相连，研究思路清晰，逻辑性较强。

2. 研究目标　本项目研究目标明确，且大小适度，即研究 CDX 与 AML 临床病程的关系、对 LSC 免疫逃逸的影响及机制以及干扰 CDX 靶向清除 LSC 治疗 AML 与复发的作用。注意：青年科学基金项目不要设置太大太多的研究目标。

3. 拟解决的关键科学问题　项目提出 3 个拟解决的关键科学问题，对应 3 个研究目标。

【可改进的地方】

1. 由于此部分为重点阐述内容，应尽量给评审者清楚地展示完整的研究思路及其研究梗概。故研究内容还应具体些，但又不同于下节的具体研究方案，可在每项研究内容里给出次一级的研究内容，如在第 3 项研究内容下添加：①体内研究白血病干细胞表达 CDX 对细胞免疫的影响：建立免疫全能小鼠白血病模型，在整体水平观察 CDX 对 $CD4^+T$ 细胞、$CD8^+T$ 细胞、调节 T 细胞、$CD1a^+DC$ 及 NK 细胞等及相应细胞因子的影响，探讨 CDX 抗白血病免疫的效应。②体外研究白血病干细胞表达 CDX 抗白血病免疫机制：用表达 CDX 和不表达 CDX 白血病小鼠的骨髓分离 DC，在相应白血病干细胞存在下，与正常小鼠淋巴细胞混合培养，观察对淋巴细胞激活与分泌细胞因子的影响。

2. 也可以将 3 个关键科学问题合并为 2 个。如同本项目标题所述：① AML 相关 LSC 表达 CDX 的意义，包括临床意义和对 LSC 的生物学意义（包括免疫逃逸及其机制）；② CDX 靶向清除 LSC，防止白血病复发的可行性。

（四）拟采取的研究方案及可行性分析

1. 拟采用的研究方案

（1）CDX 表达与临床特征、机体免疫状态的相关性研究

1）临床标本采集：经本单位伦理委员会的审查同意，并预先将研究目的告知患者，征得其同意后，抽取正常供者及 AML 患者静脉血或骨髓，其中 AML ≥ 200 例，正常供者 ≥ 50 例。同时登记整理患者相关临床资料并严密随访病例。

2）流式细胞术检测每个临床标本中 $CD34^+CD38^-$ 细胞群体 CDX 的表达情况。

3）综合分析 CDX 表达水平与 AML 病例白血病分型、染色体、融合基因、治疗效应、复发、生存率等的相关性。

4）在 CDX 高表达和低表达标本中检测抗肿瘤免疫的效应细胞 $CD4^+T$ 细胞各亚型、$CD8^+T$ 细胞各亚型、调节 T 细胞、$CD1a^+DC$ 及 NK 细胞等的比例；用 CBA 试剂盒结合流式细胞仪检测标本中 Th1 型细胞因子 IL-2、IFN-g，Th2 型细胞因子 IL-4、IL-10 的水平。

综合分析 CDX 表达水平与急性髓系白血病患者机体免疫状态的相关性，为探求可能的抗白血病免疫机制提供线索。

（2）建立免疫全能小鼠白血病模型观察 CDX 对白血病发病、存活的影响：由于前期研究发现 CDX 高表达组 MLL 融合基因增多，构建携带 MLL-AF9 融合基因的逆转录病毒载体，利用 CD45.2（C57BL/6J）小鼠作为供体，将其转入 CD45.2 骨髓祖细胞，同时转入 MSCV-CDX 让其高表达 CDX，接种于 CD45.1（B6.SLJ）小鼠，建立免疫全能小鼠白血病模型。利用 CD45.2 抗体，在整体水平观察 CDX 对白血病发病、存活的影响。建立动物模型的具体步骤如下：

1）构建逆转录病毒载体：购买 MSCV 逆转录病毒表达系统试剂盒，用 MSCV 逆转录病毒表达系统将 MLL-AF9 及 CDX 分别构建成 MSCV-neo-MLL-AF9、MSCV-puro-CDX，酶切和测序鉴定。其中，MSCV- neo-MLL-AF9 已被成功构建（详见工作基础图 9-7）。

2）干细胞动员（Day-5）：以 5-氟尿嘧啶（5-Fu）按 150mg/kg 剂量尾静脉注射 6 周龄雄性 C57BL/6J（$CD45.2^+$）小鼠，5 天后分离骨髓血细胞。

3）获取小鼠祖细胞并行预刺激（Day 0）：动员后 5 天，断颈处死小鼠，取四肢骨，冲取骨髓细胞。磁珠分选富集获得 $c-kit^+$ 细胞，加入相应细胞因子 37℃培养过夜行细胞预刺激。

4）夹心转染法转染病毒（Day1~2）：实验分四组即 MSCV 空载体组、MSCV-neo-MLL-AF9 组、MSCV-puro-CDX 组、MSCV-neo-MLL-AF9+

MSCV-puro-CDX 组。将上述四组病毒液分别加入 Retronectin 处理过的 24 孔板中,预先离心一次(1350×g 32℃ 2 小时)。收集经细胞因子预刺激的小鼠 ckit$^+$ 细胞,加入病毒及 polybrene(终浓度 5μg/ml),然后将细胞加入经病毒包被的 24 孔板中,800×g 32℃离心 2 小时,并离心弃含病毒上清。用 R20/20 培养基将细胞重悬,并在 37℃,5%CO$_2$ 培养过夜。第 2 天重复上述转染步骤一次。

5)筛选阳性克隆细胞(Day3~13):将上述四组转染病毒的细胞接种至含相应细胞因子的 M3231 甲基纤维素培养基中,加入相应抗性的抗生素。每组细胞均严格设立相应的实验对照。

6)扩增细胞(Day14~21):将上述四组细胞再次用不含抗生素的 M3231 甲基纤维素培养基重悬种板,用以扩增细胞。

7)再次扩增细胞(Day22~29):重复步骤 6 扩增细胞。

8)接种小鼠:亚致死剂量照射(10Gy)B6.SLJ(CD45.1$^+$)小鼠。然后小鼠尾静脉分组注射 $5×10^6$~$1×10^7$ 个上述四组转染不同病毒的细胞,等待发病。

9)该模型 40~60 天小鼠发病,其间动态观察小鼠体重、食欲、毛发、大小便情况等,并每周取外周血一次行血常规检查。于小鼠发病时处死小鼠,取其骨髓、外周血、脾脏、肝脏等组织行流式细胞检测、HE 染色、瑞氏染色等。同时观察各组白血病的发生情况及生存曲线;观察白血病细胞表达 CDX 与白血病发病的相关性;观察各组老鼠白血病干细胞的比例。

(3)AML 表达 CDX 对抗白血病免疫的机制研究

1)体内研究:建立免疫全能小鼠白血病模型,在整体水平观察 CDX 对抗白血病免疫的调节效应,从而探索 CDX 介导的促白血病细胞存活的可能机制。

Ⅰ. 将 CD45.1 小鼠分以下五组,接种来自 CD45.2 小鼠不同处理的骨髓干细胞:

a. 正常对照组:接种正常 CD45.2 骨髓干细胞;

b. 空载组:接种转染 MSCV 空载体的 CD45.2 骨髓干细胞;

c. MLL-AF9 组:接种转染 MSCV-neo-MLL-AF9 的 CD45.2 骨髓干细胞;

d. CDX 组:接种转染 MSCV-puro-CDX 的 CD45.2 骨髓干细胞;

e. MLL-AF9+CDX 组:接种转染 MSCV-neo-MLL-AF9 和 MSCV-puro-CDX 的 CD45.2 骨髓干细胞。

Ⅱ. 白血病发病后,取外周血,观察白血病细胞及其干细胞表达 CDX 与白血病的发生情况,从而明确 CDX 表达与白血病发生的关系。并同步动态观察各免疫效应细胞表达 CDX 配体 HVEM 的情况。

Ⅲ. 检测指标:

a. 观察 AML 细胞高表达 CDX 对 Th1/Th2 细胞漂移的影响。取外周血,用 BDTM Cytometric Bead Array(CBA)Multiplex Assays 试剂盒结合流式细胞仪检测各实验组 Th1 型细胞因子 IL-2,IFN-γ,Th2 型细胞因子 IL-4,IL-10 的水平;用 BD FastImmuneTM Cytokine Flow Cytometry 试剂盒结合流式细胞仪检测各实验组 CD4 Th1 细胞(CD4$^+$,IFN-γ$^+$),CD4 Th2 细胞(CD4$^+$,IL-4$^+$)细胞比例。

b. 观察 AML 细胞高表达 CDX 对 CD8$^+$T 细胞激活的影响。取外周血,用 BD FastImmuneTM Cytokine Flow Cytometry 试剂盒结合流式细胞仪检测各实验组激活的 CD8$^+$ 细胞(CD8$^+$,CD28$^+$)比例;检测各实验组 CD8 Tc1 细胞(CD8$^+$,IFN-γ$^+$)和 CD8 Tc2 细胞(CD8$^+$,IL-4$^+$)淋巴细胞比例。

c. 观察 AML 细胞高表达 CDX 是否诱导抑制性 T 细胞。取外周血,流式细胞仪检测各实验组 CD4$^+$25$^+$Foxp3$^+$ 调节性 T 细胞的比例。

d. 观察 AML 细胞高表达 CDX 对 DC 的影响。取外周血,流式细胞仪检测各实验组 CD1a$^+$DC 的比例。

e. 观察 AML 细胞高表达 CDX 对 NK 细胞的影响。取外周血,流式细胞仪检测各实验组 CD16$^+$CD56$^+$NK 细胞的比例。

f. 为进一步从配体角度明确高表达 CDX 调节细胞免疫的靶细胞,构建可溶性 CDX-GFP 融合蛋白载体质粒,转染至 CHO 细胞,从上清收获可溶性 CDX-GFP 融合蛋白。各实验组取外周血,然后加入 CDX-GFP 融合蛋白,流式细胞仪检测可溶性 CDX-GFP 配体结合细胞。

2）体外研究：根据体内实验结果，酌情调整体外实验研究方案。离体细胞水平的研究：体外观察小鼠白血病细胞表达 CDX 对 DC 激活淋巴细胞的影响。

a. 用表达 CDX 和不表达 CDX 白血病的 CD45.1 小鼠的骨髓分离 DC，用流式细胞术检测 DC 表达 MHC-Ⅱ类分子、B7-1 和 B7-2、PD-L1、PD-L2 等；

b. 用十字交叉法分别将表达 CDX 和不表达 CDX 白血病的 CD45.1 小鼠的骨髓诱导 DC（CD45.1）与相应或不相应白血病细胞（CD45.2）共培养，观察对其成熟的影响，检测指标同上。

*替代方案：如若白血病细胞对 DC 激活功能弱，可在共培养体系中加入转染 MLL-AF9 白血病细胞反复冻融的白血病抗原。

c. 抗体中和实验：将其中表达 CDX 的白血病细胞预先用抗体 6A6 中和 1 小时，再与 DC 共培养，观察阻断 CDX 能否促进白血病细胞对 DC 的激活。

d. 将可溶性 CDX-GFP 加入不表达 CDX 白血病细胞与 DC 的共培养体系中，观察 CDX 能否抑制白血病细胞对 DC 的激活。

e. 用 CD45.2 抗体包被磁珠去除共培养体系的白血病细胞后，再用 DC（CD45.1）与 CD45.1 小鼠正常脾淋巴细胞共培养，观察对上述 T 细胞亚群比例及细胞因子的影响。

f. 在上述淋巴细胞与 DC 共培养体系中，分别加入各组的白血病细胞，用 LDH 方法检验对白血病细胞的杀灭效应。

（4）靶向 CDX 清除白血病干细胞的效应研究：由于我们的预实验结果表明 CDX 鼠源性中和抗体 6A6 能有效抑制小鼠肿瘤的生长。因此，为进一步研究 CDX 维持 AML LSC 生存的作用，我们以 6A6 作用于已建立的免疫全能小鼠白血病模型，观察靶向 CDX 对 AML 的影响，从而评价靶向 CDX 清除 LSC 的可行性。具体步骤如下：

1）实验分组同（3）。

2）靶向治疗方案

方案一：将上述细胞植入经亚致死剂量照射（10Gy）的 B6.SLJ（CD45.1⁺）小鼠中，6~8 周后待确定 CD45.2 细胞植入成功，各实验组腹腔注射不同剂量 6A6（100μg/ 只组及 200μg/ 只组），以后每周腹腔注射 3 次，连续注射 4 周。同时每组小鼠设立对照抗体 IgG 治疗组。

方案二：将上述各组细胞分别预先与同型对照抗体或 6A6 4℃孵育 30 分钟，洗涤细胞同时流式检测细胞的抗体包被情况，然后植入经亚致死剂量照射（10Gy）的 B6.SLJ（CD45.1⁺）小鼠中。6~10 周后终止实验。

3）检测指标：取对照组及移植鼠骨髓、外周血、脾脏、肝脏等组织。

Ⅰ. 流式细胞检测、血常规检测、HE 染色、瑞氏染色，检测 CD45.2⁺ 细胞比例、鼠正常造血干细胞比例及鼠白血病干细胞比例；

Ⅱ. 检测（3）所述各免疫效应细胞及细胞因子变化；

Ⅲ. 观察各组小鼠生存曲线。

Ⅳ. 观察各组小鼠的一般状态、体重变化，并检测其肝肾功能以评价 6A6 治疗的副作用。

4）观察靶向清除 LSC 对肿瘤复发的影响：将上述 2 种靶向治疗后取出的小鼠肿瘤细胞二次移植入经亚致死剂量照射（10Gy）的 B6.SLJ（CD45.1⁺）小鼠中，如上述同样方法观察 CD45.2⁺ 细胞比例、正常造血干细胞比例、白血病干细胞比例及移植鼠的生存曲线。

2. 可行性分析

（1）设计思路可行：项目立论有申请者较充分的前期研究数据支持，并基于本领域的研究进展，立论充分。关键的技术路线和研究模型有预实验数据支持，合理可行。

（2）实验技术可行：研究中涉及的大部分技术已经建立、应用或有预实验数据支持，已有多篇相关论文发表在国际期刊上，如各种载体的构建、原代细胞的分离培养、流式分选、免疫全能小鼠白血病模型、淋巴细胞比例及细胞因子的检测等。项目在技术实施上有可行性，对项目实施中将要遇到的困难有清晰的认识。

（3）工作条件可行：申请者所在研究中心为湖北省和教育部"肿瘤侵袭与转移重点实验室"，近年来承担多项国家自然科学基金面上项目和国家"973""863"重大科学研究课题，有较好的硬件条件和研究环境，具备完成本项目需要的仪器

（如激光共聚焦分析系统、多色分析流式细胞仪、小动物显微操作系统、免疫磁珠分选仪、实时定量PCR仪、SPF级动物实验室等）。研究涉及的试剂、动物均已商品化，可直接购买。

（4）标本来源可行：所在医院血液科每年收治大量新诊的AML患者，标本来源充分，且本实验室已建立临床标本库及相应的临床信息资料库，目前资料完整的标本数已达400余例，可以保证研究的顺利进行。

（5）人员配备可行：课题组成员均受过良好的研究训练，研究时间可确保。其中多人曾参与完成国家各级别科研课题，具备完成项目研究的技术素质和研究实力。

【评述】

本节按照研究内容作为分标题，详细阐述该项目拟采用的实验技术、实验方案和技术路线，并进行可行性分析。其研究设计具有以下特征：

1. 临床观察与动物实验相结合　观察AML患者的LSC表达CDX与疾病临床特征的相关性，并将之在动物模型中加以验证。

2. 动物模型的巧妙应用　以CD45.1小鼠为受者，植入转染MLL-AF9和/或CDX基因的CD45.2小鼠的骨髓干细胞，制备高表达CDX或不表达CDX的白血病动物模型。借助抗CD45.2抗体易于检测小鼠体内不同部位的白血病细胞，判断疾病状况；也易于体外共培养体系中，根据需要清除白血病细胞。

3. 体内实验与体外实验相结合　在体内观察LSC表达CDX对抗白血病免疫（主要是细胞免疫）的影响；将其中CDX对DC激活淋巴细胞的影响用离体细胞实验进一步加以佐证。

4. 不同层次的研究　从整体（动物白血病模型）、细胞（LSC、动物模型体内分离的白血病细胞对DC的影响、不同处理DC对淋巴细胞激活的影响）和分子（给予CDX分子、转染CDX基因、用CDX中和抗体）三个水平研究LSC表达CDX对抗白血病免疫的影响及其机制。

5. 不同阶段干预　抗体治疗策略包括预防性治疗、发作性治疗和观察对白血病复发的影响。

6. 设计替代方案　在可能失败的研究方案中设计替代方案，事先预测研究困难，并找到解决的办法，使评审者对项目实施的可行性更有信心。

研究路线清晰，研究范围合适，围绕目标设计实验方案，具有一定深度。特别是临床与体内实验相互验证，体内与体外实验相互补充，从整体实验获得相关性现象，在细胞水平上进一步验证，进而用抗体中和或直接给予CDX加以证实。这种围绕同一问题从不同对象、不同层面、不同水平交叉开展研究，易于获得令人信服的证据，由此获得的结论更具科学性。

在可行性分析中，作者从设计思路、实验技术、实验室条件、标本来源以及科研队伍五个方面阐述本项目的科学性、可行性和可操作性。

【可改进的地方】

1. 缺乏CDX对LSC影响的研究　研究方案中仅涉及LSC表达CDX对抗白血病免疫的影响，却未涉及LSC表达CDX对LSC细胞本身的影响。如设计一些实验探讨CDX对LSC存活、耐药等的影响。

2. 缺乏CDX干扰的设计　本项目如果将CDX基因敲除小鼠或siRNA干扰技术用于实验方案的设计，可能更具说服力。

（五）本项目的特色和创新之处

（1）急性髓系白血病干细胞特异性表达CDX及其与临床特征和预后的相关性是申请者研究组的发现，目前国内外均未见报道，具有创新性；

（2）项目采用生物学行为接近人类白血病的免疫全能小鼠白血病模型，在整体水平和细胞水平来研究CDX对抗白血病免疫的效应，并探索其可能机制，为明确CDX在白血病发生发展的作用提供理论依据；

（3）MRD是白血病复发的根源，免疫治疗有望将其清除。以LSC特异性表达的CDX为靶点，用CDX单抗靶向清除LSC，为治疗白血病，防止其复发提供新的策略和线索。

【评述】

本节主要从三方面阐述了本项目的特色和创新之处：第1点强调CDX临床意义的发现，第2点阐明CDX的作用机制，第3点是其抗体临床应用的可能性。充分显示出本项目的创新不但具有理论价值,而且具有临床应用的潜质,故具有明显的重要性和必要性。

(六)年度研究计划及预期研究结果

1. 年度研究计划

(1) 2013.1—2013.12

1) 收集临床标本,完成CDX表达与AML临床特征、机体免疫状态的相关性研究;

2) 载体构建和鉴定,各种实验方法稳定和优化。

(2) 2014.1—2014.12

1) 收集临床标本,进一步完善CDX表达与AML临床特征、机体免疫状态的相关性研究;

2) 建立免疫全能小鼠白血病模型;完成CDX表达对AML发病、存活的影响的研究;

3) 完成靶向CDX清除白血病干细胞的体内研究。

(3) 2015.1—2015.12

1) 完成CDX表达对抗白血病免疫调节效应及可能机制的研究;

2) 完成CDX表达与AML临床特征的相关性追踪研究;

3) 综合实验结果,补充数据,扩大研究范围,撰写论文投稿,结题。

2. 预期研究结果

(1) 明确AML LSC细胞CDX表达与AML临床特征及机体免疫状态的相关性;

(2) 明确AML细胞表达CDX对白血病发病、存活的影响及靶向CDX清除LSC的效应;

(3) 明确AML细胞表达CDX对抗白血病免疫的效应及可能的机制;

(4) 验证并完善理论假说,争取在国内外权威期刊发表3~5篇论文,其中SCI论文1~2篇。

【评述】

该项目研究计划明确,进度安排较合理。如临床研究需要累积病例数,贯穿3年是合理的;不足之处是第一年度安排偏松,而后2年安排较紧。

预期研究结果1~3点为本研究的研究目标;第4点为拟发表论文(包括SCI收录论文)的篇数;需提出的是为了获得批准,一些申报者不客观地提高发表论文数,结题时,很难达到目标。本项目3个目标,假设完成1个目标发表1篇论文,最多3篇SCI收录论文;如果发表高影响力论文,论文数可能还会少。

(七)研究基础与工作条件

1. 工作基础(与本项目相关的研究工作积累和已取得的研究工作成绩)

(1) 直接支持本项目立论的前期实验数据

在一年多的前期研究中,申请者所在研究小组采用流式细胞术对110例白血病和18例健康供者骨髓单个核细胞进行CDX的表达分析。采用CD45/SSC双参数设门方法区分骨髓中的正常淋巴细胞、单核细胞、粒细胞、有核红细胞和原始细胞群,FlowJo软件分析流式细胞仪检测结果,以高于不同类型白血病或正常骨髓中CDX平均表达值确定为抗原高表达,低于CDX平均表达值为低表达。结果如下

1) CDX在AML LSC中高表达(图9-3,申报时使用彩图):流式细胞术分析提示CDX在

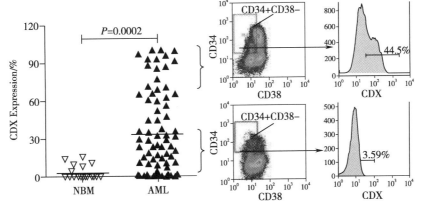

图9-3　CDX分子在正常骨髓(NBM)与AML中CD34⁺CD38⁻细胞群体中的表达

左图NBM与AML中CD34⁺CD38⁻细胞群体CDX表达分布的散点图;
右图为AML组中CD34⁺CD38⁻细胞群体CDX表达的代表流式图

部分 AML 患者的 CD34+CD38- 细胞群体中高表达,而在正常骨髓 CD34+CD38- 细胞群体中呈低表达或不表达,AML 与 NBM 组间比较,$P<0.05$,有统计学意义。

2)CDX 在各型 AML LSC 中的表达(图 9-4):收集临床标本包括 M0-M7,可见各型 AML LSC 中 CDX 均有高表达。以 M5 尤为显著。

3)CDX 表达与临床预后的关系(图 9-5):分析两组 AML 患者的 8 年生存率、缓解率与复发率,结果显示,与 CDX 低表达者相比,CDX 高表达者的生存率低($P<0.05$),完全缓解率低($P<0.05$),而复发率高($P=0.0307$)。

4)CDX 表达与临床特征间的相关性:检测 86 例 AML 患者 LSC 中 CDX 表达,其中 42 例高表达,44 例低表达,分析 CDX 表达与临床特征间的相关性。结果发现,两组患者中生存率、复发率及 MLL 基因突变存在统计学差异。

5)CDX 中和抗体 6A6 可以有效抑制小鼠肿瘤生长(图 9-6):A20 细胞(鼠淋巴瘤细胞系表达 CDX)皮下接种 C57BL/6 小鼠,成瘤后用 CDX 中和抗体 6A6 腹腔注射,检测皮下瘤体积变化。结果显示 6A6 可明显抑制皮下瘤生长,且呈抗体剂量依赖性。

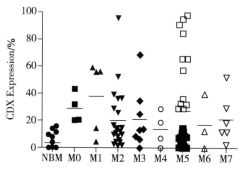

图 9-4 CDX 在各型 AML LSC 中的表达

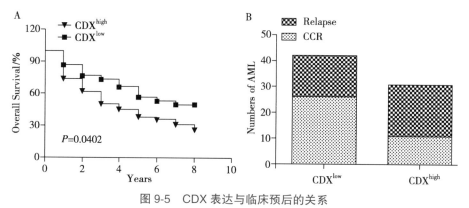

图 9-5 CDX 表达与临床预后的关系

A. 高表达与低表达 CDX 的 AML 患者的生存曲线;B. AML CDX 表达与复发的关系。
CCR: continuous complete remission,CDX^low: CDX 低表达,CDX^high: CDX 高表达

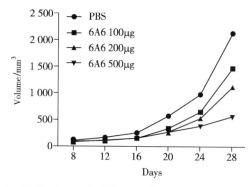

图 9-6 鼠源 CDX 中和抗体 6A6 抑制小鼠肿瘤生长的效应

以上结果提示,CDX 可作为 MLL 相关 AML 预后差的指标,其高表达可能与 AML LSC 存活及抗肿瘤免疫相关,是一个潜在的治疗靶点,成为支持本项目立论的直接实验证据。

(2)项目涉及的关键实验技术方面积累的数据和工作基础

1)成功构建 MSCV-MLL-AF9-GFP 病毒(图 9-7,申报时使用彩图)。

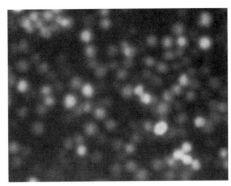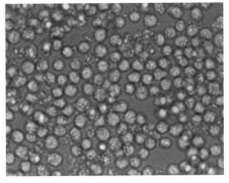

图 9-7　MSCV-MLL-AF9-GFP 转染 Molt-4 细胞
左图为荧光图，右图为相差显微镜图

2）已成功建立免疫全能小鼠白血病模型：建模第 45 天，发病小鼠出现竖毛、体重明显下降、四肢乏力、濒死。取骨髓行流式检测，发病小鼠中可见大量 CD45.2 阳性白血病细胞。瑞氏染色可见此类白细胞多为未分化的原始幼稚细胞。此外，发病小鼠肝脾肿大（以脾脏增大更为显著），PCR 检测 *MLL* 基因阳性。于建模第 27 天和第 45 天，小鼠内眦静脉取血查血常规，结果发现，随着时间延长，植入携带 *MLL-AF9* 融合基因的 CD45.2 细胞的小鼠白细胞增多、血红蛋白下降、血小板下降。

（3）课题组发表的、与工作基础和完成项目需要技术相关的论文

按照下列题录列出（此处略去具体论文信息）：作者排序（申请人姓名以黑体字表示），论著题目、期刊、年份、卷（期）：起页 - 止页。

2. 工作条件　包括已具备的实验条件，尚缺少的实验条件和拟解决的途径，包括利用国家实验室、国家重点实验室和部门开放实验室等研究基地的计划与落实情况。

（1）申请者所在实验室是医院肿瘤生物医学中心，也是湖北省和教育部"肿瘤侵袭与转移重点实验室"，有较好的研究设施和环境，具备本项目研究需要的仪器（如激光共聚焦分析系统、多色分析流式细胞仪、小动物显微操作系统、免疫磁珠分选仪、SPF 级动物实验室、生物信息学分析系统，共聚焦显微镜，实时定量 PCR 仪、超低温冰箱、液氮罐、超净工作台等）。

（2）项目研究中涉及的实验技术及手段已在本实验室建立或有预实验数据。研究涉及的试剂、动物均已商品化，可以通过购买方式获得。

（3）项目组成员均有较强的研究背景和能力，可确保研究顺利完成。所在医院血液科每年收治大量新诊的 AML 患者，且本实验室已建立标本库，拥有大约 400 例标本，相应临床资料统计完全，可以保证研究所需标本来源。

3. 申请人简介

×××，女，32 岁，医学博士，讲师，项目负责人。2009 年 7 月获 ×××× 大学医学博士学位（血液病学专业），毕业后在 ×××× 大学 ×× 医学院附属 ×× 医院血液科从事临床和科研工作。读研究生与工作期间，参与了国家"973"项目"恶性肿瘤侵袭和转移的机理及分子阻遏"及国家自然科学基金"淋巴瘤血管内皮细胞异常表达 Tim-3：一种新的肿瘤免疫逃避机制？"、国家自然科学基金青年科学基金"STAT3 介导的肿瘤微环境生态位的变化在卵巢癌耐药复发中作用的研究"的研究。主要研究方向为恶性肿瘤的靶向治疗及小分子化合物选择性清除白血病干细胞的研究，熟知本领域的研究进展和热点问题，系统掌握了干细胞分选技术、NOD/SCID 鼠白血病模型的建立、细胞培养、腺病毒载体构建、慢病毒载体的构建、基因芯片技术、蛋白分析等各种分子克隆及分子生物学技术。相关论文已在 *Carcinogenesis* 及 *Human Gene Therapy* 杂志上发表。

4. 承担科研项目情况　申请人正在承担或参加科研项目的情况，包括自然科学基金的项目。要注明项目的名称和编号、经费来源、起止年月、与本项目的关系及负责的内容等。

（1）项目名称："淋巴瘤血管内皮细胞异常表达 Tim-3：一种新的肿瘤免疫逃避机制？"；编号：

30770914；经费来源：国家自然科学基金项目；起止年月：2009.1—2011.12；主要参与者，已结题。

（2）项目名称："STAT3介导的肿瘤微环境生态位的变化在卵巢癌耐药复发中作用的研究"编号：81101963；经费来源：国家自然科学基金项目；起止年月：2012.1—2014.12；主要参与者。

（3）项目名称："阻断mTOR通路协同As2S2杀伤白血病干细胞的作用和机制研究"；编号：2009CDB416；经费来源：湖北省自然科学基金；起止年月：2010.1—2011.12；主要参与者，已结题。

5. 完成自然科学基金项目情况　对申请人负责的前一个已结题科学基金项目（项目名称及批准号）完成情况、后续研究进展及与本申请项目的关系加以详细说明。另附该已结题项目研究工作总结摘要（限500字）和相关成果的详细目录。

无。

【评述】

该节阐述与申报项目相关的研究基础、实验条件、申请者简历以及承担或参与、完成科研项目的情况，由此向评审者展示项目具有良好和可靠的科研基础，项目申请人具有一定承担和完成科研的能力，所在实验室具备完成项目的科研设备，这些均是项目评审的要素。现分述如下：

1. 与本项目有关的研究工作基础　申报者主要从项目直接相关研究基础和项目涉及的关键实验技术两方面进行说明。研究基础中，首先证实CDX在AML LSC中高表达，而正常骨髓HSC则低表达或不表达；接着确认CDX与MLL的融合基因呈相关性，与AML患者的生存率和完全缓解率负相关，与复发率呈正相关；用CDX抗体可抑制动物肿瘤的生长。由此显示研究CDX的重要性以及临床意义，并为本项目提供了有力的立论依据。在关键实验技术中，介绍了诱发白血病融合基因质粒的构建以及成功建立免疫全能小鼠白血病模型，而这一技术是本项目实施的关键，向评审者充分展示本项目的可行性。

2. 工作条件　申报者从仪器设备、实验材料的获得、相关技术掌握以及临床标本来源进行阐述，充分体现申报者所在单位具备完成本项目研究的工作条件，再次向评审者证实本项目实施的基础与可行性。但是，项目申报者需提供本单位伦理审查委员会审查批准进行人与动物实验的证明。

3. 申请人简介　申报者介绍了自己的学历和研究工作简历、所发表与本项目有关的论著目录、科研成果、获奖和专利。介绍须本着实事求是的原则，通过此处，充分展示自己的科研能力和科研基础，说服评审者，申请人具有能力和潜力完成本科研项目。注意，新版的青年科学基金项目申请书撰写提纲中已无此项内容。

4. 申请人承担或参与的科研项目　申报者参与了2项国家自然科学基金项目和1项省自然科学基金项目，从另一侧面展示自己的科研经历和科研基础。但不足的是，未说明这些项目与申请项目的关系和区别。

5. 完成自然科学基金项目情况　一般青年科学基金项目是毕业后参加工作的研究生首次申报的基金，很少在此之前获得面上或其他自然科学基金项目。

（八）经费申请说明

本项目申请经费共28万元，经费申请（定额补助）说明如下：

1. 设备费　要求购置5万元以上固定资产及设备等，须逐项说明与项目研究的直接相关性及必要性。

2. 实验材料费（22万元）

（1）各种单抗如人和/或鼠CD34，CD38，CD272，CD117，6A6，CD4，CD8，CD1a，CD16，CD25等约60 000元；

（2）工具酶、各种分子生物学分析试剂（DNA、微量RNA提取，real-time PCR试剂盒，亚克隆试剂，细胞培养，蛋白印迹等）约30 000元；

（3）BDTM Cytometric Bead Array（CBA）Multiplex Assays试剂盒×3约30 000元；

（4）BD FastImmuneTM Cytokine Flow Cytometry试剂盒×3约30 000元；

（5）原代细胞培养、细胞因子等试剂约30 000元；

（6）实验动物购买、维持、分析约30 000元；

（7）一般实验室耗材、器皿约10 000元。

3. 测试化验加工费（1.1 万元）

（1）统计学分析 1 000 元；

（2）生物技术公司测序 10 000 元。

4. 燃料动力费 0 元。

5. 差旅/会议/国际合作与交流费 学术会议交流 5 000 元。

6. 出版文献信息传播知识产权事务费 外文期刊稿件修改费、稿件审稿费、发表费 10 000 元。

7. 劳务费 直接参加项目研究的研究生、博士后的劳务费用 20 000 元。

8. 专家咨询费 0 元。

9. 其他支出（1.4 万元） 科研管理部门按规定收取的管理费 14 000 元。

【评述】

科学基金项目资金分为直接费用和间接费用。申请人只编报直接费用预算；间接费用按依托单位单独核定。直接费用各科目均无比例限制，由申请人根据项目研究需要，按照有关科目定义、范围和标准等如实编列。

预算数据以"万元"为单位，需要精确到小数点后面两位。各类标准或单价以"元"为单位，精确到个位。

申请经费额度和经费分配是否合适，也是评审者要考量的因素。该项目总额度为 28 万元，根据本项目的实验材料、实验动物（CD45.1 与 CD45.2）及实验内容，其申请额度是合理的；关于经费分配，申报者将 87% 以上的费用用于科研本身，其中实验材料费 22 万元，占总经费的 78.57%，而科研业务费为 1.1 万元，其经费分配合适。可以改进的是科研业务费中的生物技术公司测序费用偏高，本项目研究内容中需要测序的并不多，且测序费用也不贵，至少可削减一半。另外，预算过于笼统，应适当具体，可补充主要试剂和检测方法的单价，所需数量，以及研究生劳务费的标准等。

2022 年起，青年科学基金项目实行经费包干制，不再区分直经经费和间接经费。

【总体评述】

1. **意义与重要性** 该项目研究 AML LSC 表达 CDX 在白血病发生发展中的作用及机制，并以此为靶点，用 CDX 抗体靶向清除 LSC，为临床治疗白血病，防止其复发提供新的线索，故该项目不但具有理论研究意义，也具有明显临床应用价值。

2. **创新性** 该项目创新性主要在于首次发现 AML 的 LSC 表达 CDX 与临床白血病患者的缓解率、生存率和复发率相关，进而阐明 LSC 表达 CDX 促进白血病发展的机制，故从理论上为白血病发生发展增添了新的分子机制；在此基础上，以 CDX 抗体靶向清除 LSC，为治疗白血病并防止其复发提供新的分子靶点与策略。

3. **科学性** ①有 86 例 AML 患者的临床资料与 LSC 表达 CDX 相关性的研究资料和动物实验数据作为本项目立论依据，加之他人相关资料的支持；②研究手段巧妙、合理（CD45.1 与 CD45.2 小鼠的利用）；③从不同对象、不同层次、不同水平交叉研究，相互验证，相互补充，研究方案设计严谨。

4. **可行性** 可行性表现在：①研究目标明确、合适；②研究路线清晰，研究范围适度，研究方案严谨；③具有较好的前期工作基础和关键技术的掌握；④申报者具有较好的科研训练和较强的科研能力（参加科研项目和发表论文的数量与质量）；⑤所在单位具有良好科研设备、充足的病例来源和优化的人员配备等。

5. **可理解性及说服性** 本申报书的立项依据遵循从浅到深，从面到点，从易到难，可读性和可理解性较好。其语句流畅、条理清楚、重点突出、逻辑性较强。不足之处是某些地方写得不够简洁。

第二节 项目申报失败常见原因分析

目前，申报国家自然科学基金生命科学部面上项目的中标率约 15%~25%（不同分支学科的中标率各异）。申报失败的原因各不相同，例如免疫学科"免疫性疾病"未中标项目的专家评审结果显示科学思想缺乏创新性占 79.34%；立论依据不足占 74.38%；技术路线和研究方法不理想占 75.21%，缺乏工作基础占 65.30%；其他原因还包括研究目标不明确、拟解决关键问题不明确、申请人研究背景不够或团队组成不合理等。国家自然科学基金委员会公布的 2018 年度申请情况分析如下：

生命科学部免疫学学科："申请项目的学科覆

盖面进一步扩宽,研究水平明显提高,大部分项目有较好的研究基础,部分申请项目能提出创新性科学假说并开展系统性研究。但仍然存在一定不足,如坚持在同一个研究方向上形成特色研究的较少,缺乏实质性的学科交叉研究等。"

生命科学部动物学学科:"申请的项目无论是选题科学性还是设计合理性,尤其是学术思想的创新性,较过去均有明显提高。存在的问题:过分追求热点而忽视了工作的连续性和系统性,立项依据的阐述和技术路线的可行性论证不够充分,前期工作基础积累不够,没有提供具体的研究进展和详细的研究内容,缺乏明确的科学问题或科学假设,或目标过大过高,经费预算不切实际。"

医学科学部医学科学七处:"近年来,肿瘤学研究项目申请质量逐年提高,体现在前期预实验扎实,科学假说推理有据,研究内容完整、深入。缺乏前期预实验依据,仅通过文献复习来推导科学问题的项目申请逐年减少,缺乏深入的机制探索的描述性、相关性研究也不断减少。"

医学科学部医学科学九处:"部分选题较好的项目由于申请书提供的立项依据不充分,前期研究结果薄弱、研究方案不够详细,或提出的研究目标不明确、研究计划过于庞大、研究深度不够而未获资助;不少项目因选题没有明显新颖性,或因申请书过于简单、研究内容缺乏深度等而未获资助。"

现将标书落选常见原因具体分析如下:

一、科学意义存疑

1. 所提出的科学问题并非重要领域的重要问题,或其重要性不够 我国主导的在医学科研领域的经费投入重点是资助严重威胁人群健康的常见病和多发病。对研究某些国内外少见疾病的项目则资助有限,但近年来有所增加。

2. 所提出的科学思想无重要的理论价值或应用前景 例如重复性研究、无明显创新性的研究、提出的假说缺乏科学性等。

3. 项目研究难以获得有意义的信息 例如:在免疫缺陷状态〔尤其是获得性免疫缺陷综合征(AIDS)或器官移植应用免疫抑制剂时〕卡波西肉瘤(Kaposi 肉瘤)发病率增高,但中国人群并非原发性 Kaposi 肉瘤的易感人群,故在非流行区域进行有关疾病流行病学的调查,难以获得对医学理论或临床实践具有指导意义的信息。

二、立项依据不足,无科学问题与假说

1. 项目背景不清楚 对国内外该领域研究现状了解不充分;或在阐述过程中未写清楚哪些资料是申请者本人所做,哪些是他人所报道;或申请人将立项依据写成大篇幅的综述,未能紧扣主题,未能突出重点,不能使读者明白申请人的意向。

2. 立项依据不充分 包括国内外他人的工作和本人的前期工作。例如:有人拟研究我国新疆地区少数民族人群 MHC 多态性与内毒素休克发生的关联,由于内毒素性休克主要由革兰氏阴性菌感染而继发,目前尚无证据提示其与 MHC 存在直接关系,故该项目立项依据不充分。

3. 无科研问题、无假说 此类项目属盲目研究,难以获得资助。

4. 论点或假说的科学性和逻辑性不强 兹举二例:①有人假设月经来潮和潮汐相关,但月经来潮属于月节律,潮汐是日节律,两者之间的逻辑关系不明确,该项目不能令人信服;②前期工作证实某因子可促进神经元存活,申请人据此推测该分子可诱导大鼠成体神经干细胞分化。这一设想的逻辑性存在问题,因为细胞存活和细胞分化是两种不同的事件,促进细胞存活并不等同促进细胞分化。

5. 无工作基础或缺乏相关实验依据 缺少与本项目相关、足够的前期实验资料(前期实验资料须有统计学意义),或前期资料与所提出的假说互相矛盾,或申请人对前期实验结果的评价和结论有误。

三、立论缺乏创新性

1. 无创新性或无明显创新性 项目为简单的低水平重复,例如:文献已报道左手断肢移植,申请人拟进行右手断肢移植,并自认为具有创新性;仅对方法学中某些非重要的实验条件进行修改,创新性不够。

2. 填补国内空白(或国内尚未报道) 基础性研究只有第一,绝无第二。某些所谓国内首创等,其实无创新,只是重复国外研究(除中国人

遗传特征和特有物种等研究外）。

3. 缺乏申请人本人原创的观点和创意　常见的情况是，盲目追踪国外的热点研究领域，简单更换所研究的病种、人群等即认为具有创新性。

四、研究目标定位模糊

1. 目标不明确　常见的问题是"撒大网"，盲目地进行蛋白组表达或基因差异表达，实际上并不清楚自己的研究目标或拟解决的关键问题。

2. 目标过大　如研究呼吸道感染的病原体变异及其流行趋势，而呼吸道感染的病原体很多，不可能在有限经费资助下和有限的期限内完成。

3. 目标太小，研究方向不确定　如仅进行单个基因的克隆，而不开展相关的功能研究。

4. 目标不集中、不深入　目标"面面俱到"，但都处在相同层面上且均为浅尝辄止，没有深入探究现象的本质。

五、研究内容和实验方案设计不当

1. 研究内容、研究方案、研究目标混为一谈　常见的问题是在研究内容中写了很多实验方法，将研究内容写成了研究方案；或在研究方案中详述很多实验步骤，将研究方案写成了实验指导；或将研究目标写成了研究内容。

2. 研究内容不完善

（1）研究内容不完整：例如，研究幽门螺杆菌表达尿素酶对该菌在胃黏膜定位及毒力的影响，若仅设计将针对尿素酶的 siRNA 转入幽门螺杆菌，继而检测尿素酶表达是否被抑制，这种研究内容是不完整的，应进一步检测转染 siRNA 的幽门螺杆菌的毒力及黏膜定位是否发生改变，及对宿主有何影响等。

（2）研究内容的深度不够：例如，为探讨免疫细胞对脂肪肝的影响，若仅检测 CD4、CD8、CD16 等细胞表面分子及若干细胞因子（如 TNF-α、IFN-γ 等），则此类研究缺乏深度。由于临床研究的局限性，一些申请人喜好做相关性研究设计，但相关性并不代表某因素与疾病的因果关系，常需要用体外实验和 / 或动物实验，用阻断法或刺激法进一

步确认所研究因素与疾病的关系。

（3）研究内容的小目标及其界定不清：申请人未清楚界定每一研究内容的意义、达到的次级目标，以及不同研究内容的相互逻辑关系，对每一研究内容或目标缺乏清楚的研究起点和终点。例如，未清楚阐述每一研究内容的目的，其与设想之间的关系，采用何种方法解决何种问题，从哪些不同侧面及层次验证假说和解答科学问题。此外，有的项目并非在前期工作基础上进一步深入开展研究，仍重复或部分重复前期工作，无清楚的研究起点。

（4）科研计划太笼统：有的科研计划写得太粗线条，以致不能使评审者相信申报人了解自己要做的事，并知道本项目采用方法的限制性、缺陷和可能出现的问题。例如，某些申请人仅绘制路线图，或仅写出研究内容的小标题，但未清楚交代研究对象、处理因素、分组、检测指标等。又如：药物筛选中，未介绍具体体外实验的方法及检测指标，也未介绍体内实验所用动物模型和观察指标。

3. 研究路线不合理　所提出的研究方案和研究路线与拟研究的科学问题不相符，不能合理检验所提出的科学假说。例如：在研究缺氧预适应对局灶性脑缺血再灌注损伤的保护作用及其信号转导机制时，只设计在体内外给予缺氧预适应，局灶性脑缺血再灌注损伤时，平行检测 NF-κB、p38、ERK、PI-3K 等信号通路，但未通过排除法、抑制法或促进法，检测不同信号通路间相互联系及其与保护作用间的关联，故难以实现预期目标。

4. 实验设计不合理　包括专业设计和统计学设计有缺陷。

（1）采用实验体系有误：例如：拟研究 Th1/Th2 细胞在炎症中的作用，却使用了急性感染（24 小时）动物模型，此种模型中特异性免疫应答尚未启动，不能反映 Th1/Th2 细胞的作用。

（2）实验规划过大：例如，某青年科学基金项目拟探讨某一分子的抗炎效应，拟观察该分子对炎症细胞活化、趋化、黏附、吞噬、杀伤等的影响；对 TLR 信号转导通路的影响；对促炎因子的影响；对抗炎分子的影响；对补体系统的影响；对感染和非感染炎症的影响等。无论从资助强度、

研究周期、人员工作量等角度考虑,该项目与所申请的类型不匹配,过于庞大。

(3)实验方法的描述过于繁琐:申请书中的技术路线和实验方案并非实验指导,无需详细描写实验操作步骤,诸如细胞洗涤的次数、离心时间和转速等。特别是常用的实验技术与方法,只需提及方法名称,检测什么即可。

(4)对拟采用的技术方法不熟悉:所采用的方法不能检测拟定指标(包括定量或定位等),不能解决待研究的问题,例如:拟用PCR(而非RT-PCR)方法分析基因mRNA表达;采用多种方法重复反映同一信息,造成浪费(注:在验证某一未知的重要信息时,常需应用2~3种不同的方法,在不同的动物模型或若干不同的细胞株中,进行确认);或检测指标与研究目标不相适应。

(5)缺乏对照组或对照组设置不合理:如研究黑色素瘤细胞特异性的细胞毒性T细胞(CTL)对黑色素瘤细胞的特异性杀伤作用时,未设立该CTL对其他肿瘤细胞的杀伤效应作为对照,未排除CTL的非特异性杀伤作用。缺乏应有的阳性对照和阴性对照等。

(6)缺乏实验研究的替代方案:如开展全新性研究时,对所采用方法学的限制性认识不清,缺乏替代方案。例如:借助基因敲除技术研究特定基因功能,若该基因是动物生存所必需,则敲除相应基因的胚胎不能存活;宜借助条件性基因敲除技术、干扰RNA及其他反义技术抑制基因表达作为替代方案。

(7)统计学设计不合理:研究方案的设计中,使用何种调查方案、调查对象的选择、诊断标准、纳入标准、剔除标准等交代不清,或观察例数不能满足统计学意义分析的要求。不少人在设计研究方案中忽视统计学设计,这将直接影响结果的科学判断。

六、申请经费额度和/或经费分配不合适

1. 经费额度不合适 申请者申报的经费额度过大或过小,说明申请者对整个实验所需试剂、材料、市场行情等不太了解。

2. 经费分配不合适 申报经费除管理费、水电费等按比例必须交的费用外,其余费用申请人可按实验内容的设计、科研交流、发表文章等各种科研活动需要以及劳务费进行合理分配,注意要预留足够的文章发表费用和实验室小型设备的购置费或仪器维修费等。有的申请人经费分配不合理,造成该用的地方没有足够的经费,而某些地方经费过多。在项目获得批准后,申请者还有机会对此进行调整。

七、申请人、团队及科研条件存在不足

1. 申请者科研能力欠缺 ①未发表相关论文(尤其是无近期论文或无SCI收录论文)或论文数量少;②无参与科学研究的经历,科研经验欠缺;③缺乏与项目相关的研究基础;④以往所获基金项目执行欠佳,或申请者学风不严谨及虚报和浮夸科研成果。

2. 科研团队不理想 ①团队组成不合理,缺少具体实施科研计划的专业人员;②团队中无掌握特殊关键技术(如基因敲除技术、酵母双杂交技术、建立特殊动物模型等)的专业人员,亦无相应的合作单位;③跨学科的研究项目无学科交叉合作者,如病理生理专业人员研发药物,须与药化和药理等学科专业人员合作。

3. 科研条件不足 申请者(及所在单位)缺乏项目研究所需的关键仪器或其他设施。

八、申请书形式与写作存在缺陷

1. 申请书形式不合格 2018年度,国家自然科学基金委员会集中接收期间共接收各种类型项目214 867项,不予受理3 428项,不予受理率为1.60%。申请书常见问题为:①研究期限填写不符合要求;②不属于所选择的申请代码所在学科指南的资助范畴;③依托单位或合作研究单位未盖公章、非原件或名称与公章不一致;④申请书缺页或缺项、缺少主要参与者简历;⑤申请人或主要参与者未签名或签名与基本信息表中人员姓名不一致;⑥申请代码或研究领域选择错误;⑦申请人或主要参与者职称信息不一致;⑧无高级职称且无博士学位的申请人未提供专家推荐信或推荐信不符合要求;⑨在职研究生未提供导师同意函;⑩申请人或主要参与者申请超项。

2. 申请书写作较差 常见问题为:①内容过多,重点不突出,评审者难以理解申请人的研究目标及其立论依据;②条理性和逻辑性欠缺;③文

字艰涩,错别字和语法错误层出不穷,影响评审者对项目的理解,甚至导致误解;④专业术语不规范,英语缩写过多且不注明英文全文或相应中文译名,导致评审者阅读和理解困难。

九、申报问题

1. **不了解申报要求**　如不了解申报项目的类型,未仔细阅读申报指南。

2. **申报学科不对**　申报的学科与标书申报的专业内容不符或跨度太大。此外,对于基础研究或交叉项目还可在不同科学部如医学科学部、生命科学部及其他相关科学部申报,有时可能出现项目申报拥挤在某一科学部,故要比较不同科学部往年某一学科的资助项目数和资助率,据此慎重做出选择。

第三节　如何提高项目申请书的竞争力

综合分析我国国家自然科学基金项目和其他一些国家的基金项目评审标准,可归纳如下:①科学意义或应用前景,即研究项目对相关领域可能具有的贡献,以及促进人类健康的作用;②学术思想的创新性,重点支持原创性工作;③研究内容的恰当性,与项目期限和资助强度相适应;④研究方案中,所采用的方法和研究路线具有科学性、合理性和可行性;⑤申请人及其研究团队的科研能力,即所具备的科研训练与经验,前期相关工作基础及对所承担项目的完成情况;⑥科研环境,即实验室设施和其他相关支撑条件。

评审者一般按照上述标准对申请书给予评价,但是,其最终给分反映的是对所有被评审标书的相对评价,如同“选美竞赛”,是从参赛选手中选出相对更优秀的,没有最优秀,只有更优秀;因此,中标的关键在于尽可能提高标书本身的质量,使之具有更强的竞争力。功夫下在平时,细节决定成败。

一、撰写申请书的前期准备

1. 获取与申报相关的信息

(1) 申报指南:指南是各基金委员会根据我国相关学科和社会经济发展现状而制定的,主要明确重要研究领域和研究方向、改革举措和申请须知等,申请人在撰写申请书前应仔细阅读指南,科研选题应尽量符合指南精神。如2019年度,国家自然科学基金试点开展了基于四类科学问题属性的分类申请与评审,基金委根据申请人所选择的科学问题属性,组织评审专家进行分类评审。申请人在申报项目时,不仅要关注科学问题,还要认真思考科学问题属性,作出最佳选择。

(2) 既往资助情况:申请人须了解并分析相关领域近几年获资助项目的情况。若相关领域在过去数年已资助过类似项目,且拟开展的研究工作并无明显创新之处,或研究水平有一定差距,则应适当调整研究方向。

(3) 评审专家意见:若往年已申报项目落选,重新申报时须仔细阅读反馈的评审意见:①若评审者对研究目标和实验方案提出意见,应在充分阅读文献并深入思考的基础上,认真进行修改;②某些情况下,实际上是评审者未能理解(或未能完全理解)申请人的本意,当事人应首先反省在撰写过程中的不足之处,并加以改进;③若由于前期研究薄弱而落选,宜尽力补救;④若多数评审专家对拟开展研究的立论依据、创新性或学术价值存疑甚至基本否定,则须更换研究方向;⑤某些情况下,否定性意见乃学术分歧所致,申请人应提供新的文献和实验依据,通过修改和完善原申请书而争取获得成功;⑥极少数情况下,申请人认为是评审不公而导致落选,则须提供有说服力的证据并按规定的程序提出申诉,并可向基金委提出特定人选在评审本人项目时回避。

(4) 关于申报的学科和类型:申请人应根据拟解决的关键科学问题和研究内容,将申请书投送适当的学科,或根据科学问题属性,选择适当的类型。可供参考的建议为:①一般情况下,投送与本人专业属性相近的学科,则学术的创新点可能更易获得评审者的理解和认可;②研究内容具有学科交叉的项目,跨学科申报可能更有利于突出学术观点的创新性;③申请项目具有多重科学问题属性的,申请人应当选择最相符、最能概括申请项目特点的一类科学问题属性。

2. 撰写申请书的时间安排 为成功申报基金项目,须给自己制订时间表。一般应在提交申请书前至少半年即开始着手准备,其进度为:①用1~2个月查文献、选题、构思,与同事或高年资科研人员展开讨论;②用2~3个月完成申请书的撰写;③用1~2个月请相关专家评阅并提出修改意见,然后进行反复修改。临时抱佛脚不可能撰写出高质量的申请书,尤其对刚踏入科学研究门槛的青年科技人员,留出充裕时间反复征求他人意见并进行修改显得更为重要。在准备期间,加快前期实验进度,积累前期研究数据甚至关键的研究结果,也是十分必要的。

3. 申请书的行文 撰写并提交项目申请书的目的是说服评审专家接受自己的学术观点并同意给予资助。换言之,申请人将本人的论点推销给专业知识和科研经验丰富、常年处于超负荷工作的评审专家。

鉴于参与一审(函评)的专家是在相关学科范围内随机挑选,对申请书所涉及的特定专业领域,其可能是大同行,也可能是小同行,甚至可能是相对的"外行"。同时,评审专家须在短时间内阅读多份申请书,一旦遭遇"高深"的理论和艰涩的文字(尤其从外文著述直接翻译的"英文式中文"),可能使评审者"望而却步",难以强求其有足够的耐心反复琢磨申请人的本意,从而使某些具有真知的申请书"名落孙山"。因此,不妨尝试从"高级科普"的角度阐述申请人的立论依据、学术观点和科学假说,使不同专业背景的评审专家得以准确理解其真谛,所谓"内行通得过,外行看得懂"。这也是对申请人学术水平和文字功底的考验。对研究项目的创新性等要适当评价,自我吹嘘是大忌。工作繁忙的评审专家会十分欣赏一份干净、简洁、重点突出、内容组织良好、通俗易懂的标书。请站在评审专家的立场,写一份读者友好的标书。

二、申请书内容的组织、写作和排版

一份高质量的申请书须具有三大要素:①设想好,体现于其创新性和科学贡献性;②科研设计好,即通过严谨、科学、完整的科研计划来检测并发展和完善其设想;③写作好,即借助文字清晰而准确地表达其设想和科研设计,既要文字流畅,又要专业性强,雅俗共赏。

撰写申请书时,须按照上述三大要素和评审的六条标准进行对照。

1. 申请书内容的组织 应严格按国家自然科学基金项目申请书的要求填写和撰写相关内容。注意正确分段,可适当增加醒目的标题和次级标题。必要时,可绘制图表以阐述科学论点或研究路线和流程,将复杂的科学问题简单化,以有助于评审专家理解、抓住要点并给予评价。

2. 申请书的写作和编辑

(1)首先拟提纲,将各种信息和内容有序、逻辑地组织起来,然后按照提纲充实各部分内容。

(2)申请书的文字宜简练、流畅、层次分明、逻辑性强,简洁易懂;尽量从简单的、基本的问题开始写起,逐渐引入到复杂的问题;直接陈述关键内容和关键点;将难懂的学术概念尽量用非专业用语解释。

(3)一个段落论述一个观点,此乃文章易读的关键。通常第一句陈述该段主题,后文提供支持该论点的依据和信息,并应将相互关联的论点和信息尽量放在一起。文字分段的意义为:将不同信息逐条集中;通过断行和段落间隙,使观点的阐述精炼和简洁。须注意段落间的连接和逻辑关系。

(4)在分节、分段的基础上,适当增加醒目的标题和次级标题,以突出重点,并体现内容层次的关联性和逻辑性。

(5)用图说明问题,一张图常比上千句描述更能说明问题。用图说明复杂的问题,不但可以帮助评审专家很快抓住多种信息,而且可节省他们阅读长篇大论的时间。但是,要做好清楚的图解与统计学分析。此外,引用他人图表须标明出处。

(6)尽量应用符合基本语法结构(主谓宾)、简短的句子,对过长的句子和段落,须适当进行分解。对来源于英文的内容,应在正确理解原文的基础上,按中文的语法习惯进行翻译。并注意文字的修饰,应避免直译式的"英式中文",从而妨碍评审者理解申请书内容。

(7)无须赘述与预定研究方案无关的内容,尽量减少错别字和语法错误,细心检查引用文献的正确性,第一次出现的英语缩写须标示英文全称。

3. 申请书的编排 具体建议为：字体选择宋体或仿宋，以小四号为宜；行间距 18~20，或 1.5~2 倍；段后间距 6 磅；图表清楚，尤其形态学图片其分辨率宜高，并用箭头指示拟展示的现象；引用文献包括作者、论著题目、期刊、年份、卷（期）、起止页码。

目前国家自然科学基金项目采用网上受理，偶尔也发生某些 PDF 格式的申请书存在缺页等现象，这将严重影响该项目的同行评议，故申请单位应在网上递交前认真检查每份申请书是否成功转换成 PDF 格式。

三、申请书正文注意事项

正文的基本要求为：①研究项目应以有说服力的假说为基础；②申报项目具有扎实的工作基础和良好的连续性；③申报的项目尽量符合申请指南；④侧重于基础或应用基础性研究，重点是探讨生物学现象和疾病现象的机制；⑤在项目资助额度和期限的范围内，合理确定研究目标和研究内容的规模；⑥项目的目标和技术路线应直接与待检验的假说相关；⑦介绍申请人与课题组成员情况应实事求是，突出专业背景，勿夸大其词、自我吹嘘，更须杜绝学术造假。

（一）项目名称和摘要

1. 项目名称 名称须明确简洁，宜直接反映项目总体研究目标，并尽量醒目和吸引人。

2. 摘要 最好在申报项目书撰写完毕后再写摘要，宜简洁扼要，限制在 400 字内。摘要是向评审专家提供项目概况，包括研究背景以及研究意义（为何做）、研究目标（做到什么）、研究内容（做什么）、主要研究方案（如何做）。摘要往往使评审者对项目获得第一印象，所谓先入为主，务必精心撰写，突出项目的重要性和创新性。

（二）立项依据

阐述项目的研究意义、研究背景、科学性以及项目的目标，故在申请书整体内容中占据重要地位。

1. 项目的研究意义 项目应与生命科学的长期目标和改善人群健康相关。基础性研究成果宜尽可能与疾病的诊断、治疗和预防联系，并展示其临床应用潜力。阐述研究对象是否属常见病、

多发病或地方病，是否为相关学科或研究领域亟待解决的重要学术问题，以凸显其重要性。

2. 研究背景 主要涉及如下方面：

（1）相关领域研究现状：包括前人和他人的工作，以及自己的与项目相关的工作基础，为建立假说提供依据。行文宜层次分明，适当分段，段落间具有逻辑性，正确引用文献，注意文献时限性及相关期刊的学术影响力。阐述研究现状须突出重点，切忌成为文献综述，主要提供与本项目相关的信息。并清楚说明哪些为引用他人的资料，哪些为申请人自己获得的研究进展。尽管研究现状包括他人的工作，但应聚焦于申请人本人的前期工作（包括所发表的高质量论文）和未发表的实验结果。如此，一方面显示科研工作的连续性，另一方面展示申请人的前期工作成果。同时，宜清楚阐述相关研究领域所存在的问题、矛盾和困难，尤其是还存在哪些亟待解决的科学问题，此乃提出假说的关键。

（2）假说：假说即申请人本人针对亟待解决的科学问题所提出的创新性学术见解或观点，其必须具有科学性、逻辑性、合理性和创新性。申请书研究内容、研究目标、研究方案均须围绕假说而展开。

3. 目标 以假说为基础，确定本项目 2~3 个研究目标，并须确认拟定的研究目标是否高度集中于检验假说，切忌过于分散或目标过大，勿将项目目标等同于长期的方向性研究目标。还应阐明，若预定研究目标否认申请人的假说，是否仍然具有科学意义。

（三）研究内容和研究方案

本节主要阐述研究什么及如何进行研究，反映项目研究计划的科学性、逻辑性和可行性。评审者通常对此部分内容提出疑问，故如何撰写是对申请人科研思路和学术水平的考验。

1. 内容与假说相对应 确认所有提出的研究内容必须直接与待检验的假说相关；如果有一个以上的假说，须阐明不同研究内容与对应假说的关系。为便于评审者理解和申请人实施，可将总研究内容为若干小内容。

2. 技术路线 所设计的技术路线应围绕检验假说而排列其逻辑顺序，从一个实验到另一实验均须具有清楚的起点和终点，且相互间具有逻

辑关系。可能的情况下，可用简图概括技术路线。但是，过于繁琐的"联络图"可能将简单的问题复杂化，反而造成评审专家的困惑。

3. 研究方案

（1）根据每一目标选择合适的实验系统或动物模型；建立不同实验方法；分组和设计对照；给予不同处理因素；检测相应指标；进行合适统计学设计。基本要求是，使评审者易于了解申请人如何实现预期目标。为此，一切实验设计须紧扣目标，切忌无目的的"鸟枪式"研究。研究范围勿过于庞大，须与项目资助强度和期限相适应。

（2）研究计划要有深度：避免仅平行观察多项指标，须设计排除法、阻断法、激活法、增强法等，以探讨各因素间相互关系。切忌仅积累描述性资料，须有深度，单纯观察现象而不涉及机制探讨，此类研究项目难以获准。此外，巧妙结合临床研究、动物研究、离体研究与体外研究，从不同层次阐明某一科学问题。注意，设计单一细胞株进行实验，局限性太大，应用几株不同细胞株，加上相应原代细胞进行体外实验，才更具说服力。对某些重要发现甚至需要几种不同的动物模型加以验证。

（3）正确设计对照：针对各种处理因素，均应设计相应的对照，排除非处理因素对不同处理组的影响，以保证它们之间的差异为处理因素所致。缺乏对照，将导致致命的判断错误。

（4）合理应用统计学设计：咨询统计学专家，确认项目实验样品数和实验资料的收集数能否满足统计学意义的分析，或能否满足流行病学调查的统计学分析。

4. 方法学

（1）对关键的实验方法（必要时需解释使用该实验系统的理由）和实验材料（如细胞株、病毒、家系等）须交代清楚，以使评审者信服申请人对相关研究的把握和实施能力。但是，实验方案并非实验指导，无须描述过细，对常规技术不必介绍其详细步骤和细节。

（2）若申请人选择新方法开展研究，须陈述具体理由，比较其与传统方法的优劣，介绍判定新方法实验结果可重复性的标准，以及如何避免可能遭遇的技术瓶颈和问题。

（3）明确某种研究手段可能存在的限制和缺陷，若该方法失败，须预先阐述可能的替换策略和技术。

（4）若申请人及所在实验室未开展过项目相关的关键技术，须与熟悉掌握该方法的人员合作，并提供规范的协议书，明确合作方在该项目中的作用。

（5）如开展临床研究或动物实验，需出具临床研究或动物研究伦理委员会的许可证明。

5. 预期结果分析

（1）对预期结果的判断和评价：须正确评价预期结果的价值及其限制性，以及实验结果对支持或否定所提假说的意义，由此反映申请人对项目复杂性的理解和把握相关专业理论的深度和广度。

（2）须阐述阴性实验结果的学术意义，以及如何开展后续研究。

（四）实验条件

须客观介绍已具备的关键实验材料、动物、重要试剂和仪器，或与相关单位开展合作的情况（须提供合作协议书）。对涉及危险性的实验材料（如具有传染性的病原体或具有危害性的实验材料），须陈述相关的特殊安全设施、环境保护措施、专职实验人员等。

（五）前期工作基础

申请书应提供详实的前期实验结果，其目的为：①为所提出的假说提供立论依据和项目的可行性；②展示申请人专业技能和科研能力（包括应用技术的能力、对方法的正确理解和对结果的合理解释）；③展示申请人已为开展相关项目研究奠定了良好基础，如方法的建立、特殊材料的制备和相应实验系统的建立等；从而向评审专家展示申请人实施该研究项目的优势以及具有达到项目预期目的的能力。

为此，须如实提供前期探究资料并陈述相关问题。

1. 高质量的图、表 其标题应准确，图解清楚，并经统计学处理，同时须对结果进行合理解释。评审者将据此评价申请人的工作基础和科研能力。

2. 项目相关的前期工作和信息 展示与项目相关研究工作的成果，包括论文、专利、成果获奖等。

3. 对前期工作意义的陈述 须强调前期工作与所提出假说和本项目研究目标的逻辑关系。若所提出的假说较复杂或涉及对经典理论的质疑、否定,须提供更多、更令人信服的前期支持性研究结果。

科研工作者通过撰写项目申请书,可使自己的科研思维能力,创新能力和写作能力得到锻炼和提高,这是每个科研工作者的必修课,是通往科研生涯的敲门砖。

（郑　芳　武　宁　马婧薇）

第三篇 医学科研项目的实施

第十章 科研项目实施的组织与管理

科研项目实施需精心组织,更需科学管理。有效的组织和管理是科研项目能在有限的时间、人力和财力等条件下顺利达到预期目标的必要保障。

第一节 科研项目实施的组织

科研项目实施需从以下六个方面进行组织:组织研究人员、安排研究时间、管理研究经费、确定实验场所、与科研管理部门或协作单位沟通与协调,以保证科研项目顺利实施。

一、组织研究团队

项目负责人是科研项目的第一组织者,除对项目研究内容进行策划外,还需根据项目大小和研究内容组织人力。

研究团队一般以课题组负责人(principal investigator, PI)为核心,技术员、低年资研究人员、研究生和本科生协助完成相应科研工作。PI可能同时承担若干个科研项目,为能同时推进课题研究,PI通常根据项目情况成立若干科研小组,在PI总体领导下,各组分别负责组织不同课题的具体实施。

具体来说,科研小组的组成可有两种方式:①按研究内容分组,将课题根据研究内容分成若干个小课题,每一小课题成立1个研究小组,由课题负责人根据课题情况各指定1人作组长;各小组间相对独立,同步推进各自课题研究,此法有助于学生实践科研课题的全过程、全面学习实验技术,但所涉及的技术需各自解决,不利于各组之间交叉协作、扬长避短,可能影响课题的进度。②按实验技术分组,成立不同的技术平台小组,每一平台小组仅承担课题的某些部分,负责利用平台技术完成课题涉及的相关内容,但需要PI对实验内容进行总体协调。各组可充分发挥各自实验技能的特长、组间可共享各自的熟练技术,有利于高效完成课题内容,但因相互联系紧密,任何一组不顺利均可牵制总体进度,也不利于学生科研思维全过程的培养,使学生容易成为技术员。而如果将两种方式结合使用,即虽按照课题内容分组,各组也有自己的某项技术专长,组间进行充分协作,以达到效率最大化的效果。

二、安排研究时间

时间安排是保证项目能按计划进度组织实施的前提。一般根据项目的内容和难易程度,制订项目的初步实施步骤,并将项目分成若干阶段,根据不同阶段的研究时间,预测完成整个项目的所需时间,并确定各阶段的指标成果。

进行项目时间安排时,应召集项目组成员开会,项目负责人对项目的各个环节进行全面而清楚的介绍,包括所涉及的技术方法及其难易程度,特别要注意听取具体从事实验技术人员的意见,同时还需考虑预实验及实验失败的可能,最后综合各方面情况制订具体时间表,力求时间安排与实际执行进度最大程度吻合。时间安排可以按以下两层内容执行:

1. **项目的总体时间安排** 主要依据项目的总体规划、总体目标、研究内容来进行。例如,完成项目总体需3年时间,项目负责人根据研究内容将项目划分为若干阶段,并按照总体目标制订阶段性目标,然后再安排每一阶段的具体时间。

2. **项目的详细时间安排** 在总体时间规划的基础上,再将各阶段的工作细化,甚至要详细到每个实验的具体过程,包括预实验、正式实验和失败概率等,将订购试剂、收集临床标本等准备工作尽量穿插在实施项目的过程中,充分利用有限的时间、人力和物力资源。细化实验之后,可进一步对每个研究目标的初步时间安排进行更合理的确认或调整,必要时还需回头完善对总体时间的安排。

三、管理研究经费

经费的科学管理能够有效保证经费的合理使用,利于项目的顺利进行。一般情况下,大部分研究经费用于实验相关支出,包括试剂、耗材、测试等,小部分用于人员劳务费、出版费、参加学术会议等。研究经费是否能有效使用与研究方法的选择关系密切。一种研究均有若干方法可供选择:①若经费不足,可选择最原始、简单的方法,这些方法同样被学术界认可,优点是价廉,但有时需耗费更长时间,包括摸索条件、建立方法、准备材料等;②若经费充足,可选择较先进的方法,直接购买试剂盒,优点是条件稳定、操作简单、节省时间等,但缺点是相对昂贵。

以下对策有利于经费的合理使用:①对于常用的技术方法,可采用较传统的、经条件优化能建立实验室标准化的方法,供实验室人员选用,既省钱又稳定;②对于不常用的实验技术和方法,一般购买试剂盒,无须重新建立方法,可节省时间,并能避免因失败而造成的浪费;③同一研究团队,可能有多个科研项目在研,经费可来自多个渠道,研究经费由团队总体进行统筹规划,项目负责人具体支配,团队内不同研究小组可共享研究资源,如实验材料、实验动物等,以节省大量经费。

四、确定实验场所

实验场所是实施科研项目的平台,所以落实实验场所也是保证课题研究顺利进行的重要环节。

1. **确定主要的实验场所** 项目研究包含多项内容、涉及多种实验,有时很难在一个实验室内完成。但必须要首先确定完成实验的主要场所(即能满足科研项目大多数基本实验所需的场所,常包括普通实验室、细胞培养室、动物实验室等)。多数情况下,实验的主要场所均是较固定的,多为项目负责人所在的实验室或所在科室(单位)的科研平台,也可以是项目合作者的实验室。

2. **确定需要联合的实验场所** 某些研究内容或研究设备可能是其他实验室所擅长或独有,

所以可通过互相联合开展相关研究,进行优势互补,共同推进各自项目的进展。

3. **委托方式解决实验场所** 以下情况需要委托其他研究平台或科研机构完成:实验内容有其特殊性,如放射性核素操作,仅能在特殊的、可提供生物安全保障的实验室实施;需要大型的特殊设备(如透射电镜、测序仪、核磁等),一般实验室不具备。委托时,需要与对方商谈并签署委托协议书,应包括具体委托的工作内容、双方的责任与义务、提供研究成果的形式、所需费用、所需时间等。如果相关信息涉及保密,双方还应预先签订保密协议。

五、与科研管理部门沟通

科研管理部门需及时掌握项目的进展情况,因此,科研人员应经常性地与他们沟通,按时提供各种材料。主要包括:

1. **基金来源部门** 提供基金的部门如国家科技部、教育部、国家自然科学基金委员会及省市科研管理部门等,对各自的不同项目都有详细的管理办法和明确的要求,项目负责人必须认真学习并按时提供项目计划书、项目进展报告、阶段性小结、结题报告等。

2. **单位科研处** 根据基金来源部门对被资助者的各项要求,单位科研处负责监督和管理科研经费的使用,并建立和保管相关科研档案,如项目申请书、项目批件、项目经费、项目进展报告、结题报告等。

3. **科研团队或实验室** 管理有序的科研团队或实验室一般也应同时设立项目档案,包括项目一般信息、进展情况、结题等,同时还要保存项目实施的原始记录、标本的存放记录及相关的成果信息(包括已发表论文、所获奖励及专利的证书与相关信息等)。科研人员需遵守所在团队或实验室的管理条例,提交相关信息供科研团队或实验室备份存档。

六、与协作单位的协调

如果项目由几个单位联合承担、协作完成,一般按如下两种模式划分任务:①将项目分成若干子项目,每个单位承担1个子项目,每个子项目确定1名项目负责人;②多个协作单位共同完成项目的研究工作,每个协作单位根据项目需要承担一部分工作。

国家科技部的国家重点研发计划是典型的由多家单位共同参与完成的大型项目,某些创新团队项目也是如此。项目总负责人可以通过现场或网络视频、QQ群或微信群等方式召开启动会、中期检查会、总结会等,进行各单位之间的沟通协调,充分发挥每个协作单位各自的优势,体现优势互补、联合攻关,以保证按进度完成项目并获得较大研究成果。

总之,项目的策划与组织实施不仅需考虑项目具体研究内容和技术路线,也应妥善安排研究人员、时间、场所等,并注意与管理部门及协作单位沟通,从而保证研究项目的顺利进行。

第二节　实验中的安全管理规范

一、实验室安全管理规范

加强实验室安全管理,增强实验人员安全防护能力,有效排除实验室运行中的安全隐患,营造实验室安全环境,是顺利开展实验室工作的前提条件。因此,实验工作中应以安全为第一要素,做到安全管理、安全操作、有效防护、避免意外。新入实验室的人员需进行安全知识培训,项目负责人也应定期检查实验室,及时排除安全隐患。

二、实验室设备、器械和试剂的安全使用

(一)水电煤气的安全性

在实验室工作,首先必须了解实验室总电闸开关、总煤气阀门和总水闸开关的位置和使用方法,有助于出现危险时紧急断电、断水或切断煤气,避免错误操作导致事故。离开实验室前,须检查电源、水及煤气的关闭情况。

1. 电的使用　正确使用各种照明灯,避免灯泡和易燃物距离过近。使用各种电器设备前,注意检查是否漏电,一旦出现漏电应立即断电,并检查漏电原因,同时避免用湿抹布擦拭漏电仪器。

2. 煤气的使用　煤气是无色气体,应注意检查开关是否处于关闭状态。点燃煤气时应防止煤气漏出,用火时人勿离开现场。

3. 水的使用　防止水溢造成不必要的损失,

节约用水,离开实验室前须检查水龙头关闭情况。

(二)仪器设备的安全操作

在实验室工作中,操作者使用仪器设备一般均须经过培训,并严格按照操作指南正确操作,避免随意操作造成仪器损坏或出现危险。例如,使用离心机时须保持转子平衡,以免因离心不平衡导致转子飞出而伤人或损坏设备。

1. 用电设备的安全操作　大多数仪器设备均需用电,保证电源正确连接并防止漏电是最基本要求,操作者应遵循操作程序,并在使用后及时断电,一旦触电,应立即切断电源。仪器设备的电源地线是漏电的重要防护措施,不可将其省略不接(有的实验室在安装仪器时由于电源插头不匹配,将地线插头弯曲不用),以免漏电出危险。稳压器对于用电设备的安全使用也很重要,可保证电压稳定,避免使用仪器时局部出现高压电伤人。

2. 玻璃仪器的安全使用　实验室中玻璃仪器使用不当常可导致事故发生,故须掌握正确使用方法,避免发生意外。

(1)若进行可能发生玻璃破碎的实验操作(如减压处理、加压抽滤、旋转、加热玻璃器皿等),须戴手套和安全眼镜,以防玻璃碎裂伤害眼睛或皮肤。

(2)勿使用有缺口或裂缝的玻璃容器,以防操作中发生玻璃碎裂。有缺口或裂缝的玻璃器皿应予废弃,必要时可用胶布粘贴缺口处。

(3)连接玻璃管与橡胶管时须戴厚手套,以免操作中玻璃管断裂而扎手。

(4)手持大的玻璃容器(如三角烧瓶等)时,双手分别握瓶颈和托瓶底,以防瓶颈太细突然破碎伤手。

(5)用玻璃容器加热时,须注意预热均匀,防止局部过热出现玻璃破碎,拿取加热后的玻璃器皿须注意防烫,戴厚手套也可防止玻璃遇冷脆裂。

3. 氧气瓶的安全使用　氧气瓶是贮存和运输氧气的专用高压容器,而氧气属助燃气体,使用不当易发生气瓶爆炸,故安全使用氧气瓶十分重要。

(1)安全性检验:氧气瓶需具有生产合格证及国家相关部门(如锅炉压力容器安全监察部门)出具的检验证书。反复使用的氧气瓶需具备

定期检验合格的证明。

（2）安全存放：氧气瓶须远离易燃易爆物品、明火及热源（安全距离10m以上），避免阳光暴晒，勿与乙炔瓶等高压易燃气瓶同室存放。氧气瓶、二氧化碳气瓶、氮气瓶等应严格标记防止混淆。

（3）使用注意事项：随时检查氧气瓶状态及防震胶圈，避免油污接触。冬天使用时一旦出现瓶阀冻结，可用开水加热解冻，严禁用火烘烤。通常氧气瓶内的氧气不可用尽，保留一部分气体（0.1MPa以上）有利于防止其他气体倒流入瓶。

4. 高压锅的安全使用 实验室中经常使用高压灭菌，须注意安全。

（1）使用前先检查高压锅通气孔是否通畅，安全阀是否完好，此乃保证安全的关键措施。

（2）因自来水易形成水垢，应按要求加蒸馏水到高压锅内，避免干锅加热。液体高压时，容纳液体的容器须有排气孔装置，以免高热增压使液体溅出。通常方法是：用多层透气纸封住装液体的瓶口，保持气体通畅。

（3）根据压力表的指示调节热源大小，使锅内压力在规定范围保持恒定。勿触动高压锅的压力阀，也勿将重物压在压力阀上，以免锅内压力过高不能释放，造成危险。

（4）停止高压时，勿立即开锅，先使锅内压力降低后再打开锅盖，否则易出现内容物随高压气流飞出伤人。

（5）达到高压消毒时间时须及时拔掉电源，确保高压锅安全。

5. 高温烤箱的安全使用 高温烤箱也是易引发火灾的常见设备，须置于通风干燥且无煤气等易燃物的地方，使用时注意规范操作，防止意外发生。

（1）烤箱温度可达250℃，故不耐高温的物品（如塑料制品、纸制品等）应避免放入烤箱内烘烤，以免发生火灾。

（2）高温下打开烤箱，有引起明火的危险。所以，烤箱干烤消毒后温度下降到60℃再开烤箱。

（3）烘烤后的物品温度过高，拿取时注意戴厚手套，以防烫伤。

（4）应在固定时段进行干烤，不可无人过夜

使用，以防漏电或过热发生意外。

（三）化学试剂的安全使用

不同化学试剂的性质各异，易燃、易爆和有毒试剂均需特殊管理，使用时也须特别小心，以防发生意外。

（1）使用易燃易爆试剂（如乙醇、乙醚等）须远离明火。

（2）挥发性有毒试剂一般须在通风橱中操作，且操作者须进行相应防护（如戴口罩）。

（3）接触性有毒试剂应戴手套操作，并避免用嘴吸或直接用手触摸。

（4）各种化学试剂均须远离食品饮料，以防误食引起中毒。

（5）强酸、强碱类试剂须规范使用，不可过分振摇，以防溅出腐蚀伤人。一旦出现意外，应立即处理。例如，被强酸腐蚀，应立即用大量清水冲洗，再用碳酸钠或碳酸氢钠溶液冲洗；被浓碱腐蚀，也应立即用大量清水冲洗，然后用醋酸或硼酸溶液冲洗。

（四）放射性核素的安全防护

放射性核素在某些科学研究中的重要地位仍不可被完全替代。但由于放射性核素的使用越来越少，相关的常识性知识逐渐被淡化，操作者也缺乏有关区分射线类型和防护方法的系统培训，故存在放射线对实验人员造成损伤的潜在危险。

首先应了解放射性核素的射线类型，以采取相应防护措施。例如，X射线和γ射线可危害人体全身多个器官；β射线因其穿透性小，仅危害皮肤浅表和眼晶状体；α射线一般不引起外照射危害。据此，针对不同的射线其防护方法各异，可分别采取控制与放射性物质接触的时间、增大与放射源之间的距离或屏蔽防护。

实验室人员遭受照射的情况包括：单次大剂量全身照射；低剂量连续照射；放射性核素通过吸入、食入、皮肤或伤口进入人体。大剂量照射可很快危害身体，小剂量连续照射也会在身体内积累，发生某些不易被察觉的随机性变化。因此，严格管理和规范使用放射性物质极为重要。使用放射性物质的注意事项为：①放射性核素的实验操作须在放射性核素乙级实验室中进行；②放射性物质的存放方式要符合射线类型特点；③放射

性物质的标记须清晰,包括名称、含量及时间;④放射性废物须按规定进行存放和处理;⑤放射性实验的操作须进行相应屏蔽防护;⑥放射性核素使用过程中对周围环境造成的污染须及时处理;⑦放射性核素实验室应配置放射性核素监测仪。

三、实验室生物安全防护与管理

科学研究的实验对象常是致病微生物、病毒或是感染动物,为保证操作人员不受实验对象侵染或实验环境不受污染,可通过个体防护或标准化操作进行防护,也可建立特殊实验室达到防护目的,比如生物安全柜、空气过滤器等。微生物的操作实验分为 P1~P4 级,须在相应级别的实验室中开展工作:①普通实验一般在 P1 级实验室中操作;②枯草杆菌、大肠杆菌、腺病毒等须在P2 级实验室操作,并有防蚊要求;③烈性传染病等相关病原研究须在 P3 级实验室中操作;④烈性传染病的大动物模型实验须在 P4 级实验室中操作。P3 和 P4 级实验室均须经国家级管理部门认证。

实验室生物安全防护的基本内容包括:安全防护设备的配置、个体安全防护的装置及措施、实验室的特殊设计及管理、实验的标准化操作规程等。具体防护措施及要求详见中华人民共和国卫生行业标准《微生物和生物医学实验室生物安全通用准则》。

总之,科研项目实施中,除要对实验质量和效率等给予足够重视外,还要高度重视安全防护工作。实验室应制定严格的管理制度,凡进入实验室工作的人员须经系统培训,了解实验室具体情况、仪器设备及规章制度等。实验工作台应每日清理,一旦发生污染应立即正确处理;实验室人员勿随意到他人工作台上操作,以免在不了解情况时受到污染危害。实验室常规安全设施须做到每个人均会使用(如灭火器、电源总闸、煤气开关等),一旦遇到火灾应及时自救并迅速逃离现场,故实验室内一般不提倡不方便的穿戴。不可在实验室工作区吃、喝、吸烟或上妆等,实验所用冰箱不可存放食品和饮料等,并划分污染区和清洁区,避免实验室内部交叉感染。

需要强调的是,实验中安全防护的关键是人的意识,实验室人员应高度重视安全问题,以避免对自己、他人甚至社会造成危害。因此,应建立严格的实验室管理制度,提高操作者的安全观念。

第三节 知识产权的保护

知识产权是指人类智力劳动产生的劳动成果所有权。它是依照各国法律赋予符合条件的著作者、发明者或成果拥有者在一定期限内享有的独占权利,一般包括版权和工业产权。版权也称"著作权",是指作者对其作品享有的署名、发表、使用以及许可他人使用和获得报酬等的权利;工业产权则是包括发明专利、实用新型专利、外观设计专利、商标、服务标记、厂商名称、货源名称或原产地名称等的独占权利。研究生常涉及的知识产权问题包括:科研项目、学位论文以及论文发表所涉及的知识产权问题。

一、科研项目相关知识产权

2002 年,我国科技部、财政部制定了《关于国家科研计划项目研究成果知识产权管理的若干规定》,对"以财政资金资助为主的国家科研计划项目"研究成果的知识产权管理,作出如下规定:科研项目研究成果及其形成的知识产权,除涉及国家安全、国家利益和重大社会公共利益以外,国家授予科研项目承担单位可以依法自主决定实施、许可他人实施、转让、作价入股等,并取得相应的收益。根据此精神,对于一般基金资助项目,项目研究成果的知识产权原则上归属于科研项目承担单位,改变了过去科研项目知识产权统归于国家的政策。但同时,在特定情况下,国家根据需要保留无偿使用、开发、使之有效利用和获取收益的权利。

对于联合资助的项目,如果主要由国家财政资金资助,其知识产权由项目承担单位所有。如联合资助方是企业,或国家财政在联合资助中的出资比例不超过 50%,联合资助方和项目承担方应根据事先签订的知识产权协议执行。

科研项目是科技工作者在一定深度研究的基础上提出的创新性研究工作,这种创新有可能获得成功并取得经济效益。因此,在申报科研项目时,须考虑关键创新技术泄露的可能。为避免在申请、审批课题的过程中被他人剽窃,应事先申请专利、版权等,以获得相应知识产权的保护。

二、学位论文相关知识产权

高校学位论文是指本科生和研究生为获得学位资格而撰写提交的学术研究论文。每一篇学位论文均凝聚了作者和导师的大量心血,是我国高层次的智力劳动成果。我国的学位论文是版权作品受《中华人民共和国著作权法》和《中华人民共和国著作权法实施条例》的保护。

一篇学位论文的完成,需要导师直接指导和严格审校,需要研究生的认真撰写和不断完善,还需要答辩委员会、学校或研究所专家的评审通过,属于未对社会公开发表的非正式出版物。其专业性、实用性和本位性较强,在一定范围和一定时间内还存在传递和检索的隐蔽性和保密性问题。

我国著作权法规定:发表权即决定作品是否公之于众的权利。只有作者才有权决定其论文是否公之于众。学位论文的答辩过程及使用“授权声明”等方式提交给图书馆或者档案馆,都是毕业生获取学位证书的必经环节。而学位论文要成为发表作品必须要“公之于众”,学生以评审、请教、指正为目的而将论文呈交给老师和同学,并在这一狭小范围内传播,达不到著作权规定发表的“公众”要求。故答辩完成,提交给图书馆不能认为作者行使了发表权。

一般把学位论文分为公开、内部和保密三级。①公开:大多数学位论文应按照学术研究公开和保护知识产权的原则予以公开。②内部:研究成果不列入国家保密范围而又准备申请专利或技术转让以及涉及技术秘密,一般在 2~5 年内不宜公开的学位论文。③保密:研究背景源于已确定密级的科研项目的学位论文,属于保密学位论文。根据保密程度可划分为秘密、机密、绝密。其保密期分别不超过 10 年、20 年及 30 年。涉密论文应在论文开题前提出定密申请,经有关部门审查批准后才能进行开题报告和开展课题研究工作。实行“先审批,后撰写”的原则。其论文需在涉密计算机上撰写和修改,论文的打印、复制、装订必须在指定的地点进行。相关审阅及答辩按照保密工作要求执行。管理部门则对保密学位论文做好解密与降密工作,及早提供使用。

但是,学位论文是一种未发表文献,要在论文归档时与作者签署有关协议。通过网上信息服务在网上公布时,要取得作者的许可。学位论文的版权归属多由学校与学位论文的作者签署的学位论文使用授权许可协议决定。学生也应及时将学位论文中的创新点申请专利,以防止论文发表后创新点失去新颖性。

三、学术论文相关知识产权

1. 保护著作权防止剽窃　保护学术论文的知识产权主要为保护著作权。写作学术论文时,研究者参考并引用已发表的文献,须指明引用著作权人的姓名、作品名称、出处等,则属合理引用范畴,无须经著作权人认可,也不用向其支付报酬。这是区别合理引用和剽窃行为的重要界限。

2. 保护专利权维护新颖性　授予专利权的条件是新颖性、创造性和实用性。我国《中华人民共和国专利法》规定,公开发表过的发明创造不具有新颖性,因而不能授予专利。目前,自然科学领域的成果多以论文和著作的形式发表,很少以申请专利的形式体现。这就使本可通过申请专利维护的学术权益、产权利益和经济效益无偿公之于众,任何人都可不受限制地使用论文中的发明和成果,造成研究者的利益蒙受损失。所以,对准备公开发表的论文,如属可申请专利的项目,建议作者和单位先申请专利保护,然后再发表。或者即使论文作者在专利申请之前已投稿,如能保证论文发表日在专利申请日之后,也不丧失获得专利的权利。

此外,《中华人民共和国专利法》规定了三种不丧失新颖性的例外,一是在中国政府主办或者承认的国际展览会上首次展出的;二是在规定的学术会议或者技术会议上首次发表的;三是他人未经技术所有人同意而泄露其内容的。所谓的学术会议或者技术会议是指国务院有关主管部门或者全国性学术团体组织召开的学术会议。这三种例外都必须是发生在申请日之前 6 个月内,而且只允许发生一次。

3. 第一作者和通信作者的关系　按照国际惯例,在多作者署名的论文中,第一作者应是直接参加课题研究的全部或主要部分的工作,并做出主要贡献者,其往往是某一实验室的研究生。除有特别声明外,第一作者就是第一权利、第一责任和第一义务者。

通信作者是主要学术思想的提出者,并是读者对有关论文提出各种问题时能与之讨论和联系的作者,通常是课题负责人。通信作者署名必须同时具备以下条件:①对确定选题起主要作用者;②对科研设计起主要作用者;③参与论文撰写者;④能够回答读者问题者;⑤能对论文负全部责任者。

研究生是导师所在单位的学生,其研究课题大多是导师所承担的科研项目,主要使用导师所在单位的软硬件资源,其研究成果的知识产权应属导师所在单位拥有。身为第一作者的研究生发表论文时,应将自己所属单位标注为导师所在单位,而不是研究生原所在单位或毕业后所在单位,因为从法律意义上讲,这些单位不享有研究生在读工作的著作权。但是,如果是自带研究项目和经费的访问学者或在职研究生进行合作研究,并有偿使用在读单位的科研资源,或者双方对知识产权的归属有书面协议,那么原(现)单位享有科研成果的著作权。

四、研究生在校期间产生的著作或专利的知识产权

1999年4月8日,教育部颁发了《高等学校知识产权保护管理规定》。规定提示:执行本校及其所属单位任务,或主要利用本校及其所属单位的物质技术条件所完成的发明创造或者其他技术成果,是高等学校职务发明创造或职务技术成果。职务发明创造申请专利的权利属于高等学校。此外,主要利用高等学校的物质技术条件创作,并由高等学校承担责任的工程设计、产品设计图纸、计算机软件、地图等职务作品以及法律、行政法规规定的或者合同约定著作权等高等学校职务作品,作者享有署名权,著作权的其他权利由高等学校享有。

另外,高等学校派遣出国访问、进修、留学及开展合作项目研究的人员,对其在校已进行的研究,而在国外可能完成的发明创造、获得的知识产权,应当与派遣的高等学校签订协议,确定其发明创造及其知识产权的归属。在高等学校学习、进修或者开展合作项目研究的学生、研究人员,在校期间参与导师承担的本校研究课题或者承担学校安排的任务所完成的发明创造及其他技术成果,除另有协议外,应当归高等学校享有或持有。进入博士后流动站的人员,在进站前应就知识产权问题与流动站签订专门协议。职务发明创造或职务技术成果,以及职务作品的完成人依法享有在有关技术文件和作品上署名及获得奖励和报酬的权利。

高等学校的科研管理机构应当对课题负责人的建议和相关资料进行审查,对需要申请专利的应当及时办理专利申请,对不宜申请专利的技术秘密要采取措施予以保护。高等学校所属单位对外进行知识产权转让或者许可使用前,应当经学校知识产权管理机构审查,并报学校批准。

为了规范知识产权归属问题,在实验开始前,学校、实验室或导师(甲方)应该与学生(乙方)签订知识产权归属及保密协议,协议中应包括:课题项目的来源与归属、双方的义务与责任、科研成果的保密要求、发表论文的署名规则、离开实验室后学生进一步开展研究的协商机制以及违反协议的惩罚措施等。只有签署相关知识产权协议才能更好地维护各方利益,避免不必要的误解和纠纷。

第四节　科研成果的转化

科研成果不能只是停留在论文、专利和试验阶段,需要转化为应用成果,创造社会经济效益。科技成果转化是指为提高生产力水平而对技术开发以及科学研究所产生的具有理论指导意义和实践应用价值的创造性智力成果所进行的后续试验、开发、应用,直至发展成为新产业的实践活动。科技成果转化的最终目标是将一种科研成果转化成为具有市场应用前景的市场商品,是科技促进经济发展的主要途径,是科技服务社会、促进生产力发展的重要方式。转化医学概念的提出正是医学领域科研成果转化理论的集中体现。

一、科研成果转化的途径

转化医学研究主要以有充分理论和实验基础的成果为依据,探讨基础研究成果的应用方式。高校的科技成果转化具有多种途径:①参与国家大型科技计划;②自办科技型企业,为科技成果

市场化、产品化提供直接的转化平台；③大学在政府的扶持下创办科技园实现成果转化；④校企科技合作，通过为企业提供技术服务、技术咨询、技术开发、技术转让等形式实现科技成果的转化。在实施过程中分三个阶段：第一阶段为实验阶段；第二阶段为转化实施过程；第三阶段为工业化产品。总之，科研成果只要符合市场的需要，在政府、企业、高校、科技中介的紧密协作下，都有可能得到有效的转化。

其中，技术转让是最常见的成果转化方式。就是技术供方把成果及相关权利，通过贸易、合作、援助、技术服务、学术交流等不同方式转让给企业加以利用。常见的转让方式包括：①无偿转移，指团体或个人之间通过互访、参观、考察、展览、座谈、情报交流等方式无偿地获得各自所需的技术；②有偿转让（技术贸易），即把技术成果作为商品，按交易方式或条件转让给对方；③许可证贸易，技术许可方在一定条件下允许被许可方使用其技术，并获得资金补偿；④股份合作制，技术参股、风险共担、利润共享，也是符合现代企业制度的一种较好模式。

二、重视研究生学习过程中转化医学理念的培养

实施转化医学的首要条件就是培养具有转化医学理念的人才，在医学专业研究生的学习过程中，需注重转化医学理念的培养。转化医学体现了医学研究模式的变革，即将传统分科研究模式中各自分离的基础学科、药物研发、临床研究等专业整合起来。从事转化医学研究的人员必须兼具基础和临床医学知识，因为只有掌握了一定的临床知识，才能了解临床需要解决的问题。临床医生通过学习基础理论知识，才能在临床实践中进行深层次的思考并发现解决问题的有效方法。开展转化医学研究主要包括以下一些措施：

1. **提高科研项目质量** 科研项目是医学研究的源头和基础，是能否实现转化目标的前提。医学研究生从选题开始时就需自觉践行基础研究与临床应用相结合的思维方法。选题应兼有科学意义和实用价值，才能设计出高质量的科研课题。

2. **保证基础研究的科学性和准确性** 发展转化医学首先要保证基础研究的科学可靠性，如果基础研究的结果不可靠，就谈不上其研究成果的转化，更不可能在临床实践中取得成果。

3. **多学科交叉联合** 转化医学需要突破基础研究与临床应用之间的壁垒和鸿沟，研究生只有加强交流、广泛涉猎相关领域的知识，联合多学科、多单位的资源与设备，才能打破基础与临床、基础与药学等研究之间的屏障，实现研究成果的转化。

4. **培养创新型科研团队** 人才是实现转化医学的关键，应培养具有转化医学理念和能力的多学科人才，建设包含多种专业背景人才的科研团队，集思广益、取长补短、相互协助，才能推动科研课题不断向临床实践的转化。

5. **设立转化医学中心** 科研成果最终转化为临床应用，是一个漫长而艰苦的过程。常耗时数年甚至数十年，一个科研发现从申报课题，完成基础研究，进而转化为临床应用，需要研究生、科研工作者、企业技术人员、临床医生等多年的努力。设立转化医学中心，不但可以为研究人员、企业生产单位、临床医生之间搭建交流的平台，而且可以集中人力、物力、财力，对有实用价值的项目进行长期深入的研究，更有利于最终实现科研成果的转化。

（李宗芳 尚 琪）

第十一章　科研项目实施的具体操作过程

科研是一项探索未知事物的活动,科研项目的实施是一项系统工程,诸多环节均可干扰工程的顺利进行。任何医学科研课题设计均需确定三大基本要素:受试对象、处理因素和实验效应,由此构成的完整实验设计,才能保证实验准确顺利地进行。本章主要阐述科研项目实施的具体操作过程,包括实验的准备和预实验、正式实验的标准化、实验记录、课题进展汇报、结题以及科研学术交流等。实验的标准化监督管理是科研项目实施过程中极其重要的环节,主要是规范实验研究中的设计、操作、记录、报告以及监管等一系列行为,同时对研究人员、实验设施、仪器设备和实验材料也一并进行规范,制定标准实验操作规程,包括实验方案、选择实验动物和保存档案资料等,从而将实验误差降到最低。

第一节　实验的准备和预实验

预实验、决定性实验和正式实验在医学科学研究中构成一个完整的实验流程,其中预实验和决定性实验是确保开展正式实验的前提。预实验是指在正式实验前所进行的小规模实验。预实验的目的是:检查各项准备工作是否完善;确定实验操作方法是否正确可行;获得某些基础数据,以确保后续正式实验的顺利进行。

不经预实验而直接开始正式实验,是导致实验失败并延误科研进程的常见原因。例如某课题在观察基因修饰的骨髓干细胞对 Fischer 344 大鼠骨髓重建影响的研究中,研究者仅参照文献报道中其他品系大鼠及小鼠骨髓抑制模型使用的 ^{60} 钴照射剂量,确定了照射操作方案,未经预实验而直接开始正式实验。结果因所选照射剂量不适合该品系鼠,多数模型鼠在极短时间内死亡,故无法观察处理因素产生的效应。其后,研究者及

时修正了实验流程,通过预实验获取抑制 Fischer 344 大鼠骨髓的 ^{60} 钴照射剂量、时间、照射后骨髓造血功能开始恢复的时间等基础数据,从而为正式实验的顺利进行和获得可靠实验结果提供了保障。此外,在实验中还会遇到许多未知因素对实验结果的影响,以及实验者对实验技术方法或实验仪器操作不熟练而造成的实验偏差等,都应在预实验中加以解决。通常采用的方法是利用已知公认的肯定(阳性)和 / 或否定(阴性)的样本对实验方法和结果的正确性进行验证。

根据实验的目的不同,预实验又可分为 3 类:

1. **导向性实验**　是为确定正式实验的意义,而针对少数对象进行的小规模实验。例如,在研究某种降压药物的降压效果中,首先选取少量高血压患者作为受试对象,检测这种药物是否对血压有影响。若能观测到降压效果,则再进行大规模的正式实验,以探讨该药的确切疗效,并评价其对不同类型高血压患者的疗效。

2. **筛选性实验**　指从众多研究对象或研究指标中选出值得深入研究的对象或需进一步验证的指标。例如,从大量中草药中筛选出若干种具有舒张血管功能的药物,继而进行药理学研究。

3. **观测性实验**　是为搜集正式实验所需数据(如均数、标准差及变异系数等)而进行的小规模预试,目的是对主要实验的部署进行指导。以传染或毒性因子为例,在观测性实验中,采用稀释度间隔很大(如 100 倍),用于每一稀释度的动物很少(如 2 只)的策略。取得结果后,在可能有作用的滴定终点两侧再选择间隔较小(如 5 倍)的稀释度,同时使用较多数量的动物(如 5 只)。通过此方法,可用最少量动物获得准确的结果。

通常在预实验后、正式实验开始前还须进行决定性实验,即在预实验所提供数据基础上,进行综合性、整体性和关键性的实验。决定性实验的

主要作用是通过进行某些简单的实验来判断研究假说的成立与否。若假说正确，便可开始正式实验，否则须重新考虑实验方案的可行性及立项依据的合理性。一般而言，预实验的结果并不在论文中发表，而决定性实验的结果往往是论文的第1~2幅图表中的主要数据。医学科学研究中只有在充分的预实验和正确的决定性实验的基础上，才能设计好正式实验并获得重要发现。若忽视预实验和决定性实验而直接开始正式实验，不仅将导致实验的盲目性和实验结果的不确定性，且可能造成人力和物力的浪费。

第二节 正式实验的标准化

正式实验是在预实验基础上，具有明确的研究目的、可行的实验方案、确定的实验条件、标准化的操作和完整的观察、记录的大规模实验。为控制实验中人为误差并减少系统误差，必须对正式实验进行标准化管理，从而严格控制实验质量。实验的标准化不足是研究生易犯错、实验结果不稳定的重要原因。

一、实验材料、试剂的标准化

在课题实施中，实验材料、试剂的标准化包括实验材料、试剂的制备和管理标准化。试剂制备是经常性的行为，但如何规范地管理和标记却未受到足够重视，一旦出现诸如无法辨认标记或保存不当导致失效等问题，则可能影响实验正常进行。

（一）试剂的制备

试剂制备主要包括试剂购置、配制，各种试剂的配方、保存条件和时间各异，制备时应注意如下事项：

1. 试剂的基本成分和性质 了解各种试剂的基本成分和性质，有利于选择最佳配制方法和保存方式。例如，蛋白类试剂需避免使用高温液体配制，且需低温保存，以防止蛋白质降解；化合物类试剂须考虑溶剂种类；荧光类试剂须注意避光保存。

2. 试剂的制备方法 需根据试剂性质和类型选择试剂制备方法，同时确定制备流程和关键环节，避免制备过程中试剂失效、溅出伤人或浓度偏差等。一般情况下，首先制订试剂配方，除标明制备流程外，还应包括必要的参数（如浓度范围、性状、溶解方式或保存温度等），然后选择并准备合适的仪器、容器和溶剂，最后按配方和流程进行配制。

（二）试剂的管理

试剂管理主要包括试剂的标记、分类与存放。

1. 试剂的标记 试剂的标记需获得全面的相关信息。一般商品化试剂均有详细标记。对某些经分装处理或自制的试剂，明确标记就显得非常重要。标记的内容主要包括试剂名称、有效成分浓度、配制时间和保存条件等。必要时还须标记分装试剂的原始信息（如试剂批号），有助于日后参考。标记方式一般为纸质打印，临时应用的试剂也可用记号笔在试剂瓶或管壁直接标记，但后一方式易丢失或与原有标记混淆。需冻存的试剂，尤其应注意标记方式，以免冻融后字迹模糊。目前还可通过打印条码或二维码的方式进行试剂的标记管理。

2. 试剂的分类与存放 试剂的分类方法较多，实验室一般多按照试剂的存放要求进行分类。按照分类进行排列应有一定的规律性，并按顺次置于橱柜或试剂架，基本原则是排列有序（如按首写字母排序），方便查找和取用。

试剂存放的原则是：标记清楚，取用方便，安全保质。通常将不同试剂分开存放：强氧化剂和易燃剂须单独存放，避免与易燃物接触；光敏感试剂须避光保存，或置于暗室存放，或进行遮光处理；挥发性试剂须封闭严密，并避免与其他试剂混放，以免试剂变质或影响其他试剂；低温存放的试剂须注意具体保存温度，冷冻条件下存放的试剂应进行分装，以免反复冻融影响试剂质量。用于生命科学研究的多数试剂均需特殊存放，比如抗体类、酶类、核酸类、荧光标记类试剂等。

（1）抗体类试剂：除注意保存温度外，还须注意维持抗体效价，采取分装存放方式可减少因冻融所致的抗体效价降低。另外，应加入一定量的保护剂，通常商品化抗体试剂中都含有保护剂。存放抗体试剂前应仔细阅读试剂说明书，并按说明书要求的条件存放，因为某些抗体试剂可在低温存放，但其他抗体可能未加入耐低温的保存剂，而只能冷藏保存。

（2）酶类试剂：一般保存于低温条件,因商品化酶类试剂均已进行保护处理,通常加入一定量甘油,故即使在低温条件下也不结冰。须注意的是,若反应体系中加入过量酶试剂,会导致甘油浓度过高而抑制酶的活性。

（3）核酸类试剂（如各种引物、载体 DNA 等）：一般均低温冻存,但反复冻融易造成碱基断裂或丢失,尤其是线性 T- 载体末端的胸腺嘧啶（T）和单链引物。因此,冻存前有必要进行适量分装。RNA 除低温存放外,还需保存在特殊溶液中,如长期保存时应将其存放于无水乙醇中,否则即使在 –80℃冰箱中也会发生降解。

（4）荧光标记类试剂（如荧光抗体、荧光底物等）：一般只需冷藏保存,因冷冻条件可使标记的荧光物质脱落。另外,避光保存最为重要,否则荧光强度会随暴露光照的时间延长而淬灭或消失。

总之,对商品化的各类试剂,在保存前须仔细阅读说明书,若为自制的同类试剂,可参照试剂特性而适宜保存,切勿习惯性地认为"低温一定是保存试剂的最佳条件"。

二、实验设备、仪器的标准化

科研仪器设备是科研工作的重要物质基础,与科学研究水平密切相关。仪器设备的标准化包括仪器采购标准化、仪器使用标准化和仪器管理标准化。

1. **仪器采购标准化**　决定购买仪器前,首先要从必要性、科学性、实用性几个方面考虑是否满足科学研究的需要并提交报告;明确仪器应具备的性能和技术指标,确定型号和规格;从质量、价格等各方面综合考虑,择优选择相应的供货商或代理商,确保所采购的仪器为质量优秀、性能稳定、具有良好售后服务的产品。

2. **仪器使用标准化**　仪器使用前,需要组织相关人员认真学习技术操作规程,掌握仪器性能、适用范围、使用方法及注意事项。仪器使用后,定期对仪器设备进行检查、调校、维护保养。每台仪器都应该有使用记录和性能动态记录,以便保养维修时需要。使用中发现问题应及时咨询,出现故障的仪器设备要及时记录故障表现,注明故障原因及责任人,仪器发生故障应及时上报和维修。

要避免仪器长时间超负荷运行,减缓仪器设备的磨损老化过程。

3. **仪器管理标准化**　由所在科研单位成立专门的仪器设备管理委员会,负责大型科研仪器的购买、安装验收、管理、使用调剂、维修、更新报废等重大问题的论证与审核。科研仪器由实验室人员专人专管,负责仪器的使用、维修、保养等。仪器使用操作规程及注意事项要打印张贴于仪器旁醒目位置,使用人员须严格执行操作规程。此外,仪器管理的标准化还包括完善科研仪器的技术档案,保存一套完整的仪器技术资料,包括订货合同、说明书等验收记录、主机和附件清单、登记卡、操作规程、保养维修记录等,同时也要做好仪器设备的更新换代和淘汰报废工作。

三、样本收集、保存和标签的标准化

生物样本是指任何包含人体或动物生物信息的生物物质,包括器官、组织、细胞、分泌物、排泄物及其衍生物。规范化标准化地收集、保存和处置生物样本,可以为人类健康、疾病诊断与药物研发等生物医学研究提供珍贵的资源。

生物样本可以分为新鲜样本、冷冻样本和石蜡样本三类。新鲜样本是指离体的、未经处理的生物样本;冷冻样本是保存于 –80℃以下环境中的生物样本;石蜡样本是经过中性甲醛等适宜的固定液固定、脱水及石蜡包埋处理的生物样本。

（一）样本的采集与保存

1. **规范样本的采集与保存**　采集样本的首要原则是样本取材不能影响常规临床病理诊断,并遵循《临床技术操作规范：病理学分册》。

2. **组织样本采集时限**　组织样本采集须在手术标本离体 30 分钟内完成。

3. **手术标本清洁**　先后用流水及预冷生理盐水快速将手术标本表面 / 腔面的血液、黏液以及污物冲洗干净。

4. **手术标本描述**　对于送检手术标本的系统性描述和记录遵循《临床技术操作规范：病理学分册》。

5. **手术标本拍照**　①按照人体器官组织正常的解剖摆放位置摆放手术标本,放置刻度尺予以标记标本尺寸,拍摄手术标本全景照片;②根据手术标本的具体情况及临床病理学特征,从不同视角进行多张图片拍照。

6. **组织样本取材** 遵循距离肿瘤病灶中心由远及近的原则,先后采集正常组织、肿瘤旁组织、肿瘤组织样本(正常组织指位于同一器官,病理诊断为正常或一般炎症的组织;肿瘤旁组织指位于同一器官,病理诊断明确不含肿瘤细胞的炎症或肿瘤前病变组织;肿瘤组织指位于肿瘤病灶部位的组织)。所采集组织样本根据实际大小再行分切,每块组织大小一般不超过 1cm×1cm×0.4cm。

7. **组织样本保存** ①新鲜组织样本冷藏保存不超过 4 小时;②冷冻组织样本放入液氮内速冻后深低温冷冻保存;③石蜡组织样本常温保存。

8. **血液样本的采集与保存** 血液样本的采集一般选择在治疗前采集捐赠者的空腹外周静脉血。根据研究的需要,也可以采集捐赠者治疗过程中和治疗后的空腹外周静脉血。血液样本采集遵循《全国临床检验操作规程》(第 4 版),分别用真空采血管(抗凝管和促凝管)采集捐赠者血液样本,根据研究目的选择不同的抗凝剂。从采集的全血样本中分离出血浆或血清。血浆、分离血浆后的血细胞、血清、凝血块均予以每管 200~500μl 分装。新鲜血液样本冷藏保存不超过 12 小时,冷冻血液样本超低温或深低温冷冻保存。

9. **其他样本的采集与保存** 应遵循《全国临床检验操作规程》(第 4 版)。样本采集后,遵循无菌原则及时分装,超低温或深低温冷冻保存。

(二)样本资料的采集与保存

1. **资料采集** 样本相关的资料信息包括捐赠者的知情同意书、病历资料和随访资料。

2. **资料保存** 生物样本的电子资料和纸质文档应同时保存。电子资料信息保存于生物样本库信息管理系统,纸质文档由样本库统一保管。入库生物样本必须配备知情同意书原件。

(三)标签的标准化

样本的标签分为石蜡样本标签、切片标签、冷冻组织标签和血液、体液、排泄物等样本标签。

1. **石蜡样本标签** 包含两部分:①样本识别信息标签,包含样本采集单位代码和组织样本编码,粘贴于石蜡样本的正面;②样本存放位置标签,粘贴于石蜡样本的侧面。

2. **切片标签** 包括样本采集单位代码、组织样本编码、切片存放位置信息。切片标签信息直接打印或粘贴于载玻片的标签标记区域。

3. **冷冻组织样本标签** 包含样本采集单位代码、组织样本编码、样本存放位置信息。样本标签粘贴于冻存管管壁的标签标记区域。

4. **血液、体液、排泄物等样本标签** 包含三部分:①样本识别信息,包含样本采集单位代码和组织样本编码;②样本采集时间;③样本存放位置信息。对于抗凝血样本,须注明抗凝剂名称。样本标签粘贴于抗凝管管壁的标签标记区域。

5. **标记方式** 用记号笔直接在管壁上标记仅适用于短期保存,长期保存须将写于管壁的字用透明胶覆盖,否则易在温度反复变化过程中脱色。最好的标记方法是将标记文字打印到双面胶布上,然后粘贴在管壁上。

四、实验方法的标准化

实验方法是课题研究的具体实施手段,但不同实验方法可能会对实验结果产生一定影响。为克服由于方法学不同而造成实验差异,须对实验方法进行标准化规范,其目的是:①提供符合要求的鉴定限度;②最大限度地减少随机误差和系统误差;③通过对样品测定提出相应处理方法,并考虑实验操作技巧、仪器设备型号等因素,使实验结果获得相近的准确度和精密度。为此,须建立实验的标准操作规程(standard operation procedure, SOP),其需要考虑如下因素:

1. **标准物的选择** 为建立标准实验体系,选择标准品是非常重要的因素之一。一般情况下,国家质量监控部门提供的相关样品可作为实验标准品,并在预实验中利用标准品确定各种实验条件(包括最佳剂量、最佳时间和判断标准等)。随后,以此数据作为测试样品的标准定量或定性参数。某些实验项目可能尚无国家标准,需自备相对标准品,以此确定各种实验条件,并在其后的测试中始终采用相同标准,这也是一种标准化的方法。此外,若缺乏标准物作为系统标准,可设定严格的阳性对照和阴性对照。

2. **操作程序的控制** 实验操作流程涉及多个步骤,每一步骤的间隔时间或操作技巧不同,且可能伴随出现某些中间实验现象。因此,若不严格规范,极易随机改动某个操作程序,从而增大实验误差,故随机性是造成实验误差的最常见原因。控制随机性的办法即将实验流程标准化,并进行严格控制。按照标准操作流程,实验操作人员仅进行机械性操作,无须任何想象、设计和预测,故要求在操作之前制订严密的操作流程。控制随机性操作的关键是改变操作者观念,培训其标准化观念和素质,避免随意改动。但在实验研究中,实验方法的优化或修改是经常性的活动,也是更好地为科研服务的一种方式,故应在明确实验目的的前提下,协调标准化和灵活性之间的关系。

标准化方法是在对实验方法进行优化、调整甚至修改后所制定的,而优化实验方法是预实验中需要解决的问题。一旦进入正式实验阶段,实验的操作流程、判断标准及其他条件已确定,一般无须也不应进行进一步优化;除非在实验中出现意外现象提示需要进一步优化,因此灵活性和标准化是相辅相成的。如若确需在实验中进行修改,则应详细记录,供日后分析结果时参考,比如实验中突然断电、试剂短缺或出现其他不可抗拒的情况,导致实验规程被迫变动。

3. 试剂、仪器的选择　标准化实验操作的另一关键因素即试剂的质量。不同厂商所提供的相同试剂均可能存在质量差异。建立标准实验方法时,须事先用不同厂商的试剂进行预实验,确定适合本实验体系的最佳试剂批号。随后的实验过程中应采用同一厂商相同批号或相同规格的试剂,以基本保证不同批次实验之间的差异并非由试剂来源不同所致。

与实验试剂的选择相比,配制试剂所用溶剂的质量有时易被忽略。实际上,溶剂的差异很大,如去离子水、蒸馏水或无水乙醇,摸索实验条件时宜采用不同溶剂配制试剂,有时可能获得意料之外的效果。仪器规格、型号也可能影响实验,规范操作流程时应根据条件使其具体化。

总之,标准化的关键因素是人,只有提高操作者的标准化意识,标准化流程才能被执行到位。因此,人员素质的培养与标准化操作规程相比就显得更为重要。为了能更好地执行标准化操作,质量控制的监管应成为实验室的长效机制。

五、实验的质量控制

质量控制是监测实验全过程、排除实验误差以及维持实验标准化状态的总称,是实验室标准化管理的一部分。其程序为:①确定需要控制的对象,并规定控制标准;②选择控制方法,测量实验数据,并比较实际数据与标准数据间的差异;③采取措施,解决差异,恢复原标准状态。

一般而言,实验误差可分为三类:①系统误差,指一系列测定结果与真实值之间存在同一倾向的误差,有明显规律性,可在一定条件下被重复,也可通过质量控制预防和校正。如用千分卡尺测量小鼠皮下肿瘤大小,不同人测量手法各异,而同一人测量时虽也存在误差,但每一肿瘤的测量误差可能相同或相似。②随机误差,属一种偶然、无法预料的误差,难以校正。③过失误差,纯属人为的责任误差,一般通过实验室管理和技术培训可以避免。加强质量监管可降低随机误差和过失误差,从而保证实验数据的可重复性。对于实验操作者,控制实验质量的关键因素是规范意识,应做到:

1. **充分的准备工作**　包括设计实验方案、熟悉实验流程、配制实验试剂和准备实验材料等,不打无准备之仗。

2. **规范的实验操作**　事先记录将要做的事,然后严格执行书面规定的程序,勿随意改动操作规程。若因意外原因而必须改动,须及时记录于原始资料上。

3. **规范的实验记录**　任何事情若未被记录,即被视为未曾发生。因此,实验记录的及时性、规范性和全面性是保证实验质量的另一重要环节。

六、正式实验的注意事项

科研项目实施过程中正式实验需要注意以下几点问题:

1. **正式实验的标准化**　正式实验需充分利用预实验所确定的实验方案和技术路线、标准化的实验材料、实验条件、操作步骤和实施过程。如无特殊情况,不随意改变实验条件,以确保实验结果的准确性、可比性和可重复性。

2. **标准化和灵活化相辅相成**　严格执行正式实验标准化过程中,如确需进一步优化实验条件和方法时,要及时对实验进行修改,并详细记录供日后分析参考。

3. 认真准备,专心操作 认真准备每次实验的试剂和材料,不要因中途缺试剂或实验用品而导致实验拖延或中断,甚至失败;实验操作要专心和细心,避免实验过程中因接听电话或打岔导致错误加样等问题而影响实验结果。

4. 认真做好实验记录 养成随时记录原始数据的良好习惯,保证实验结果的真实性、准确性,为后期数据处理、结果整理及论文写作提供科学依据。

5. 正确对待实验成功和失败 对失败的实验要详细记录实验步骤和结果,认真分析失败原因,为下一步工作提供借鉴和宝贵经验。

6. 合理安排实验时间 正式实验过程中,要努力协调好科研时间和休息时间,做到劳逸结合。

第三节 实验记录的书写和原始实验数据的保存

实验记录是研究者进行科学实验过程中对所获原始资料的直接记录,是研究者通过实验操作、现象观察、资料分析等方法,根据实际发生的事件、场景等情况,直接记录或记录统计形成的各种数据、文字、图表、照片等原始资料,是科学研究原始数据的收集和科研成果原始资料的证据,也是不同时期开展课题研究的基础资料。因此,每个研究者均应了解和掌握有关实验记录的基本要求和撰写技巧,并以实事求是的态度认真记录和保留原始数据,这是一个不容忽视的环节。

一、实验记录的意义

实验记录是科学工作的重要组成部分。在研究生学习期间对实验记录进行规范化培训与管理,使研究生树立良好的学术作风和科研习惯,对于研究生学业教育和毕业后的职业生涯均会产生深远影响,是研究生培养过程的重要组成部分。

(一)实验记录是培养研究生科研素质教育的基本内容

研究生完成学位课程进入实验室之后,主要任务是进行科研能力的培训和完成学位论文,其中开展研究课题相关的实验是日常工作的主要内容。实验记录是科研工作者对每天科研活动的记录,因此,从实验记录中可看出研究生的成长历程,反映研究生学习阶段所需要培训和提高的基本素质,包括对科研的精益求精、自我规范化管理的能力、发现和处理问题的能力、写作与归纳能力等。这些能力的培养是一个长期的过程,实验记录正好提供了一个无法取代、持之以恒开展有效的研究生教育与培训的平台。因此,规范实验记录是研究生素质教育的基本内容之一。

(二)实验记录是提高研究生科研能力的保障

实验记录是实验的必需环节,应是所做实验的完整原始记录。实验记录的目的是便于研究者本人探究实验成败原因;供他人查找相关实验的重要信息;为撰写论文提供原始实验数据。因此,研究生应该时刻意识到实验记录是保证实验成功的关键。

实验记录务求详尽、忠实,不仅记录者能一目了然,而且同行也能看懂。一本好的实验记录在任何时候都能够使同行重复出当初实验的过程和结果。详尽的实验记录有利于记录者总结工作、有利于同行借鉴、有利于寻找实验中的差错、有利于节省实验室在同类实验所花费的时间和开支。每一研究成果所有实验记录均应该归档保存。如果有问题需要审核时,完整的实验记录将会提供最可靠的第一手资料。实验者养成坚持做实验记录的良好习惯,可从以前的实验研究中获得更多的借鉴机会。例如,在研究获得一些经验之后,可以反过来通过实验记录了解一些早期所做但当时并不被理解的实验结果的意义。因此,研究生在学习阶段养成系统、详细、规范进行实验记录的习惯,将利于提高自身的科研能力和培养严谨的治学态度而终身受益。

(三)实验记录是保证学术规范的关键

研究生在培养阶段忽略对实验记录重要性的教育,可导致不良后果。如有的研究生毕业后,需要对其研究成果进行拓深研究,然而他人无法看懂其实验记录;或研究生的研究结果遭到质疑时无法提供有效的原始实验记录,而对实验室和研究生本人造成不良影响;不详细的实验记录也给一些急于求成的人留有学术失范的空间。杜绝此类问题发生仅靠行政管理措施还不够,更需要加强教育和研究生本人对此问题的高度重视,这样才能在源头上杜绝数据造假等学术不端行为。因此,实验记录是保证学术规范的关键。

为此,实验记录的整理、写作、检查、点评、督导等工作应贯穿于研究生培养的整个过程,使研究生在实践中充分认识到实验记录的重要性,养成规范进行实验记录的良好习惯。

二、实验记录的内容

实验记录是实验室日常工作的一部分,研究者一旦进入实验室,其工作任务之一即是撰写实验记录。每天的实验记录涉及如下内容:①日期,是实验记录的第一项内容,包括年、月、日和时间,有时还须记录环境条件(如温度、湿度等);②实验内容,原则上,与实验直接或间接有关联的全部活动均应被记录,包括当日所做的事、计划做的事或经历的事。每天记录的内容简繁不一,应根据具体情况进行安排和取舍。基本原则是详略得当、信息完整、重点突出。凡做过的实验均应记录于实验记录本上,不论实验的成败,不论实验结果为阳性或阴性,无一例外。

(一)实验记录的主要内容

实验记录应该将每一项实验的原始设想、实验设计和实验方法、试剂的配制、实验结果及其整理、实验体会等如实记录清楚。尤其在实验过程中观察到的各种现象(包括正常与异常)应仔细描述;实验数据不但要忠实记录,还要加以计算、处理和分析;每项实验完成后要进行实验小结与讨论。实验记录中应包括的主要内容见表11-1。

表 11-1　实验记录的主要内容

实验记录的条目	主要记录内容
目录	包含每个实验的实验编号、精短题目和结果、页码、日期和实验时间
实验编号	能表明实验的最简短的代号
实验名称和目的	简短的实验名称和实验目的
实验材料	详细记录使用试剂的名称、浓度、配制方法,使用仪器的名称和状态,细胞株、细菌菌株、质粒等来源及保存条件
实验方法	首次使用某种成分或方法应详细描述,引用某种方法应注明出处
实验结果和数据	动态记录实验结果,如细胞培养中实际的传代次数、换培养液情况等,实验过程中的任何变化、正常或不寻常的结果等均应如实记录
结果整理与分析	对收集到的原始数据及实验结果的整理与分析
问题讨论	出现问题应分析可能的原因及解决的方法,并详细记录在实验记录本中
实验小结	一个简短的实验结果总结和解释,有助于将来对数据的回顾

(二)实验记录的模式

1. **实验记录的目录**　实验记录本的前几页用来编写内容目录,可随着实验进程而对其进行补充。内容目录应该包含每项实验的实验编号、精短题目和结果、页码和日期。

2. **实验名称**　实验名称是实验设计的核心,实验设计和后续的实验流程均围绕实验名称而展开,故实验名称是实验记录中最先出现的内容。记录实验名称的方式有多种,可以是一个具体的操作名称,如"琼脂糖凝胶电泳分析×××PCR产物";也可是一个实验方案的名称,如"小鼠体内肿瘤生长抑制实验"。

一般情况下,实验名称应能反映实验操作的主要目的,使阅读者一看题目即基本清楚所记录的是属于哪方面的实验内容。须注意,实验名称不宜空泛宜具体,如"小鼠淋巴细胞增殖实验"虽可使读者明了实验的基本目的,但若改为"××有丝分裂原对小鼠淋巴细胞增殖的刺激作用"则更加具体。

实验名称虽然必须记录,但并非每天都须记

录,因为某些实验操作需耗时数日。可采用连续记录共用名称的方式,并在相应位置(如实验名称之后)标注对应的页码,如"××重组蛋白的诱导表达和鉴定(第15~18页)"。

3. **实验目的** 实验目的是本次实验操作预期达到的目标,一般用一句话进行描述。实验名称虽已反映实验目的,但受制于文字不宜过长,有时难以充分反映实验目的。通常将实验目的与实验名称相互配合,对实验名称无法反映的内容,借助"实验目的"加以细化。例如,实验名称是"××重组蛋白对淋巴细胞增殖的刺激作用",实验目的为"观察不同剂量的××重组蛋白对淋巴细胞增殖的刺激作用"。

实验设计是围绕实现实验目的而开展的,因此只有确定了实验目的,才可能帮助研究者更好审视实验设计的合理性和可行性,避免实验设计的不完整或实验方法的不恰当。

4. **实验方案** 实验方案是根据实验目的、采用的实验方法、实验内在相关性等综合因素而设计的,可围绕一个较大目标设计技术路线,也可根据一个具体目标设计操作流程。无论采用哪种方式,实验方案均须在实验操作之前完成。

(1)框架式实验方案:按照课题基本思路,围绕课题整体目标,首先整理出若干阶段性目标,然后以各阶段性目标作为实验方案的框架题目,用连线和箭头方式将它们相连接,从而形成一个完整的课题框架实施方案。此方法一般用于课题启动阶段,在阅读大量文献、书籍、实验方法及原理等基础上形成课题研究的总体思路,用框架方式简单明了地勾画出课题实施的全部内容,并将其贴在实验记录中。

框架式实验方案也适用于课题阶段性目标的规划设计,尤其当该目标需一个以上实验操作才能完成。此时,设计框架可将阶段性目标作为一个大题目,拟开展的实验及方法作为并行的次题目,然后用连线和箭头与主题目相连接。比如,课题研究目标之一是探讨"××重组蛋白对免疫细胞的激活作用",可将此目标作为框架的主题目,采用不同方法观察免疫细胞能否在重组蛋白刺激下被激活,如淋巴细胞增殖、淋巴细胞表面分子表达水平、细胞因子分泌等,上述指标可分别作为并行的次题目。

上述框架式实验方案仅是课题的总体构思框架,而非具体的实施方案,以此框架为基础,还须针对具体实验逐个进行设计,如实验方法、实验流程和实验分组等。

(2)实验操作方案:实验操作方案指根据一个具体实验目的,选择一种具体实验方法所进行的具体实验设计,通常包括如下内容:①实验具体名称,宜详细、直接,避免空泛;②关键实验材料、试剂或仪器,宜在同类实验首次出现时全面记载相关信息(如名称、规格、厂家等),以供日后参考实验条件、撰写论文或整理材料时应用;③实验具体分组,如实验组、对照组等;④实验流程等。某些具体的实验参数对后续结果分析非常重要,须详细记载,如细胞学实验中细胞培养板每孔细胞数、培养液类型及体积、加样顺序、样品名称及浓度等;动物实验中动物名称、性别、体重及每组数量、注射部位和方法、药物注射剂量、时间及次数等。

对于重复性实验,一般不必重复详述相同或相似的实验设计方案,仅需标注"见第××页"实验设计即可,但须记录重要参数(如细胞数量或动物分组等),并记录实验条件的改变,以免日后遗忘。另外须记录某些试剂配方及配制方法(包括配制时的计算公式和具体计算过程),以有助于日后分析失败原因并调整实验计划。

若实验方案是由若干实验组成,则实验操作流程最好采用连线或箭头方式,其优点是一目了然,可明确一段时间内的主要工作内容。即使仅涉及一项简单的实验操作,也可采用箭头流程进行记录,而将详细的操作流程打印后粘贴在实验记录的相应位置,或集中装订成册,以便记录时引用相关流程所在页码。用连线和箭头方式记录实验操作的具体程序可突出操作步骤中的关键环节或改变的条件。切忌将书本上的操作流程(protocol)不加选择地抄写到实验记录本上,这样做难以反映所开展实验的特性,也不利于突出重点,徒然浪费时间。

对某些复杂的实验设计或实验方案还可记录实验设计的原理,可为日后分析实验结果或优化实验提供参考。因为某些实验是研究者通过知识的重构过程而设计,是知识的凝聚和认识过程,如实记录有助于对实验现象的进一步论证。

5. **实验过程**　实验过程指实验开始至实验结束的全过程，一般按事先设计的实验流程进行操作，故实验流程的各步骤即为实验过程中的具体事件和时间。实验流程于实验开始前已规划完毕，实验开始后即照章实施，一般情况下无须再进行任何记录，以避免不必要的重复。但若出现某些流程外的操作或发现预想以外的现象，则应详细记录。实验过程中的记录一般包括如下内容：

（1）实验时间：①记录实验开始的时间，每次实验须按年、月、日顺序记录实验日期和时间，如 2019 年 5 月 10 日 14：00；②记录实验操作的时间，如何时加入刺激物，需培养 24 小时取上清，通过记录实际发生的时间，可推算下一个确切操作的时间点；③对持续时间长的实验可分段记录时间。

（2）实验条件：实验环境可能明显影响某些敏感的实验，故须详细记录实验当天天气情况（晴、阴、雨或大风等）、实验室环境（光照、通风、洁净度、温度或湿度等）、实验操作的局部环境（培养箱温度、超净台通风或光照等）。虽然此类内容记录一般仅限于对环境敏感的实验，但有时难以预知或判断可能对实验产生重要影响的因素，故养成记录实验环境的习惯可能为解释某些实验现象提供重要线索，也可能有助于偶然发现新的实验现象。

（3）实际完成的实验工作：尤其重要的是在做有关连续动态观察的实验，如细胞培养中实际的传代次数、换培养液情况等，在整个过程中的任何变化、所得到的任何正常或不寻常的观察结果等均应如实记录。即便在出现了很多错误的情况下，记录下实际发生的事情才能使实验者解释实验结果、寻找失败原因成为可能。

（4）实验操作的临时改动：一般情况下，实验流程在实验操作前已准备就绪，如实验操作过程严格按照预先设计的方法和流程，即无必要记录这部分内容。但实际操作中可能出现临时改变条件的现象，即使是极为微细的改动，都必须详细记录，否则可能成为后续实验无法重复的关键原因。

（5）异常实验现象：实验操作中可能出现某些异常现象或突发事件，须及时详细地记录现象发生的具体细节，尤其是异常现象发生的时间和具体实验环节等，若当时即可判断现象发生的原因，则应一并记录。

须注意的是：研究者在按预先准备的实验设计进行操作时，往往高度关注预期结果，而易忽略预想之外的现象。一旦"异常"现象出现，操作者可能误认为实验被干扰，并机械地据此判断实验失败而放弃记录相关现象。但事实上，所谓"异常"的现象可能预示重要的创新性发现，研究者可能因未加重视而与重大的科研成果失之交臂。以青霉素的发现为例：早期已有多位科学家发现真菌抑制葡萄球菌菌落生长的现象，如科学家 Scott 在实验中见到此现象时只是感到讨厌，只有 Alexander Fleming 未掉以轻心，通过不懈努力而在人类历史上首先发现了抗生素。总之，某些实验现象不经仔细分析，难以真正显现其特殊含义，最好的办法是如实将其记录下来。

尽管实验前的严密设计非常必要，但实验操作过程中应忘记预先的假设，完全将注意力集中于观察和收集客观现象，以保证在后续分析结果时发现有价值的线索。因此，及时、客观和完整地记录实验过程极为必要，可为探究实验成败原因提供重要线索。

6. **实验结果及整理**　实验结果是实验记录中最重要的内容，实验记录中所有其他内容（如实验设计、实验流程、实验方法等）都是为获得可信的实验结果而奠定基础。一般而言，实验结果包括收集到的原始数据及实验结果的整理。例如，记录实际看到的细胞数，还有以这个数目计算出的细胞浓度。由于原始实验结果一般是所测得的数据、照片或现象，不经后续分析难以发现其中的含义和意义，故研究者还须将原始结果进行分析整理，将整理后的数据或图表放在实验记录本的相应位置。必须牢记：原始实验数据比整理得到的图表更为重要，有了原始数据可随时重新分析，而分析后的结果则难以更改。为强调原始实验结果的重要性，兹分别叙述原始实验数据的记录和实验结果的分析整理。

（1）原始实验数据的记录：原始实验数据即实验操作结束后所获实验数据或实验现象，是实验记录的重要内容，应准确、及时地记录定量观察指标的数据和定性观察指标的实验变化，并作必要标记和简要说明，有时也须在相应数据旁标记测定时出现的异常现象,以便后续分析时作为参考。一般须将这些结果按实验设计的顺序进行排列,以便于判断原始实验数据的来源和含义。

1)定量性原始实验数据:定量性原始实验数据通常是由仪器测定后打印出来,相关结果仅是一些数据,须在获得数据后按实验设计进行标记。例如,ELISA 测定结果是以 OD 值为实验数据,若未按加样顺序进行标记,则是毫无意义的数字。因此,获得相关数据后,须按预先设计的加样顺序将分组、名称、剂量、浓度等标记于相应位置,再将相关数据结果粘贴于实验记录的相应位置。

某些定量性原始数据无法获得纸质的数据结果,仅能借助电子版形式保存最原始测定的数据(如利用流式细胞仪测定所获数据)。为此,须在实验记录本上记录测定的准确时间(年、月、日和时间)、样品名称、顺序、所收集细胞数量和所测定的参数,然后记录电子版文件的名称和保存于电脑中的位置,并将图打印粘贴于记录本。

某些原始数据难以避免主观因素的影响。例如小鼠皮下肿瘤的生长速度,一般采用千分尺在不同时间测量肿瘤大小,但不同操作者其测量方法可能存在一定差异,从而导致实验数据偏差。为尽量避免人为因素干扰,宜事先设计相应的记录表格,测量和记录由两人分别完成,或双盲测量,然后签字。

2)定性原始实验结果:某些定性的原始实验结果一般制成照片保存,如琼脂糖凝胶电泳、组织病理染色、细胞形态学、肿瘤大小及形态等。某些原始结果除定量数据外,还可扫描后以图片形式保存原始结果,如各种有色反应板的扫描[MTT(噻唑蓝)染色、ELISA 结果等],通过染色深浅可判断测定数据的合理性,也是一种具有客观性的直接证据。Western blot 及 DNA 印迹(Southern blot)的印迹结果也可扫描后绘制成半定量图。

定性观察实验指标的变化(如动物状态、毛色、胖瘦等)以及化学反应现象等均应如实记录,此类结果的主观性可能更强,若是关键指标,应由两人以上分别记录,最好是双盲方式。某些结果乃通过阅读原始测定图而获得(如 DNA 序列测定结果),应将原始结果和阅读结果一并记录,以便互相比对。

3)临床标本应在实验记录中记录以下信息:

①基本情况,包括姓名、性别、民族、年龄、职业;②来自地区;③是否有细菌、病毒或寄生虫感染史;④是否有家庭遗传病史;⑤吸烟(年,包 / 天)、饮酒和服用药物史;⑥成年女性应记录月经、妊娠情况;⑦与研究相关的其他因素等。

总之,采用客观方式全面记录原始实验数据或观察指标,还须重视形态学资料和各种图片及扫描文件,以保证通过有限的实验而获得更多的信息,为结果分析提供可靠的数据资料。

(2)实验结果的分析:对原始实验数据进行整理分析是实验者认识实验结果的体现,相同的数据可采用多种不同分析方式,根据原始数据作图或制表,可将杂乱无章的实验数据整理归类、形象直观。统计学处理是对数据进行科学分析不可或缺的环节。

作图是直观整理实验数据的一种常用方法,根据实验数据的种类和分组进行作图。换言之,作图是表示实验数据的另一种方式,而并非对结果的分析。真正的分析应对实验数据进行统计学处理和分析,但作图可形象地看出实验数据的趋势,因此是一种可取的实验结果表示方法。对定量性实验数据,研究者可将原始数据输入 Excel 表格中,然后按不同方式作图,同时进行统计学处理。上述结果分析过程均应记录下来,以便根据需要重新分析或改变分析方式。

制表是整理实验数据的另一常用方法,其优点是可涵盖多种组合,尤其适用于病理分析或大样本数据分析。

对于形态学结果,按一定规则摆放图片并加以标记也是结果显示的一种方式。根据图片上的形态学变化,通过打分进行半定量,可将定性结果以计量方式表示。例如,细胞图片或病理切片结果,可根据细胞病变程度规定分值,然后各组以相同标准进行评分;也可将相关数值直接标记于图片上,如将荧光强度或百分比直接标记于流式细胞仪检测结果中。

尽管图表或图片是在原始实验数据基础上对实验结果的展示,但文字分析仍不可少:①以图表示的实验结果,须借助文字对图中相关信息加以说明,即图解;②图中所预示的结果应用文字加以叙述分析,并根据图中提供的线索获得结论。用文字分析和论述实验结果非常重要,在此过程中可能会发现图表以外的信息或线索,从而有利于下一步实验方案的制订或问题的解决。

7. **实验小结** 实验小结是在获得实验结果后的思路理顺过程,从实验现象中寻找可能的规律或线索,尤其对某些实验细节与实验结果间可能存在的关系,若不经仔细比对难以被发现,因此实验小结是科研过程中一个重要的环节。实验小结主要包括简短的实验结果总结和解释、出现的问题、改进方法和实验体会等,因此实验小结可以是一次实验流程的经验总结,也可以是一段时间实验结果的比较总结。阶段性实验小结可帮助研究者客观、及时地总结前一阶段的实验设计、技术路线和实验操作等是否存在明显缺欠,同时为下一阶段实验设计提供有价值的参考,指导后续的研究。

记录实验小结可采用多种方式,例如对实验方法的技巧进行小结,有利于将方法标准化;记录、归纳一段时间内的相关联实验结果,从中探究其内在联系;记录某些实验心得,或瞬间的科研灵感。当出现问题时应分析其可能的原因及解决方法,并详细记录于实验记录本上。

须重视实验心得的记录:某些心得是偶然产生,若不及时记录可能瞬间即忘,养成随身携带小本子的习惯,随时随地记录头脑中闪过的某些念头;某些心得是在总结实验结果过程中产生,则可直接记录在实验结果下方;某些心得是在阅读文献时产生,也应及时记录。心得或想法是头脑思考的产物,瞬间产生和消失,故零碎的心得记录十分重要。在实验小结中可以将这些平时的心得记录进行整理,并重新认识和升华。

8. **参考文献** 实验记录中是否需要记录一些参考文献因人而异,但将阅读过的相关文献进行适当整理,并将相关信息记录于实验记录的合适位置肯定有益,便于实验者在系统整理实验结果或撰写论文时信手拈来。

记录参考文献有两种方法:①简单地记录文献的题名、出处及3~6名作者姓名,并标记文献的保存位置;②除简单的信息外,还可记录由文献提炼出来的关键内容。可根据不同情况选择应用上述两种不同的记录方式。一般情况下,对课题研究起关键作用的文献,应简略记录其重要内容,以便直接引用。

三、实验记录的要求

实验记录是每个实验人员必须进行的重要的日常性工作,实验记录书写的基本原则是客观、及时、完整、实事求是,使实验记录具有真实性、客观性、完整性、系统性和实效性。其具体书写要求如下:

1. **基本要求**

(1)实验原始记录须记载于正式实验记录本上,勿随意写在零碎的纸片上。实验记录本(或活页)须有连续页码编号,在整个实验记录过程中必须保持完好,不得缺页、撕毁或挖补。

(2)实验记录本首页一般作为目录页,需在实验开始后陆续填写。

(3)每次实验须按年、月、日顺序在实验记录本相关页码右上角或左上角记录实验日期和时间,也可记录实验条件,如天气、温度、湿度等。

(4)实验记录应详细、清楚、字迹工整,让其他人能够看懂。采用规范的专业术语、计量单位及外文符号,英文缩写第一次出现时须注明全称及中文译名。特殊记号须在记录本中予以特别说明。使用蓝色或黑色钢笔、碳素笔记录,不得使用铅笔或易褪色的笔(如圆珠笔等)记录。

(5)实验记录如发生书写错误需修改时,采用划线方式去掉原书写内容,但须保证仍可辨认,然后在修改处签字,避免随意涂抹或完全涂黑。

(6)实验记录如有遗忘或大量修改之处,须在记录本上补写,不得在空档处填写,补写应注明事由、修改之处及重写内容。

(7)实验记录书写时应前后连接,不得遗留大量空白。空白处可标记"以下空白"字样或打叉。

(8)实验记录本应按页码定期装订;实验记录中应如实记录实际所做的实验;实验结果、表格、图表和照片均应直接记录或订在实验记录本中,成为永久记录。

(9)实验记录本原则上在研究生毕业前、课题及项目结束前由使用人负责与保管。实验室将定期进行检查。其他人员如需要参考需要征得当事人同意。

(10)实验记录本应作为发表论文和实验室科技档案管理的必备文件。研究生毕业、进修生学习结束应在离校前将全部实验记录和其他科研资料上缴实验室保管和存档,不得随意处置或丢弃。

2. **摸索实验方法的记录** 建立实验技术平台是实验的关键环节,尤其将实验方法标准化有利于实验结果的稳定性。第一次引用某方法时应注明其出处。若首次使用某种成分或方法,应进行详细描述。凡摸索实验方法的记录均应尽可能完全,宜详细记录每一实验条件的确定过程,以便最后确定标准实验操作流程。一旦建立标准的实验流程,即可形成完整的操作流程,日后进行同一实验时,除首次记录完整的操作流程外,其余仅记载实验中改动的步骤,并表明所参照操作流程的具体名称和出处即可。

3. **各种操作流程的记录** 各种操作流程均需记载于记录本上,简单的流程可直接记载,复杂的流程可打印后粘贴到记录本上。实际的操作流程宜简洁、明了,故须准确、清晰地记载操作流程中的关键参数,例如离心时须注明离心机型号、转数、温度、时间等。

记录上述内容时,须特别注意试剂的具体用量。量的概念不仅指液体体积,更重要的是试剂浓度。例如,实验中记录一个 PCR 反应体系时,常出现仅注明引物、dNTPs、Taq DNA pol 等使用体积,而未注明其浓度的情况。一般情况下,后两者的浓度可根据试剂来源而获得相关信息,但引物的浓度往往难以追踪,因为实验者在配制这类试剂时可能习惯不同。正确的记录方法应该是:引 物(10mM)1μl, dNTPs(10mM)1μl, Taq DNA pol(0.25U/μl)0.5μl 等。

4. **实验数据的记录** 实验数据的记录须及时、准确、真实、完整,尽可能将原始数据记录到实验记录本上,严禁伪造或编造数据,并避免漏记和随意涂改。

四、原始实验资料的保存

原始实验资料包括原始实验数据、图片、照片、凝胶等,应妥善保存,不同资料应采用不同保存方法。

1. **图表** 由自动记录仪打印的图表和数据资料应按顺序粘贴于记录本相应位置,图表大小超出记录纸大小时,可将图表折叠后进行单边粘贴;经计算机处理后输出的图表一般应进行适当剪裁后粘贴于记录本上;若图表较多,可先将图表按顺序装订在一起,然后粘贴于记录本上,或放入透明塑料袋中,一并装订于记录本相应位置。无论哪种方式粘贴的数据资料,均须压边签字。

2. **热敏纸打印的数据** 热敏纸打印的字迹易褪色,故打印后立即复印,并将原件和复印件一并粘贴在实验记录的相应位置并压边签字。

3. **照片** 各种照片直接粘贴于实验记录本相应位置,压边签字。细胞或病理组织照片须标记显微镜倍数、染色方式等信息;肿瘤照片须含标尺刻度。此外,照片背后应写明实验日期和处理因素等。相应组织切片存放位置、编号和名称等须记录于实验记录本相应位置,以便后续查找并重新分析。

4. **自成体系的表格记录** 可单独装订成册,但须在实验记录本相应位置记录相关信息和存放位置及编号。例如,小鼠抑瘤实验中测量肿瘤大小,可设计表格,每天将测量的数据直接填写到相应表格中,实验结束时装订成册。

5. **电子版原始数据的记录** 打印一份粘贴在实验记录本上,同时保存电子版,并注意备份。例如,文字材料、各种结果的扫描图片、各种图表数据等。对于整理分析后打印粘贴的结果,实验记录本上须明确记录原始数据和图表的存放位置、标号含义等基本信息。例如,流式细胞仪检测的各种数据,由于每次分析均可能存在某些差异,故原始数据显得尤为重要。

6. **扫描图片** 结果的扫描图片应注意图片的像素须足够大,一般保证分辨率>300 万;照片须标记放大倍数,如 ×400;图片须进行必要标记,如 Western blot 扫描底片应标记日期、泳道、样品名称等。扫描图片应粘贴于实验设计下方,其测定数据置于扫描图片下方,从而有助于参考图片分析数据。

7. **实验记录本** 应妥善保存,避免水浸、缺页,保持整洁无破损,避免丢失。实验结束后,原始实验记录本应由实验室负责人检查、签字后归档;实验人员可复印实验记录供记录人使用,但不得将实验记录原件带走。

五、实验记录中常见的问题

实验记录中不良习惯对客观、及时和准确收集实验数据非常有害。在实验记录中存在的问题往往具有共性，主要表现为：

1. **实验记录可读性差** 虽然对完成的实验进行了实验记录，但记录缺乏条理，不但记录人弄不清自己所做的记录，别人更加难以理解，无法看懂记录。

2. **记录保存不当** 实验记录本缺页少页，甚至记录本丢失。

3. **实验数据记录于纸片** 实验操作时，由于未携带实验记录本，实验原始记录没有记在实验记录本上，而是随意地写在零碎的纸片上，计划以后再将其转抄至实验记录本。由于随手记录的内容一般欠详细，待需要正式记录时已遗忘其细节甚至关键内容，或已遗失纸片。

为避免上述现象发生，须养成随身携带实验记录本的习惯，或将实验操作流程打印并贴于操作台，打印时留一定空间用于填写某些随想或改变的条件，待实验结束时再将其贴于实验记录本中。

4. **实验记录不及时** 有些同学习惯用脑子记忆当天（甚至几天）的实验过程，待空余时再将其记录于实验记录本，殊不知好记性不如烂笔头，某些事情是瞬间记忆，转身即忘，或仅记住一部分，遗忘或记错的后果可能使某些重要实验现象被遗漏，有时恰巧是成功与失败的关键数据，导致与成功失之交臂。尤其对于某些实验操作过程中临时改动的条件，若未及时记录，即使此次实验成功，日后也难以重复，因为某些细微变化根本不可能回忆起来。

5. **电子版打印实验记录** 在实验中随时将实验数据记录于实验记录本，是原始的数据，而将必须手写的实验原始数据（例如小鼠体重数据）输入电脑形成电子文档则不属于原始记录。数据输入电脑的环节可能存在输入错误而导致实验结果出现偏差。

6. **不记载实验的年份和时间** 日期不详，无实验日期，或只有月、日而没有年代。这种记录方式在当时似乎无问题，但若有多本实验记录，其他年份的记录中会出现相同的月份和日期，可能对日后查阅造成困难，甚至对实验数据的真假产生疑问。另外，有实验者不习惯记录实验的具体时间（尤其身边无可提供准确时间的钟表），从而可能造成实验的实际发生时间与记录不符，有时可对实验结果产生直接影响。

7. **所用试剂记录不详** 实验中所用试剂无来源、浓度、试剂配制等记录或无参考配方的文献出处。常易犯的错误是，仅注意体积而忽视浓度。例如，在酶切体系中加入 $2\mu l$ 限制性内切酶，若不标明酶的浓度，待日后采用不同批号的酶，按照同样程序进行操作，即难以确定应该加入酶的量。

8. **实验材料记录不详** 实验所用细胞株、细菌株、质粒等来源不详，无冻存、复苏相关信息记录；实验动物无品系、性别、年龄等信息。发表论文时则无法提供这些信息。

9. **临床实验样本无相关资料描述** 例如，某课题组在研究某一疾病与细胞因子水平的关系中发现，从总体分析没有差别，但按年龄、性别或职业分析就会出现明显差异。如若在采集样本时忽略了相关资料的收集，则可能会导致结果的偏差甚至错误的判断。

10. **实验数据存放不规范** 仪器检测无测定参数记录；实验结果原始数据无任何标记；实验结果全部附于实验记录本后面，无前后对应标记。日后本人对应不上，别人也无法看懂。

11. **实验结果记录不规范** 实验只有过程描述，无结果；或有结果描述，无原始图、表；或在实验记录中为"结果见电脑"，一旦电脑资料丢失，结果将无法挽回。

实验操作所获结果在本质上无阳性和阴性之分，因为结果是客观的，阳性和阴性均为研究者在一定假设基础上所界定。因此，应保留实验所获的全部数据或现象。有的实验者错误地认为"阳性"结果才有保留价值，并随意地将当时认为"阴性"的结果舍弃，待后续实验发现被舍弃的结果有意义时，已难以弥补。

12. **实验流程记录不规范** 实验只有结果，无实验流程描述或流程参考文献出处；或仅写"实验流程同前"，其他实验者无法重复和参考。

13. **仅记录符合主观想象的内容** 实验记录是指记录实验过程中所有实际发生的事件和现

象。整个过程中的任何变化、所获得的任何正常或不正常的观察结果等均须如实记录。即便在出现很多错误的情况下，记录下实际发生的事情才能使日后解释实验结果成为可能。有的实验者仅记录自认为成功的试验，而舍弃失败的试验。殊不知失败乃成功之母，若不记录失败试验的全过程，难以分析失败的原因，也就不可能缩短通往成功之路。

14. **实验数据整理不及时** 实验数据的及时整理极为重要，否则难以从中发现实验的某些规律，也难以对后续实验的实施和调整提供正确指导。实验者常期望在有限时间内尽可能多做一些实验，往往将实验数据简单整理，甚至不整理，即匆匆进入下一轮实验操作，进而可能导致某些实验错误持续性存在，或重复某些无意义、无价值的实验，或使值得深入的线索不能及时被发现，或导致长时间在实验失败的痛苦中挣扎。所以，养成实验后及时整理和分析实验数据的习惯，常会有意想不到的收获。

15. **无实验小结** 不记录实验结果的总结、不分析实验成败的教训和体会。对实验进行小结也是自我培养科研思维的一个重要环节。

总之，良好的科研素养对于研究者极为重要，应及时纠正不良习惯，重视实验记录的及时性、准确性和完整性。

六、实验记录的检查和点评

（一）实验记录的定期检查

实验记录的定期检查制度对于保证实验记录的及时性、真实性、完整性、可读性和对学生良好科研习惯的培养极为重要。实验记录定期检查不仅反映出一个实验室的科研规范及学风，同时也给学生提供了互相学习的机会。实验室学生的实验记录检查至少应每季度进行一次，包括实验记录是否及时、客观、准确和清晰，各种图表及照片是否已被准确、清晰标记，数据整理是否有序规范等。要求实验室内导师和全体研究生均参加，可采取两种方式进行检查：①同学互评，即每位同学轮转翻阅其他同学的记录，并进行好、中、差评选；②导师评阅，即每位导师同时进行评阅。对于评选优秀者，予以表扬和奖励，对于双优的实验记录将作为范本供所有研究生参考学习。

（二）实验记录的逐一点评

实验记录定期检查，能够发现许多实验和记录中的问题。但是仅靠泛指实验记录中存在的问题，并不能有效制止这些问题的反复出现。如在实验记录检查中，对每位研究生的实验记录进行点评，指出该生实验记录中存在的具体问题，并与前一次实验记录检查所出现的问题进行比较，如此可有效阻止同一个人反复出现同样的问题。实验记录的点评可明显提高研究生对实验记录的重视程度。

（三）利用周汇报核实实验结果的原始记录数据

研究生实验结果的周书面汇报制度利于导师对其科研进行指导，研究生对汇报结果的图表需注明实验日期并能和相应的实验记录对应，导师应对此核实。

此外，导师还应不定期抽查实验记录，每次工作汇报、科研讨论会均需对其所报告结果核实原始实验记录，使学生充分认识到做好原始实验记录的重要性和必要性，以及实验记录不完整将会产生的后果。

七、实验记录的管理

（一）实验记录者的承诺

研究生入学后每年进行一次实验记录的装订，将本年度所用的实验记录本装订在一起，编写总目录，在实验记录本的首页均须签署实验记录承诺书。实验记录承诺书内容如下：

本人郑重承诺所呈交的实验记录，是本人在×××实验室学习期间进行研究工作的原始实验记录，本实验记录中所有记录的实验均为本人亲自完成或在他人帮助下本人参与完成，保证本实验记录具有真实性和可靠性。已完成的学术论文和专利均出自本实验记录结果。已完成的学术论文和专利中不包含本实验记录以外的其他任何结果。特此声明。实验记录者签名及年、月、日。

实验记录者的承诺对学生起到制约作用，使其充分意识到应对实验记录完整性和真实性所负有的责任。此外，实验者承诺还起警示作用，督促学生在实验中认真做好实验记录。

（二）实验记录的验收和存档

实验记录是每一研究成果的保存档案。如果有问题需要审核时，完整的实验记录将会提供最可靠的资料。因此学习期满后，通过毕业论文答辩的研究生，逐项检查按年度装订成册的实验记录，包括每本的目录、签字的承诺书、所有的原始记录和已经完成（发表或待发表）的论文。验收合格后方可办理离校手续。

（三）实验记录的实验室内交流

实验记录和毕业论文是每一位研究生研究经历的记录和总结，也反映出该生在科研工作中的成绩和不足，是实验室宝贵的财富。为了科研工作的交流互动，使每位研究生的研究成果发挥更大的作用，可将同实验室毕业的博士生、硕士生和本科实习生的实验记录和毕业论文加以分类，供在读学生借阅。同时制订相应的实验记录借阅管理条例。

实验记录在科学研究过程中具有非常重要的作用，加强研究生学习期间对实验记录的培训以及对原始实验记录检查和抽查是做好科研工作的重要环节。

第四节　医学科研项目进展汇报

一、课题进展汇报的作用

课题研究的进展汇报是实验室经常性的学术研讨活动，通常是课题组探讨课题阶段性进展的一种方式，也是导师培训研究生的途径之一。定期的课题进展汇报制度，有利于督促研究人员及时整理分析结果；便于课题负责人掌握和跟踪课题进展情况，及时发现课题研究中的问题，纠正错误，及时调整课题研究方向、研究手段、人力配备及时间安排等，指导下一步实验工作的开展，从而保证课题研究进展顺利。

科研课题的资助单位通常也采用课题进展汇报的形式监督课题的研究进程。汇报的方式多种多样，可以制作幻灯片进行正式汇报，也可以实验记录为基本数据来源进行汇报。正式的汇报应该撰写阶段小结，主要内容包括课题名称及目的、研究内容及实验技术路线、实验结果及分析、目前结论、存在的问题及后续实验方案等。

二、课题进展汇报的主要内容

课题进展汇报一般包含如下内容：

1. **课题的简介**

（1）研究背景：即立题依据，应围绕立题的主要理论背景和实验依据进行简介，尤其强调课题研究的立足点。

（2）研究目标：课题名称即反映课题的主要研究目标，但也可给出若干研究目标，但目标不宜过多，以免重点不突出。课题进展汇报时，研究目标也可是阶段性目标，即阶段性研究过程中有待解决的主要科学问题。

（3）研究内容：即汇报前一阶段所进行的研究工作，可按时间顺序或内在逻辑而展示，由此反映拟达到的目的。

2. **课题的研究现状和进展**　此部分是汇报的重点内容，通过实验结果分析课题进展情况，以评估立题的合理性和实验技术的可行性，并判断结果能否反映预期目标、能否验证假说，是否需改变研究方向以及认识预期以外的实验现象等。通过分析实验结果，为阐明课题研究所提出的问题、疑点或想法及制订后续研究方案提供依据。此部分内容需将研究结果进行简单归纳总结，与国内外相关工作进行比较，确定其主要创新性发现、研究水平及研究结果的意义。

此外，实验结果的可靠性是建立于实验技术稳定和可信的基础上，故研究结果中也需简单介绍所建立的主要实验技术平台及所攻克的主要技术难关等。

3. **影响课题进度的主要问题**　一般情况下，课题进展的时间安排已预先设计，但实验中经常发生某些预想不到的情况，可能导致课题进展延缓。课题进展汇报中须说明影响课题进度的关键问题并探究其主要原因，以及时找出问题的症结并加以纠正。

另外，若须对原有科研设计进行改变和修正（包括技术路线），须说明其原因，如课题结果与预期设想不符；因技术困难而无法实施；所设想的研究结果被其他实验室报道等。

4. **后续阶段的主要工作方向（或内容）**　课题进展汇报的主要目的是指导后续的研究工作。因此，研究者须依据所获得的研究结果规划下一步研究内容,并提出整改的具体措施,或提出新的设想。研究者无须刻板地按此前制订的研究计划行事,而应根据课题进展随时修正原计划。事实上,任何"高明"的研究者也难以事先预测实验中可能发生的情况,以及可能出现的新的实验现象。"与时俱进"也同样适用于科学实践。

5. 评估课题完成时间和质量　若研究内容明确且具体,一般较易估计课题完成时间。对于课题研究质量,可能需要将一些失败的经验、理论上的认识等作为基础进行估计。如果研究内容比较复杂或创新性极强,可能需要在预实验中对实验条件、技术方法进行选择,及对难易程度进行摸索后才能做出合理的估计,切忌主观而脱离客观实际的评估。

三、课题进展汇报中常见的问题

课题进展汇报即课题研究的阶段性总结,为有利于后续课题研究,应客观全面地总结课题进展,不仅须展示阳性结果,也须清楚交代研究中所遇问题、阴性结果和意外现象等。

1. 实验结果的取舍　实验结果的取舍直接影响课题汇报的效果。常见问题是:为达到理想效果,仅选择性汇报"阳性"结果,若未获得符合预想的实验结果则认为无内容可汇报。其实,所谓"阳性结果"乃是设计实验时预想的,并非一定出现,故应客观地汇报科研实践中所获得的真实结果。另外,实验过程中的细节对于分析某些实验结果非常关键,如实验体系不合理,实验条件不理想,所获实验结果则不可靠,故应如实、完整、客观地总结汇报实验的全过程,以便及时改进研究方法或调整研究方向。

对于实验中失败的结果更应进行总结汇报,阐明失败的原因,供他人与自己借鉴,并出示相关的实验资料如实验数据、照片等。切不可随意丢弃这些结果及资料,因为有时在归纳结果之前,并没有认识到实验现象的意义所在,也许在进展汇报过程中将这些看似失败的结果呈现出来,反倒能启发课题的研究思路。

2. 研究目标欠明确　一般情况下,研究者对课题研究目标均较明确,但容易忽略正确界定每一个具体实验的目标,导致即使获得实验结果也难以判断是否达到目标。为避免此类问题,汇报

每个实验结果时,应首先介绍实验目的,以清楚地评估每一个实验结果的意义及各实验结果之间的联系。

3. 实验结论草率　实验结论须通过对实验结果进行分析而获得。将实验数据以图表形式进行展示,仅是对实验数据的整理,还须进行统计学分析处理并结合理论分析,才能获得严谨和科学的实验结论。研究者若草率地提出实验结论,可能误导后续实验。

4. 结果信息不全　例如图表反映的结果过于笼统和粗糙,仅反映平均值高低,不显示各组数据的离散情况等。课题进展汇报实际是对课题进度和质量进行检查和监督,故须对实验数据信息进行完整的处理和分析(如各组数据采用散点图表示),以向课题负责人或科研管理部门提供阶段性完整的实验结果信息以及研究进度。

5. 不重视他人的汇报　在课题进展汇报中,有的研究者仅关注自己的汇报,而对他人的汇报不予理睬。实际上,课题进展汇报是学习科研思维和科研交流的一个极好机会,在他人汇报时,不但可以学习他人科研的长处、所使用的方法或特殊手段的应用等,而且还可以学习如何发现他人实验设计的漏洞、实验结果的缺陷和结论的正确与否等,不断主动提高自己的科研思维和分析、解决问题的能力。

第五节　结题及展望

课题研究的最后环节是撰写结题报告,即客观、准确、实事求是地总结课题研究的全过程,并围绕研究线索提出后续的研究设想,或展望课题成果对社会经济等的可能影响。一般来说,结题报告主要围绕 3 个方面:①选题的背景、目的和意义,包括课题立项的理论依据、研究背景和具体目标等;②研究的过程,包括研究方案或技术路线、研究方法和关键实验条件等;③研究成果,主要指所提出的新理论、新现象或新方法等,所发表的论文或申请的发明专利等。结题报告的结尾部分可提出研究过程中存在的问题或困难,并提出进一步研究的设想,也可围绕理论和应用两方面提出展望。

一般情况下,项目资助单位会提供结题报告

相关的表格,按表格内容提示逐项填写即可。

1. **选题背景及意义**　此部分内容应紧紧围绕课题,简明扼要地阐述立项依据及课题的科学价值,包括前期实验工作基础、科学问题、理论假设、课题研究意义及前景等。

2. **研究目标**　研究目标须具体和明确,显示课题研究所要达到的最终目的,避免空洞或过于原则性,勿偏离课题主旨。课题是否达到预期目标是根据研究成果而进行判断,故研究目标和研究成果间存在必然的内在联系。

3. **研究内容**　课题研究的主要内容实际上是将研究总目标分解成若干的分目标,充分体现为实现研究目标而设计的研究思路。为叙述方便且清晰,可添加小标题,每一标题均可为一个独立的子课题,有确定的研究目标。换言之,每一子课题的研究内容均围绕其研究分目标而进行设计。

4. **研究结果**　应以研究内容为主线而阐述研究结果,并体现研究过程和研究方法,同时对结果进行客观分析。因此,研究结果应至少包括5部分,即拟解决的问题、采取的基本(或关键)方法、所获实验结果、对结果的客观分析、得出的基本结论。

研究结果具有客观性,但展示研究结果的顺序可按研究内容和内在逻辑关系进行排列,按研究者的思路进行整合。实际上,研究结果是将客观材料重新组织加工,形成一个完整的"故事"。结果一般以图表方式表示,并注释实验方法的关键参数和符号含义等。研究结果的叙述宜围绕科学问题由浅入深逐步展示,体现研究思路和过程,使阅读者随研究主线的思路层层深入。

5. **课题成果**　课题成果是体现课题研究成败的关键,是衡量课题预期目标是否实现的标准。提炼课题成果时,应包括如下内容:

(1)实际成果:包括所发表的研究论文、获得的专利、研究奖励或培养的研究生数量等,此类成果属硬指标,是课题研究的关键成果。

(2)理论成果:指通过研究所产生的新观点、新认识、新方法或新模式等,是通过对研究结果进行总结而提升出来的,其具有借鉴和参考价值。

(3)应用成果:指某些具有明显应用价值的成果,如开发诊断试剂盒、新药、疫苗或发明新技术等。

6. **课题研究中存在的问题和今后设想**　主要说明在课题实施过程中存在的问题,并分析产生这些问题的主要原因。如某些实验失败,应分析失败的经验教训,以供鉴戒。今后的设想主要叙述拟开展的后续研究,可根据目前所取得的研究成果提出后续研究的思路,包括理论研究的深入或应用研究成果的推广,以及对课题研究或研究成果的展望。

第六节　科研学术交流

一、实验室内的学术交流

实验室内的学术交流(lab meeting)即实验室内定期组织课题讨论或学术交流活动,讨论实验室所发生的事情,可涉及实验方法、实验室工作规范、实验技能培训等。实验室内学术交流的内容多样,方式灵活,不同实验室的风格各异,但目标一致,即跟踪课题进展,及时解决问题,提高工作效率。涉及内容如下:

1. **近期工作进展**　科研人员汇报本人近期工作进展,基本内容包括:简单的课题背景、研究目的、实验结果、存在的问题及困难、后续研究计划等。近期所获得的所有成功与失败的实验结果,尤其是关键的实验信息(如实验流程、实验分组、分析方法等)均须汇报。具体实验在设计和方法学方面所存在的问题或疑问,尤其是自认为难以解决的重要难点可提出加以研讨。后续研究计划中明确提出本人的具体想法或设计,也可延续原课题设计的技术路线。若存在不成熟的观点,可提出供与会者讨论。

2. **开题报告**　新生首次参加实验室内的学术交流,其汇报内容可能是开题报告。此前,新生一般已熟悉拟开展的研究工作及技术路线,并接受了相关培训(如阅读文献、熟悉实验室工作、参与科研讨论等)。开题报告一般涉及如下内容:

(1)报告的题目:围绕拟开展的研究,通过文献阅读,初步确定课题名称,使其成为开题报告内容的中心主题。

(2)研究背景:包括国内外研究动态、近期研究进展和可能的发展趋势。基本原则是简练、全面、重点突出、观点清晰、紧扣主题。

（3）意义及目的：在研究背景的基础上，简要地阐明课题意义和主要研究目的。

（4）研究内容：指围绕研究目的而设计的若干次级研究目标。

（5）拟采取的技术路线：指围绕研究内容选择实验方法，在纸上设计实验，可以连线的方式用框架表示，也可用文字表示。

（6）实验进度安排：将不同的研究内容按学习年限或学期进行合理安排。

（7）预测实验结果：根据实验的技术路线、研究内容和假说，可预测实验结果。学生在推理、猜测的过程中，积累了知识和经验，对于后续的研究是非常有益的。

（8）可行性分析：研究设计虽属"纸上谈兵"，也须进行理论、技术、经费、时间等方面的可行性分析，以期制定出更符合实际情况的技术路线和研究目标。

3. 文献综述 课题组可根据具体情况定期安排文献或综述报告，有助于研究人员了解最新进展、掌握前沿动态、完善研究思路、借鉴新观点、学习新方法等。研究生应善于剖析已发表的论文，精读其中的理论依据、实验思路及实验结果等，以学会立题、实验设计和结果分析。

4. 学术讨论与交流 学术讨论有助于创造性思维活动，是开拓思路、了解进展和信息交流的极好机会。在知识高度专门化的今天，个人的知识十分有限。研究者应具有的品质是：自觉无知和学术上的诚实。实验室内应形成不受权威拘束、自由讨论的气氛，这种非正式小规模的讨论通常以不超过 6 个人为宜。提倡研究生三五成群共进午餐或共用午后茶点，可提供大量机会进行非正式讨论。此外，举行正式的讨论会研究实验方案、实验结果和实验中遇到的问题，也是有益的做法。

实验室内的学术交流既是实验室内部的一种交流方式，也是训练科研思维的重要形式。研究生应认真对待每次实验室内的学术交流，要珍惜提供给自己的演讲机会，不仅是汇报工作，也是锻炼和展示自我的好机会。

二、Journal Club

Journal Club（杂志俱乐部）是国外医学界非常流行的一种学术研讨会的形式，也是一种在研究生教育中广泛应用的教学方法，通过对本研究领域高端杂志中最新研究成果的文献进行研读、分析、积累、质疑和发散，更好地了解前沿研究现状，从文献中开拓思路、发现问题。Journal Club 可以最大限度调动参与人员的热情，训练他们的阅读技巧和表达能力，形成良好的阅读习惯，同时可以促进其对学科发展前沿的了解，提高分析和解决问题的能力，对于科研思路的确定和选题、科研方向的把握均具有重要的指导意义。

1. Journal Club 的组织形式 Journal Club 通常由研究生轮流进行文献的汇报，所有参与人员包括教师和学生可以针对研究的多个问题进行提问和点评，包括实验设计、实验结果、统计方法等。一次 Journal Club 应该尽可能地对该研究方向的背景资料、主要研究方法和结果、其他相关最新进展、未来研究趋势和方向等进行分析和讨论，尤其要注意新名词和新方法的背景知识。

2. Journal Club 的演讲准备 对 Journal Club 所要进行讨论的文献，可以提前发给大家进行阅读学习。演讲人对于文献的充分准备可以调动大家的积极性和创造性，可以通过板书、演讲 PPT 等手段增加演讲形式的多样性。演讲 PPT 的准备，需要注意以下几点：①每篇文章都要展示摘要、主要方法、结果标题和图表、主要讨论点。论述观点鲜明，主题突出。条理清晰，上下文联系紧密。②使用专业术语，字面表达准确，避免口语化。③尽量减少字数，避免整版文字，以图和标题性语言为主。④提倡以流程图、卡通图等形象表明自己的观点。⑤图的上方为结果部分标题，下方为图的标题，字号一般以 18~24 号字为宜；引用图表须注明来源出处；标记页码。⑥对全文进行分析，指出文章的亮点、存在的问题和有待解决的问题。

3. Journal Club 演讲应注意的事项 在做文献阅读演讲时，应该注意以下几点：①演讲的语言要精练，表达准确，不要带口头语，要使用专业术语，避免说外行话；②演讲语言要尽量通俗易懂，将复杂的知识用简单形象的语言表述；③表达内容要严谨，不能无根据、想象地发挥、扩大或改变研究结果；④语调要生动，吐字要清楚，句子要完整，切忌整版文字的朗读；⑤注意听众的反应,随时调整进度,调动听众的兴趣;⑥控制演讲时间,每张PPT约讲1~2分钟,语速适当;⑦回答问题要耐心,听完后再回答,切忌抢答;⑧回答问题要切题,语言精练、简短。

Journal Club是对优秀科研工作成果的学习和借鉴。参加Journal Club,简单的文献收集和结果罗列是远远不够的,对于一些经典工作和理论含量较高的文献,真正理解需要投入大量时间进行精读、梳理、归纳、提炼,并进行更深层次的理解和升华,这是一个自我提升的艰苦过程。当然,必须牢记并非所有已发表的文献都是有价值的、数据分析都是严谨可靠的、结论都是令人信服和科学的,在文献阅读的过程中,我们要始终坚持质疑,坚持批判性阅读,不迷信权威,养成"挑错"的习惯。

三、学术专题报告

学术专题报告是指反映某研究领域的工作、针对特定学术问题而展开的,邀请该研究领域著名专家、学者为研究生做的学术报告和讲座。学术专题报告在专题的内容上需要注意选择具有时效性(紧密联系当前该科研领域的最新研究进展)、引导性(能够在研究范围上覆盖学术科研领域的核心内容)以及具有一定探索空间(存在尚未解决的现实问题)的专题。举办学术专题报告,对于研究生的培养具有重要意义:

(1)学术专题报告密切联系学科前沿进展,有助于研究生及时了解到学科前沿的学术动态和研究成果,开阔学术视野、发散思维、激发学习兴趣和创新意识。

(2)学习报告者创新和严谨相结合的科研态度,特别要学习科研遇到困境时,研究人员敢于怀疑、大胆假设、小心求证、严谨求实的科研态度,也是对整个科研活动的学习和总结。

(3)培养研究生提出问题、分析问题和解决问题的能力。学术专题报告并非对该专题领域所有的问题都能彻底解决,而是留下许多值得进一步发掘和研究的新问题。这样,就有可能培养研究生养成在"学习"过程中提出问题、分析问题和解决问题的能力,激发研究生的科研兴趣。

(4)学术专题报告和书本理论知识相结合,能够从更高层次体会和巩固学到的知识。

四、国内学术交流

学术交流是为促进科学的普及和发展而进行科研人员的交流和科学信息的提供、传递及获取的过程,是启迪智慧、获得灵感的有效途径。随着我国经济的发展和科研水平的逐渐提高,学科交叉和渗透日趋广泛,科学研究与学术交流交互促进,互为支撑。学术交流对提高学术科研水平、促进科技发展、增强核心竞争力具有深远意义。

国内学术交流的形式可分为以下几种类型:

1. **直接交流和间接交流** 直接交流包括座谈、讲座、培训、研讨班等;间接交流借助于媒体途径实现,包括网络、书刊、影视等。

2. **横向交流和纵向交流** 横向交流是指多学科、跨学科的学术交流活动。针对某个研究领域或专业,从不同的角度和切入点进行深度交流。纵向交流是指同一学科、领域的学术交流活动,通过交流使知识和经验向纵深方向研究和探索。

3. **层次交流** 根据学术交流人员的层次和结构,分为院士交流、专家学者交流、学生论坛等。各学科、专业根据需要,可邀请院士、专家学者进行学术交流,介绍该学科及领域最新研究成果和研究动态。

4. **需求交流** 根据对学术交流的不同需求,可以参加高水平国内学术会议、举办国内学术会议、报告会、专题学术讲座、学术沙龙等。

五、国际学术交流

近年来随着我国科研和学术水平的不断提高,我国学者和科研人员出国参加国际学术交流的机会和人数在不断增加;同时也吸引了众多的具有国际水平的学术会议在中国召开。国际学术交流能够扩大研究人员的知识视野,了解国际前沿科研动态,增强自身创新能力。国际学术交流大致分为以下几种:Conference(大会)、Congress(专题大会)、Symposium(专题讨论会)、Seminar(专题报告会)和Workshop(专题研讨会)。

1. **Conference** 即大型国际学术会议,一般由几个在世界上有一定学术权威的国际学术团体共同发起,定期召开,会议有着广泛的议题(topics)。参加会议的代表有几百人至数千人之多,日常安排上至少要有3天的学术活动,会前有 1~2 天的拓导报告（tutorials）。世界一流的专家一般都能到会并进行学术报告。学术活动分几个层次同时进行，一般分为：全体会议（plenary session）、分题讨论会（panel sessions）、海报论文（poster sessions）、专题报告会（seminar）、专题研讨会（workshop）及展示（exhibition）。

2. Congress 与 Conference 类似，但会议议题与 Conference 相比，更为专业且议题数量较少。

3. Symposium 即专题讨论会，是一个中小规模的国际学术会议，会议议题更窄更专，也可以包含在 Conference 之内作为一个分题进行。其国际影响要比 Conference 和 Congress 小，但就学术水平而言，Symposium 的讨论更为深入。

4. Seminar 即专题报告会，原指大学为高年级学生和青年教师组织的学术性指导报告会，一般是约定或邀请若干名专家就某一专题进行学术报告，与会者听会，也可以提问和进行简短的讨论。

5. Workshop 即专题研讨会或讲习班，没有固定的交流形式，可就当前科研、生产和学术领域中的某一专题与同行一起进行小范围的交流、报告、介绍或演示，亦可带着自己在工作中的成果、样品或问题一起交流和切磋。

在参加学术交流会议时，需要注意对未发表资料的介绍尺度。一方面，对于涉密的科研结果在法律法规规定范围内需要注意保密；另一方面，对于学术科研的初步结果和不确定的结果，在没有充分理论依据和实验证实的基础上，需要科学严谨地加以介绍和交流。

（孙　沩　陈永艳）

第十二章 实验结果的观察、分析与展示

实验结果的观察、分析与展示是科研项目实施的核心环节,也是整个科学研究最关键的环节。实验结果的观察、分析与展示总的原则即实事求是原则。实验是以假设和推理开始的,其结果可能与预先的推理假设相吻合,也可能与假设不完全符合,甚至完全相反。在保证实验过程无错误的前提下,无论何种结果,科研工作者都应该尊重事实,并加以科学分析和客观展示。本章仅提出实验结果观察、分析与展示的一般性原则,也指出某些常出现的问题,以引导研究生从科学研究之路的起步阶段即踏上正轨。

第一节 实验结果的观察与分析

一、实验观察分析中的一般原则

实验结果是实验活动中客观发生的事件,描述事件的本身就是对结果最好的观察方法,描述过程务求客观、真实、实时、完整和精确。

1. **客观性与真实性** 客观地观察实验结果是最基本的原则,也似乎是最容易的原则,但实际做起来并不轻松。实验设计是研究人员借助理论知识和原来的实验结论所制订,其中包含假设和推理认识的过程,其结果的真实性有待通过实验的实施来检验。然而问题是,研究人员在实施实验的过程中主观上追求假设的实验现象和结果的出现,以"证实"假说的正确性,从而自觉、不自觉地在实验结果的观察中增添主观意愿,其可造成如下后果:

(1)对实验结果的倾向性:无预期结果出现时灰心丧气,有预期结果出现时欣喜若狂,两种情况均可能导致所获实验结果具有片面性。

(2)忽视意料之外的实验现象:日常实验中经常忽略意料之外的现象,从而丧失积累和分析

的机会。若能在实验结果观察中对所谓的"无关"现象稍加注意,则可能发现新的实验线索。

如进行 PCR 产物的电泳分析时,寻找目的条带是实验的主线,若能注意目标以外的条带,也可能会有新的发现。有一研究生借助 RT-PCR 从肺纤维化患者肺组织标本中钓取编码人成纤维细胞生长因子受体 1 的基因片段,但钓取基因过程中凝胶电泳上出现一条非常浅的额外条带,比预知的分子量小,紧挨着目的条带,最初操作者以为电泳未做好,但在后续电泳时,发现每次均在同样位置出现该条带,遂好奇地将其切下来,通过克隆及测序,结果意外发现该患者纤维化肺组织中出现一个截短型受体。

(3)预先设定实验结果:仅注意观察自己所期望的结果,或自己现有知识可以理解的结果,无法理解相反的现象,或视而不见,或误认为是实验失败。如韩国科学家黄禹锡因报道人胚胎干细胞研究成果的造假事件而震惊国际学术界。最近美国哈佛大学研究人员进一步分析黄禹锡的实验结果时发现:黄禹锡曾在无意中成功地用单卵细胞培养成胚胎干细胞,此重大发现比其他实验室的报道至少提早两年。遗憾的是,黄禹锡并未发现他们无意中获得的重大实验成果。事过境迁,当剖析黄禹锡的重大失误时,其过于强烈地追求预期渴望的结果,此乃导致重大科研发现被遗漏的重要原因。

因此,实验活动一旦开始,即应实事求是地收集各种实验现象,并认真进行分析和比对,然后将客观结果与理论假设相比较,从而阐明实验现象的内在本质。

2. **实时性** 实验结果的观察和收集与时间的选择有关,某些实验现象瞬间出现或持续时间很短,若错过最佳时间则难以被观察到,通过及时观察并记录实验中各种现象可避免遗漏某些重要

的实验结果。

未能及时观察实验现象,可能也是受预先的假设或推理的影响所致。由于头脑中始终不忘假设实验结果出现的时间,观察过程中即选择特定时间点,若未经预实验摸索条件,实验设计所确定的观察时间点可能并非最合适,这也是通常需要预实验的原因之一。例如,用小鼠肿瘤模型观察某种药物对肿瘤生长的抑制作用,最直接的指标即测量小鼠肿瘤出现的时间和大小,一般在正式实验前须先建立稳定的肿瘤模型,包括种植肿瘤细胞的数量、出现肿瘤的时间、肿瘤生长速度以及小鼠死亡时间等。但正式实验开始后,除参考预实验中某些参数外,还应灵活调整,因为药物的作用特点未知,若仍按原计划进行观察,很可能错过最佳时机。因此,在实验进程中也不一定要完全按照最初实验设计及预实验结果进行观察,可以根据实时情况,选择合适的观察时间观察实验现象也是合理的。

3. **完整性** 实验结果是否完整,可直接影响实验结论。例如,最初有人发现 CpG 寡脱氧核苷酸(CpG ODN)可促进 B 细胞增殖,其后发现 CpG ODN 也可明显促进 B 细胞白血病细胞增殖。但是,若延长培养时间,即用 CpG ODN 刺激超过 3 天,则 B 细胞白血病细胞发生凋亡。可见,早期结论的获得是由于实验观察欠完整所致。

实验者按实验设计进行实验操作时,往往非常渴望出现理想的结果,从而常将注意力全部集中于期望出现的实验现象,一旦出现预想的实验结果,即自觉、不自觉地停止继续实验或实验观察,从而导致所收集的实验结果不完整。实际上,实验中除拟观察的实验现象外,也常伴随出现不明原因的新现象,若适当给予关注,很可能因此而发现新的实验结果。遗憾的是,多数人对出现这种现象感到心烦,也无进一步探究的兴趣。

某些实验结果不完整也受实验假设的影响。例如,Ehrlich P 曾假设,某些染料既然能选择性着染特定细胞或病原微生物,则可能杀死病原体而不损害宿主;在此假设驱使下,他发现了能治疗梅毒的肿凡纳明,但由于假设的深度仅限于此,其研究工作也就此终止。其后,Trefouel 以 Ehrlich P 的研究工作为基础,通过合成技术证明杀死病原体的染料成分是磺胺。

4. **精确性** 观察要精密(仔细)准确。要注意发现相似事物中的微小差异,发现不同事物中的微小共同点,要发现研究对象中发生的任何微小变化等。要排除错觉、幻觉以及脑中任何先入为主的影响,使观察结果符合实际。化学家 Rayleigh 在常规测定氮的原子量时仔细准确地注意到,从空气取得的氮其原子量稍重于从硝酸铵制得的氮,其差别仅表现在小数点后第三位的数字上(有效数字 5 位),由于他仔细精确地观察到这微小的差异,他和另一同事发现了空气中的氩、氖、氪和氙等惰性气体。

在实验观察中,要尽量避免主观上追求实验假设的预期结果,要客观地观察、收集实验现象和数据,保证结果的完整性。在观察到与实验假设不完全符合或相反的实验现象和数据时,应客观地分析,以此为根据,修正假说或提出新的假设,调整实验设计,使实验向纵深发展,避免错过新发现的机会。

二、实验观察中常见的问题

实验结果的观察与分析中,最重要的原则是客观性,而最易出现的问题是主观片面,按意愿观察实验结果,而对实际发生的现象视而不见,导致与某些重要发现失之交臂。以下从多方面介绍实验观察时易出现的问题。

1. **主观意愿** 贝尔纳认为,人们在观察实验时其思想应不受约束,以免先入为主地按主观意愿搜寻预期的实验特征,而忽视其他现象。上述问题是实验观察的最大障碍,若忽略观察意料之外的现象,可能导致错误印象的产生。他说:"走进实验室时,须摆脱自己的想象力,就像脱去大衣一样。"达尔文的儿子如此描述达尔文的观察:"他渴望从实验中得到尽量多的知识,所以不让自己的观察局限于实验所针对的那一点,而且他观察大量事物的能力是惊人的……他的头脑具有一种技能,对他获得新发现来说似乎是特殊可贵的有利条件,即从不放弃观察、记录和思考例外情况。"

然而,实验结果的观察与分析中最易受主观意愿的影响,尤其对于急于获得预期结果的人而言,面对任何实验结果均会尽可能地按自己的主观意愿进行分析和解释。实际上,很多实验并非按预期设计而产生结果。所有的假设几乎都建立于理论或以往经验的基础上，或是头脑中的想象或推理，至于实际研究中是否会出现预期结果，则需要通过实验得知。若研究人员头脑中始终不忘建立在假设基础上的推论结果，就很容易在实验结果的观察中加入过多的主观意愿色彩。

（1）主观意愿造成测量偏差：实验中常需观察测量指标，如称重量、测量体积、观察染色、一般状况等。这些测量方法有一个共性，即均无绝对的标准，容易掺入主观因素。例如，测量小鼠肿瘤大小，一般采用千分卡尺测量皮下肿瘤的长和宽两个径线，不同人的测量数据有时差异很大。假设由同一名操作者测量实验组和对照组小鼠肿瘤大小，若无明显偏向性，测量误差应为系统性，一般不致影响实验结果的总体分析趋势；若操作者特别渴望实验组小鼠肿瘤更小一些，测量时即可能改变标准（如使卡尺更紧一些），此类误差即掺入个人的主观意愿，虽然并非属于科研造假，但明显受到主观因素的影响，导致实验结果丧失客观性和真实性。容易造成测量偏差的实验有：

1）显色性实验：如 Western blot、Southern blot、免疫组化染色等，当实验组与对照组差异不大的情况下，判断就容易产生倾向性。避免的办法是：由无关人员进行判断；用仪器进行分析；重复相同的实验。

2）人工测量数据：如千分尺测量肿瘤体积、为实验动物称重等。为避免主观因素干扰，宜采取双盲实验，分组和测量者不是同一人，并保证测量者不清楚具体实验设计，从而将主观倾向性降到最低。

3）状态的描述：如小鼠一般状态、细胞状态等，由于不同人判断标准不完全相同，即使按照标准操作规程进行判断，也易受主观因素影响（尤其当观察者与设计者为同一人时）。为避免判断偏差，也须采用双盲法，让不知情者进行验证和判断是绝对必要的。

4）现象的观察：如细菌菌落形态或染色变化，若不以非常客观的尺度进行衡量，必然存在误差。

总之，凡是不能借助仪器设备进行客观测量的数据，均可能无意中掺入主观色彩，应通过实验设计的客观性和数据测量的重复性加以避免。同

时，为避免急于得到阳性结果等特殊心态下出现的测量偏差，关键性实验需双盲设计，并重复验证。某些测量偏差对后续实验研究影响很大，可能使原本不成立的实验出现统计学有意义的结果，导致原本应及时终止的实验又投入大量的时间、金钱和精力，不仅造成巨大浪费，还可能导致错误的结论。

（2）实验设计导致的数据偏差：实验设计在整个科研活动中占有重要地位，能否获得有价值的实验结果有时完全取决于实验设计是否科学合理。因此，实验设计不合理也会造成实验数据的偏差或错误。

1）实验对照不全：例如，观察某种制剂对细胞的刺激作用，若只设立制剂组和正常对照组，而未设立溶媒对照组，这一疏忽有可能导致实验结果的偏差，得出错误的结论。因为若实验组出现明显刺激作用，有可能是溶媒本身具有的刺激作用。类似的实验也包括小鼠体内实验时的溶媒对照。例如，观察某种纳米材料作为载体的抗 TNF-α 抗体对内毒素性休克的影响，结果有明显改善作用；但该纳米材料本身也可能吸附血浆 TNF-α 及炎性介质，从而减轻内毒素性休克炎症反应。

在以生物体为研究对象的实验中，一般采用排除法将目标集中于被观察对象，从而证明实验假设是否成立。因此，对照组（包括阳性对照、阴性对照等）在实验中具有重要作用。若观察某因素对实验体系的影响，必须设阴性对照；若观察两个因素对实验体系的联合效应，除常规对照外，各单一因素也应设处理组。

2）所选择实验对象不合适：例如，某些制剂并不能引起所有细胞或动物对之产生反应，通常须确定敏感受体细胞或动物后才能进行实验观察。若忽略此点，未能事先对动物或细胞进行敏感性筛选，则可能选择原本不敏感的受体进行实验观察，从而获得完全不同于在敏感受体上实验的结果。由此，得出有偏差甚至错误的结论不足为奇。

实验对象的选择是实验设计中需要考虑的重要因素之一，须在实验设计过程中充分论证研究对象的性质及其可能发挥作用的机制，并通过预实验进一步验证推论的可行性，以将相关因素所

致实验数据的偏差降到最低。若理论上无法明确可能的机制,难以选择最合适受体,也可选择不同受试对象,从中总结规律。

3)回避可能影响阳性结果的实验设计:尽可能避免人为因素干预实验结果的客观性,并避免给人以科研造假的嫌疑。

总之,实验设计乃利用已有理论知识和实践经验进行推理,不存在绝对完美的设计,但应尽可能全面、严谨。任何基于假设的科学实验均可能出现两种结果,即假设成立(出现阳性结果)及假设不成立(未出现预期结果)。实际上,上述两种情况都是实验结果,研究者须静心总结规律,而切勿干预实验的客观性,以避免实验假象干扰后续实验设计。

(3)实验方法对结果的影响:实验方法的选择和技术平台的建立直接影响实验结果的准确性和客观性。若实验方法不稳定,可能影响所观察实验结果的准确性。例如,在未对肿瘤细胞数量、培养时间等参数进行前期摸索的情况下,观察某制剂对肿瘤细胞生长的抑制作用,其观察结果必然欠准确,即使获得预期的实验结果,也可能由于细胞密度、制剂浓度等多种因素的影响而造成假阳性。因此,实验方法的建立在科学研究中非常重要。

2. 视而不见 实验过程中常出现"视而不见"的情况,由于忽略某些伴随的实验现象,很可能错过某些偶然的机遇。比如,弗莱明发现青霉素的过程实际上即信手拈起伴随的实验现象,而这种实验结果并非事先设计的必然结果。

达尔文曾叙述他和一位同事在探测一个山谷时,如何对某些意料之外的现象视而不见:"我们俩谁也没有观察到周围奇妙的冰河现象的痕迹;未注意到有明显痕迹的岩石、耸峙的巨砾、侧碛和终碛。"

视而不见的原因为:

(1)某些司空见惯的现象:反复看见某一事物则可能对其毫无记忆,如同人们面对年复一年秋天落叶的初景。

(2)某些不了解或无兴趣的现象:如歌德所言:"我们见到的仅是我们知道的。"众所周知,不同的人在观察同一现象时,会根据自己的知识和兴趣所在而注意到不同的事物。在原始森林里,

植物学家会注意不同的植物;动物学家会注意不同的动物;而地质学家则注意不同的地质结构。

(3)某些既非意料之中、又非特地寻找的现象:科研者在实验过程中错误地认为与实验设计无关的现象均属"杂音",从而片面地收集和记录实验结果,对推测之外的实验现象不予理会。例如,PCR 产物电泳时,仅关注目标条带是否出现,而对其他位置上是否出现条带毫无兴趣,甚至视而不见。大量的科研实践提示:凡是规律性出现的同一现象,必然有其内在原因,应加以重视。

3. 不注意观察细节 实验是一种交织脑力和体力的实践活动,实验操作时须开动脑筋去想、去体会、去观察,否则就可能忽略某些重要的细节。比如,设计实验时若未能顾及每个可能的时间点,则不可能抓取某些瞬间即逝的实验现象。因此,观察某制剂的效应,须设计时间动力曲线和浓度曲线的实验观察,以确定最佳作用时间点和药物使用浓度。

细节是指实验过程中所发生、易被忽略的某些"微不足道"的现象,注意细节可能获得某些启示。实验过程中加样顺序变化可能会影响实验结果,例如观察某制剂对细胞增殖的刺激作用时,研究者加样时无意颠倒了制剂和细胞的先后顺序,实验结果因此与以往大不相同。

一般情况下,明显的实验现象易引起观察者注意,但某些隐蔽或变化不明显的现象则不易引起注意,但恰恰后者可能蕴含着某种本质特征。例如,研究某制剂对肿瘤细胞生长的抑制作用时,仅关注何时出现肿瘤生长抑制现象,而忽略肿瘤细胞培养早期出现的一过性增殖加快现象,后者正是该制剂抑瘤效应的关键机制。

在基于实验的科学研究中,须全身心地投入,若仅将实验操作视为按部就班地完成某个程序,而不愿付出艰辛劳动,则难以发现预想以外的实验现象,而机遇往往发生在偶然和细微之处。因此,多做、多想、多观察并勤于记录,是一个科研工作者的基本素质。

4. 虚假的观察 要懂得观察,首先须清醒地了解观察者不仅经常错过似乎显而易见的事物,更为严重的是,他们常臆造出虚假的现象。如心理学实验:在某次心理学会议上,突然从门外冲进一人,后面一个持枪人相追。两人正在屋内混战

时,突然一声枪响,两人又一起冲出去。大会主席立刻请所有与会者描述自己所目击的这件仅 20 秒钟内发生的事件。在提交的 40 篇报告中,仅 1 篇在主要事实描述上错误少于 20%,有 14 篇报告错误占 20%~40%,25 篇错误大于 40%。特别值得一提的是:半数以上的报告中有 10% 或更多细节纯属臆造,而这些记录者都惯于进行科学观察。可见正确的观察并非易事。导致虚假观察的原因为:

（1）由错觉造成:出现错觉时,感觉使头脑得出错误印象;视觉上的错觉最突出的例子是海市蜃楼和魔术师的戏法;声音上的错觉也会造成类似错误的观察。

（2）头脑本身滋生谬误:许多此类错误的出现是由于头脑容易无意识地根据过去的经历、知识和自觉的意愿去填补空白,即想当然。如同在电影中看到老虎追人,其扑向丛林中,尽管银幕上并未同时出现老虎和人的形象,但大部分观众根据"常识或经验",都确认看见老虎扑向了人。必须懂得,一切观察均包括两个因素,即感官知觉因素（通常是视觉）和思维因素（此因素可能属半自觉、半不自觉）。当知觉因素处于较次要地位时,往往难以对所观察到的现象和普通的直觉进行区分。

5. 不珍惜劳动成果　实验中常出现某些看似无用的结果或预料之外的结果,经整理分析后,其中某些确属无用,但某些也许是很有价值的线索,有待继续围绕其设立新的实验加以证明。因此,并非每一实验结果的判断均那么直接和容易,若将其随便丢弃就很可惜。

应保留全部实验所获原始结果,即使并非一定具有实际价值,但至少属于劳动成果的一部分。人的认识随知识积累而不断深化,在研究深入的过程中,有可能重新挖掘出以前某些结果的价值或意义。

须养成珍惜自己劳动成果的习惯,不轻易丢弃任何原始实验结果,保留清晰的实验记录。某些学生十分急躁,对一切"不完美"或"不满意"的实验结果一律轻易丢弃,然后立即开始重复新一轮相同的实验。因为动作太快,未留下充裕的思考时间,常导致失败远多于成功,而屡战屡败则可能导致丧失自信心。因此,必须珍惜任何一个实验结果,给自己预留充分思考分析的时间。

三、科学地观察与分析

科研是在已有知识和假设的基础上,通过实验发现问题、解决问题并形成新知识的过程。其中,无论从直观的现象到抽象的思维,或从抽象的思维到能动的实践,观察都是首要步骤。人从外界接收的信息中,90% 以上是通过观察所获得的。只有通过观察而获得全面和正确的感性认识,才能通过分析、综合得出正确的结论。因此,科学观察和分析在科研活动中起着非常重要的作用。

1. 科学的实验观察　贝尔纳将观察分为两种类型。

（1）自发观察或被动观察（即意想不到的观察）:为进行有效的自发观察,首先须注意某个事物或现象,将其与过去经验中的有关知识相联系,或在思考此现象中提出某种假说。例如,牛顿观察到苹果从树上掉下来,从而发现了万有引力。仅有这样,观察到的事物才有意义。

（2）诱发观察或主动观察（即有意识安排的观察）:通常是根据假说安排的观察。研究过程中,研究者常注重主动观察的现象,而忽视被动观察的现象。因为研究者强烈渴望证实假说,以致注意力高度集中于预期的现象。最好的办法是在观察实验过程中忘记自己的假说和预期结果。

对事物进行科学的观察,须进行最专注的详细观察,做详尽的笔记和绘图是促进准确观察的宝贵方法,必要时借助摄影。培养以积极探究的态度注视事物的习惯,有助于观察力的发展。"在研究工作中养成良好的观察习惯比拥有大量学术知识更为重要",这一说法并不过分。在现代文明中,人类的观察器官迅速退化,科学家须有意识地培养和发展这种能力。如观察动物时,应有计划、有步骤地进行观察并记录动物品种、年龄、性别、颜色斑纹、形态特征、眼睛、天然孔口、饱腹或空腹、乳腺、皮毛状态、举止行为、粪便排泄物或食物渣滓等特点,并记录其周围环境等。

在强调仔细和全面观察的同时,须明白人们不可能对所有事物均作密切的观察,须加以区别,选其要者。从事某一学科研究工作时,"有训练的"观察者总是有意识地搜寻根据本人所受教育而认为有价值的具体事物。但在进行科学研究时,常常只能依靠自己的辨别能力及一般科学知识判断,有时需要自己的假说进行指导。如格雷格所言:"研究人员须运用其绝大部分知识和相当部分的才华,方能正确筛选出值得观察的对象。这是一个极为重要的选择,往往决定几个月工作的成败。"因此,观察者须将大部分注意力集中于选定的范围内,但同时应留意其他现象,尤其是特殊的现象。

有效的观察指注意到某个事物,并通过将其与某个已知的事物相联系,赋予其意义。因此,观察既包括知觉因素,也包含思维因素。进行任何形式的观察均应有意识地寻找可能存在的特点,即异乎寻常的特征。特别是寻找所观察事物间或事物与已有知识间任何具有启发性的联系或关系。例如,巴斯德从已掩埋12年之久、死于炭疽病的羊尸体的土壤中分离出炭疽菌。他奇怪为何埋在深处的该菌可到表层土壤中来。一天在地里散步时,巴斯德发现有一块土壤与周围颜色不同,遂请教农民。农民告诉他,前一年这里埋了几只死于炭疽病的羊。巴斯德注意到土壤表层有大量蚯蚓带出的土粒。于是他想蚯蚓来回不断地从土壤深处爬到表层,就把羊尸体周围有腐殖质的泥土及含有炭疽杆菌芽孢的泥土带到表层。他立刻进行实验,证实接种蚯蚓所带泥土的豚鼠得了炭疽病。

2. 培养科学观察习惯,提高科学观察能力
观察训练应遵循的原则与其他任何方面的训练相同。首先须刻苦勤奋,随着实践的增多,经验和知识的积累,观察会变得更敏锐,研究者会变得更具有科研鉴赏能力,并逐渐形成良好的科研习惯。

(1)根据实验目的对实验过程、变化及仪器装置等进行全面观察:一般情况下,根据实验设计进行实验操作,除观察某些主要变化及预期目标外,也有必要观察操作中的某些细微变化以及仪器设备的状况等。有时误差出现在仪器调试方面。

(2)认真、细致、有始有终的观察习惯:在实验观察中,既须目的明确地观察实验结果,又须对可能发生的情况有充分估计和准备。有效的科学观察还须有良好的知识基础,只有熟悉正常情况,才能注意到不寻常或未加释明的现象。

(3)观察与思维紧密结合:观察是一种理性

知识参与下的认知过程。观察实验结果时,不仅获取和积累某些实验现象,更重要的是对所获取的大量感性材料进行科学的分析、比较、综合、概括等,以透过现象认识事物的本质及内在联系,进而上升为理性认识。因此,在观察时应培养善疑多思的思想方法,应有意识地对所出现的实验现象寻根问底,尤其对某些预知以外现象的原因进行查找,注意搜寻值得追踪的线索。

第二节 实验数据的整理和分析

经过科学地观察,得到大量的实验数据之后,接下来的工作就是实验数据的整理和分析。这一部分工作看似烦琐和枯燥,但却非常重要。经过数据的科学整理和分析,原始的、分散的研究数据就可以用更直观、更高效地表达其本质和内在规律的图表来展示;再通过恰当的统计学分析,得到各组数据之间的相关性和差异性,与这些图表结合在一起,就可得出科学的实验结论。

一、科研资料的整理和处理

实验数据的处理包括从获取数据到得出结论之间的整个加工过程,具体涉及对科研资料进行适当筛选、整理、计算、分析和制作图表等过程。筛选的主要目的在于"去伪存真""由表及里",保证实验数据的可靠性、真实性及客观性。整理即将实验数据分门别类,并以某一种或数种方式表示出来,以便后续的分析。通常可将各种实验数据分为定量数据和定性数据,根据整理后的数据资料再进行定量分析或定性分析。

首先,原始实验数据常常需要经过处理,才能获得某种指标的定量或半定量值。以下介绍几种常用的实验数据处理方式。

1. 根据标准曲线计算浓度的数据处理 如ELISA、放射性免疫检测、蛋白浓度等检测指标所获得的原始实验数据是光密度(OD)或每分钟计数值(cpm),需要稀释不同浓度的标准品测定其OD或cpm,并据此绘制标准曲线。通过测得样品的变量值分布在标准曲线的位置查出对应的浓度值。若测得数据超出标准曲线上限,则需要进行样品稀释,在计算浓度时需乘以样品的稀释倍数。

此类数据处理,标准曲线的准确性十分重要。

但在实验中，往往受到样本来源和资源等限制，不可能利用太多的信息量来获得标准曲线；因此用于绘制标准曲线的各点往往不能全部在一条直线上，甚至在同一坐标中可获得若干条标准曲线，难以确定哪条曲线更可靠。用统计学方法对标准曲线进行修正，如应用直线回归法对直线型标准曲线进行处理，求出直线回归方程；对曲线型标准曲线，先将指数方程取对数后变成直线方程，然后求直线回归方程后再回代，求出曲线回归方程。应用回归法可以求得标准曲线回归方程，再据此直接计算待测样本的数据，结果更为简便、准确和可靠。

标准曲线的制作需要考虑以下几个问题：①试剂空白值（零浓度）是否参与回归；②回归时是否减去试剂空白值；③标准曲线的表达式和制作原则；④标准曲线的检验，标准曲线有 3 个相互独立的参数，即相关系数 r、斜率 b 和截距 a，标准曲线的检验包括线性检验、截距检验和斜率检验；⑤有效位数。

2. **细胞生物学功能数据处理**　细胞生物学功能指标很多，以下仅介绍几例常用的功能数据处理方式。

（1）细胞增殖和细胞毒实验数据的处理：细胞增殖和细胞毒实验可用于检测细胞因子等的生物学功能、细胞生物学行为或免疫细胞的功能等。可用同位素掺入、染料以及荧光物质标记，获得不同的原始值，包括 cpm、OD 以及平均荧光强度等。再将这些数据代入公式进行计算，才能获得增殖率和杀伤率的值。例如，MTT 法的公式为：

杀伤率（%）=（OD 对照组 -OD 实验组）/OD 对照组 × 100%

式 12-1

增殖率（%）= OD 实验组 /OD 对照组 × 100%

式 12-2

刺激指数（SI）= OD 实验组 /OD 对照组

式 12-3

（2）吞噬功能：主要检测吞噬细胞的吞噬功能。以吞噬细菌法为例，计算吞噬率（%）= 吞噬细菌的细胞数 /100 个细胞 × 100%；吞噬指数 = 100 个细胞吞噬细菌总数 /100 个细胞。

（3）趋化功能：主要检测趋化因子对细胞趋化能力的影响。以 Boyden 小室法为例，计算移动指数 = 实验组膜下细胞数（趋化游走）/ 阴性对照组膜下细胞数（自发游走）。

此外，细胞内钙离子测定和不同酶活性测定均需根据方法的不同采用各自不同的公式进行计算而获得最终数据。

3. **图像数据半定量处理**　如免疫组化图、Western blot 蛋白条带图均可作灰度扫描，将图像数据转换成半定量数据，再做进一步统计学分析。免疫组化图可根据具体检测的目标分子与细胞进行不同处理，以不同指标展示，如 CD44 阳性细胞率、平均视野血管数（CD31+）、平均视野的 FoxP3 阳性调节 T 细胞数等，这些半定量统计图可与对应的组化图像并排排列。Western blot 蛋白条带图扫描后，要以管家蛋白分子作内参，分别进行标准化处理，再与对照组进行比较，多用直方图表达。此外，可将若干次流式细胞术结果（阳性率或荧光强度）也制成统计图，并标记统计学意义。

二、科研资料的统计学分析

对数据资料进行分析的一个重要手段就是统计学分析，故各种实验数据的统计整理（包括分组、汇总及编制表格等）成为整理资料的第一步。任何客观事物都有质和量，资料的统计整理着重于事物的数量，通过数字资料的收集、整理和分析研究，从数量上认识客观现象总体的现状和发展过程，从而探讨事物的变化规律。

在整理资料进行统计时，对原始数据资料可采用归组、列表、图示等方法加以归纳和整理，使无序而庞杂的数字资料变成有序而清晰的信息资料。一般来说，数据分组是整理过程的关键环节，可将数据总体按某一标准或某几个标准进行划分，形成若干个性质不同但又有联系、范围更小的总体，然后根据不同目的制表或作图。为对数据资料进行统计分析，制表或作图过程中须将重要的指标参数表示出来。例如，分析数据是否具有集中趋势，可将算术平均值或中位数作为指标参数列入表中；分析数据的离散程度，须将标准差或百分位距作为指标参数列入表中；若反映数据的相关程度，须将相关系数作为指标参数。可见，资料的统计整理并非简单地将原始数据列于表中，而是根据不同目的进行一定的处理，借助指标参数反映数据的变化规律。

用于数据资料的统计学方法主要为描述统

计、推论统计和多元统计。

1. **描述统计** 描述统计主要用于数据分布的特征分析,即通过某些概括性量数(如平均数、中位数、标准差或百分数等)反映数据资料的全貌和特征。采用这种方式进行数据分析时,数据资料的整理需计算出能描述数据分布特征的概括性量数,例如算术平均数、几何平均数、中位数或众数(指一组数据中出现次数最多的那个数据)等作为描述数据集中趋势的量数;百分位分数、百分等级分数、标准分数或 T 分数等作为反映数据间彼此差异程度的量数;相关系数如积差相关、等级相关、质量相关等用于描述事物间的相关性。实验研究中,为比较实验组与对照组之间的效果差异,如小鼠肿瘤抑制实验,观察制剂的抑瘤效果,须将各组小鼠肿瘤大小的原始数据进行处理,计算各组平均值、标准差或中位数等,然后进行平均值或中位数的统计学分析。一般认为,平均数是无偏的客观量数,从样本数值推断总体集中量时,平均数比中位数、众数可靠,但易受两极端数值的影响。

2. **推论统计** 推论统计是根据来自样本的数据推断总体的性质,一般采用抽样方式对无法直接估计总体参数的样本进行研究。主要内容包括总体参数估计和假设检验。若总体数据呈正态分布,可采用参数检验如 Z 检验、t 检验、χ^2 检验、方差检验等;若总体数据为非正态分布,可采用非参数检验如中位数检验、秩次检验等。

3. **多元统计** 多元统计是针对多种因素间各种关系的统计方法,主要包括回归分析、因素分析(和主成分分析)和聚类分析。在采用多元统计进行数据处理并建立系统模型时,须开展如下研究:①简化系统结构,把握主要矛盾的主要方面,从而认识系统的内在性质;②构造预测模型,从而进行预测预报,以实现系统的最优控制;③进行数值分类,构造分类模型,从而在多变量系统的分析中找出各变量间的联系和内在的规律性。

资料统计整理的基本原则是:结构简单,层次清楚,重点突出,一目了然,表中的项目须按照逻辑顺序合理排列,避免包罗万象。

三、显著性检验

显著性检验是研究者比较不同组别之间数据资料时经常用到的分析方法,比如实验组和对照组、不同处理方法的两个实验组、正常组和异常组等,目的是要观察不同组别之间的实验数据是否存在差异,以及差异是否显著。

显著性检验就是事先对总体(随机变量)的参数或总体分布形式作出一个假设,然后利用样本信息来判断这个假设(原假设)是否合理,即判断总体的真实情况与原假设是否显著地有差异。或者说,显著性检验要判断样本与对总体所做的假设之间的差异是纯属机会变异,还是因假设与总体真实情况不一致所引起的。显著性检验是针对研究者对总体所做的假设进行检验,其原理就是"小概率事件实际不可能性原理"来接受或否定假设。

1. **常用显著性检验方法** 根据数据资料类型的不同以及实验设计的不同,使用不同的显著性检验方法。

(1)计量资料:用定量方法测量的指标所得的数值变量资料,如身高(cm)、体重(kg)和血压(kPa)。其统计学方法:① z 检验(又称 U 检验),一般适用于大样本(样本量大于 30),用标准正态分布的理论推断差异发生的概率,从而比较两个平均数的差异是否具有显著性。② t 检验,适用于小样本(样本量小于 30),用 t 分布理论推断差异发生的概率,从而比较两个平均数的差异是否具有显著性。根据设计方案不同分为完全随机设计两组 t 检验和配对 t 检验(用于配对设计和自身对照设计)。③方差分析:用于两组或多组样本均数差别的显著性检验。方差分析的目的是找出对该事物有显著影响的因素,各因素之间的交互作用,以及显著影响因素的最佳水平等。完全随机设计的资料用单因素方差分析,而配伍设计的资料则用两因素方差分析。

(2)计数资料:将观察单位按其性质或类别分组,然后清点各组观察单位个数所得的资料,如 ABO 血型在人群中的分布。其统计学方法为 χ^2 检验,通过对所得计数资料与依据某种假设而确定的理论数两者之间的差异进行检验。χ^2 值是检验实测次数和理论次数之间差异程度的指标。分为:①四格表法(2×2)χ^2 检验:用于进行两个率或两个构成比的比较;②行 × 列表法(R×C)χ^2 检验:用于多个率或多个构成比的比较。

（3）等级资料：指有一定级别的数据，如临床疗效分为治愈、显效、好转、无效；临床检验结果分为 –、+、++、+++ 等，等级资料又称为半定量资料。其统计学方法为：①秩和检验：为非参数检验，不受总体参数的影响。配对比较应用符合秩和检验（sighed rank test）；两样本成组比较用 Wilcoxon 秩和检验；多样本比较用 Kruskal-Wallis 法；多样本两两比较用 Nemenyi 法。②等级相关分析：是分析两个变量的等级间是否相关的统计方法。

2. **显著性检验基本步骤**　根据获得实验数据的性质和特点，以及实验目的的不同，选择正确的检验方法，其基本步骤包括：①提出假设，如假设两个数据总体平均数无差异（如 A 和 B 相等）；②计算概率，即根据不同条件和样本提供的数据信息，利用公式"A=B"计算假设中两组数据平均值的概率；③获得统计结果，即根据"小概率事件实际上不可能性"原理，若概率 $P>0.05$，表示 A 与 B 相等的假设不是一个小概率事件，假设成立；若概率 $P \leqslant 0.05$，表明 A 与 B 具有差别显著性，两者相等的假设是个小概率事件，即假设不成立。

3. **统计学分析软件**　SPSS 系列软件包集数据整理和分析功能于一身，主要包括数据整理、统计分析、图表分析、输出管理等，其统计分析过程包括描述性统计、均值比较、一般线性模型、相关分析、回归分析、对数线性模型、聚类分析、数据简化、生存分析、时间序列分析、多重响应等几大类，也有专门的绘图系统，是目前比较常用的统计软件。但日常进行数据整理的常用软件主要为 Excel，其数据整理功能较强大，能绘制出各种不同图形，制表也较方便，与 SPSS 软件配合应用其效果更佳。

4. **显著性检验应注意的问题**

（1）要有合理的实验设计和准确的实验操作，避免系统误差、降低实验误差，提高实验的准确性和精确性。

（2）选用的显著性检验方法要符合其应用条件：由于研究变量的类型、问题的性质、条件、实验设计方法、样本大小等的不同，所选用的显著性检验方法也不同，因而在选用检验方法时，应认真考虑其应用条件和适用范围。如选择 t 检验要考虑总体的正态分布，选用方差分析不但要考虑总体正态分布还要具有方差齐性，而秩和检验则不需考虑总体参数。

（3）选用合理的统计假设进行显著性检验时，无效假设和备择假设的选用，决定了采用两尾检验或是一尾检验。

（4）正确理解显著性检验结论的统计学意义。显著性检验结论中的"差异显著"或"差异极显著"不应该误解为相差很大或非常大，也不能认为在实际应用上一定就有重要或很重要的价值。"显著"或"极显著"是表明差异为实验误差可能性小于 0.05 或小于 0.01，表示下结论的可靠程度，即在 0.01 水平下否定无效假设的可靠程度为 99%，而在 0.05 水平下否定无效假设的可靠程度为 95%。

（5）"差异不显著"是指差异为实验误差可能性大于统计上公认的概率水平 0.05，不能理解为没有差异。"差异不显著"客观上存在两种可能：一是无本质差异，二是有本质差异，但被实验误差掩盖，表现不出差异的显著性。如果减小实验误差或增大样本量，则可能出现差异显著性。为此，应提前预测足够的样本量及其代表性，避免此类情况的发生；一旦这种情况发生，可考虑增加样本量，或如何控制抽样误差，寻找可能影响实验结果的因素，重新选择样本，补充数据。

第三节　实验结果的展示

实验结果是论文的核心部分。在专业文献或毕业论文里看到的科研数据通常以三种形式表达：表格形式、作图形式和照片形式，近 10 年来随着科技发展，还有用录像方式展示某现象的动态发生。实验结果的作图可以直观、高效地表达复杂的数据和观点，以较小的空间承载较多的信息，真实、准确地展示和反映数据的变化及其规律，启发思考数据的本质。因此，实验数据经过科学分析和整理之后，就要选用合适的图表将它直观地表达出来。本节主要讨论常用的图表类型以及一般的选择原则。

一、图表的类型

（一）表格

1. **表的用途**　①一般来说，制表是数据整理的必需环节,作图需先制表,可根据基本表格数据变换不同组合进行作图;②用于结果的表达,表格适于呈现较多的精确数值或无明显规律的复杂分类数据,利于汇总庞大的数据,显示统计学分析得出的相关参数以及平行、对比、相关关系的描述。表主要以行列的形式展示分析结果,具有避免冗繁文字叙述,便于阅读、分析比较等优点。

2. **表的组成**　一般采用国际通用的"三线表",不出现斜线、竖线以及省略了横分割线,复合表可适当添加辅助横线。表由以下 4 个部分组成(表 12-1)。

表 12-1　秋水仙碱抑制 LPS 刺激巨噬细胞释放细胞因子

治疗	TNF-α/ (ng•ml^{-1})	IL-6/ (ng•ml^{-1})
对照	ND	ND
秋水仙碱	ND	ND
LPS	4.23 ± 0.41	3.76 ± 0.58
秋水仙碱 +LPS	2.45 ± 0.19	1.43 ± 0.24

TNF-α: 肿瘤坏死因子 -α; IL-6: 白介素 -6; LPS: 脂多糖; ND: 未检出

(1)标题:包括表的序号和标题,标题应简短、清楚、与表的内容相关。

(2)标目:列在表左侧的横标目是向右说明各行统计指标的名称;位于表上端的纵标目是向下说明各横标目统计指标的内容,且常标出测量单位;需要时还可设置总标目,概括横标目或纵标目的内容。如果表中同时含有自变量和因变量,自变量通常放在表格的左列,而因变量则放在右列,故因变量名称作为纵标目。

(3)表的主体:表的主体包括由行组成的横向列出的条目与数据以及由列组成的纵向列出的条目与数据,通常左列显示的是条目(常为自变量),右侧各列显示的是相应的数据。如果期望读者横向比较,可将标准差放在均值的下方;如果期望纵向比较,则将标准差放在均值旁边。此外,表中小数的位数要对齐,且均值和标准差的小数保留位数要一致。统计学意义用"*"标记,切不可打在对照数据或两组数据之间,P 值可不列入表格中,节约表格空间。

(4)脚注:位于表格下方,主要包含阅读和理解表格所必需的信息,但并非表格的必需组成部分。通常可在表内以"*"等标记所要注解的部分。若有多处需要说明,则以 2 个或 2 个以上的标示号区分,并依次说明。脚注内容不应与正文叙述重复,一般用于说明统计量值及 P 值,也可用于解释表中缩写文字。

(二)原始记录图像

原始记录图像包括患者照片、形态学图像(组化图、电镜图)、心电图、超声波等影像图、流式细胞图、免疫印迹图等其他纪实图像,均属于记录性文件,所表现实验结果真实、直观、信息量大。在获取或处理原始图片时,须注意以下问题:①原始照片的高分辨率(至少不低于 300dpi),在作图或插图过程中不能丢失其清晰度;②在原始图中要显示期望表达的重要特征,须对比强烈,可使用标记以突出重点;③要标明不同的处理因素、分子量、写明放大倍数,甚至要放内标尺。

(三)统计图类型

常用的统计图形包括线形图、直方图、散点图、示意图、流程图、饼形图等。

1. **图的结构**　①标题:包括图的序号和标题,现在经常使用组合图,1 个组合图使用 1 个标题,而组合图中的子图按照顺序标明 A、B、C 等。②轴标:对于含有横轴、纵轴的统计图,两轴应有相应的轴标,同时注明相应的数值单位。③数轴:数轴刻度应等距或具有一定规律性(如对数),并标明数值。横轴刻度自左至右,纵轴刻度自下而上,数值一律由小到大。一般纵轴刻度必须从"0"点开始(对数图、散点图等除外),其高度即最大值应与获得结果最大值相对应或大一个刻度。④图标:图中用不同线条、符号或颜色代表不同事物时,应用图标说明。

2. **线形图**　线形图适用于连续性资料,着重表现各个变量之间的定量关系和连续变化趋势,用于表明一事物随另一事物而变动的情况,如因变量随时间的改变而变化(时间依赖性或时间动力学变化),或随浓度的改变而变化(浓度依赖性)等。横坐标为自变量,常为连续变量;纵坐标为因变量,用线将各点的因变量值连接起来,成为曲线图。如有不同组别,可用不同的线、符号(空圆圈或实圆圈、空三角或实三角）或颜色加以区分，并用图标说明（图12-1）。

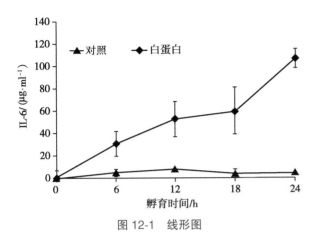

图12-1　线形图

3. 直方图　适用于自变量为分类数据的资料，用直条的长短来代表分类资料各组别的数值，表示它们之间的对比关系。可分为：①单式直方图，纵坐标为测量值，横坐标为不同的处理组，各直条均标记了误差范围，上面可标记统计学差异，各直条宽度相同，各类型间隙相等。②复式直方图：横轴和纵轴同单式直方图，区别仅在于同一类型中可有2个或2个以上的亚组，并用不同颜色或直方内不同图案标记，并以图标说明（图12-2）。

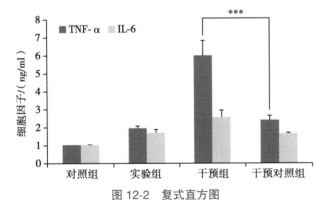

图12-2　复式直方图

4. 散点图　散点图表示因变量随自变量而变化的大致趋势，可用于表示两种事物的相关性和趋势。如图中含有两个变量，一般X轴表示自变量，Y轴表示因变量。如仅要表达两个变量间的相关关系，此时哪个变量值设置在X轴/Y轴没区别。如散点图用于分类数据的比较，不但能反映组内数据的离散情况，也能直观地反映组间数据的分布情况，但须配以中位数等，以便进行定量统计分析。此外，散点图还可反映变化规律，例

如有时不同的处理组虽然均值相似，用散点图即可显示出各组不同的变化趋势和规律（图12-3）。

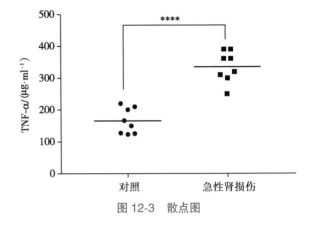

图12-3　散点图

5. 其他　示意图与流程图为解释性图，流程图由多个文字框、符号框或数据框组合构成，侧重于表达事物演变和变化过程、工作或实验步骤和顺序、信息传递方向等。示意图用于图示复杂的系统或程序，既可是形象性的，也可是示意性的，其特点是忽略细节而强调重要特征。饼图则用于显示构成比，是一个划分为几个扇形的圆形统计图表，适用于描述量、频率或百分比之间的相对关系。

二、图表选择的基本原则

作图和作表的目的是直观准确地表达数据结果。在利用结果绘制图表时，最容易犯的错误是选错表达方式，如适于用表表达，却用图表达，或反之，导致结果表达不清楚；或适于分类数据比较的直方图却用曲线图表达，然而分类数据根本没有连续变化的关系，导致"图"不达意。因此，一定要根据数据的类型和表达目的来选择合适的图表。一般图表的选择主要从以下几个方面考虑：

1. 文字与图表的选择　首先要确定实验结果是否有必要用图表表达。如果用简单的文字表述足以说明问题就不需要使用图表，由于图表主要用于表达大量和/或复杂的信息，而研究者对某点仅有少量的数据，信息简单而有限，直接将这些数据列在正文中加以阐明，比用图表效果更好。

2. 图和表的选择　不同的图表所能表现的主题各有不同，选择最能表现你要表达的主题的图表类型来表达特定的结果。在功能方面，表格侧重数字、描述，适用于很多数据，可真实、准确地

展示数据,但缺乏趋势;图片侧重表现关联、趋势、因果关系等,揭示变化规律。根据确定的表达主题和观点,选择正确的图表形式,使实验数据以最有说服力的方式表现出来,最后才能得出科学的、令人信服的实验结论。例如,期望展示两种药物杀菌效果的比较,用直方图比用表格表达更直观,更突出重点;如果期望展示某药使用患者的临床基本资料,如年龄、性别、某病的分型、分期或程度等信息,则以表格表达更合适。

3. **图型的选择** 根据数据的类型以及表达的观点选择最合适的表达形式,即最能充分反映数据的信息以及展示作者表达观点的统计图类型。如展示不同性质分组资料对比结果时可选用直方图;说明事物各组成部分的构成情况可用饼形图;为表明一事物随另一事物而变化的情况,或显示一段时间内某事的变化趋势时选用线形图;表达两种事物的相关性和趋势可用散点图;为说明某一实验流程或总结论文结果时可分别采用流程图或示意图。

三、图表的制作原则与工具

由于图表具有较强的可视性效果,能清楚地显示变量之间的复杂关系,相较于文字描述图表的表达更清楚、更易理解。因此,研究者必须仔细设计图表的制作,使之既富有信息,又易于理解,且尽量使图表独立显示完整的相关信息,以便读者在不读正文情况下也能够理解图表中所表达的内容。图表的顺序应按照故事叙述的前后顺序逻辑性摆放,不要将同一数据用表和图重复表达,但在最后总结时,可将重要发现以总结性表格或图展示出来。

1. **制作图表的原则** 科研制图的基本原则是:

(1)自明性:读者只看图表,就可完整无误地理解图意和作者要表达的观点,而无须阅读正文。故要求每个图或表格都应该相对独立,显示完整的资料信息,图表中各组元素(术语名称、曲线、数据或字母缩写等)的安排要力求使表述的数据或论点一目了然,避免堆积过多的细节或缺少必要的信息,从而造成对图表理解的困难。

(2)写实性:严格地忠实于描述对象的本来面目,将信息的意义和研究者的意图清晰完整地呈现出来,不可臆造、添删或改动。

(3)规范性:尽管根据资料类型不同可选用不同的统计图类型,但是科研论文和图型具有自己特定的模式,图型设计均需规格化。因此,研究者必须遵循这些规则,规范数据的处理和分析,规范图表的制作。

(4)示意性:由于图表可表达大量信息,使复杂的关系简单化、明朗化,不但可辅助文字描绘,而且还可帮助读者理解文字难以表达清楚的内容,以减少文字表述的复杂性。因此,作图时必须明确图表所要阐述的问题,制图的示意性要强,要能直接回答这些问题。图表的形式应尽量简洁,重点突出,一目了然;如果一幅图承载的问题过多,反而令人费解,此时可将这些问题分解,用2个甚至几个子图来表达,再组成组图。

2. **数据分析和制图制表软件** SPSS系列软件同时具有数据整理和分析功能,主要包括数据整理、统计分析、图表分析、输出管理等,其统计分析过程包括描述性统计、均值比较、一般线性模型、相关分析、回归分析、对数线性模型、聚类分析、数据简化、生存分析、时间序列分析、多重响应等几大类,也有专门的绘图系统,是目前比较常用的统计软件。但日常进行数据整理的常用软件主要为Excel,其数据整理功能较强大,能绘制出各种不同图形,包括线形图、条形图、散点图、饼图等,制表也较方便,与SPSS软件配合应用其效果更佳。此外,Sigmaplot也是一个功能强大的作图软件,可与Excel和Word无缝链接,方便操作,其图形种类更多,能制组合图,详见附录四。

四、图解

图解位于图的下方,其作用就是使图可理解而不必依赖阅读正文。图解的内容依图的内涵不同而不同。典型的图解包括4个部分:①图序和简短的题目,题目最好使用与图及其相关正文描述相同的关键词或短语;②说明实验必要的细节,为理解图表的必要补充,表达图中未能表达的必要信息;③对图中缩写和符号给予说明;④统计学信息,如直方图,与哪组比较、P值为多少、样本数、实验重复次数等;必要时还需写明采用哪种统计学分析方法。图解的内容要简洁、清晰和明确,易于读者对图的理解。

五、制作图表时应注意的问题

一个好的图表,应该巧妙地展示有意义的数据,防止对数据的曲解,鼓励读者比较不同的数据,吸引读者注意数据的实质,而不是其他形式,还应与数据统计和文字描述有机地整合,使图表体现数据的本质和内在规律。在制作图表过程当中,应注意以下问题:

1. 不要轻易丢弃自认为不重要的实验数据　在作图时,千万不要轻易丢弃自认为不重要的实验数据,数据的保留与取舍要有科学依据,因为随意丢弃实验数据可能导致错误的分析结果。比如有一名研究生在做酶促反应动力学分析时,认为在底物低浓度反应条件下的酶促反应速度值太小,对实验结果无意义而轻易舍弃该数据,结果把本该表现为 S 型酶促反应动力学曲线的实验数据做成了双曲线形式,得出该酶为米式酶的错误结论。

2. 图表的细节要做到最好　注意图表的细节,包括横、纵坐标的标题和单位、图案或图标、图解等。横、纵坐标的标题要准确表达研究者想要表达的主题;单位要准确无误;图案不能太相近,否则会使读者不易分辨;图解的说明性文字要做到突出重点,不能让读者难以看懂。图表是个有机的整体,要做到细节的尽善尽美,才能最好地表达数据的内容和本质。

3. 不能歪曲篡改数据　原始数据作出来的图表可能不理想,甚至与预期不符,此时应尊重事实,而不应该舍弃那些使结果不理想的数据,歪曲甚至篡改数据以达到理想结果的目的。在学术研究中最忌讳的行为是学术造假。切记建立在虚假数据基础上的研究成果迟早有一天会被怀疑和推翻,这样的例子已经不绝于耳(见附录三)。所以,科学研究唯有实事求是才是真理。

第四节　实验结果的判断与科研结论

实验结果的判定是在整理、分析实验数据或实验现象的基础上确定实验的成败,并以事实为依据获得相应结论,是一种由表及里、去伪存真的过程。有时实验结论并不符合预先的假设,甚至完全相反。切忌为迎合实验假设而人为制造一个不符合实验数据分析的结论。结论须以实验资料为基础,经理论概括和分析,而并非对实验数据资料进行简单、表面或肤浅的描述,故不应用"可能""或许"等不确定性的描述作为实验的结论。

很多情况下,实验结果的判断或得出确切结论并非易事,从众多实验结果中找出规律性或相关性是结果判定的关键环节。

一、透过现象看本质

分析结果常犯的错误是被表面现象所迷惑,不从多方求证会导致严重的错误,甚至将科研引向死胡同。例如,用脂筏破坏剂可抑制膜 TNF-α 的杀伤,但不能从表面现象得出膜 TNF-α 的杀伤依赖脂筏的结论,因为破坏脂筏可影响许多脂筏依赖性分子的功能,进而影响膜 TNF-α 的功能,与其是否依赖于脂筏无关。为确认这点,研究生将膜 TNF-α 定位脂筏的位点突变,果然对膜 TNF-α 杀伤无影响,说明其杀伤与定位脂筏无关。此例说明,分析结果不能只看表面现象,而是需要用专业知识进行深层次考量,去伪存真,透过现象看本质,从不同角度求证某一现象的存在,才能最后下结论。

二、挖掘结果的所有信息

设计实验是建立在假设的基础上,而实验结果是在给定的条件下客观存在的。换言之,按照假设进行推理并非一定能准确捕获实验结果中的全部信息,还须仔细对项目的研究背景、前期实验线索、文献中的研究进展以及实验设计的基本知识背景等进行更深入理解,并客观分析实验结果所给予的信息,以免漏掉实验结果中的重要线索。比如,分析肿瘤的生长曲线,一般人仅关注各组间生长速度的比较,但有经验者其分析同一批数据,可能更多关注曲线的形状,以判断某些药物对肿瘤的抑制作用是否在激活后才显示出来。

研究生在分析实验结果时常犯的错误是满足于对某一实验结果的表面认识,却未能准确理解该结果的真正含义及所反映的全部信息。知识或知识面对分析实验结果起关键作用,同样的实验结果,不同人分析可能得出不同结论,故阅读文献时勿轻易接受论文作者的观点,而应通过分析论文实验结果获得自己的结论。若实验体系本身成立,任何实验均可能包含特定的意义,须学会挖掘其内涵。

三、分析结果间的关联性

每一个实验结果都不是孤立存在的。整个科学研究就像一张张未知的网,而每个实验结果就是某张网上的某个结。结与结连接构成了网,结越多,网越牢固,所以要注重分析实验结果之间的关联性,才能认识网的全貌。

比如上述膜 TNF-α 的杀伤功能实际是不依赖脂筏的,但是用脂筏破坏剂可抑制膜 TNF-α 的杀伤,这两个结果在表面上看似乎矛盾,但本质上却存在逻辑关系。通过专业知识知道膜 TNF-α 的杀伤依赖效靶细胞之间的接触,故推测可能是破坏脂筏影响了黏附分子的功能。研究生进一步用衔接性实验证实了这种逻辑关系,证明破坏脂筏影响了黏附分子 ICAM-1 功能,使效靶细胞黏附下降,进而抑制膜 TNF-α 的杀伤。因此,结果与结果之间逻辑关系的分析,要求研究者具有广博的知识、丰富的经验和想象力以及严谨的逻辑推理。

四、进行结果类比分析

可通过将自己的结果与文献中的类似结果或已知理论进行类比分析和推理,使认识从理论上得到升华,从而赋予这些结果/现象重要的意义。比如有个研究生在做多肽合成实验时发现,在酸性环境和含巯基还原剂存在的情况下,血红素上的铁离子被还原成亚铁离子并从血红素上脱落,从而失去功能。由此联想到血液中有相当数量的蛋白质带有游离巯基,为什么血红蛋白辅基血红素上的铁离子不被还原而脱落呢?经查文献发现,人体血液呈微碱性(pH 7.35~7.45),只有酸中毒时,血红素上的铁离子才还原脱落,使血红蛋白失去携氧功能,是酸中毒危害患者生命的机制之一。

五、正确对待统计学结论

统计学分析是对结果的科学评价,是得出正确实验结论的前提和保障。但是要正确理解统计

学分析的结论,如显著性检验中 P 值的意义并不表示两组效应差别的大小,因此在结果分析时要注意严谨表达。例如,在比较药效下结论时,与对照组相比,C 药疗效 $P < 0.05$,D 药疗效 $P < 0.01$,并不表示 D 药的药效比 C 药强,仅仅表明两者与对照组相比疗效无差别的假设不成立。此外,统计学分析结论的应用,还要与专业知识相结合,例如小孩儿与其家门前的小树一起长高,统计学分析两者具有正相关,但两者并无内在联系。

六、科研结论的常见问题及注意事项

实验结果的解释与得出科研结论是一个理性认识和升华的过程,研究者要持慎重和严肃的态度,结合相关专业知识,科学分析并得出结论。

1. **必须保证实验结果的真实性和可信性**　一般来说,一个真实可信的结果必须是实验设计严谨,多方求证,可被重复的,包括能被实验者本人或其他人员重复的现象,虽然每次重复实验得到的数据不会完全相同,但总体趋势须相同,这样的结果才真实可信,才是研究者分析的目标,是得出科学结论的依据。

2. **结合专业知识升华认识**　对于实验结果的解释,要求研究者有坚实的基础知识和丰富的专业知识。对于一个既定的实验结果,有着不同知识面的人会有不同的理解和解释,有的认识肤浅,就事论事;有的认识深刻,联想丰富,甚至激发了新的科研问题,并由此进入了新的研究领域。所以平时各种知识的积累非常重要。

3. **大胆怀疑,小心求证**　切勿在解释结果时极力向某一已知理论靠拢,使读者觉得牵强附会、漏洞百出;或者当研究者得出的实验结论与已知的理论不相符时,不敢正视自己的结果。因为科学研究是不断发展、不断完善的过程,在这一过程中,只有实践是检验真理的唯一标准。因此,只要研究者能够提供充分的实验证据,就可以怀疑和推翻旧的理论解释,这就是科学研究发展本身的特点。

4. **下结论的限定性**　由于许多实验结果是在严格的特定的实验条件下获得的,因此在作结论时必须考虑这些条件的限制,切勿将结论扩大化。例如,针对上述脂筏与膜 TNF-α 杀伤的结果,其结论是"膜 TNF-α 对靶细胞的杀伤与其是

否定位脂筏无关",而这个限定是对靶细胞的杀伤功能而言,不能将之扩展为膜 TNF-α 所有的功能是不依赖脂筏的。

对通过观察和实验所获结果进行理论分析和解释,是知识创新中更完整、更深刻的理性认识阶段,逻辑整理在此过程中有重要作用。若仅有正确的实验结果,而在理论概括、引申和诠释中犯逻辑错误,未能阐明个别与一般、特殊与普通之间的逻辑关系,则可能获得错误(或不完整)的结论。某些新设想、新技术或新理论一时未能被人们接受,上述逻辑整理的错误可能是重要原因之一。结果判断中易犯的逻辑错误主要为:

1. 以先后判断因果 事物间的因果联系是科学归纳推理的必要条件,先后顺序也的确是因果联系的一个重要特点,但片面依据先后次序而建立因果联系,过分夸大"先因后果"这一特征,就可能得出错误的结论。例如,开展对慢性支气管炎的治疗研究,始于 2、3 月份,当时未见疗效,而在 7、8 月份随访调查时,发现患者情况大有好转,前后比较有明显的统计学差别。若据此而推断所用药物有后继性远期疗效,则此结论是错误的。错误的原因在于不仅未设对照组,且完全忽略慢性支气管炎症随气候、温度变化而波动的特点。在临床上,医生和患者常将疾病好转与痊愈完全归功于药物治疗,实际上某些疾病的自然恢复率很高。如患者感冒高热,医生给予抗生素或某些无碍健康的感冒片,数日内患者痊愈。实际上抗生素对感冒并无疗效,感冒片也不足以阻断疾病,但医生和患者均感到很满意,认为药物有一定疗效,此乃错误的因果关系在作祟。

2. 以臆想替代推理 这是运用假说过程中最易犯的错误。医学研究中,一般均通过仔细观察生命和疾病现象的特征,再用实验加以证实,然后提出假说。但假说并非事实,也可能是以臆想代替科学推理。另外,即使事实清楚,可作为推理依据,但所推出结论的证据不足,使假说被当成"真说",从而导致严重错误。例如,有人用利血平治疗高血压无效,即改用一种新药进行治疗,发现有较好效果,由此判断该药对高血压的疗效比利血平好。这一推论显然具有主观性错误,因为忽略了利血平作用维持时间很长这一事实。实际上,后来所应用的新药,很可能是在利血平作用的

基础上,出现协同或相加效应而使血压降低。此外,由于个体差异,某些患者可能对该新药无反应,而用利血平却有明显的降压效果。

3. 视"同时"为"相关" 将同时存在的现象简单地判定为相互依存,具有内在联系,由此也会导致错误的判断。例如,脑猪囊虫病与乙型脑炎本为两种不相干的病,但有人在尸检时发现,死于乙型脑炎的 34 例患者中,有 11 例合并脑猪囊虫病,而死于其他疾病的 30 例患者,无一例合并脑猪囊虫病。若根据这一结果而误认为脑猪囊虫病患者易患乙型脑炎,则犯了将"同时性"当作相关性逻辑的错误。事实上,两种疾病尚未发现有任何内在联系,若对上述同时性与大背景进行相关考察,提出农村住户卫生条件差,易于感染这两种疾病,则较客观。又如,热带森林沼泽地区同时流行疟疾和脑炎,两者合并感染的可能性很大,这种"同时"性也仅是一种外在联系。反之,"全身性猪囊虫病患者易合并脑猪囊虫病""肺结核病患者易合并肠、肾结核",此类同时性则具有密切内在联系,确实相关。总之,对"同时"须作具体分析,不能简单地将其视为"相关",当然也不排除在某些情况下,看似不"相关"的"同时",却恰恰是相关的反映。

4. 先入为主、喧宾夺主 在实验研究中,由于主观因素的影响,往往会先入为主地认定某些次要或无关的因素是主要或唯一的相关因素。例如,有人对被银环蛇咬伤中毒出现呼吸麻痹和休克的病例进行综合性抢救治疗,使用人工呼吸机维持通气量,结合输血、补液、升压等抗休克措施,再经胃灌入某种新药治疗。若患者抢救成功,则认为是该种新药的疗效。这种判断缺乏科学性,抢救成功实际上是综合治疗的结果。银环蛇毒致呼吸麻痹的作用为可逆性,若患者未死于窒息和休克,有可能逐渐恢复,并不能肯定是新药的疗效。因此,这就犯了"主次不分、喧宾夺主"的错误。又如,当可待因的镇咳有效率已达到 85% 以上时,再合用一种新镇咳药,由于增效空间十分有限,故很难看出该新药是否具有更好的疗效。如果已知某药物的有效率仅为 50%,再合成一种更好的新药,由于增效空间大,容易观察到新药疗效是否改善。这一事实提示,将半效量的概念应用于临床药效观察,对于客观、准确地揭示药物疗效

具有重要意义。

5. 以偏概全、轻率概括　根据少量重复出现的事实，忽略搜集反例，即贸然作出定论，或将有限范围内获得的结果盲目引申，均可能导致轻率概括的错误。例如，离体组织培养情况下观察到幼小动物的神经细胞出现有丝分裂现象，不能由此推论"人体内大脑皮质锥体细胞也可分裂增殖"。更不能依据某些不可靠的现象，进行联想推演。例如，有人观察到个别患者服用乌洛托品2~3个月后疣赘消失，因而联想到疣赘系病毒感染，又因恶性肿瘤也可因病毒感染而诱发，最后引申出"乌洛托品可治疗人类肿瘤"的结论。此推演过程犯了转移论题的逻辑错误。何况，"乌洛托品能治疗疣赘"本身即缺乏确凿可靠的科学依据，妄断乌洛托品能治疗肿瘤更属轻率概括。

（张爱华）

附录一 创造性思维

创新是科学研究的灵魂。在科学研究中填补空白的新发现、新发明、新理论,在继承基础上的发展、完善、改造,以及对已有资料作出创造性综合等都属于创新。创新的核心是创造性思维,即人们突破传统思维习惯和逻辑规则,依据科学有效的原则,以新颖独特的方法解决问题的思维方式。任何创造性活动总是与创造性思维紧密联系在一起,不存在脱离创造性思维的创造性活动。创造性思维对人类认识世界和改造世界均具有十分重要的作用和意义。对创造性思维的研究已成为当今心理学、思维学、创造学、教育学、管理学等学科的热点领域。

第一节 创造性思维的特征与基本过程

一、创造性思维的特征

与再现性思维、逻辑性思维等其他思维形式相比,创造性思维作为人类的高级思维活动,其蕴含了独特的思维特征,主要有如下表现:

1. **创新性** 创造性思维的最本质特征即创新性。创造性思维贵在创新,表现为思路选择、思考技巧、思维结论等具有前无古人的独到之处,在前人、常人认识的基础上有新见解、新发现、新突破,从而在一定范围内开拓出新天地。因此,人类思维从产生起就具有创新性的特点。

2. **求异性** 创造过程中的求异性与创新意识、创新价值观密切相关。思维的主动求异性,使得人们在思维过程中非常注重事物间的差异性和特殊性,注重现象与本质的矛盾及已有知识的局限性,敢于根据客观情况质疑某些现有事物和理论,敢于探索某些未知现象和未知领域,并不断发现新事物和新理论,从而导致不同于传统认识的新发现。

3. **价值性** 仅有新颖性尚不能称为创造性思维,还须对社会或个人有一定价值,即具有价值性。创造性思维的价值性体现于其所创造的新成果具有科学价值和社会价值。凡能被称为创造性思维成果者,均有一定科学价值和社会价值;无价值的"创造"和无创造价值的思维,都不属创造性思维的范畴。创造性思维最终检验的标准,即是以价值为尺度的实践。

4. **跳跃性** 创造性思维的跳跃性,指思维活动在某一时刻豁然开朗,标志着某一突破的获得,通常表现为一种非逻辑性的特征,主要表现形式之一是灵感。一旦各种思路、思维豁然贯通,便会出现质的飞跃,使问题得到创造性解决。

5. **综合性** 思维的综合性主要指:①创造性思维是多种思维形态、思维方式和思维方法的综合运用,如聚合思维与发散思维、抽象思维与形象思维等;②创造性思维所特有的辩证综合能力。

任何创造性活动均不可能是一种与前人或他人无任何联系的"全新"活动,而是在前人或他人成果基础上有所突破、有所进步。各客观事物均按一定秩序和相联系的要素构成有机系统,一切科学知识乃是前后相继发展的,故思维的辩证综合能力是创造性思维的重要特征。对已有成果的高度综合是现代科学发展的重要趋势,并在现代科学技术中发挥日益重要的作用。创造性思维即在多种思维的综合运用中实现知识创新。它是个体的一种综合性思维能力,是以一般思维为基础而发展起来,是多种思维在创造活动中的一种有机结合。

二、创造性思维的基本过程

创造性思维的基本过程包含在解决问题的过

程中,包括发现问题、分析问题、提出新假设和检验新假设等环节,即"创造性思维四阶段模式"。它们包括灵感、直觉、想象等非逻辑思维形式和逻辑思维形式,后者又包括形式逻辑思维及辩证逻辑思维。在科学研究中用以完成科学创造过程的完整的创造性思维方法,是逻辑方法与非逻辑方法的辩证统一和综合运用。

1. **准备期** 创造者在明确所要解决的问题后,围绕该问题会进行相关的准备工作,具体包括收集必要的事实和资料;储存必要的知识和经验;筹措技术和设备;提供其他条件等。在此期间形成自己的认识,了解问题的性质和关键,同时开始尝试和寻求初步的解决办法。

2. **酝酿期** 在运用传统办法无法解决问题的情况下,思考者可能将问题暂时搁置,不再有意识地思考。此时,思考活动表面上似乎已中断,但事实上仍在潜意识中断续进行。此时期可能很短暂,也可能持续很久。

3. **豁朗期** 即顿悟期。经潜伏期酝酿后,由于创造者长时间的思考,创造性新观念可能突然出现,使人有豁然开朗之感,此即灵感。

4. **检验期** 将抽象的新观点落实于具体操作,须详细、具体地叙述解决办法,并在论证的基础上,通过实践而对新观念、新思路加以验证。

上述环节并非截然分开,有时交错进行。例如,在准备期首先对问题作某种尝试性解决,若问题得以解决,即可直接进入验证期;若问题难以有意识地解决,则进入酝酿期。创造性思维基本过程的四阶段模式仅作为一种可资借鉴的经验模式,而并非某种必须严格遵循的刻板公式。

三、影响创造性思维的几种习惯性思想

创造是人的天性,但多数人习惯于沿袭现有的经验、理论和技术,很少有真正意义上的创造性思维。许多因素可影响创造性思维,如个人的知识积累、兴趣和动机、情感和意志、传统的教育方式和文化积淀、思维模式的程序化倾向以及职业"工具"论的影响(指仅强调掌握操作技能,忽视探索和创新)等。

一般情况下,许多人的天资和境遇并非不如人,但其创造性思想易受到某些习惯性思维的约束和限制。例如:

1. **只有一个正确答案** 一直以来,传统教育方法倾向于教导学生仅有一个正确答案。但生活中大多数问题并非如此,往往可能有若干个正确答案,其随人们所追求的目的而定。若认定仅有一个正确答案,则一旦找到该答案,即停止对其他答案的追求,从而失去大部分的想象力和创造力。

2. **不合逻辑** 逻辑是创造性思考的重要工具,但每当想到一个新意,自己或他人就会运用以往的种种逻辑思维由"外"及"里"、由"浅"入"深"地加以分析,结果往往获得令人遗憾的结论——"这不合逻辑"。人们放弃新意时,不仅丧失了一次成功的机会,也丢掉了一分创造的灵性。

3. **循规蹈矩** 规则在我们日常生活和实践中具有十分重要的作用,但由此易形成不能轻举妄动的思维定势,进而行动谨小慎微、"不敢越雷池半步"。在学习、研究或解决实际问题的过程中,若始终因循守旧、按部就班,则不可能有创新。

创造性思维要求具有建设性,要求打破僵死的陈规。科学家须经常反省已设定的很多规则,为何这个规则会是这样? 是否应改善或改革这个规则? 这个规则还有用吗? 必须使思维流动起来,而不是束缚于规则。

4. **既成事实** 事实最为强大,一切真理均靠事实加以认证。因此,人们的认识和行动须实事求是。但一切事物均在不断发展变化中,人们所认识的现实有相当部分并非事实。因此,在认识、理解事物时需要"实事求是";而创造性思维更需想象力,先有梦想,然后再现实思考。如果没有"飞"的梦想,就没有今天的飞机。

5. **避免"模棱两可"** 在日常生活、工作和学习中,人们不喜欢模棱两可。方针、政策、规定、文件、合约等均应清晰、准确、明白地表达。但是,"模棱两可"对于创造性思维却极为有益,它可刺激想象力,使思想出现新维度。所以,不应回避那些"自相矛盾""模棱两可"的问题。

6. **怕犯错误** 一般而言,犯错是一件坏事。但对创造性思维而言,若固守"犯错误是坏事"的逻辑,可能束缚和限制新思维。过分在意表面上的对与错,而不在意其深层内涵,不去思考其对与错的原因,则不可能获得创造性答案。

7. **画地为牢** 专业因分工而形成,分工愈细,专业化愈强,导致"隔行如隔山"。因为专业

化导致人们形成闭锁的观念，即"这不属于我的专业领域"。这种态度无异于画地为牢。科学发展史上，许多发明、创造都是走出自己狭窄的领域才获得成功。以发现 DNA 双螺旋结构的 4 位科学家为例：Watson 毕业于生物专业，Crick 和 Wilkins 毕业于物理专业，Franklin 则毕业于化学专业。他们具有不同的知识背景，在同一时间致力于研究遗传基因的分子结构，在充满学术交流和争论的环境中，通过合作与竞争，发挥各自专业特长，为发现 DNA 双螺旋结构作出各自贡献，这是科学史上由学科交叉而获得的重大科学成果。

8. 拒绝"荒诞" 许多真理的发现者都具有独特而"荒诞"的逻辑，故最初常易被人当作笑料。他们的思维向度异于其他人，故被聪明的"正常人"视为"可笑"。创造的本性就是不做现实、习惯的"奴隶"。爱因斯坦在科学创造中指出，"真正可贵的因素是直觉。"法国数学家彭加勒指出，"逻辑用于论证，直觉用于发明"。但另外，直觉属非逻辑的心理反应并具有猜测性，故直觉并非永远正确。

9. 抗拒创新 几乎在所有问题上，人们都有一种强烈的倾向，即根据自己的经验、知识和偏见，而不是根据面前的佐证去进行判断。某些超越时代的重大发现，由于其与主流的学术理论相差太远，在当时往往不被接受，或招致强烈的反对。例如，McMun 于 1886 年发现细胞色素，当时无人关注，直到 38 年后 Keilin 再次发现，才获得承认；孟德尔发现遗传学基本原理，其著作发表后 35 年间始终无人问津。人们过去曾认为体内存在两种血液，一种血液在血管中来回流动，另一种血液从一侧心脏流到另一侧。哈维解剖了 80 余种动物，发现头部和颈部静脉瓣膜所朝的方向不符合当时的理论，并因此对流行的理论产生怀疑。建立血液循环概念的最大困难在于，动脉和静脉间无任何肉眼可见的联系，但哈维大胆推断存在毛细血管，并计算出心排出量。哈维写道："但是，有关血液流量和流动的缘由等尚待阐明的问题是如此新奇独特、闻所未闻，我害怕会招致妒恨，甚至因此而与全社会为敌。匮乏和习俗已成为人类的第二天性，根深蒂固的传统理论及遵古师古的癖性，都严重地影响着全社会。"哈维的疑惧并非毫无根据，他受到嘲笑和辱骂，直至 20 多年后血液循环说才被普遍接受。

10. 自我设限 人的一切局限均来自自己的设定，心理学称之为"自我设限"。对创造性思考而言，最大的障碍就是自认为"我没有创造力"。创造性思维须首先相信自己有创造力，确信自己的创造有价值。任何独特的学习方法、与众不同的游戏方式、离经叛道的"怪"念头等，对你本身而言，均属于发明创造。例如，改变某种实验方法的条件，提高某种方法的灵敏度或简化某些步骤。为培养创造力，首先应从研究项目的小事做起，培养自己解决问题和创造发明的能力，切不可妄自菲薄。其次，应大胆表达观点，无论是学问中的"质疑"，还是学习方法和心得，应有意识并大胆地在不同场合向不同对象表述，或撰写文章投稿发表。其目的是使他人受益于你的方法和观点，或引起广泛思考；或将自己的方法和观点置于实践接受检验，激励创造性思维的发展和能力的养成。

第二节　创造性思维的培养

创造性思维是一个极为普遍而又深刻的概念，既充满神奇之谜，又饱含人生哲理。人类用劳动创造了世界，同时劳动也创造了人类自身，没有创造性思维也就没有人类的一切。创造性思维的能力人皆有之，每个正常人均具有创造性思维的潜力；而且，创造性思维可通过训练、学习而激发，并可得到不断提高。一个人创造能力的形成与其智商、思维方式与习惯、好奇心、已有创造方法、已有知识基础与构成以及人格等因素密切相关。因此，应从如下方面培养创造性思维。

一、培养敢于质疑和批判的能力

科研实践中应摈除"崇尚经验，反对创新；崇尚权威，反对怀疑；崇尚中庸，反对超常"的陋习，注重培养独立思考、勇于探索的精神，逐步提高创造能力。

批判性思维是以一种合理的、反思的、心灵开发的方式进行思考，从而进行清晰准确地表达，逻辑严谨地推理，合理地论证，培养思辨精神。批判性思维最早源于苏格拉底问答法，这是一种逻辑推理和思辨的过程，它要求对概念和定义进一步思考,对问题进一步分析,而非人云亦云。现代意义上的批判性思维,即大胆假设,延迟判断,要求在对某个观点、假说论证时采用谨慎的态度,在理性研究前延迟判断(不要立即赞成或反对)。而在信息时代,批判性思维更是一种评估、比较、分析、探索和综合信息的能力。我们在接收外界信息和他人论证时应思考:中心议题和观点是什么?对于这一观点我是同意、不同意还是部分同意,为什么?这一问题的结论是建立在假设之上吗?如果是,这种假设是否合理?它的结论是不是仅仅在某种条件下有效,如果是,那是什么条件?有什么理由能支持我采取这样的立场?对方会以什么样的理由来反驳我的立场?我该怎样承认或反驳他们的观点?在我们需要表达自己的观点,构建自己的论证时:确定问题是什么,然后有目的性地思考,从不同的角度,正反两方面来评估论点和证据。综合不同的角度来思考,提出自己的结论,看看是否相关与充足,是否存在着偏见,有什么优势和劣势。

科研工作者更要培养敢于质疑的能力,勇于提出问题,这是一种可贵的探索精神,也是创造之萌芽。爱因斯坦认为,创造的机制是由于知识的继承性,每个人头脑里都易形成一个较固定的概念世界,当某一经验与此概念发生冲突时,"惊奇"就开始产生,问题也开始出现。人们摆脱"惊奇"和消除疑问的愿望便构成创新的最初冲动。因此,"质疑与提问"是创新的重要前提。

二、保持好奇心,培养对创新的强烈兴趣

创新需要思维者对所思维的目标有强烈兴趣,表现为好奇心、爱好等复杂心理活动形式,是一种推动心理活动诸要素形成并成为趋近目标、探究事物、深入研究的动力。兴趣作为心理活动的态度倾向,能启动、调整心理活动诸要素,使注意力集中指向创造目标,甚至达到忘我程度,促使创造性思维灵感或顿悟的产生,使之进行兴奋、愉悦、紧张的创造性活动。创造性思维活动是一个复杂艰难的过程,须保持持久的兴趣,才能推动创造心理活动稳定地进行下去。若对科学创造毫无兴趣,必然视学习为畏途,只会将其视为沉重的负担,从而不可能有如痴如醉、废寝忘食、战胜一切困难的精神和动力,也不会产生创造性思维。

如同其他动物,人类与生俱来就有好奇的本能。好奇心激发青少年去发现和认识我们生活的世界。入学前,我们通常已经历了"好奇"的阶段;入学后,大部分新知识仅通过上课、阅读而积累。伴随成长过程,人们逐渐具备了有关周围生活环境的实用知识,但好奇心则开始减弱。

科学家常具有超乎常人的好奇心,通常表现为探索被他关注到、但尚未被人理解的事物。科学家常具有一种强烈的愿望,要去寻求"是什么""为什么"的答案及其背后的原理,这种强烈的愿望可被视为成人型的好奇心。科学家的好奇心永远不会满足,因为每出现一个新进展,人们的认识随之加深,不断发现原先视野以外的东西,从而提出新的问题。好奇心可驱使你迫不及待地想知道下一个结果,从而激励科研不断深入。一个学生若无好奇心,可能将结果放几周而不去整理和分析。

兹以英国的外科学家约翰·亨特为例说明好奇心在科学实验中的重要性。他对人和动物的解剖生理做过深入研究,发现肢体的大动脉一旦阻断或结扎,肢体会变冷并很快坏死。然而,亨特在结扎动物中小动脉时,组织没有坏死。他好奇地想知道若阻断动物头部一侧的血液供应将会发生什么情况,于是他结扎动物一侧外颈动脉,顿时动脉供血区的组织温度下降,但很快组织的温度又恢复正常。亨特发现,这是由于邻近血管扩张,输送了充足的血液,从而发现了侧支循环现象。曾经无人敢用结扎法治疗动脉瘤,怕引起坏疽,而亨特成功使用结扎法处理腘动脉瘤,从而确立了今天外科上称为亨特法的手术。强烈的好奇心成为亨特智慧和创新的推动力,并为现代外科学奠定了基础。

三、培养想象力

想象力是人不可缺少的一种智能。哲学家狄德罗说:"想象,这是一种特质。没有它,既不能成为诗人,也不能成为哲学家、有思想的人、一个有理性的生物和一个真正的人。"想象力之所以重要,不仅在于引导人们发现新事物,还可激发人们作出新努力,因为它使人看到有可能产生的后果。事实和设想本身是死的东西,而想象力则赋予它

们生命。但是，无推理过程的梦想和猜测并非想象力，而仅是胡思乱想。

英国物理学家廷德尔说："有了精确的实验和观测作为研究依据，想象力便成为自然科学理论的设计师。"凡有重要独创性贡献的科学家，通常是兴趣广泛或对本专业之外的学科有所涉猎者，所谓"功夫在戏外"。在寻求独创性设想时，放弃有既定方向、受支配的思维活动，任"想象"奔驰，常大有裨益。科学家哈定说："所有创造性的思想家都是幻想家，他们具有丰富的想象力。"根据化学科研实践，道尔顿富于建设性的想象力形成了原子理论；对于法拉第，想象力不断作用并指导其全部实验。作为一个发明家，其力量和多产在很大程度上应归功于想象力给他的激励。

如何培养一个人的想象力呢？想象力的培养首先是从模仿开始，模仿本身就是"再造想象"。你的模仿能力越强，你的再造想象能力就越强。模仿的过程就是你抓住事物外部与内部特点的联系过程，模仿使你逐渐认识事物之间的某些必然联系。你自觉地将一事物和与它有联系的另一事物进行对比，这也就是想象了。其次就是丰富的知识经验。想象是客观外界事物在人脑中的反映，它并非凭空产生，必须以丰富的知识经验作为基础。没有知识与经验为基础的想象只能是毫无根据的空想。知识经验越广博、丰富，想象力的驰骋面就越广阔。获取知识经验的最佳途径就是读书，阅读文艺作品不仅能培养良好的艺术修养，同样也能培养、提升一个人的想象力。再者，培养观察能力。当我们想象某件事物时，就是在建立该事物与头脑中经历过的事物之间的特征和属性的关联，而头脑中事物特征和特性的获得首先靠观察。因此，观察力的提高对想象力培养的重要性不言而喻。比如印象派画家莫奈，他可以对着同一个稻草堆连续画十五幅画，把稻草堆朝夕晦明时受光的各种状态描绘出来。在不同的心境、不同的光线下，你所观察的物体，可能看起来一动不动，但它其实是在变化的。画画如此、写作乃至做科研都是一样，你要善于捕捉到这些别人看不到的变化。此外，在观察过程中还要勤于思考，进行尽可能多的实践活动，在实践中观察，在观察中求得科学新知。

四、构建丰富的知识体系

知识是构成思维方式的基本要素，也是创造性思维的前提和基础。创造性思维是对已有知识进行重新加工，或从新的角度予以审视，从而发现其新的应用领域，或是探寻它们之间新的联系，从而创造出新的成果。所以，创造性思维须借助原有的知识体系，并通过联想、类比、比较、想象等思维方式将两者联系起来。例如，将陌生的对象和熟悉的对象相联系，把未知的对象和已知的对象相联系，异中求同，同中求异，从而获得新的思维启迪。若无原有知识体系作为基础，创造性思维即如同无米之炊。当然，知识多少并不等同于创造力高低。读破万卷书者，可能碌碌无为；某些读书不多者，却可能极富创造性。但一般而言，丰富的知识储备肯定有利于创造性思维的产生。创造性思维须切忌浮躁心态和侥幸心理，所谓"一分耕耘，一分收获"。许多思想家、科学家在各自领域中的创造性成果，都是通过对该领域所面临问题的深思熟虑，经长期潜心研究、呕心沥血，才最终获得成功。

可见，创造性思维的培养需要知识的不断积累，需要有扎实的基本功，包括：①理论的指导，否则难以有目的地观察，也不可能对疑似现象进行分辨；②观察经验的积累和长期进行观察的习惯，否则无从培养敏锐的观察力和有效的分辨力，无从培养良好的感知能力、比较能力和分析能力；③娴熟的观察技术，现代的观察特别是对微观结构的观察需要很高的技术水平，如在电镜下观察，就要掌握超薄切片的制造、特殊的染色技巧及使用电镜的技术等。

创造性思维与合理的知识结构有关。一般而言，创造性思维所要求的知识结构应是纵向深入性知识与横向互补性知识、理论知识与经验知识、基础知识与前沿知识、一般性知识与方法性知识、专业知识与边缘知识的辩证结合。

五、拓展知识面

广义的哲学观点认为，任何新知识都可成为学习的内容，都可对拟解决的问题提供启示。但个人的时间和精力有限，故须进行知识学习的选择。例如，应首先学习与解决当前目标问题有关的知识;同类书籍中,应选择经典著作或富有新意和启发性的书籍;为获得更多创造性思维的启示,在扎实掌握本领域知识(即专业知识)的基础上,应多涉猎其他领域的知识,拓展知识面。此类知识表面上与拟解决问题无直接关系,实际上却具有潜移默化的影响。若有意识、研究性地学习这些知识,会发现它们往往是创造性思维的真正源泉。近代科技发展史证明,生物学观察对飞机、电话机、挖土机、听诊器和电子鼻等的发明曾提供有益启示。

六、培养发散思维

所谓发散思维,是指倘若一个问题可能有多种答案,那就以这个问题为中心,发散性思考,找出适当的答案越多越好,而不是只找一个正确的答案。

我们平时做题的时候也经常发现一个问题,可能有多个解法,但我们常常会受到自己思维的惰性影响,找到了一个方法就停止继续找出更多的答案。我们应有意识地以这个问题为中心,进行发散性思考,找到更多的适当答案,然后对这些答案进行对比分析,找出最佳解决方案。这个过程不仅培养了我们的创造性思维,而且有助于锻炼我们的抽象思维。正如1979年诺贝尔物理学奖获得者、美国科学家格拉肖说:"涉猎多方面的学问可以开阔思路……对世界或人类社会的事物形象掌握得越多,越有助于抽象思维。"

我们在进行科学研究中,要有意识地培养我们的发散思维,使我们的思维不受定势思维的影响,思维不僵固。因此,在科研工作中,应善于巧妙地机动灵活地转变思维方向,从而产生适合时宜的办法。

七、发展直觉思维

直觉思维在学习过程中,有时表现为提出怪问题,有时表现为大胆的猜想,有时表现为一种应急性的回答,有时表现为解决一个问题,设想出多种新奇的方法、方案等。

法国哲学家阿尔波特曾说:在学问上最好的解决方法就是坚持和经常性怀疑,怀疑把我们引向研究,研究使我们认识真理。要具有怀疑精神,就不要迷信权威、固守成规,要活跃思路、保持好奇心和自信心,要敢于提出疑点。比如:在读研究生期间,经常需要阅读大量的论文和文献,我们在看了别人的论文及文献后,不要受到论文中的观点和一些结论的影响,要敢于提出疑点,发现问题,从而形成自己的一些观点和见解。科学的发展离不开质疑精神,要善于发展自己的直觉思维,从而培养创造性思维,特别是在学习和工作中,在发现和解决问题时,有可能大脑会产生出一些新的想法,新的观念。有时我们认为与问题的解决无关,就把这些想法遏制了。这其实是我们在有意识扼杀创造性思维。我们应该及时捕捉这种创造性思维的产物,而不是扼杀它,这样才能不断提出新的构想,使思维保持活跃的态势,从而培养创造性思维。

八、善用搁置策略

灵感的发生有"三部曲",即积累—集中—放下。其中,长期积累,思维处于高度集中、紧张、专注状态,是产生灵感的必要条件;而放下所研究的问题,暂时让大脑松弛下来,则是诱发灵感的条件。在一时无法解开问题时,不妨暂时将问题搁置一旁,听一段音乐、爬一下山,甚至休息一段时间。因为创造性思维是"显意识和潜意识相互作用"的结果,其在某种程度上受意识的调控,但又难以进行有把握的调控。因此,搁置并非放弃,而是为更好地解决问题,即"有计划的等待"。

第三节 创造性思维与科学研究

毛泽东曾指出:"人类总是不断发展的,自然界也总是不断发展的,永远不会停止在一个水平上。因此,人类总得不断地总结经验,有所发现,有所发明,有所创造,有所前进。"创造性思维是人类创造活动的灵魂和核心。培养创造性思维对于提升人类的科学研究能力有着特别重要的意义。

一、创造性思维在科学研究中的作用

在科学研究的过程中,创造性思维发挥着举足轻重的作用。在科学研究前期,通过创造性思维可确立科学信念。例如,爱因斯坦凭借其创造的宇宙和谐统一的科学信念,实现了辉煌的科学

研究成就。在科学研究瓶颈期,依靠创造性思维可选择调整科学研究的方向。例如,20世纪80年代研究细胞遗传功能的专家米盖尔·扎斯洛夫,他偶然发现有些受伤小白鼠的伤口会在几天内自动痊愈。该发现让扎斯洛夫思索并调整了原先的遗传学研究方向。两年后,他在小白鼠的皮肤中提取出了一种可以有效抵御细菌的有机物,该研究成果使人类多了一种有效抵御有害细菌的武器。在科学研究突破阶段,创造性思维有助于打破思维惯性,实现质的突破。当科学家在研究某个科学问题的时候,很容易被思维惯性牵引。创造性思维对思维实行的中断效应是实现思维跳跃和思维质变的前提条件和准备。中断效应常常会表现为人们大脑中的意识思考活动的停止,无意识在这个时候接替了意识活动继续在运转和处理信息,使得信息重组,将原有的思维模式和思维定势在瞬间终止和消失,从而冲破思维惯性。在20世纪80年代,美国化学家罗伯特·柯尔、理查德·斯莫里和英国化学家哈罗德·克罗托发现了由60个碳原子组成的C60分子之后,想要构建这一碳分子原子结构模型。在创造性思维的启示之下,斯莫里用了20个正六边形和12个正五边形拼出了一个球,而其中代表碳原子的顶点数不多不少正好60个。此外,创造性思维在科学假说的实践检验中还起着特殊的调节作用。在很多情况下,科学假说的检验是一个"失败—实践—再失败—再实践……直至最后成功"的一个持久的过程,在这一漫长的过程中促使科学研究者利用创造性思维对实践检验中的不适当条件、方法等进行不断纠偏。

二、科学研究中的灵感与创造性思维

创造性思维既可出现于自觉思考中,也可出现于灵感中。灵感指对情况的一种突如其来的顿悟或理解,即在不自觉地思考某一问题时,虽不必然但却往往跃入意识的、使问题得到澄清的一种思想。产生灵感最典型的条件是,对问题进行一段时间专注的研究,伴之以对解决方法的渴求;放下工作或转而考虑其他,然后一个想法戏剧性地突然到来,常有一种肯定的感觉,人们经常为先前竟然不曾想到这个念头而感到狂喜甚至惊奇。兹举两例。

附例1-1 达尔文在已设想进化论的基本概念后,一天正在阅读马尔萨斯的《人口论》作为休息,此时他突然想到:在生存竞争条件下,有利的变异可能被保存下来,而不利的则被淘汰。他把该想法记录下来,但还有一个重要问题尚未得到解释,即由同一原种繁衍的机体在变异过程中有趋异倾向。这个问题他是在下述情况下解决的:"我能记得路上的那个地方。当时我坐在马车里,突然想到了这个问题的答案,高兴极了。"

附例1-2 德国格拉茨大学药物学教授奥托·洛伊维一天夜里醒来,想到一个极好的设想。他拿起纸笔简单记了下来,次晨醒来他知道昨天夜里产生了灵感,但使他惊愕万分的是:完全看不清自己所做的笔记。他在实验室里坐了一天,面对熟悉的仪器,就是想不起那个设想,也认不出自己的笔记,到晚上睡觉时还是一无所得。但到了夜间,他又一次醒了过来,还是同样的顿悟,他高兴极了。这回他仔细地记录下来,才回去睡觉。次日他走进实验室,以生物学历史上少有的利落、简单且巧妙的实验证明了刺激肌肉搏动的神经化学媒介作用:他准备了两只蛙心,用盐水使其保持跳动;刺激一只蛙心的迷走神经,使其停止跳动;然后取浸泡过这只蛙心的盐水,用于浸泡第二只蛙心。结果发现,盐水对第二只蛙心的作用同刺激迷走神经对第一只蛙心的作用相同,即搏动的肌肉停止了跳动。这就是神经化学媒介作用的发现。

三、科学研究中的实践与创新

(一)实践是创新的动力

在实践过程中,可能遇到各种问题,为解决这些问题,就必须创新。就这个意义来说,实践是创新的动力。人类社会发展史本身就是一部创造史和创新史,从劳动工具的发明、文字的创造、火药和电的发明直到现代的计算机、手机、飞机、卫星,我们随时都能体会创新和创造给我们生活带来的便利。创新和创造使社会进步的速度越来越快。

以神农氏尝百草为例。现代考古认定,距今五千至一万年前,是我国新石器时代的早、中期,即传说中的神农时代。神农氏族,姜姓,又称炎帝,神农氏族时代以农业为主,也有畜牧业、制陶、纺织等手工业。战国中期的《尸子》说"神农氏七十世有天下"，《续三皇本纪》记载炎帝称帝"五百三十年"，说明中药起源于先民的农业文明时代，尝百草遇毒，果然实有其事。故《墨子·贵义》说"譬若药然，草之本"，后世以此称中药学著作为"本草"。汉代把药学名著冠名《神农本草经》，既是"言大道"（《尚书·孔安国序》），又是对先人发现药物的尊崇。

"神农氏尝百草做《百草经》"尽管是个传说，但是体现了中医药作为经验医学而对于实践的重视，说明实践是创新的动力。《百草经》作为早期的草药典籍，虽未必是神农氏所作，但却是几千年来劳动人民的创新成果，在当时是具有先进性的。作为经验医学的代表，《百草经》充分体现实践对于创新的意义，正是经年的实践和经验积累才为中药分类与应用打下基础。

（二）实践是创新的源泉

科学实践活动产生的新发现、新发明，不仅不会封闭科学前进的道路，而且越是重要的发现就越能提出广泛的、有待解决的问题，甚至开拓出一个新的领域，为后人在这个领域继续探索开辟道路，为进一步发现和创造提供新的生长点，这在医学领域内表现得非常明显。

附例 1-3　以吴孟超院士在肝脏外科的创新性实践为例。1958 年，以吴孟超为组长成立的三人小组，开始进军肝胆外科领域。为研究肝脏结构，三人小组在两年内解剖了数百个肝脏，最终制成我国第一个肝脏标本。1963 年，他们进行了第一例肝癌切除手术，此后又成功施行肝叶切除术 71 例；1975 年，切除重达 18kg 的肝脏肿瘤手术成功；1983 年，在国际上首次为婴儿切除巨大肝脏肿瘤（600g）。以上述一系列临床实践为基础，吴孟超取得了创新的研究成果。20 世纪 50 年代，最先提出中国人肝脏解剖五叶四段的新见解；60 年代，首创常温下间歇肝门阻断切肝法，率先突破人体中肝叶手术禁区；70 年代，建立完整的肝脏海绵状血管瘤和小肝癌的早期诊治体系，较早应用肝动脉结扎法和肝动脉栓塞法治疗中、晚期肝癌；80 年代，建立常温下无血切肝术、肝癌复发再切除和肝癌二期手术技术；90 年代，在中、晚期肝癌的基因免疫治疗、肝移植等方面取得重大进展，并首先开展腹腔镜下肝切除和肝动脉结扎术。由此，吴孟超成为我国肝胆外科的开拓者和主要创

始人之一，于 1991 年当选为中国科学院院士，并于 2005 年获得国家科技大奖。

（三）实践是检验创新的标准

近年来，随着计算机技术与生物信息技术的发展，计算机辅助药物设计已从原来的基础理论研究发展为应用研究。计算机辅助药物设计是信息科学在药学领域的综合应用，其通过生物信息数据库和化学信息进行药物设计，在药物设计的各个阶段提供计算机辅助，将发现新药的设计流程扩展为经电脑模拟（in silico）至体外实验（in vitro）再到体内试验（in vivo），从而打破传统药物开发周期长、效率低、耗资高的瓶颈。

附例 1-4　以中国科学院上海药物研究所筛选抗严重急性呼吸综合征（SARS）病毒药物为例。专业人员首先成功分离 SASR 病毒并进行病毒全基因组测序，继而发现对 SARS 感染起重要作用的 6 种病毒蛋白，其后与上海生物信息技术中心合作，分析并预测 SARS 病毒蛋白与人体蛋白相互作用的网络，对 SARS 病毒重要蛋白进行结构分析和三维结构建模，并借助计算机完成了 3 个重要蛋白质的虚拟筛选，从数十万个化合物中挑选出数百种可能具有抗 SARS 病毒潜力的化合物。但是，实践是检验创新的标准，所筛选出的化合物中哪些真正具有抗 SARS 病毒潜力，仍有待实验的检验。

实践是检验真理的唯一标准，这完全适用于自然科学的理论探索和技术创新。否则，所谓的"创新"便成为"无源之水，无本之木"。

四、科学研究中的机遇与创新

（一）机遇在新发现中的作用

科研实践过程中，由于意外事件而导致科学上的新发现，被称为机遇。机遇是相对于预定的研究计划和目的而言，其最大特点即意外性。机遇的具体表现形式虽千差万别，但毫无例外均具有意外性，即偶然性，所谓"有心栽花花不开，无心插柳柳成荫"。在生命科学领域，这种现象屡见不鲜，如 X 射线、青霉素、细菌染色体的发现等。很多生物学和医学上的新发现，尤其是那些非常重要甚至是革命性的发现，往往都源于机遇，并因此改变科学发展的进程。开拓性的新发现往往难以被预见，因为其通常不符合学术界的主流。机

遇有时是获得新发现的因素之一,但其意义之重要和作用之巨大,似乎尚未被人充分理解和领会。科学发展史的诸多实例均令人信服地印证机遇在新发现中的重要作用。

附例1-5 巴斯德因度假而中断了对鸡霍乱的研究,在超净工作台上留下了一瓶鸡霍乱杆菌培养物。当他返回后,发现培养物失活,随即试图再度将细菌移植到肉汤中,并给家禽注射复活培养物。然而,这种二次培养物大部分不能生长,故家禽未受感染。他正想丢弃此培养物并从头开始,突然想到用新鲜培养菌给同一批家禽再次进行接种。其同事杜克劳写道,"使大家吃惊的是,几乎所有这些家禽均经受住了这次接种,而先前未经接种的家禽,经过通常的潜伏期后,则全部死亡。这一事实令巴斯德大吃一惊,他未料到如此的成功。"

附例1-6 法国生理学家 Charles Richer 用实验室动物实验海葵触手的提取物,测定其毒素剂量。他突然发现,第一次给药后相隔一段时间再次给予微小剂量,常使动物迅速死亡。由此,他首次发现了诱导过敏的现象。

附例1-7 离体青蛙心脏在生理盐水中仅保持跳动半小时。一次,英国伦敦大学生理学家、内科医生林格发现离体青蛙心脏连续跳动了数小时。他非常惊讶,后来发现是其实验助手在制作盐水溶液时用自来水代替了蒸馏水。根据此线索,通过分析自来水中哪些盐分导致心脏生理活动增强,从而发明了林格溶液。

附例1-8 1962年,下村修和约翰森等在 *Journal of Cellular and Comparative Physiology* 上报道,他们分离纯化了水母中发光蛋白水母素。据说下村修用水母提取发光蛋白时,那天正好要下班回家。他把产物倒进水池里,临出门前关灯后,回头看一眼水池,结果见水池闪闪发光。因为养鱼缸的水也流到同一水池,他怀疑是鱼缸排出的成分影响水母素。结果不久,他就确定钙离子会增强水母素发光。1963年,他们在 *Science* 杂志报道了钙和水母素发光的关系。1967年,Ridgway 和 Ashley 提出了用水母素检测钙的新方法,使水母素成为第一个有空间分辨能力的钙检测方法,目前仍在使用中。

上述案例充分揭示了机遇在新发现中的重要作用,因此研究人员不应把它仅看作是一个意外而忽略掉;或者更糟的是看成有损发现者的声誉而不予考虑。

(二)捕捉机遇

虽然捉摸不定的机遇难以被"制造",但应对其提高警觉,做好准备,一旦机遇出现,立即抓住它并从中得益。训练观察能力,经常注意预料之外的事情,并养成习惯,随时检查机遇所提供的每一条线索。谈论研究工作的"运气"并非明智之举,但用"运气"形容机遇则无可厚非。前文提及的某些例子也说明,若研究人员不留神注意任何可能发生的事情,许多机会可能被轻易忽略。一个成功的科学家往往会对机遇所提供的每一意外事件或观测现象都予以高度注意,并针对具有潜力的事物进行深入研究。

巴斯德的名言道出了真谛,"在观察的领域中,机遇仅偏爱有备而来的头脑"。机遇只提供机会,须由科学家认出机会,抓住不放,才能产生效用。解释线索并抓住其可能具有的重要意义,此乃抓住和利用机遇最困难之处,只有"有准备的头脑"才能做到。科学史上错过机遇的例子,或注意到线索但未能认识其重要性的例子,不胜枚举。例如,伦琴发现 X 射线前,至少已有另一物理学家注意到这种射线的存在;在英国细菌学家 FW Twort 和加拿大细菌学家 D' Herelle 之前,很多人已观察过噬菌体溶解现象;伯内特和其他人承认,曾见到鸡胚胎红细胞遇到流感病毒时发生凝集现象,但只有赫斯特、麦克莱兰和黑尔才抓住线索进行追踪。

弗莱明发现青霉素能消灭葡萄球菌的过程带有偶然性,但这种偶然的机遇曾出现于不少细菌学家面前,但均未引起足够重视,唯独弗莱明"有缘"认出它并抓住它。机遇的偶然性中包含着必然性,弗莱明之所以能将偶然出现的现象变为必然的科学,是因为其具备了一定的条件——他早就希望发明一种有效的灭菌药物,并对此进行了长期的刻苦钻研。因此,一旦机遇出现在他面前,就似乎认识它、钟爱它,毫不迟疑地抓住它。弗莱明在分析自己能抓住机遇的原因时说,发现青霉素是"从一次偶然的观察中所产生,我唯一的功劳是没有忽视观察,以及作为细菌学者,我研究了这个课题"。

随着科技日益进步和发展,在当前科学研究中,以重要线索的形式出现的机会并不多见。即使如此,科学家也并非完全被动。成功的研究者是长时间在工作台旁工作的科学家,他们的研究活动并未局限于传统的步骤,而是去尝试新奇的步骤,故遭遇幸运事件光临的可能性更大。尤其在观察预期事物时,应持有对意外事物的警觉性和敏感性。有时,机遇所提供的线索显示明显的重要性,但有时仅是微不足道的小事,只有很有造诣的人,其思想满载着有关知识并已发展成熟,才能察觉这些小事的意义所在。当头脑中充斥着一大堆相关的、但尚未紧密联系起来的资料,或一大堆模糊概念的时候,一件小事即可能有助于形成某种清晰的概念,从而将资料联系起来,形成雏形。

任何思想敏锐者,在研究过程中都会遇到无数有趣的新线索,可供进一步研究。研究者面临的选择是:①人的精力有限,难以对所有问题展开研究;②大部分线索并无意义,仅少部分问题值得继续深入研究;③偶尔会出现一次百年难逢的良机。如何辨别有价值的线索,是研究艺术的"秘诀"所在。具有独立思考能力,而不受现阶段思潮左右的科学家,最有可能察觉突发现象的潜在意义。为此,研究者需要具有想象力和丰富的知识,以了解是否出现新事件,并判断自己的观察可能有哪些含义。在决定是否开展某一研究时,不能仅因前人已提出过类似观点或已做过而无成果,即轻易放弃。很多具有时代意义的发现此前都曾被提出过,但未能继续深入研究,直到适逢其人才得以启动。例如,詹纳并非第一个给人种牛痘预防天花的人;达尔文也绝非第一个提出进化论的人。但正是这些人,充分发展了新观点,并使社会接受他们的思想,使新发现得以成功。

医学科学领域待解决的问题无穷无尽,年轻的医学科研工作者任重道远,应砥砺前行!

（陈玮琳）

前言——超越自己

Over the Top 读后感（与研究生共勉）

2007 年夏，《医学科研课题的设计、申报与实施》教材的编委会在长春召开。其间，教材编者与主审、主编谈及《超越巅峰》（*Over the Top*）一书（1997）。该书作者是美国的励志演说家 Zig Ziglar（以下称 Zig），他于 1926 年出生于美国亚拉巴马州南部农村，5 岁丧父，由母亲单独抚养度过窘迫的童年。幼年时期的 Zig 连基本的生活保障都没有，常要为实现一个小小的愿望而奋争。

大学毕业后，Zig 在一家铝制炊具公司当推销员。在此期间，他萌生了成为一名职业励志演说家（professional motivational speaker）的愿望。尽管在开始阶段历经尴尬和沮丧，但他锲而不舍，屡败屡战，终于成名。在数十年职业励志演说家生涯中，Zig 共编著 20 本书，其中 8 本为畅销书（best-sellers），即 *Dear Family*（《亲爱的家庭》）、*See You at the Top*（《在高峰见您》）、*Raising Positive Kids in a Negative World*（《在不利的环境中培养勇于进取的孩子》）、*Steps to the Top*（《走向高峰》）、*Top Performance*（《高峰经历》）、*Courtship after Marriage*（《婚后夫妻间的恋爱》）、*Over the Top*（《超越巅峰》）和 *Breaking Through to the Next Level*（《更上一层楼》）。Zig 的演说录音和著作被翻译为 38 种语言文字。

笔者多次通读 *Over the Top* 一书，深感其中许多道理可供本人、研究生及医学科研同道在生活和科研中共鉴共勉。所谓超越巅峰，实际上是超越个人已达到的高度，不断提高自己、改进自己、完善自己。对大多数人而言，超越自己比超越别人更有意义。每天都比现在的自己好一点、进取一点，就可能完成超越自己的积累。下面分 10 个小标题谈及本人的感受。

一、沙币的故事——勇于投身科研的海洋

Zig 讲述了一个沙币的故事：一位慈祥的爷爷领着可爱的小孙子在海滩散步，尽享天伦之乐。海滩上密布难以计数的沙币（sand dollar）。走着走着，爷爷俯身拾起一枚沙币，将它投入大海。小孙子问："爷爷，那是什么？"。爷爷说："孩子，这叫沙币，它是有生命的。如果进入大海，它就会生长；如果待在沙滩上，就会在太阳的照射下干死"。小孙子又问："爷爷，您能把这么多沙币都扔进大海吗？"爷爷说："不能"。这时，爷爷又拾起一枚沙币扔进海里，说："然而对这一枚来说，它的世界就完全不同了（To this one, it makes all the difference in the world）。"

研究生的导师应是把学生投入"大海"的人，弯下腰来，伸出助人之手（helping hand），拾起尽可能多的"沙币"，把它们投入大海，使其获得生长的机会和空间。

"沙币"愿意被投入大海吗？当初可能不愿意，因为在沙滩上有眼前的安逸。

我曾把这个故事作为研究生面试的一个题目让候选人谈听后的感想。有的学生说：他愿意被投入大海。有的学生说：如果没被投入大海，她自己也会想方设法"滚进"大海。为人师者，不单是要传道、授业、解惑，而且要拾起尽可能多的"沙币"，把它们投入大海。后生学子，要有勇气成为被投入大海的沙币。生于波涛，亡于安逸。

2017 年暑期，我们课题组毕业了 4 位博士。他们身着学位服和导师一起在科研楼前留影拍照。在照片上，我写下了这样的诗句："授之以渔送上船，大海无涯去扬帆。细审师道仅一句，让你看到楼外天。"这首诗也透露出把"沙币"投向大

海的意思。

二、失败仅是一个事件——感谢失败与挫折

人人都会经历失败。失败使人沮丧，甚至摧毁人的信心。在生活和工作中，许多人容易把一次失败当成一个人的失败而一蹶不振，由此一路败将下去。

Zig 在书中指出，如何看待失败是一个人能否超越自我的一个重要标志，他说："失败仅是一个事件，失败的是事而不是人（failure is an event, not a person）；昨天已在昨晚结束，对于经历了昨天失败的人来说，今天是全新的一天（yesterday ended last night, and today is your brand new day）"。这种"失败观"是许多人所缺乏的。

人们不愿经历失败，但人们应感谢失败。失败了的你是一个更接近成功的你。每一次失败都给你提供了一次难得的学习机会，使你更有见识，更能找到解决问题的方法。对人而言，失败是一种危机。危者机也。成功者是善于从失败中学习，并把失败转变为机会的人。

经历了失败，说明一个人付出了努力。不尝试的人永远不会经历失败。

失败的昨天成为个人的历史，去而不返，时间无情；然而，全新的一天并不因为昨天的失败而丝毫缩短，时间慷慨，不咎既往。昨天的失败可能引导出今天的成功。

推而广之，也应该把成功视为一个事件。人们喜欢成功，享受成功带来的喜悦，容易因成功而目空一切，也会因此使下一个失败提前到来。成功是暂时的。成功的昨天已成为历史，今天是全新的一天，可能是成功的一天，也可能是失败的一天。

生活就像坐过山车，上上下下，曲而有弯。人都会遇到顺利和困难，都会经历成功和失败。困难和失败给人以烦恼。如果能从困境中学习，你会收获更多。

细想一下，我们应该感谢失败、感谢挫折、感谢打压。

三、某天岛——自强不息，立即行动

Zig 多次在书中提到某天岛（Someday Island）。某天岛并非指真实世界中的任何岛屿，而是指一种思维定势或习惯或状态。进入某天岛的人有共同的特点，他们不乏各种目标或梦想，但从不采取任何行动去加以实现。他们的目标或梦想与行动分离。某天岛的"居民"经常想或说的是："某一天，我将……（some day I'll…）"。例如，某一天，我将减掉 20kg 体重；某一天，我将原谅所有伤害过我的人；某一天，我将周游世界；某一天，我将成为科学家；某一天，我将成为亿万富翁；某一天，我将记住两万个英文单词；某一天，我将在《自然》杂志上发表文章……

细想一下，每个人都有进入某天岛的时候。不同的是进入哪个某天岛，以及在岛上流连多久。某天岛会使人享有暂时的安逸，使人"梦里不知身是客，一晌贪欢"。某天岛会使人一事无成。

虽然梦想给人以期望，但是只有行动才能使梦想成真！设计一条路线，造一艘船或找一艘船，离开某天岛，驶向你的目标。

想一想走路吧。一只脚往前移动，另一只脚跟过去，人就走了。走了、动了，离目标就近了。

"走运"在于走，不走无运。

四、可怜的小我——相信自己

某种意义上，每个人都是天才或至少在某些方面是天才。天才可能被他人否定。否定别人的天才可能使有的人得到某种"愉悦"。

Zig 发现，一个人的天才很可能被自己否定，因为否定自己的天才也是很舒服的事情。这种自身否定想告诉别人的是：请不要对我提出更多的要求，不要对我有更大的期望，不要批评我，不要推动我，我所能做的就是这么多，我能做到这样已经很不错了。这种"虚心"使人不去进步。

否定自己天才的人易患一种疾病，即 PLM（poor little me）。PLM 患者的"临床表现"是经常"舒服地"否定自己。患者可能经常对自己"窃窃私语"或告诉别人：我只是个小女生；我只是个家庭妇女；我只是个高中生；我只是个本科生；我只是个小硕士……

PLM 可"传染"。PLM 患者的朋友也可能是该病的患者，他们乐于分享否定自己后获得的莫名其妙的舒服感。在一个群体中，精神状态"传染"是一个值得关注的问题。

PLM 可"恶化"。否定一次会带来新的否定，

新的否定又带来更新的否定。

PLM 可"治愈"。Zig 在书中讲述了治愈 PLM 的"病例"。Zig 在大学毕业后做炊具推销"小本"经理。他聘请了一位名叫 Gerry 的女士做助手。开始共事前，Gerry 对 Zig 约定："我干所有的活，讲话的事全归你。"Gerry 的这一约定包含着对自己的否定，提醒 Zig 她不善言谈，也不要在这方面对她有任何期望。他们合作 3 个月后的一天，Zig 揽到很多顾客。按常规，Zig 要在第二天到这些顾客家中去做现场演示和讲解。由于实在忙不过来，Zig 请 Gerry 帮忙。Gerry 听后连声说："我不能去！我不能去！"。她眼神里流露出极端的畏难和恐惧。经 Zig 反复请求，下班回家前 Gerry 说："唉，没办法，我去吧！但是，我坦率地告诉你，我今天晚上肯定会彻夜失眠。你把我害苦了！我告诉你，这是最后一次。"第二天，认定自己不善于做此事的 Gerry 硬着头皮去顾客家做现场演示。傍晚，Zig 收到 Gerry 的电话，从她的声音中 Zig 感受到 Gerry 的兴奋和激动："Zig，你可能想不到，我今天有多开心。当我到第一位顾客家的时候，他们准备好炊具和食材。我演示讲解后，主人夸奖我，说我很职业，人也很好。主人甚至请我和我女儿到她家吃饭。其他几家的主人也赞扬我的工作很棒！没想到，我今天的感觉这么好！Zig，下次你忙不过来，还让我帮忙。"Gerry 的天才终于被自己发现了。5 年后，Gerry 成为一家营业额达数百万美元的化妆品公司的国际部门副总管，负责公司的销售培训。

你可能也患了 PLM，但你能被治愈。治愈 PLM 的医生是你自己。你能改变。你能成为一个更好的你！更好的你是一个比现在的你更令自己满意的你。超越巅峰并非超越别人，而是超越自己。若不鼓起勇气迈出第一步，你将永远是原来的你！不敢迈出第一步的恐惧，和其他许多恐惧一样，多是没有根据的。克服莫名的恐惧，对自己说："是的，我能！"奇迹就可能发生！对你影响最大、整天和你对话的人恰恰是你自己。所以，当你和自己说话的时候，必须非常小心。若你总是对自己说"不，我不行！"，你已经是 PLM 患者了。

生活和科研的成功是因为你充分调动了自己的能力。仅有能力和智慧并不能成就你的人生，

关键在于你能认识到自己的能力，承认它、欣赏它、发展它并应用它。想到，做到，才能得到！每个人都有天才的种子。当你启用了你所具有的天才时，你就会成为一个与你现在不同的你。

有的高中开设"我能"课程，有的学校有"我能"班，其创意就是帮助学生认识和应用自己的能力，实现对自己的超越。

五、烦恼树——抛弃无谓的烦恼

在生活和工作中，人们常有烦恼。烦恼可扰乱人的心智，甚至影响人的健康。Zig 在书中所讲烦恼树的故事有助于我们应对烦恼。

一个住宅花园的前门有一棵铜榉树（Copper beech tree），主人将其称为"我的烦恼树（private trouble tree）"。每天晚上回家时，他都把一天在工作中遇到的烦恼逐个用意念挂在这棵树的不同枝丫上，然后说："今晚把'你们'都挂在这儿了，明天早上我去工作时将把'诸位'取下带走。"

第二天早上，当主人去取挂在树上的烦恼时，奇怪的事情发生了。他发现昨晚挂在树上的烦恼至少消失了一半，剩下的一半也远不如昨晚那样令人心烦。

Zig 说："困扰我们的许多事情都是在我们头脑中的产物，并未在真实的生活中和工作中发生。"许多烦恼都是自己寻找或感受的，正所谓"天下本无事，庸人自扰之"。

请把烦恼挂在烦恼树上，别带入家门，不然，既影响自己的情绪，也使家人不悦。

六、旱冰鞋上的章鱼——遵守纪律，成功的奥秘

H. Jackson Brown Jr. 说："不懂得遵守纪律的天才就像一只旱冰鞋上的章鱼，它会作出无数的动作，但谁也不知道它是向前、向后，还是向两侧。"

当听说美国一个大公司聘请一位退役将军担任重要的管理职位时，Zig 曾疑惑这样背景的人如何能管理公司。当 Zig 自己的公司也开始对员工进行军事训练后，他的看法发生了迅速的、根本的改变。后来的事实证明，聘请者独具慧眼，那位退役将军做得很成功。是什么原因使军人能成功地管理企业呢？

Zig 认为，军事训练和军人的经历使人懂得执

行纪律（包括自律），而高效的商业和科研活动都需要执行纪律。

美国前总统卡特于 1946 年毕业于美国海军军官学校。毕业后，他当了 7 年海军军官。当有人问他对海军有何印象时，卡特说："当他们说 8 点，就不是 8 点零 1 分（When they said 8：00, they did not mean 8：01）。"军人的经历使他懂得了遵守纪律的重要性：遵守纪律的人知道服从命令；遵守纪律的人坚决完成任务；遵守纪律的人会做到整齐划一，步调一致；遵守纪律的人，皮鞋闪亮，衣裤笔挺，床铺整洁，坐有坐相，站有站相；遵守纪律意味着准确（precision）；遵守纪律体现着标准化（standardization）。

刚来到这个世界时，我们都不懂得遵守纪律。我们想吃就吃，想睡就睡，"为所欲为""放纵自己"。到了孩童时，我们仍"恶习"不改，认为"世界"是为我一个人所创造的。在这一阶段，我们的父母和其他周围的大人给我们提供了所需的一切，让我们有最好的机会成长。

随着年龄增长，有一天，我们突然痛苦地意识到：在我们生活的世界里还有别人。别人也有需求，也有愿望。而且，别人的需求和愿望并非一定与自己一致。我们个人的好恶并非这个世界上唯一重要的。在由众多人组成的社会中生活和工作时，我们需要和别人接触，我们开始根据自己和别人的需要而约束、调整自己的行为。我们开始知道，自己想做的事并非一定是应该做的事情，而自己不喜欢做的事情则可能是应该或必须做的事情。我们开始遵守纪律，这意味着我们开始成长。遵守纪律本身会带来痛苦，但这种痛苦是暂时的，而成长则是永久的（Discipline itself frequently brings pain, but the pain is temporary while the growth is permanent）。我们在母亲的痛苦中诞生，在自己的痛苦中成长，但成长也伴随着喜悦。

遵守纪律的人不但努力做自己想做和喜欢做的事，也会努力做别人想做和喜欢做的事；遵守纪律的人尊重别人；遵守纪律的人善解人意；遵守纪律的人知道双赢；遵守纪律的人不过分自私；遵守纪律的人做实验的标准差小，重复性好；遵守纪律的人往往是团队的优秀成员；遵守纪律的人不迟到，因为他知道别人的时间和自己的时间同样重要；遵守纪律的人锲而不舍；遵守纪律的人善于自我控制；遵守纪律的人不找各种各样的借口为自己的不努力而开脱。

世界著名的高尔夫运动员泰格·伍兹说："那些真正能控制自己情绪的人将成为胜利者。仔细想一下高尔夫球比赛，你肯定会发现纪律的重要。优秀的高尔夫球手一定是很守纪律的人"。

Zig 说："当成为罗盘奴隶的时候，水手就获得了在海上的自由。一旦水手服从了罗盘，船就会载着他去他想去的地方。当遵守维系于道德的纪律成为自己的生活方式时，你就获得了真正的自由。""自由是自律最终的褒奖（Freedom, in fact, is the final reward of self discipline）"。

遵守纪律也意味着自律。自律很难持久。Zig 计算，对于一个下决心减轻体重的人，如果每天减掉 1 盎司（约 28g）体重，1 年就能减掉 23 磅（约 10kg）。一天减掉 1 盎司，10 天减掉 10 盎司，多数人都能做到，但很少见到通过每天减掉 1 盎司而实现 1 年减掉 23 磅的人。新年伊始，一位健身房常客到健身房去健身，发现他不得不排队等候。健身教练告诉他："每年都如此，这是新年的决心（new years resolution），2 周以后您就不必排队了"。事实告诉你，多数家庭新买的跑步机都会在 2~3 个月后被弃之一旁。

观看男足世界杯时，我注意到了一个现象。那些缺乏纪律的球队，即使拥有出色的球员，也往往成绩平平；而有的球队，虽然没有"大牌"球星，但依然可以令其他球队生畏，这就是因为他们令行禁止、整齐划一，所以能所向披靡。

七、规避失败之道——学会合作与相处

每个人都在某些方面存在"残疾"，因此我们需要求助，需要与人合作。让合适的人做最合适的工作，请最擅长的人或团队用他的拿手绝活帮助你，你会做得更快、更好。不幸的是，很多合作都以失败告终。合作失败的首要原因是出现了人的问题。Zig 告诉了我们规避失败的"哲学"。

"放进去的是垃圾，出来的也是垃圾。投入的是好东西，得到的也是好东西"（Garbage in and garbage out. Put the good stuff in, and you'll get the good stuff out）。

"两个人之间发生了人事争斗,通常会产生两个失败者"。

"如果您帮助他人得到他人所想要的,您就会得到你自己所想要的"(You can have everything in life you want, if you will just help other people get what they want)。

"如果去寻找朋友,你会发现朋友很少;如果你去做朋友,会发现到处都有你的朋友"(If you go looking for a friend, you're going to find they're very scarce. If you go out to be a friend, you'll find them everywhere)。

在现代科研中,那些孤军作战的科研小组,很难获得大的突破。只有通力协作,才能缩短我们科研认知的进程,获得巨大的突破。合作吧,我们会做得更快更好(Together, every one achieves more)!

八、工作需要我——机会眷顾强者

Zig 在书中阐述:现代化社会里,每个人的工作都是没有保障的,但对有些人而言,他们的就业是有保障的。为什么呢? 一个缺乏职业精神和工作技能的人,不容易找到工作,即便找到工作,也容易被解雇。对这样的人,工作是没有保障的。一个职业素养好且技能强的人容易找到工作,通常不会被所在的团队解雇,他的工作似乎是有保障的。但是,天有不测风云,这个团队也可能因某种原因而解体。一旦发生这样的事情,所有人的工作都会丢掉。幸运的是,对职业素养好且技能强的人来讲,他们的就业通常是有保障的。他们容易找到工作,通常不会被解雇,即使被解雇,也会很快被新的团队招聘,成为其中一员。为进一步说明这一观点,Zig 分别列举了以下两个例子:

球迷们应该知道,当一个球队因某种原因解散时,并非所有队员均赋闲在家。高素质、高水平的队员一定会成为另一支球队甚至可能是更好球队的新成员。他们的素质、技能以及在前一球队的经历保障了他们的就业。

在一个工业园区,当一个公司因某种原因倒闭,周围的同类公司就会迅速去"猎取"倒闭公司中的"能人"。

我们必须努力学习、尽可能出色地掌握专业知识和其他的知识,在实践中将自己从"我需要工作"变成一名"工作需要我"的人(Move you from having a job to the job's having you)。

九、机会偏爱有准备的人——天将降大任于斯人

机遇偏爱那些有准备的头脑,这句话并不完全,因为仅强调"知",而忽视了"行"。应该说,机遇偏爱那些有充分准备的人。Zig 以 Jeff Hostetler(Jeff)为例诠释了准备的重要性。

Jeff 是美国著名橄榄球队的四分卫。四分卫是橄榄球队的进攻组织者,是球队的灵魂人物。在前 7 年的职业生涯中,Jeff 一直是球队的替补四分卫,在美国橄榄球联赛(NFL)中几乎没有上场机会。7 年后的一次 NFL 中,首发四分卫突然在场上受伤。主教练回头对坐在替补席上的 Jeff 说:"Jeff,轮到你了。"Jeff 站起来,戴上头盔,跑进场地,投入了比赛。他带领球队赢得了比赛。接下来,Jeff 带领球队一路打入 NFL 总决赛(super bowl)并获得冠军。从此,Jeff 成为首发四分卫,星光四射。

是什么原因使 Jeff 一举成功呢?

Jeff 任替补四分卫的 7 年里,其所做的准备决定了 7 年后的一切:Jeff 读书不辍,潜心研究橄榄球的攻防技术;Jeff 苦练四分卫技术,将废旧轮胎挂在树权上,使其摇摆起来,然后无数次地将橄榄球从轮胎中间投过去;Jeff 每天做大量仰卧起坐、俯卧撑、颠簸跑、快速跑和举重;每个赛季,Jeff 都尽可能逼真地模拟将遇到的对手的四分卫,供首发四分卫带领首发队员练习防守;每场比赛,坐在替补席上的 Jeff 始终密切观察场上变化;每逢暂停和半场休息,Jeff 都会将自己所观察到而被首发四分卫忽略了的场上攻防要点,毫无保留地告诉后者。

为了随时可能出现的机会,Jeff 准备了整整 7 年。

设想一下,当主教练对 Jeff 说:"Jeff,轮到你了。"Jeff 不是胸有成竹地跳起来,不是在心里暗暗发誓:"我一直在为这一刻而努力工作,我准备好了(This is what I've been preparing for, I am ready)",他可能会一直坐在替补席上或被解雇。

台上 3 分钟,台下 10 年功。成功的运动员、

律师、歌手、医生、演说家和科学家都是在平时做了充分准备的人。准备好了,机会就在那儿(Get ready, the opportunity is there)!

十、大目标的实现是小目标完成的积累——千里之行,始于足下

在生活或工作中,每个人都可能有长期的目标。长期的目标是大目标。大目标十分重要,它使人有方向感和吸引力。然而,并非每个人都会将大的、长期的目标分解成小目标,甚至是每天的小目标(daily small goals),并脚踏实地、集中精神地为实现这些小目标而努力工作。"大目标的实现是小目标完成的积累"(Small daily goals to reach big, long-range ones)。

Zig 讲述了 Byron Neison(Byron)是如何通过小目标的实现而取得成功的故事。

Byron 是一位美国职业高尔夫球运动员。1945 年,在美国职业高尔夫联盟(Professional Golfer Association, PGA)巡回赛中,Byron 连胜 11 场;在所参加的 31 场锦标赛中,获得了 18 个冠军和 7 个亚军。Zig 说,在体育界,几乎所有的人都相信任何纪录终将被打破,但 Byron 创造的上述纪录将难以被打破。

当问及为什么能取得这一不可思议的成绩时,Byron 说是因为一个梦想。

Byron 和他的妻子早年生活窘迫。结婚后,他们最大的梦想是拥有一处大的私人庄园。然而,曾经的窘迫使他们恐惧贷款,他们希望用一次性付款来实现自己的梦想。从此,Byron 打高尔夫球,他的妻子也支持他,这成为他们夫妇生活的核心内容。Byron 将他们的大目标分解成若干小目标,并从战术上和技术上加以实施:训练和比赛中,每次近穴击球,每个推球入洞,Byron 瞄准的都是那个庄园;每场高尔夫球(将高尔夫球打进 18 个洞)的胜利,都意味着庄园里增加了几头牛;每次锦标赛的胜利,都意味着庄园里又扩大了几公顷土地,都是为实现他们的梦想而迈出的

一大步。就是这样,一杆一杆,一场一场,日出日落,年复一年,Byron 不断地实现一个又一个小目标。小目标的积累使 Byron 和他妻子的梦想终于成为现实。

Zig 主编的 *See You at the Top* 一书共 384 页,他每天写 1.26 页,全书在一年内完成。

孩子要一天一天地抚育、培养;英语单词需一个一个地熟读、记牢;实验得一环一环地进行;路要一步一步地前行。每一步都走好了,要去的地方就到了。抓好了过程,必然会获得结果。千里之行,始于足下,只要坚持,只要坚韧不拔,你的目标一定能够达到!

为了一个目标而攻坚、持之以恒是成功之道。原来说十年磨一剑,实际二三十年也不为多。2015 年,中国中医科学院中药研究所首席研究员屠呦呦因发现青蒿素获得诺贝尔生理学或医学奖。青蒿素有效降低了疟疾患者的死亡率、拯救了数以百万的患者。自 1969 年以来,屠呦呦一直在研究青蒿素。如果将 2015 年作为一个时间节点,她用了 46 年的时间磨得一剑。她围绕青蒿素的研究还在继续。2019 年 1 月 2 日,中国医学科学院北京协和医学院顾方舟教授在北京逝世,享年 92 岁。顾方舟教授用了 42 年的时间研究脊髓灰质炎病毒。他的主要学术成就是脊髓灰质炎病毒的分离与定型方法的建立、脊髓灰质炎减毒活疫苗的研制、脊髓灰质炎活疫苗的试制与安全性标准的制定、脊髓灰质炎活疫苗生产基地的建设。顾方舟教授将自己的人生概括为"一辈子只做一件事"。这件事就是他主持研制的脊髓灰质炎病毒疫苗,这种疫苗使中国的千百万儿童远离了小儿麻痹症,免于致残。所以说,研究生们要勇于投身科研的海洋,感谢失败与挫折,自强不息、立即行动,相信自己,抛弃无谓的烦恼,遵守纪律,学会合作与相处,那么机会就将眷顾于你,天将降大任于你。千里之行,始于足下,行动起来吧,天之骄子们!

(于永利)

附录三 警 示 篇

严谨的科研作风培养在科学研究过程中具有非常重要的作用，是研究生阶段培训的重要环节，是防止科学不端行为发生的有效方法。但在研究生培训阶段往往容易忽略这一环节，使研究生对科学研究的严肃性和科学不端行为的危害性认识不足，数据造假、剽窃、篡改、一稿多投等学术不端行为并不少见，对实验室和研究生本人均造成不良的影响。要杜绝此类问题的发生，仅靠研究生教育管理部门采取的管理措施是远远不够的，更需要研究生本人对此问题的高度重视，这样才能在源头上杜绝数据造假等学术不端行为。为此，我们选择了几个典型的生物医学领域科学不端行为的案例进行分析，目的是给研究生一个警示作用，使研究生真正认识到科学研究中遵守科研道德、伦理规范和法律法规的重要性，对研究生树立良好的科研道德和科研作风是非常必要的。

案例一 违背医学伦理的伤害性人体性病试验

伤害性人体性病试验是美国政府于1946—1948年在危地马拉进行的一项秘密的医学试验，美国医疗人员在受害者不知情或者未经受害者允许的情况下故意让数百名当地人感染上淋病和梅毒。2010年，人体性病试验被公布于世，掀起轩然大波。关于科学研究的伦理考量、科学家的良知以及医学试验受试者的自主性等问题引起了相关专家的强烈关注。

【案件回放】1944年，青霉素用于治疗梅毒初见疗效，美国公共卫生署为了研究青霉素对梅毒螺旋体和淋球菌早期感染的药效和预防作用、确定青霉素治疗梅毒和淋病的最佳剂量以及治愈患者再次感染的途径，在1946—1948年由美国国立卫生研究院、泛美卫生局和危地马拉政府共同赞助，由美国医生John Cutler负责在危地马拉展开这项人体试验。危地马拉官员当时虽然给予美方试验许可，但并不知道试验内容。由于危地马拉监狱里在押人员与妓女发生性关系后很多人患淋病或梅毒，因此Cutler和他的研究者们选择包括医院里的精神病患者和危地马拉监狱里的在押人员作为试验对象，研究人员没有告知受试者实情。由于试验对象数目不够，研究人员给危地马拉的妓女"接种"了梅毒螺旋体和淋球菌，然后再让她们与囚犯进行没有采取任何保护措施的性行为，把性病传染给囚犯，以此来增加病例数，共696名男性和女性感染了梅毒或淋病。试验对象随后接受青霉素治疗。感染性病受害者中大约有1/3的人一直未得到足够的治疗。

Susan Reverby教授是在波士顿郊区韦尔斯利学院的医学史学家，2009年，她在梳理已故医生John Cutler的资料时，发现了该试验的存档文件。2010年性病人体试验被公布于世，她把相关内容贴到她的网站上。消息一经披露，危地马拉政府立即发表声明谴责，而时任美国总统奥巴马和国务卿希拉里·克林顿也在2010年10月1日就60多年前美国政府为达到研究目的故意让数百名危地马拉人感染性病分别向危地马拉道歉。希拉里认为美国研究人员"没有给予人权最起码的尊重，在实验过程中违背了伦理道德"。而且也有足够证据证明研究人员曾试图掩盖事实真相。危地马拉政府在一份声明中表示，保留把事件交由国际法庭处理的权利。

【案件启示】发生在70多年前美国的"伤害性人体性病试验"是以科学的名义、欺瞒的手段来实施的，为我们提供了一则反面教材。这是发生在课题立项、课题实施环节的科学不端行为，该项目在立项时就违背了医学伦理。在生物医学领域的研究中，可以使用人体试验来检验诊断方法和药物疗效，在此过程中必须恪守生命伦理学的不伤害、有利、尊重、公正四项基本原则,充分尊重受试者的自主性与自我决定权,包括知情同意与知情选择(包括信息的提供、信息的理解、同意的能力、自由的同意等四个层面)、保密与隐私,同时建立严格的试验前伦理评估与试验完成后一定期限内的伦理、法律责任追溯制度,才能切实保障受试者的权利,杜绝欺瞒性人体试验。

案例二 血液样本采集造假事件

2007 年 9 月,美国卫生及公共服务部的简报公布了 Joy Bryant 调换人血液实验样本事件,其行为属于典型的科学不端行为。Bryant 调换实验样本的行为很简单也很容易被认定,可以称之为最简单的科学不端行为,但却是医学研究中科研不端行为最易发生的类型。

【案件回放】美国俄克拉何马州 Tar Creek 地区在 20 世纪初开始进行大规模铅锌矿石的开采,造成大面积的重金属污染。美国国家环境保护局从 1983 年开始监测和处理该地区的环境污染状况,其中一个监测和评估铅中毒情况的项目(TEAL)是由国家环境卫生科学研究院和国家卫生研究院共同资助,旨在测量居住在美国塔河县的印第安儿童血液中的铅含量。TEAL 是一个 10 年的合作项目(1996—2005)。在 TEAL 项目的长期调查中,儿童血液样本需要采血员挨家挨户上门收集,是个很烦琐的过程,而且采集好动活泼的儿童血液样本比较困难,工作量很大。Joy Bryant 就职于美国俄克拉何马大学卫生科学中心,作为采血员签约了参加塔河县地区儿童血液铅含量的调查项目。2004 年 11 月,该项目组的 3 位成员发现一个儿童家中的空血液样品管到血液中心后却装有血液样本。3 人认为有人伪造了血液样本,这会直接影响 TEAL 项目调查结果的正确性,因此举报了这个可疑的行为。俄克拉何马大学成立了调查委员会,对 27 个血液样本进行了 DNA 测试,发现 4 个血液样本标记性别错误,11 个血液样本不属于儿童本人,进一步测试表明血液样本来源于工作人员。2005 年 7 月,Bryant 承认了伪造血液样本的行为,在 10~15 名儿童的血液标本中,把自己和其他职员的血液标本标记为被测儿童的血液标本。经过科研诚信办公室的调查和处理,Bryant 签署了《自愿排除协议》,自愿同意在 3 年内不参加与美国联邦政府以及美国卫生及公共服务部相关的项目或担任职务。

【案件启示】这是发生在项目实施环节的科学不端行为。项目研究人员在原始材料收集过程中玩忽职守,伪造、篡改了实验标本,违背了科研道德和科学研究的严肃性,属于严重的科学不端行为。在环境对人类健康影响的研究中,实验样本的数据需要进行统计学分析,在实验样本的收集中,任何一个疏忽都会直接影响结果评价的正确性和可靠性,甚至会得出相反的结果。而每一项研究结果的获得不仅为我们提供了环境和人类疾病关系的资料,而且也直接关系到环境治理政策的制定以及疾病的预防和治疗方案确定。该领域科学不端行为的影响不仅局限于对科研资源的浪费,而是威胁到人类的健康和安全,其危害是非常大的。

案例三 弄虚作假的皮肤移植实验

1974 年 3 月,美国揭露了一桩科学弄虚作假事件。此事一经揭露,舆论哗然,许多报刊都称这件丑闻为"美国科学界的水门事件"。

【案件回放】Willian T. Summerlin 是一名外科医生和皮肤病专家,对皮肤移植非常感兴趣。在斯坦福大学研究动物皮肤保存以及经过培养的自体皮肤移植均获得成功。为了能更好地进行皮肤移植的研究,他来到了当时美国著名的免疫学家古德的实验室,开始着手研究异体皮肤移植技术,并追随古德到了纽约纪念斯隆 - 凯特琳癌症中心。1973 年,在美国癌症协会的会议上,Summerlin 宣布"人的皮肤经过 4~6 周的培养之后,就会失去排斥性,移植到其他人身上也可以不被排斥",并对公众和媒体夸大宣传,声称他成功地将黑老鼠的皮肤移植到了白老鼠身上。Summerlin 似乎找到了不用免疫抑制药物就能避开排异反应的方法。对于器官移植来说,这一发现具有重要意义,对于免疫学界乃至整个医学界无疑是一个令人震惊的发现。然而,英国、美国的多位免疫学家均未重复出 Summerlin 宣称观察到的实验,Summerlin 试着将黑色小鼠的皮肤移植到白色小鼠身上,但由于小鼠的免疫排斥反应让实验进展并不顺利,他本人也不能重复出他自己所说的实验结果。面对学术界和纪念斯隆 -

凯特琳癌症中心不断增加的质疑声，Summerlin 感到压力越来越大。古德和他的同事准备向 *American Journal of Transplantation* 投稿，报道他们对 Summerlin 的实验进行重复的否定性结论。Summerlin 希望古德不要发表这篇否定性的报告，为了证实他已经成功地重复出实验，他呈现给古德 2 只成功移植了黑老鼠皮肤的白老鼠。但当存放老鼠的笼子放回原处以后，他的助手——一位高级实验室技术人员不慎将酒精沾在老鼠身上，随即皮肤真正的颜色白色显露出来。原来，Summerlin 移植到白鼠身上的黑色皮肤移植片是借助一支黑色的毡制粗头笔伪造的"皮肤片"。1974 年 3 月，Summerlin 的造假行为被揭露。后来，Summerlin 承认了一切，用工作繁重、压力过大为自己辩护。最后，他被判定犯有行为不端罪。Summerlin 事件引起学术界强烈震动，许多报刊将这件丑闻称作"美国科学界的水门事件"。

【案件启示】这是发生在课题实施环节的科学不端行为。这起"美国科学界的水门事件"的发生，与 Summerlin 承受的巨大压力有很大关系，Summerlin 充分利用新闻媒体的作用，使他成为科学界的一位名人，为了扩大自己的影响，他过度地夸大他的研究成果，在这样的情况下，Summerlin 不能够重复出自己所宣传的实验结果，但迫于科学界的压力和急于求成的心理，发生了弄虚作假的皮肤移植实验。这个事件提示我们，科学是以事实为依据的，在任何时候都不能以未经验证的科学假设作为科学的依据夸大其词，否则最终自食苦果。

案例四 "干细胞克隆"造假事件

韩国著名的生命科学家黄禹锡因其在克隆研究领域的成绩，被誉为韩国"克隆之父"，因伪造科研成果、违背科学伦理规则等，沦落为韩国的"耻辱"。该事件引起全世界生命科学研究的关注和反思。

【案件回放】黄禹锡是韩国著名的细胞生物学家，因在科研上屡有惊人成就，迅速成长为韩国乃至世界生命科学研究领域的权威。1993 年，黄禹锡培育出韩国第一头"试管牛"；1999 年，培育出韩国第一头克隆奶牛；2002 年，培育出克隆猪；2004 年 2 月，黄禹锡研究组在 *Science* 杂志上发表论文宣布，在全世界率先成功从人类卵子中培育出了人类胚胎干细胞系。首尔国立大学宣布，直至退休止，聘黄禹锡为首席教授并授予韩国科研工作者的最高勋章 - 创造奖章。2005 年 5 月，他再次通过 *Science* 震惊世界——成功利用患者体细胞克隆出人类胚胎干细胞，这一系列成果为治疗疑难病症开辟了新途径，黄禹锡被美国著名科学杂志 *Scientific American* 评选为年度科研领袖人物并获得"韩国最高科学家"称号。2005 年 8 月，他在 *Science* 杂志又宣布成功培育出首只克隆狗"史努比"。这一成果使各界普遍认为，韩国在克隆动物和干细胞领域居世界领先地位，这只狗被美国 *Time* 周刊评选为年度最佳发明。

正当黄禹锡被认为是韩国最有可能夺得诺贝尔奖的人选时，2004 年 5 月，*Nature* 杂志披露，黄禹锡人类胚胎干细胞研究小组中 2 名女科学家的名字出现在卵子捐献者名录中，首次揭开了黄禹锡造假事件的盖子。2005 年 11 月，黄禹锡研究的重要合作者、美国匹兹堡大学教授 Gerald Schatten 以获取研究用卵子过程中存在伦理问题为由决定终止同黄禹锡的合作。随后，黄禹锡承认手下女研究员曾捐献过卵子，并且合作医院向某些提供卵子的女性支付过报酬。为对"卵子"风波负责，黄禹锡宣布辞去首尔国际干细胞研究中心主任等所有校内外公职，今后将专心从事科研活动。

一波未平一波又起，2005 年 12 月，在网络上有人指出黄禹锡论文中的多个干细胞照片相同或相似，称干细胞照片只是倍率不同，可能是对同一个细胞照片进行处理的结果。随后，派到美国匹兹堡大学进行干细胞研究的黄禹锡科研组研究员表示，曾按照黄禹锡的指示，将 2 张干细胞照片追加复制成 11 张用于 2005 年的论文。首尔大学迅速成立了"黄禹锡科研组干细胞成果"调查委员会，对相关论文进行调查。2006 年 1 月，调查委员会发布最终调查报告，认定黄禹锡科研组 2004 年发表于 *Science* 杂志上的论文同 2005 年的论文一样，均是源于编造数据。随后，美国 *Science* 杂志宣布撤销黄禹锡 2004 年和 2005 年发表的 2 篇造假论文。首尔大学惩戒委员会决定撤销黄禹锡首尔大学教授职务，禁止黄禹锡在五年内重新担任教授等公职，退职金减半发放。这是首尔大学惩戒委员会级别最高的处分。同时,对黄禹锡论文的有关人员分别给予停职 2~3 个月和减薪 1 个月的处罚。

由于首尔大学调查委员会的调查权限仅限于查清论文的真实性,首尔大学调查委员会将调查结果移交给韩国首尔地方检察厅,造假事件进入司法调查阶段。2006 年 5 月,地方检察院发布了黄禹锡干细胞造假事件的最终调查结果,决定以欺诈罪、挪用公款罪以及违反《生命伦理法》的罪名起诉黄禹锡。关于违反《生命伦理法》,调查指出:黄禹锡向妇产医院的 25 名患者提供 3 800 多万韩元手术费,作为她们提供卵子的报酬。涉嫌侵吞研究经费案的宣判指出,黄禹锡不仅非法利用人的卵子,还以做假账等手段骗取、冒领经费达 8.3 亿韩元,向多名政界人士提供政治捐款和购买礼物送给赞助企业高层,犯罪性质严重。最终,韩国首尔中央地方法院对黄禹锡涉嫌侵吞研究经费罪和非法买卖卵子罪判处有期徒刑 18 个月,缓期 2 年执行。

【案件启示】这是发生在项目实施、成果整理以及科研经费使用环节的科学不端行为。黄禹锡造假首先从伦理失范开始,神话的破灭也是首先因为伦理失范暴露出来的,提示我们在生命科学研究领域,特别是涉及人体的医学实验,必须遵守基本的伦理守则。黄禹锡在项目实施和整理论文过程中伪造实验数据,与日益膨胀的"黄禹锡神话"和科学研究所处的急功近利的社会环境密不可分,媒体的夸大宣传对黄禹锡造假案起到了推波助澜的作用。正是由于"黄禹锡神话"的效应,使他掌握了大量的科研经费,也滋生了他对科研经费的滥用和挪用行为。科研经费的专款专用,是保证科研质量的基础,也是必须遵守的科研道德和法律法规,如果挪用经费,不仅弱化科研项目的完成质量,而且触犯了法律。从这个事件中我们可以看出,任何违背科学研究规律性和严肃性而对研究成果的盲目追求,都将最终影响甚至破坏科学研究的健康发展。

案例五 伪造"实验图像"事件

有关成熟小鼠卵母细胞是否包含影响指导未来细胞分裂的定位因子的问题向来是争论的焦点。美国密苏里州大学在 2006 年发表在 *Science*

杂志上的一篇有关早期胚胎发育的文章挑战了传统的观点,遭到多名科学家的质疑。经调查,在文章中的多张实验图片系伪造,*Science* 杂志撤销该论文。

【案件回放】Kaushik Deb 是美国密苏里州大学 Roberts 实验室的博士后,主要进行胚胎发育方向的研究。Deb 与实验室的两位博士后完成了检测早期发育阶段胚胎分裂球是否平均表达转录因子 Cdx2 的研究,他们发现转录因子 Cdx2 表达在两细胞阶段晚期分裂的细胞核而不是第一次分裂的两个胚细胞的囊胚细胞,两细胞阶段小鼠的胚胎分裂球表达转录因子 Cdx2 有差异,其中一个卵裂球将会发育为滋养外胚层,最终成为胎盘。论文于 2006 年 2 月发表于 *Science* 杂志上。文章一经发表给这一争论带来了震惊,因为传统观点认为早期阶段胚胎分裂球是平均的,使当时关于胚胎何时出现不对称的争论更加激烈。

而在另一个研究所(Max-Planck)的胚胎学家研究发现胚胎中的不对称形式直到囊胚阶段才出现,这与 Deb 等人提出的在两细胞期晚期出现的胚胎模式不符。Max-Planck 研究所尝试重复 *Science* 杂志报道的实验,结果都失败了。与此同时,十几位胚胎学家通过观察比较之前发表的论文,质疑该文章有不正当行为,并写信给 *Science* 杂志主编,陈述他们"发现重复图片被用于支持不同的实验"以及发现几张图片有假,起诉美国密苏里州大学有欺诈可能。随即由几位美国密苏里州大学内外的资深科学家组成调查小组,对这一造假进行深入调查。其中组内的显微专家发现文中的某些胚胎图片是复制的,只是似是不同的胚胎;另外,主要的原始数据也已丢失。调查结果显示,论文中的数码图像有些是 Deb 伪造的,通信作者以及另外两名博士后无过失。

2007 年 7 月,该论文的 3 位作者承认文章中的一些图为 Deb 故意伪造的数字图像,将该文章撤回,文章第一作者 Deb 因无法找到未签字。至此,*Science* 网站数据显示,该文章已经被 31 篇科学文献引用。美国密苏里州大学负责研究的副校长说:"全部否定,简直是个悲剧,这种不负责任的过失对科学生涯是致命的。"他认为,Deb 虽不能以浪费联邦资金罪被起诉,但一定会失去其科学事业,这对任何人来说都是最严重的惩罚。

【案件启示】这是发生在成果整理环节的科学不端行为，在整理论文过程中篡改和伪造实验图片。在生物学的科学研究中，图像数据属于原始记录，是实验结果最直接的证据，必须保证其真实性和完整性。因此，对原始实验图像数据人为地用软件进行复制、修改、去除斑点、修补、修饰图像以及图像合成等都属于科学不端的行为。从这个事件中我们可以看出，在论文整理过程中对数码图像进行复制和伪造，最终将得到严厉的惩罚。也提示我们科学研究越发展，技术手段越先进，越需要遵守科研道德和法律规范，这是对科学研究健康发展的支持，更是对科学家的保护。

案例六 编造调查对象、篡改实验数据事件

2006年，挪威奥斯陆大学雷迪厄姆医院Jon Sudbo在《柳叶刀》杂志上发表的论文存在伪造、篡改数据的事件被曝光，在国际范围内引起了巨大的关注，超过330家国内外媒体对此事进行了报道。

【案件回放】Jon Sudbo曾是一名牙科医生，1993年到挪威奥斯陆雷迪厄姆医院从事由癌症协会资助的癌症病变前期的研究工作，之后在此进行博士课题的研究。2001年，Sudbo获得奥斯陆大学医学博士学位，并在《新英格兰医学杂志》发表了一篇研究报告，报道对150例确诊为上皮不典型增生的口腔黏膜白斑病患者进行了平均时间为103个月的随访，结果认为口腔黏膜白斑病的染色体倍性分析可用于预测口腔癌患病的风险，口腔黏膜白斑为非整倍体者发生口腔癌的风险大且恶性度高。2005年10月，Sudbo与其合作者在《柳叶刀》杂志上发表一项对口腔癌高危人群（重度吸烟者）进行的巢式病例对照研究，文章指出：长期使用非甾体抗炎药（NSAID）可降低口腔癌发生率，但会提高心血管疾病的致死率。随着Sudbo研究结果得到广泛承认，德国、美国、英国等口腔黏膜白斑病患者的诊断和治疗也发生了相应的变化，造成部分患者在治疗过程中不再服用止痛类药物而只能忍受痛苦，大大降低了生活质量。

文章发表后，引起了挪威公共卫生院负责人Camilla Stoltenberg的注意。在该文章末尾的注释中表明，研究所使用的数据来源于挪威国家癌症数据库。该数据库是挪威公共卫生研究院与包括奥斯陆大学在内的3所大学研究机构合作建立的，2006年1月才正式对外开放，因此研究人员不可能在开放前就使用数据库的数据。进一步核对发现，在这篇大型临床研究报告中，Sudbo研究的908名被试人员中，有250人生日是同一天，这引起Stoltenberg的极大怀疑，随后她与癌症注册处和挪威国家癌症数据库等多个组织进行了联系，挪威国家癌症数据库督导委员会成员仔细核对了文章，发现几处与实际情况不符。2006年1月12日，Sudbo向奥斯陆雷迪厄姆医院的负责人承认其发表在《柳叶刀》杂志上的论文中调查对象的数据是伪造的，他同时承认发表于2001年和2004年的两篇文章中也存在伪造和篡改数据的问题。

2006年1月13日，奥斯陆大学和雷迪厄姆医院迅速成立了由5所大学和科研机构的专家组成的调查委员会，包括医学、法学和社会学等多个领域。由于Sudbo所有的研究都是在其博士研究课题的基础上进行的，所以委员会决定对Sudbo的博士研究课题开始调查，对Sudbo自1997年以来发表的38篇论文进行了审查。审查包括Sudbo作为主要作者和合作者的论文、个人和机构的联络信件、作为原始材料的数据文件、经电子邮件传递的文件以及电话录音等，同时还对数据的获取情况做了调查，获得的原始资料与Sudbo所发论文中的数据进行仔细对比。经过调查委员会的调查确认，Sudbo 2001年和2004年发表在《新英格兰医学杂志》及其他刊物的文章存在较多的问题，例如病例样本数量不符、病例在实验过程中重复使用、实验时已患有口腔癌的患者也被列入癌前病变名单、年龄分布不符等。委员会确认Sudbo对数据进行了伪造和篡改，据此，Sudbo提出口腔黏膜白斑病的染色体倍性分析可用于预测口腔癌患病风险的假设。这些数据被广泛应用于其博士论文、2001年《新英格兰医学杂志》上的文章以及随后的一些文章。

调查委员会还确认，Sudbo的博士生导师和首要合作者，没有充分履行自己在Sudbo博士研究中的监管职责，存在对他人数据的保密工作不到位、论文审查不严等问题。

《柳叶刀》等刊物陆续撤销了Sudbo及其合

作者发表的论文。鉴于 Sudbo 在博士研究课题中就存在伪造和篡改数据行为，奥斯陆大学医学系学术委员会决定撤销其博士学位。2006 年 11 月，Sudbo 的牙医和临床医生资格也被挪威卫生监督局吊销。由于 Sudbo 的研究还获得美国国家卫生研究院（NIH）癌症研究所（NCI）的资助，所以 Sudbo 与美国方面签署了《自愿排除协议》，根据该协议，Sudbo 终身不得参加美国联邦政府各部门的科研项目，终身不得在公共卫生部的顾问委员会、同行评议委员会等组织中任职。Sudbo 的博士生导师及奥斯陆大学和雷迪厄姆医院也因对 Sudbo 的研究监管和管理不力而受到批评。

【案件启示】这是发生在课题实施和成果整理环节的科学不端行为，在整理论文过程中篡改和伪造实验数据。在人类健康和医学研究领域，对一项研究结果的普遍认同不仅为我们提供了人类疾病和康复方面更为完整的资料，而且是制定疾病的诊断标准和确定治疗方案的依据。该领域科学不端行为不仅浪费了科研经费、破坏了科学在公众中的形象，而且直接影响人类疾病的诊断和治疗，威胁着人类的健康和安全。Sudbo 由于编造调查对象、篡改实验数据，错误地导向了口腔白斑患者的诊断和治疗，造成患者的痛苦和生活质量的下降。最终丢掉了学位，吊销了行医执照，对实验室、导师造成不良的影响，断送了自己的科研生涯，代价是惨重的，教训是深刻的。这个事件同时也提示我们，课题实施过程中管理部门的监管、导师的职责也是极其重要的。

案例七　论文"重复发表"事件

2005 年，刊登在《生育与不育》杂志的一篇介绍卵巢早衰研究中使用 PCR 技术的文章是某篇韩国文章的英文翻版，《生育与不育》杂志决定撤销这篇文章。

【案件回放】2005 年，韩国学者 Lee 在美国生殖医学协会主办的《生育与不育》杂志上发表了有关"在卵巢早衰患者使用实时定量 PCR 对线粒体 DNA 的定量研究"的文章，韩国学者 Kim 对此质疑。Kim 与《生育与不育》杂志联系，称该杂志在 2005 年发表的一篇文章部分复制了他和 Lee 于 2004 年在韩国杂志《妇产科学》上发表的文章。经过调查比对，证实该文章是某篇韩国文章部分结果的英文翻版，《生育与不育》出版单位美国生殖医学协会（ASRM）认为"尽管从科学角度讲文章没有问题，但重复发表违反了《生育与不育》杂志的政策。"《生育与不育》杂志决定撤销这篇文章。2005 年 12 月，文章被撤回。

《生育与不育》杂志宣布禁止该文章和韩国文章的同一位作者 Lee 在未来 3 年内向《生育与不育》杂志投稿。由于 Lee 承揽了重复发表的所有责任，美国生殖医学协会不准备惩罚《生育与不育》文章其他作者，但美国生殖医学协会通报了《生育与不育》杂志中该篇文章的所有作者。

【案件启示】这是发生在成果发表环节的科学不端行为，论文部分结果的重复发表，在整理论文过程中使用了自己已发表过的内容。我们都知道，"一稿二投"在投稿中是绝对禁止的。此外，在不同研究论文中重复使用某一相同的实验结果，或者同一实验结果用中文发表后再用英文发表，同样属于科学不端行为，这往往是容易被忽视的。该案例给我们一个警示，研究论文无论以何种文字发表后，都不能再以任何形式发表在其他杂志上。

（孙　沐）

附录四　科研常用软件简介

随着计算机科学的发展以及计算机和互联网技术的普及,品目繁多的科研软件及海量的网上资源已成为科研活动中必备的工具,除了用来管理文件、处理数据和绘制图表,还提供了虚拟实验室工作平台,利用软件和网络资源对科学假设进行预测或模拟,并用于指导实验设计及操作。本附录将对科研中的一些常用软件和在线数据库进行简要介绍。

第一节　文献管理及分析软件简介

文献管理软件是用于记录、组织、调阅引用文献等的计算机程序,而文献分析软件是用于搜索及分析文献的工具。

一、文献管理软件

文献管理软件是用来帮助读者整理海量文献的科研工具,代表性的软件有 EndNote、Reference Manager、Refworks 和 NoteExpress 等,其中 EndNote 是最常用的文献管理软件。

（一）EndNote 的基本特点

EndNote 是一种文献目录管理软件包,由美国科学信息研究所研制开发。

1. EndNote 的主要功能　包括:①搜集各个数据库,从而形成自己的数据库;②对数据库文献进行快捷分类、查找及分析;③利用个人数据库阅读文献并做笔记;④自动进行参考文献插入和格式编排;⑤利用模板进行文章的写作等。

2. EndNote 的功能模块　包括:①数据库建立,包括建立方式、检索、拷贝及删除等;②数据库管理,包括重复、排序、统计、查找、栏位显示与隐藏、输出、全文管理（PDF 图片等）、链接、合并数据库及分组;③数据库使用,包括引用文献方式、输出格式修改、论文模板及文献简单分析等。

（二）EndNote 数据库的建立

EndNote 软件安装后,需要新建一个空数据库文件夹,然后输入文献信息。

1. 文献信息的输入方式　包括:手动输入、通过网络手动下载文献信息并导入、数据库联网自动下载输入及格式转化等。

（1）手动输入文献信息:打开数据库,选择"New Reference",按照数据库的要求和提示将文献信息依次输入并保存。特别要注意每个作者单独一行。

（2）通过网络手动下载文献信息并导入:可以利用网络查找并下载文献,然后人工将下载的文献信息导入 EndNote 数据库文件夹。例如,通过 PubMed 获得所需文献,利用"send to""citation manager"" creat file"打开数据库,选择"insert citation",将前面保存的文献信息导入。

（3）数据库联网自动下载输入:见下文"检索网上数据库"。

（4）格式转化:可用 Filter 实现格式转换:将下载的 Filter 拷贝到空数据库文件夹中,或直接拷贝到程序文件自带 Filter 的默认文件夹中,如"C:"。

2. 操作文献的方法　用 EndNote 操作文献的方法主要是根据上述文献信息输入方式决定的。

（1）启动 EndNote:下载 EndNote,启动程序,进入 EndNote 主页面,按照下列程序操作文献:①打开文献并在此界面对文献内容进行修改;②修改某个类型文献包含的项目:Reference Types → Modify Reference Types;③修改字段栏显示内容:Edit → Preferences → Display Fields;④简单添加文献:Reference → New Reference。

（2）检索网上数据库:用 EndNote 直接检索网上数据库如 Pubmed,可按如下方法操作：①连接，通过 Tools → Connect → Connect 或 Tools → Online Search → Choose 进行连接选择窗口，选择要查询的数据库如 Pubmed，然后点击 Connect 或 Choose 即可；②搜索，在弹出的窗口中输入检索词，点击 Search 即可；③显示、选择及保存文献，在弹出的窗口中下载文献的相关信息，选择需要的文献保存。

（3）将检索结果导入 EndNote：首先需将检索结果保存为纯文本格式，以 Tagged 格式作为数据排列方式，然后按下列步骤操作：①选择 Filter，在 Edit → Import Filters → Open Filter Manager 中打开 Filter 管理器，选择我们所使用的数据库；②导入，打开要导入的目标数据库，点击 File → Import → Choose File，选择保存的结果文件，在 Import Option 里选择我们使用的数据库，再点击 Import 即可。

（三）EndNote 数据库的管理

EndNote 数据库建立之后的管理非常重要，需要进行相关设置，如显示格式、删除重复等，并对文献关联及图片关联等进行管理，文献还要进行分组管理，如交叉分组、智能分组及替换（如去除不同数据库下载的不同命名等）等。另外，EndNote 数据库管理还包括文献的笔记、文献批量注释、文献分析及文献转换（文献的压缩与传递）等。

（四）用 EndNote 编排文章

EndNote 可配合 Word 或 WordPerfect 等软件用于编排文章，并在文章中插入引用的文献，可自动生成参考目录，也可设定期刊投稿格式等。

1. 在文章中插入引用文献　开启 Word 和参考文献所在的 Library，将鼠标移至将要插入参考文献的位置：①若在 EndNote 中已选取参考文献，则点击 EndNote 工具栏中 Insert Selected Citation（s），即可将该参考文献插入到指定位置；②也可在工具栏中找到并点击 Find Citation（s），出现查询视窗，在 Find 后的空格中输入要检索的条件，点击 Search，选取要插入的参考文献，点击 Insert，即可将参考文献插入指定位置。

2. 在文章中插入图表　在 EndNote 工具栏中点击 Find Figure（s），查询欲插入的图或表，点击 Insert 即可。

3. 在文章中生成特定格式的参考文献　开启 Word，在 EndNote 工具栏中点击 Format Biblio-graphy，弹出视窗，下拉菜单选择期刊格式或利用 Browse 浏览格式清单，选取后点击确定，即可产生某期刊指定的参考文献格式。

二、文献分析软件

文献分析软件是用于对文献搜索结果进行分析和组构的工具，用于了解学科发展、作者及引文等情况。下面简介几款用于文献分析的软件。

（一）Publish or Perish（PP）软件

Publish or Perish（PP）软件是采用被引分析（一种科学计量学分析方法）并基于 Google Scholar 数据库的在线文献分析软件，用于分析文献被引次数、文献及杂志的影响因子等，并提供相关的统计数据分析，如高引用次数指数（h-index）和 g 指数（g-index）。

1. PP 软件统计数据分析指数　PP 软件可对文章的影响因子和作者进行统计分析，并以不同含义的指数（index）表示。

（1）影响因子分析指数：PP 软件可对文章的影响因子提供不同的分析指数，包括 h-index、g-index 和 hc-index。

1）h-index：是由 JE Hisch 提出的，其含义是：如果第一作者的 h-index 是 h，说明这个作者的所有文献中有 h 篇被引用至少 h 次，而剩余的文章被引次数不超过 h 次。

2）g-index：是由 Leo Egghe 提出的，其含义是：第一作者文章的 g-index 为 g，则将其文章按引用次数排序，g 为前 g 篇文献被引用了至少 g^2 次。

3）hc-index（contemporary h-index）：是考虑了发表文章的时间因素，越新的文章权重越大。

（2）考虑作者的分析指数：PP 软件对文章作者及权重也以不同分析指数表示。① hi-index：以标准的 h-index 值除以文章的作者数量得出 hi-index，从而将文章作者合写情况考虑进去；② hi, norm：将文章的被引用次数除以作者数，再求出排列后的 h-index 值；③ hm-index：先将文章按照作者贡献大小分块排列，然后计算 h-index 值。

（3）考虑时间权重的分析指数：对于文章影响因子的分析也可将文章发表年限作为权重进行分析。① AWCR（age-weighted citation rate）：加入时间权重后的总引用值除以总文章数的平方根；② AWCRpA：加入时间权重后每个作者的总引用值除以总文章数的平方根；③ AW-index：加入时间权重后的总引用值除以所有对 h-index 有贡献的文章数的平方根。

2. PP 软件的用途　包括：①用作辅助的文献搜索工具；②对某一作者进行系统分析；③对某一文献的引用情况进行分析，包括文章和著作总数及被引用总次数、每篇文章或著作的平均被引用次数、文章著作或作者每年的平均被引用次数；④分析某一杂志的论文发表情况及引用情况。另外，PP 软件支持 EndNote。

PP 软件与搜索平台相比，具有速度快及丰富的引用分析结果等优点，但其缺点也比较明显，如基本搜索功能较弱、存储的文献信息不够充分、对同名的作者区分功能较弱等。

3. PP 软件的操作　PP 软件用于文献检索分析时的基本操作如下：

（1）用 PP 软件查询文献：打开 PP 软件的查询界面，点击 Author Impact Analysis，并在窗口的 Author 查询栏中键入待查询作者名称（如 D Gile），然后选择查询领域及时间。如果需要查询某个领域的情况，可以选择相关领域，否则可以选择全部领域以得到全面的搜索结果，这时发表时间可以默认为 0，点击 Lookup 即可开始查询。

（2）用 PP 软件对查询结果进行修饰：对检索的结果需要进行一定的手工操作，去掉一些同名作者的文章，可通过点击 □ 完成操作。为了避免出现太多不相关的搜索结果，可以采用以下几个小技巧：①从作者的主页介绍里面查找在文献中的姓名缩写；②选择特定的研究区域与实践范围；③输入作者的工作单位。

（二）HistCite 软件

HistCite（History of Cite）是 1955 年由 SCI 创始人 Eugene Garfiled 首次提出的利用论文相互间引用关系分析科学文献（citation indexes for science）的概念，之后开发了用于文献分析的 HistCite 软件。该软件为科研人员提供了一种从众多文献资料中找出各个学科本身及其之间的研究历史轨迹、发展规律和未来趋势的便捷工具。

1. HistCite 软件的应用范围　HistCite 软件可用于：①对文献、作者及作者单位进行统计分析；②对某个领域作图分析从而快速了解其发展脉络；③找出未指定关键词的重要文献。HistCite

软件一般在需要了解新领域、开题或选题调研及文献综述时用，适用于研究领域的文献大量地被 SCI 收录。

2. HistCite 软件的使用　下载安装 HistCite 软件后，点击 Histcite 图标即可开启软件。软件打开后，可按下列流程操作：

（1）数据的获取：目前用 HistCite 软件分析的文献信息只能来源于 Web of Science（WOS）数据库。

（2）导出数据记录：目前 WOS 只支持每次导出 500 条检索记录，多于 500 条时需要分次导出，在进行下一步操作前一定要将所有的数据导出，包括引文信息。

（3）保存文献数据：将导出的文献保存为文本文件，可在软件的 File 中点击 Add File，导入上述保存的数据，对于多次导出的数据可以重复此项操作。

（4）作图：待软件自动分析完成后，点击 Tool 菜单下的 Graph Maker → Make Graph，软件会弹出一张按默认条件制作的引文关系图，一般显示 30 篇文献之间的关联图。

（5）读图：文献关联图一般是点状图，圆点越大表示该文献越受关注，点与点之间的箭头表示文献之间的引用关系，有很多箭头指向的文献是高引用率文献。

（三）RefViz 软件

RefViz 软件既是文献分析软件，也是文献管理软件，且可与 EndNote 软件实现无缝链接，直接利用 EndNote 数据库中的文献信息进行分析。

1. RefViz 软件的工作原理　RefViz 软件是采用逐一阅读文章题目和摘要的方式快速将文献分成若干类，找出最重要的关联文献，并根据关联程度作图，图标的大小表示文献量的多少，图标距离表示文献之间的相似程度，距离越近表示文献内容越相似。

2. 用 RefViz 软件分析的文献信息来源　有三种文献信息来源：①直接从网上检索；②从 EndNote 等文献管理数据库中调取；③从预存文本文献信息或格式转换后文献信息中调取。具体操作可查阅相关软件操作手册。

（四）Quosa 软件

Quosa 软件是一款全文分析软件，具有自动下载文献全文、跟踪最新进展、自动识别 PDF 文献格式及分析全文等功能,但在生命科学领域有局限性。

有关 Quosa 软件的具体操作请查阅相关软件操作手册。需要强调一点,Quosa 软件的全文信息分析功能是对 RefViz 软件的一个重要补充,从而弥补了 RefViz 软件只能阅读文章题目和摘要的缺陷。

第二节 引物设计和序列分析软件简介

用软件设计引物已成为科研工作中的常规方法,序列比对是引物设计中的一个重要环节,本节主要对引物设计及序列比对常用软件进行简介。

一、引物设计软件

引物设计一般都采用计算机软件进行,这类软件很多,诸如 Primer Premier、Oligo、Vector NTI Suit、DNAsis、Omiga 及 DNAStar 等,主要功能表现在两方面:一是引物序列的分析评价,二是引物的自动搜索。但不同软件侧重点不同,Oligo 在对引物序列分析评估方面比较突出,而 Primer Premier 在自动搜索方面更强。一般认为,Oligo 和 Primer Premier 配合应用可快速设计出成功率高的引物。

(一) Primer Premier 5.0 软件

Premier 5.0 软件是实验室用于引物(PCR 引物、DNA 测序引物、核酸杂交探针)设计的常用软件,其基本功能和引物设计操作比较适合日常实验室工作之需。

1. Primer Premier 5.0 软件的基本功能 包括:①引物的设计,包括 PCR 引物、DNA 测序引物、核酸杂交探针、兼并引物设计和 DNA- 蛋白质序列互换分析;②限制性核酸内切酶位点的分析;③ DNA 基序的查找;④ DNA 同源性分析,但此功能不是本软件的特长;⑤针对模板 DNA 来源的物种差异,可以按照相应物种的遗传密码规则转换 DNA 和蛋白质序列。

2. 用 Primer Premier 5.0 软件设计引物 用本软件设计引物时,可按下列步骤进行操作:

(1)输入模板 DNA 序列:打开 Primer Premier 5.0 软件,点击 File → New → DNA Sequence,在输入序列窗口将模板 DNA 序列粘贴到输入框内,然后点击 Primer 进入引物窗口。

(2)选择引物类型:在 Search Criteria 中选择各种参数,然后点击 Search。Search for 中有三种选项:PCR 引物、测序引物和杂交探针;Search Type 中有 Sense/Anti-sense Primer(分别或同时查找上下游引物)、Pairs(成对查找)、Compatible with Sense/Anti-sense Primer(分别以合适上下游引物为主查找)选项;其他参数如引物长度可在相应栏目中选择,如果没有特殊要求可选择默认设置。

(3)引物设计结果:当 Search Progress 窗口中显示 Search Completed 时,点击 OK。搜索结果有上游引物、下游引物及成对三种显示方式,默认显示成对方式,按优劣次序排列,对话框中可给出分值,满分为 100。

(4)引物基本参数分析:点击对话框中的一对引物,软件主窗口可显示引物的 Hairpin(发夹结构)、Dimer(二聚体)、False Priming(错配)和 Cross Dimer(上下游引物间二聚体形成)四种重要指标的分析结果,同时也显示 PCR 模板、PCR 产物位置及引物的一些性质。

(二) Oligo 软件

Oligo 是专门设计引物的软件,无论哪种版本,基本功能大同小异,操作时可选择用于引物设计选项,也可将引物序列输入相应对话框内对引物进行分析评价。

1. PCR 引物基本参数分析 PCR 引物设计之后,需要对引物进行如下参数分析:①检查引物自身及上下游引物之间是否形成二聚体;②检查引物是否形成发夹结构;③检查引物的 GC 含量;④对特定模板的引物最好进行 false priming site 检测,从而发现引物在非目的位点配对的可能性。当完成这四项检查后,按 Alt+P 键,就会弹出 PCR 窗口,显示引物位置、PCR 产物大小、Tm 值等。

2. 用 Oligo 软件分析引物的操作流程 用 Oligo 软件分析 PCR 引物时,可按下列流程操作:①打开 Oligo 软件,在 File 中点击 Open,定位到目的 DNA 序列;②在 Tm 窗口点击左下角按钮,在引物定位对话框中输入上游引物序列,点击 Upper 设定为上游引物,然后输入下游引物序列,点击 Lower 设定为下游引物;③利用 Analyze 中的引物分析功能对引物各种参数进行分析,包括发夹结构、二聚体、GC 含量等;④引物分析完成后,可选择 File → Print 打印为 PDF 文件保存。

二、序列分析软件

序列分析软件有很多种,不同软件具有不同的功能特性,下面简介几种常用的序列分析软件。

(一)DNAStar 软件

DNAStar 是一款基于 Windows 和 Macintosh 平台的序列分析软件。

1. DNAStar 软件的功能　包括:①序列格式转换;②序列拼接和重叠克隆群的处理;③基因寻找;④蛋白质结构域查找;⑤多重序列及两两序列比较;⑥引物设计等。

2. DNAStar 软件的程序　包括:①EditSeq,是 DNA 或蛋白质序列的数据输入工具,对已有序列有编排功能;②MapDraw,用于酶切图谱分析、克隆实验设计、实验结果的分析处理等,同时还有绘制质粒图谱的功能;③GeneQuest,用于查找 DNA 序列中的基因及其他特殊序列,如阅读框架、剪接位点、转录因子结合位点、重复序列和酶切位点等;④Proteam,用于分析和预测蛋白质结构,提供各种分析方法并以图形格式输出预测结果,显示蛋白质的各种理化特性及功能区等;⑤MegAlian,用于 DNA 或蛋白质序列同源比较,并能在比较同时输出进化树和进化距离等数据;⑥PrimerSelect,用于 PCR 引物、测序引物及杂交探针设计;⑦SeqMan Ⅱ,用于多序列拼接。

(二)DNATools 软件

DNATools 是一款综合性序列分析软件,主要功能包括:①序列编辑和类似序列查找;②建立自己的序列数据库进行查找;③多序列比较、序列翻译及蛋白质序列分析;④引物设计及分析;⑤基因表达序列分析。另外,对 DNA 序列分析时还可给出 DNA 碱基百分组成及分子量计算等信息,而且具有较好的包容性,能打开几乎所有文本文件的序列信息,即使不能辨别序列的格式,也能显示这个文件的文本形式。

(三)DNA Club 软件

DNA Club 是用于分析与 PCR 操作有关 DNA 序列的软件,主要功能包括:①对输入的 DNA 序列进行分析并可查找开放阅读框架;②将 DNA 序列翻译成蛋白质序列;③查找酶切位点;④设计 PCR 引物序列等。

第三节　统计学软件简介

统计学软件是通过计算机对科研数据进行分析,主要有描述性统计和推论性统计,其中描述性统计是组织、描述及总结一组数据本身的特征,而推论性统计是通过分析一个较小样本信息得出相关结论并用于更大样本的分析。SPSS 软件是目前科研中最常用的统计学软件之一,其他还有 SAS、R 语言等统计学软件。此外,有的统计学软件如 PASW Modeler 可通过分类、聚类及关联分析对样本数进行推测。本节将分别简介常用的统计学软件。

一、SPSS 统计学软件

SPSS 是世界上最早开发的专业统计学软件,由美国斯坦福大学 3 位研究生在 20 世纪 60 年代末研制,广泛用于自然科学、社会科学等各个领域,可以自动统计绘图及对数据进行深入分析,是非统计学专业人员的很好选择。

(一)SPSS 软件的特点

SPSS 软件的特点包括:①具备数据录入、资料编辑、数据管理、统计分析、报表制作及图形绘制等全套功能;②能分析统计学中所有的统计项目,也能显示各种统计图表;③有窗口菜单和程序两种操作运行方式,其中窗口菜单方式比较适合非统计专业人选择。因此,一般稍有统计学基础的人短时间内即可用 SPSS 软件做简单的数据分析,但对结果分析及解释需要一些数理统计的基本知识,更重要的是要多实践。

(二)SPSS 系统窗口及其功能特点

SPSS 系统窗口的控件主要有三类:数据编辑窗口(Data Editor)、结果输出窗口(Viewer)和语句窗口(Syntax Editor)。

1. 数据编辑窗口　主要用于准备、整理数据及调用统计分析过程等。打开 SPSS 软件显示的是数据编辑窗口,数据显示区是这一窗口的主要区域,有用于显示和编辑数据的数据视窗(Data View)和定义编辑变量有关属性的变量视窗(Variable View),工作表中的两个视窗可互相切换。本软件系统只允许一次打开一个数据编辑窗口。

2. 结果输出窗口 在完成首次统计分析过程后，系统会自动打开输出窗口，显示统计分析处理的结果，也可通过 File → New → Output 打开新输出窗口。系统允许一次打开多个输出窗口。

3. 语句窗口 此窗口是通过相应菜单输入、编辑和运行给 SPSS 系统发指令。在 SPSS 几乎所有操作过程的对话框中都有为编程准备的 Paste 按钮，单击 Paste 按钮，系统会自动打开语句编辑窗口并将相应 SPSS 语句粘贴到窗口中。语句窗口的菜单项"Run"是执行命令语句，可以执行全部或选定的命令。

（三）SPSS 的基本操作

SPSS 基本操作包括两部分内容：一是数据文件的建立、保存和调用；二是数据的编辑、整理和转换。

1. 数据文件的建立、保存和调用 分析数据库的建立是指将科研工作中采集的各种信息和数据以某种格式保存到计算机磁盘中，建立可随时存取、修改和统计分析的数据文件的全过程，包括定义变量、数据录入及保存数据。

（1）定义变量：打开变量格式设置窗口（Variable View）定义各种变量，如：①更改变量名称（Name）；②选择变量类型（Type）如 Numeric、Date、String 等；③设置小数点显示的位数（Decimals）；④分析输出结果中变量的标示（Label）；⑤分析输出结果中变量的值（Values）；⑥缺失值（Missing Values）、列宽（Colum）和数据排列方向（Align）等。

（2）数据录入：打开数据编辑窗口（Data Editor），录入数据。

（3）保存数据：单击 File → Save（As）→在文件名栏输入盘符：\路径\文件名→单击保存。数据文件有两种保存方式：一种是直接将数据文件保存为 SPSS for Windows，扩展名为".sav"（默认）；另一种是将数据文件保存为其他格式，从而与其他软件共享，如 Excel（*.xls）。SPSS 数据转换功能较强，可存取和转换多种数据类型，如 SPSS（*.sav）、Excel（*.xls）、Text（*.txt）、dBase（*.dbf）文件等。

2. 数据的编辑、整理和转换 主要是根据统计分析的需求对数据进行编辑和处理。

（1）数据编辑：输入数值变量、分类变量或多项选择变量，并对此进行归类。①数值变量：如年龄、生存时间等，可以直接输入；②分类变量：用数字进行分类标识，如性别（男 1，女 2）、疼痛（无 0，轻 1，重 2）等；③多项选择变量，用数字进行分类标识，如药物的不良反应（无 0，头晕 1，恶心 2，腹部不适 3，口干 4，食欲减退 5，同时存在头晕、恶心及口干 124）。

（2）数据整理：主要包括数据排序（Sort Cases）和选择观察单位（Select Cases）等，在菜单命令 Data 中完成。

（3）数据转换：主要采用赋值命令（Compute）、重新编码命令（Recode）和加权命令（Weight）在菜单 Transform 项下对数据进行转换处理。用赋值命令可生成新变量；用重新编码命令可对变量值重新划分；用加权命令可对数据进行加权处理，即按每个数据不同权重比例进行计算。

（四）数据的统计分析

数据的统计分析主要包括统计描述（descriptive statistics）和统计推断（inferential statistics）。

1. 统计描述 是用统计指标、统计表、统计图等方法对资料的数量特征及分布规律进行测定和描述，包括频度表分析（frequencies）、描述性统计分析（descriptive）和探索性描述（explore）等。

2. 统计推断 是指如何抽样以及如何用样本信息推断总体特征，包括计量资料统计推断、计数资料统计推断、双变量直线相关与回归、多变量相关与回归等。

（1）计量资料统计推断：计量资料采用 t 检验进行统计分析，如样本均数与总体均数比较 t 检验、两样本均数比较 t 检验、配对样本均数比较 t 检验等。

1）t 检验的适合条件：主要包括①已知一个总体均数；②可得到一个样本均数和该样本标准差；③样本来自正态或近似正态总体。

2）t 检验的步骤：主要包括①建立假设，确定检验水准 α；②确定检验统计量；③查相应界值表，确定 P 值。

（2）计数资料统计推断：计数资料采用 χ^2 检验进行统计分析，通过检验说明实测数据与期望的理论数据之间是否存在差异及差异程度。χ^2 检验的基本步骤：主要包括①建立备择假设，如观察结果与期望的理论结果无差异；②确定检验水准,如 α=0.01 或 α=0.05;③利用 SPSS 软件进行统计分析;④根据计算得出 χ^2 值和自由度(df)(注:$df=n-1$),确定 $\chi^2_{0.01,\,df}$ 或 $\chi^2_{0.05,\,df}$ 值;⑤用 χ^2 值与 $\chi^2_{0.01,\,df}$ 或 $\chi^2_{0.05,\,df}$ 值比较大小,确定差异是否有统计学意义。

(3)双变量直线相关与回归的资料统计:采用相关系数 r 的假设检验或回归系数 b 的假设检验进行统计分析。

二、其他统计学软件

能够用于统计学分析的软件还有 Statistical Analysis System(下简称 SAS)、Systat、Microsoft Excel(下简称 Excel)等,下面简介 SAS 和 Excel 软件在统计计算方面的基本特点和应用。

(一)SAS 软件

SAS 是目前国际上最流行的一种大型统计分析系统软件,专业性较强,被誉为统计分析的标准软件,需要接受一定的专业训练才可以使用。

SAS 集数据存取、管理、分析和展现于一体,能够完成各种统计分析、矩阵运算和绘图等,主要特点:①功能强大,统计方法齐、全、新,几乎囊括了所有最新的分析方法,其分析技术不仅先进,而且可靠;②使用简便,操作灵活,使用者只要告诉 SAS 做什么即可,SAS 自己会采取最合适的方法完成指令,不需要限定方法选择。

(二)Excel 软件

Excel 作为数据表格软件也具有一定的统计计算功能,一般比较适用于简单分析计算,对于复杂的统计分析,Excel 需要采用函数计算或无法完成。因此,涉及数据的统计分析,一般建议采用专门的统计学软件。

第四节 作图软件简介

科研作图软件有多种,不同软件具有不同功能及特性,适于不同图形的绘制。比如:Photoshop、ChemDraw、Illustrator、Fireworks、SmartDraw 及 Word 等可用于示意图的绘制;Microsoft Excel、GraphPad Prism、SigmaPlot 及 Origin 等可用于数据图的绘制;VectorNTI Advance 和 SimVector 软件可用于质粒图谱的绘制;MEGA 或其他软件如 Phylip、TreeView 等可用于进化树的绘制。本节简介几种不同类型统计图的常用作图软件。

一、数据图的作图软件

利用科研数据绘图的软件有很多,最常用的是 Microsoft Excel 和 GraphPad Prism,作图精美细致的当属 SigmaPlot 和 Origin。

(一)Microsoft Excel 软件

Microsoft Excel 是微软公司办公软件 Microsoft Office 的组件之一,属于电子表格软件,可完成表格输入、统计、分析等多项工作,具有界面直观、可进行计算及作图等特点,是最常见的数据处理软件。

Microsoft Excel 的基本职能是对数据进行记录、计算和分析。

虽然 Microsoft Excel 绘制图形不细致,统计功能不如专业统计软件,但数据录入简便,兼容性好,其依然是科研工作中最常用的工具软件之一。Microsoft Excel 有各种版本,随着版本的升级其功能也在不断增加。用 Excel 作图一般只用于对科研数据的初步整理和分析。

(二)GraphPad Prism 软件

GraphPad Prism 是一种数据分析和作图软件,集生物统计、曲线拟合及科技绘图于一身,虽然其数据统计功能不如 SPSS 软件,但在自定义方程曲线拟合方面操作简便,参数设置方便,是非线性拟合分析较好的软件。

1. Graph Prism 的项目文件浏览 利用 GraphPad Prism 左侧导航栏可浏览软件中的项目文件,包括数据表、分析结果表、信息表、图和构图五个部分,点击任何一个部分都会出现在右侧的主页面上。

2. 用 Graph Prism 作图 用 GraphPad Prism 作图简便,只要输入数据,选定格式的图表可自动生成,且随着数据变化可实时更新。对自动生成图表的任何部分均可根据需要自行定义,还可直接用 PPT 或 Word 导出图表,或将几张图表整合成一张图表。图作好后,点击 File → Export,选择符合要求的格式、分辨率和尺寸大小,可以将图片导出。下面简介两种图表的作图方法:

(1)折线图:其特点是可以显示随时间变化的连续数据,每个数据点都有一个相对应 X 轴值和 Y 轴值。因此,在使用 GraphPad Prism 作图时,在数据表类型中应选择 XY 图,并在 Data 分栏中将数据粘贴进去,并选择软件数据是原始数据还是计算后的数据,软件则自动生成图。

（2）柱状图:根据原始数据作柱状图时,选择 Column Graph 栏（此栏默认输入的是原始数据）→数据处理类型 Mean&SD 即可。柱状图的 X 轴显示组别。如果两组或多组数据比较,选择 Grouped 栏,图表类型为柱状图,并输入样本数即可。

（三）SigmaPlot 软件

SigmaPlot 是一款能绘制精美图形的绘图软件,支持 2D 图表及 3D 图形绘制。用 SigmaPlot 绘图的基本流程包括数据准备、选择图形类型、调整参数设定及图表保存。

1. 数据准备　开启 SigmaPlot,新建或打开数据（File → Open → *. jnb）,或从 Excel、SPSS 中导入数据（File → Import → *. xls/sav）。特别注意用该软件作图时,横坐标和纵坐标对应的数据一定要按“列（column）”输入,不能按“行（row）”输入。如接种肿瘤小鼠的肿瘤生长实验:第一列数据是实验观察的天数,自上而下分别是第 1 天,第 2 天……依次类推;第二列是第一只种瘤鼠肿瘤大小的数值,对应于第一列的时间依次列出;第三列是第二只种瘤鼠的相应数值,第四列是第三只种瘤鼠的相应数值,依此类推。

2. 选择图表类型　本软件可制作 2D 图表和 3D 图形。

（1）2D 图表:主要包括散点图、线性图和面积图、柱状图表和水平图表、极坐标图、盒状图、饼图、等高线图、三元图和轮廓图等;

（2）3D 图形:主要包括散点图、线性图、网眼图、柱状图等。

3. 调整参数设定　双击图中空白处或单击右键打开 Graph properties,然后选择参数:①点击 Plots 可选择数据范围、序列颜色、参考值等;②点击 Axes 可选择轴的位置、起始点、间距、标签等参数;③点击 Graph 可选择图例、网格线、背景等参数。

4. 导出图表　经过上述操作所绘制的图表或图,可以通过导出程序（File → Export → Export File）将图表导出。

5. 作图举例说明　以下以直方图的制作为例简介作图流程。

（1）将需要作图的数据导入,见前述 1。

（2）选择拟做的直方图图形类型。

（3）根据对话框的提示依次选择参数,如 “Symbol Value” 可以选择 “Row Means”,“Error Calculation” 可以选择 “Standard Deviation”,“Data Format” 可以选择 “X, Y Replicate”。

（4）根据提示,选择 X 轴对应的数据（如不同药物处理）和 Y 轴对应的数据（即肿瘤的大小）。

（5）点击“完成”即可看到直方图已生成,可根据需要做适当修饰,参见前述 3。

点图和线图的制作过程类似直方图,可以用同样的数据,选择制作不同类型的图。使用这个软件作图的关键在于正确输入数据和明了自己需要何种图形。

（四）Origin 软件

Origin 是一款综合绘图功能的强大统计绘图软件,几乎能绘制所有当今常见的统计图形,有不同版本,其中 Microcal Origin 是 Windows 平台下用于数据分析及制图的软件。

Origin 的数据分析功能可以对选定的数据给出各种统计参数,包括平均值、标准误差（SE）、标准偏差（SD）、数据总和、数据组数（N）等,也可以对数据排序、多重回归分析等。

Origin 的基本操作:①输入数据;②准备作图及对所需数据的分析;③使用数据作图;④分析数据;⑤自定义图形;⑥导出图形或打开图形。

二、图形设计作图软件

利用数据图作图软件生成的图形在图形设计作图软件中进行一定的加工修饰,可制作出各种组合图,并生成适合文章发表所需格式的图片。CoreDraw 就是一款直观的图形设计应用程序,功能很多。在科研中,CoreDraw 经常被用于对数据图作图软件生成的图形进行组图并转换成适合文章发表格式的图片,也可用于绘制示意图。

（一）用 CoreDraw 制作图片的方法

用 CoreDraw 软件制作图片的具体操作方法如下:

1. 拷贝图到 CoreDraw 中　用 CoreDraw 制作图片时,需先用数据图作图软件如 Excel、SigmaPlot 等绘制数据图形,然后直接将图形拷贝到 CoreDraw 中,或拷贝到 PowerPoint 中标记图形,再放到

CoreDraw 中。

2. 利用 CoreDraw 生成图片　其基本操作步骤:①打开 CoreDraw,新建文档;②将图形粘贴到空文档中,如果是在 PowerPoint 中标记后的图形,为了不破坏图形的比例及标记,可用选择性粘贴对粘贴文件的格式进行选择;③在"文件"中选择"导出",在视窗下方的对话框中输入图片名称、选择保存类型,并在压缩类型中选择"LZW 压缩";④确定"导出"后,出现转换为位图的视窗,可根据需要调节图像大小、分辨率及颜色模式,并选择对图片的处理方式,确定后即可生成图片。

（二）CoreDraw 的用途

用 CoreDraw 不仅可对一个图形作出图片,还可利用多个图形制作组合图片。一般将图片保存为 TIF 文件格式,适于发表文章。

与 CoreDraw 相似的软件还有 Illustrator CS4。

第五节　网上资源的利用

生物信息学数据库是网上最大的信息资源,各种数据库不但提供各种不同的信息,还配备了方便的工作平台,可供科研人员获取信息、分析数据、建立虚拟实验室等。网上数据库种类很多,包括基因数据库、基因表达数据库、基因功能注释与关联分析数据库、蛋白质结构及分析数据库、microRNA 数据库等。本节主要介绍几种常用数据库的使用。

一、核苷酸与氨基酸序列信息库

科研工作中经常需要查找核苷酸序列以及对应的氨基酸序列,GenBank 数据库是这类信息量最大的常用数据库。下面以单核苷酸多态性(single nucleotide polymorphism, SNP)位点查找和启动子序列检索为例介绍这类数据库的使用。

（一）查找 SNP 位点

查找核苷酸序列中的 SNP 位点,可以采用的数据库有 NCBI(dbSNP)、1 000 Genomes Browser、Ensembl、SNPedia 及 UCSC 等。

1. SNP 的命名及位点选择　查找 SNP 之前需要懂得 SNP 名称及含义,也需要知道如何选择需要查找的 SNP。

（1）SNP 的命名　SNP 的命名方式有三种。①核酸序列号 +SNP 在该核酸序列中的位置,例如 NC_000003.11: g.52261031A>G 和 NM_017442.3: c.-1486T>C。然而,文献中见到的 SNP 位点一般省去了核酸序列号,直接在突变碱基之间加上 DNA(或 mRNA)位置或在位置后面标示出突变碱基,例如 T1237C 或 1 237T>C。② refSNP ID 单核苷酸多态性命名法(GenBank 官方命名法,也称参考 SNP),即在 rs 后加上 6 位或 7 位阿拉伯数字,例如 rs5743863,这些数字并不代表突变碱基在核酸序列中的位置,只是代表发现 SNP 的先后次序。③按发现顺序或频率顺序拟定的惯用名,如常见的 CYP2D6*10、CYP2C9*3 等,现在比较少用。

（2）SNP 的位点选择:在查找 SNP 之前,一般先确定 SNP 的少数等位基因频率(minor allele frequency, MAF)至少达 5%,然后选择位于基因启动子非翻译区或编码区的 SNP,并根据以前的报道获得其与疾病的相关性。知道这些信息有利于在数据库中进行查找。

2. SNP 位点的查找　以查找人 Toll 样受体 9(Toll-like receptor 9, TLR9)基因中的 SNP 为例介绍如何在数据库中查找 SNP。

（1）确定要查找的目标 SNP:锁定几个目标 SNP,一般需要查阅文献,根据文献报道可以获得几个相关 SNP 位点名称,以此作为进入数据库查找的起始信息。

（2）在数据库中查找 SNP:可按下列步骤进行操作:

1）进入 NCBI 的 SNP 数据库:在 http://www.ncbi.nlm.nih.gov/snp/ 中打开 SNP 数据库窗口,或者在 NCBI 主页(https://www.ncbi.nlm.nih.gov/)中的下拉菜单中选择 SNP,并将已知的 SNP 位点(如 rs5743836)输入相应查询框中,然后点击 Search 开始查找(附图 4-1)。

2）了解 SNP 位点信息:在上一界面点击 Search,进入特定 SNP 位点相关信息链接界面(附图 4-2),可以看到查找的 SNP 位点下方给出一些该位点的基本信息,如该位点附近的碱基序列,以及与其他数据库的链接,如 PubMed 数据库,点击 PubMed 可直接查找并阅读该 SNP 位点的相关研究文献。

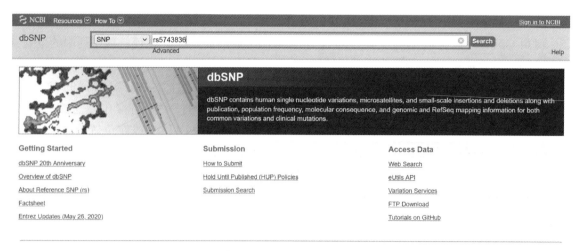

附图 4-1　SNP 数据库网页

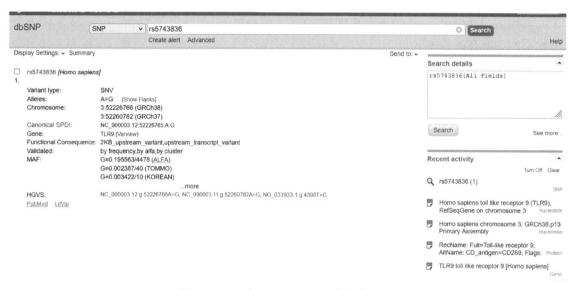

附图 4-2　特定 SNP 位点的相关信息界面

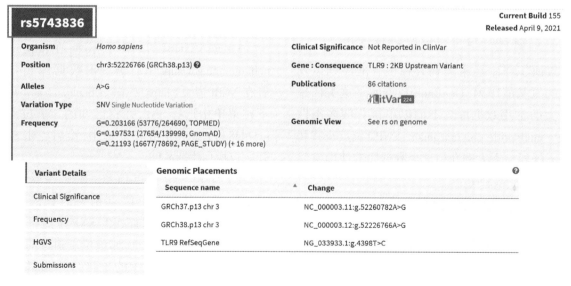

附图 4-3　点击特定 SNP 位点所显示的界面

点击 rs5743836 进入下一界面（附图 4-3）。在这个界面可通过点击不同标识进入不同的信息界面，了解更多关于该位点的信息，操作者可以根据自己的需求进行选择。

（3）在数据库中选择自己的研究对象：由于 SNP 位点在不同种族人群中存在差异，查找时需要选定目标人群，并观察所选定的 SNP 位点在目标人群中是否具有多态性。有几个数据库可以用来解决这类问题，如 1 000 Genomes 数据库、Ensemble 数据库及 SNPedia 数据库。

1）用 1 000 Genomes Browser 数据库查找：

在 http：//www.1000genomes.org 中打开 1 000 Genomes Browser 数据库，也可以在 NCBI 主页（https：//www.ncbi.nlm.nih.gov/）左侧选择最后一行 variation → tools → 1 000 Genomes Browse 打开数据库，并在显示界面的左侧 search 对话框中输入所要查找的基因名称，点击向右箭头，左上方显示基因所在染色体的位置，右上方会出现该基因所有外显子及其位点信息，下方清晰地显示在不同人群中各个变异位点的变异频率（附图 4-4）。

从附图 4-5 可以很直观地看到变异比较高的 SNP 位点。

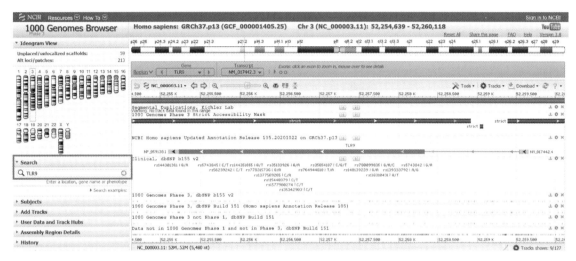

附图 4-4　1 000 Genomes Browser 数据库界面及查找界面

附图 4-5　特定基因中高变异的 SNP 位点及在不同人群中发生的频率

2）用 Ensembl 数据库查找：在任何搜索窗口键入"ensembl 基因数据库"，均可发现"Ensembl Genome Browser"，点击即可直接进入 Ensembl 数据库主页（附图 4-6），或输入 http：//asia.ensembl.org/ index.html 直接进入 Ensembl 数据库，然后在页面中间的 search 对话框中选择种群，输入要查询的基因名称，点击 go，点击页面左侧 variants，在出现的众多基因变异体中选择需要查找的变异体，在左侧文本框中选择 population genetics 页面最下方即出现 SNP 位点在目标人群中分布情况等信息。

　　3）用 SNPedia 数据库查找：在 http://www.snpedia.com/index.php/SNPedia 网址进入 SNPedia

数据库主页，并在 Search 框里输入目的基因或 SNP 位点名称，点击 Search 进行查找，出现页面的右下方可以看到变异位点在不同人群中频率（附图 4-7）。

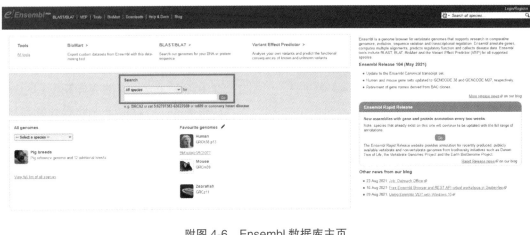

附图 4-6　Ensembl 数据库主页

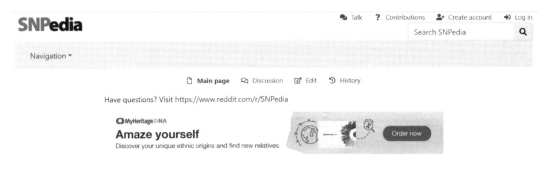

附图 4-7　SNPedia 数据库主页

　　以上几个数据库的联合应用可以很容易找到目的基因的 SNP 位点及其在目标人群中变异频率等相关信息，读者可拟定一个基因，尝试性地利用这里所提到的数据库和方法查找 SNP 位点，通过操作可以很快掌握有关 SNP 位点查找以及从数据库中如何获得更多信息的方法。

（二）基因序列的查找

　　利用 NCBI 和 UCSC 数据库可以查找基因序列，包括基因的启动子、外显子、内含子等序列信息。下面以 TLR9 为例简介基因序列的查找。

　　1. 进入 NCBI 数据库　在 http://www.ncbi.nlm.nih.gov/ 网址进入 NCBI 数据库（附图 4-8），在左侧框中选择 Gene，在右侧框中输入要查找

的基因名称，如 TLR9，然后点击 Search 开始查找（附图 4-8）。

　　2. 选择并查看基因信息　对查找到的相关基因进行选择，比如选择种属人类，从而出现人 TLR9 基因的相关信息，每个信息都有相关链接，点击链接可直接查看。比如，查看基因的原始出处，可在下面 Primary source 栏目点击相关链接（附图 4-9）。也可通过下拉菜单查看基因的其他信息，包括该基因的 mRNA、CDS 区等位置及序列信息。

（三）基因启动子区的查找

　　基因启动子区的查找需要用 UCSC 数据库。具体方法如下：

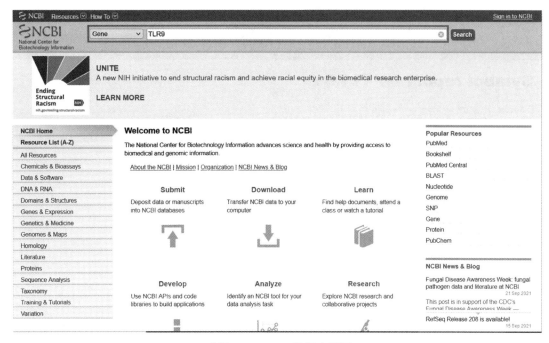

附图 4-8　NCBI 数据库界面

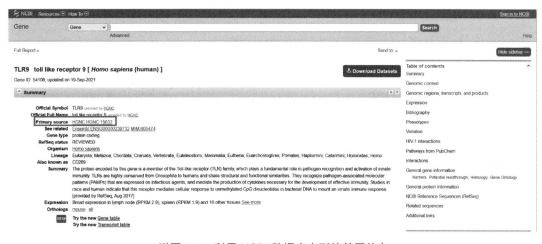

附图 4-9　利用 NCBI 数据库查到的基因信息

1. 进入 UCSC 数据库　有两种方法进入 UCSC 数据库：①在 http://genome.ucsc.edu/ 网址进入 UCSC 数据库，点击 Genome Browser 进入另一界面，输入要查找的相应信息进行查找。附图 4-10 是查找基因的 Symbol Report 界面；②在 NCBI 数据库中直接通过链接进入 UCSC 数据库，即在 NCBI 数据库查找基因时目的基因相关信息界面的 Primary Source 栏目点击相应链接，如图附录 4-9 中的 HGNC 15633，进入 Symbol Report 界面（附图 4-10）。

2. 输入查找信息　在 Symbol Report 界面，点击 UCSC uc003dda2 进入目标基因描述和页面索引界面。在这一界面的上方找到 Genome Browser 并点击进入 UCSC Genome Browser 界面（附图 4-11），在对话框中输入要查找的信息，点击 Go 开始查找。

3. 查找基因的启动子区　在点击 UCSC uc003dda2 后进入的目标基因描述和页面索引界面点击 Genomic Sequence，进入 Get Genomic Sequence Near Gene 界面（附图 4-12）。选择 Promoter 并限定启动子区域的范围。一般得到启动子的范围较大，包含转录起始位点上游 2 000bp 或更多，在相应框里可根据自己的研究目的输入碱基数目，并对其他选项进行选择，然后点击 Submit 开始查找。

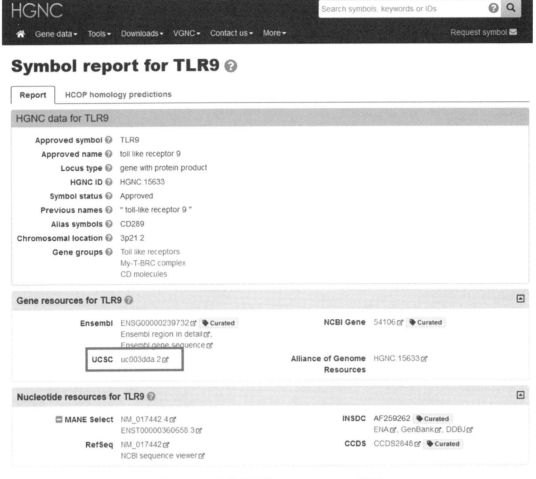

附图 4-10 查找基因的 Symbol Report 界面

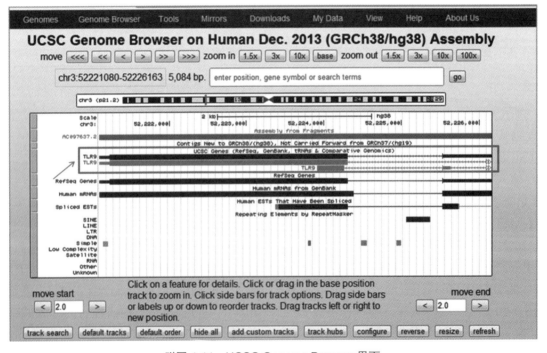

附图 4-11 UCSC Genome Browser 界面

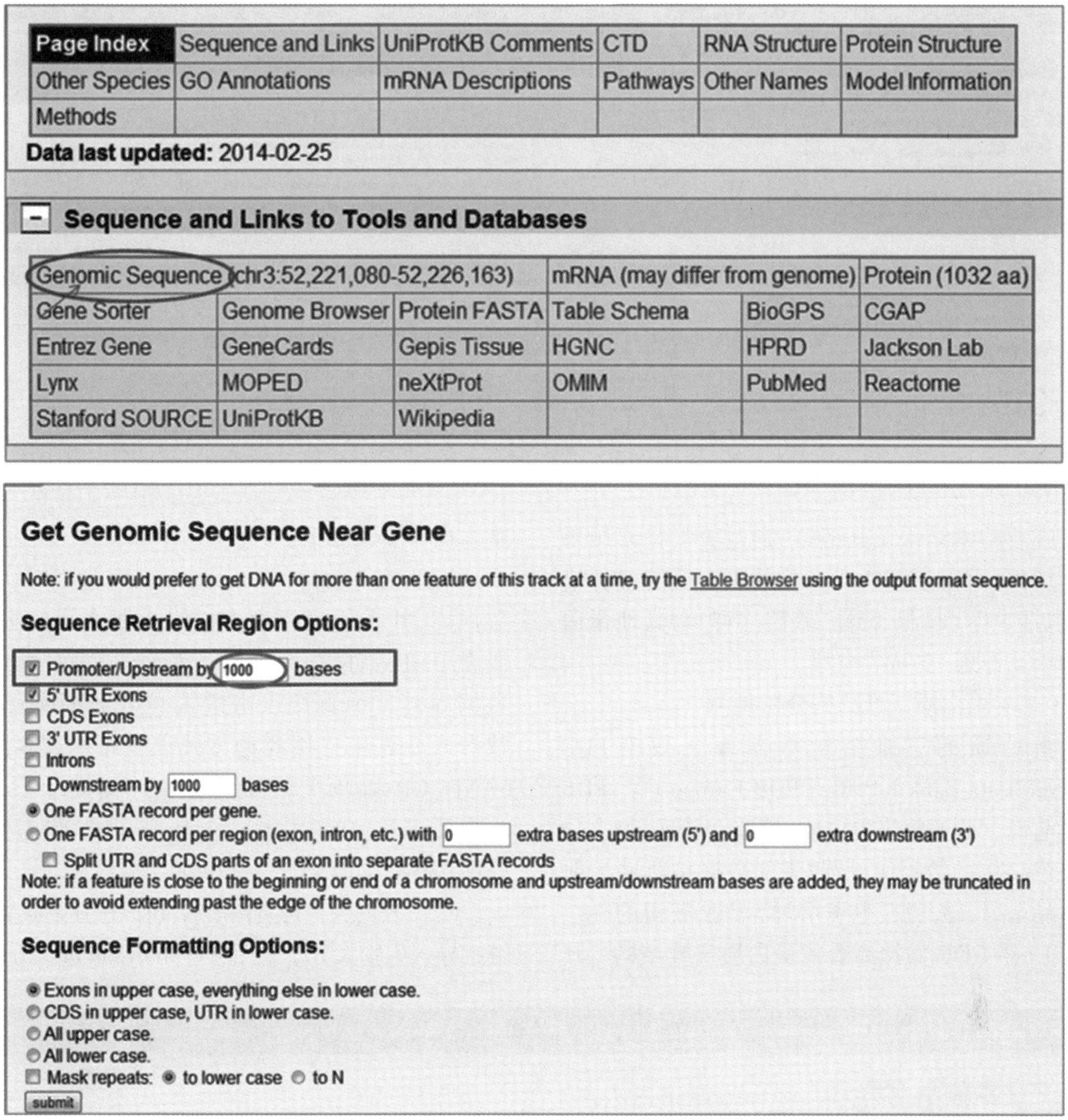

附图 4-12　基因启动子区的查找界面

另外，在基因的 Symbol Report 界面里的链接都可以点击进入，进去之后又可链接到不同的数据库，可根据自己的需要使用。

二、蛋白质结构分析数据库

蛋白质相关数据库可用于分析蛋白质一级结构、二级结构、三维结构等。下面简介如何利用这些数据库分析蛋白质的结构信息。

（一）蛋白质的信息搜索

蛋白质的信息可以在 NCBI 的蛋白质数据库中进行查找，然而 NCBI 数据库信息量虽然庞大，但分类和编译并不详尽，对某种蛋白质一次性全面搜索显得比较费时。

UniProt（The Universal Protein Resource）是包含蛋白质序列和注释的综合性蛋白质信息资源库，操作比较简便。

用 UniProt 检索蛋白质信息的操作步骤如下：

（1）在 http://www.ebi.ac.uk/uniprot/ 网址进入 UniProt 数据库，点击 Links → Blast，找到 UniProtKB 并点击，进入搜索界面。

（2）在搜索栏中键入要查找的内容，点击 Search 开始搜索。

（3）在检索到的结果界面中，下拉菜单选择符合要求的结果。

点击相关链接可以看到各种信息及相关链接，各种链接都可直接点击进入（附图 4-13）。

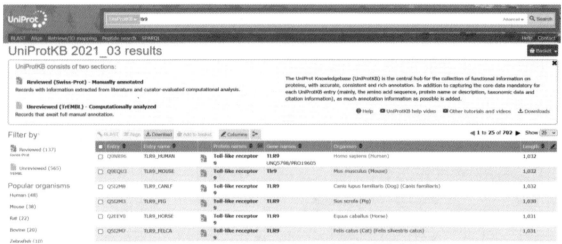

附图 4-13　在 UniProt 数据库查找蛋白质信息及其搜索结果

查看检索结果及其链接：通过查看检索结果及其链接，可以了解所要查找的蛋白质的各种信息，包括名字、起源、特性、基因注释、与其他蛋白质的相互作用、空间结构等。

（二）蛋白质三维结构分析预测

蛋白质的三维结构数据库主要有 PDB（Protein Data Bank）、PDBe（PDB Europe）等，PDB 是目前最主要的收集蛋白质、核酸、糖等生物大分子三维结构的数据库，所收集的数据是通过 X 射线单晶衍射、磁共振、电子衍射等方法获得的。

1. 用 PDB 数据库查找蛋白质三维结构　其基本操作步骤如下：

（1）在 https：//www.rcsb.org/ 网址进入 PDB 数据库，并在检索栏内直接键入要查找的内容；或在 UniProt 的查询结果页面给出的三维结构数据库链接中直接点击进入 PDB 数据库。PDB 数据库允许用户用各种方式以及布尔逻辑组合（AND、OR 和 NOT）进行检索，可检索的字段包括蛋白质名称、PDB 代码、作者、分子式、参考文献等项（附图 4-14）。

（2）查询到目标蛋白质后，可以选择下载文件，继续导入生物大分子看图软件如 PyMol 进行分析。

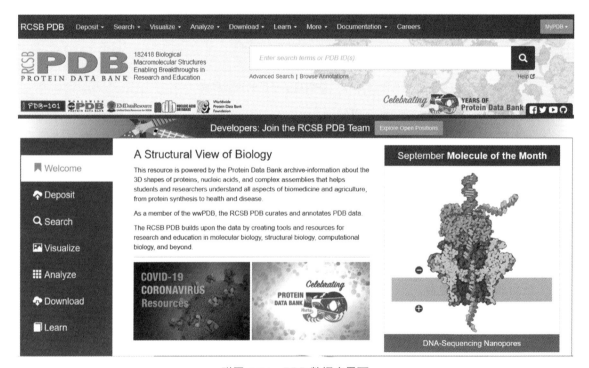

附图 4-14　PDB 数据库界面

需要注意的是：①有些蛋白质的三维结构在数据库中没有，这时可以尝试进行序列搜索，从数据库中找到其中一段序列的结构；②如果所检索的蛋白质在数据库中没有，可以将这个蛋白质的序列输入 SWISS-MODLE 的结构预测框中，利用同源建模方法对其结构进行预测。

2. 用 PyMol 软件分析蛋白质三维结构　PyMol 是一个开放源码，显示由使用者提供的分子三维结构文件，可制造高品质的分子三维结构图形。虽然 PyMol 执行程序采取限定下载的措施，但源代码目前仍可免费试用，用户只需安装第三方软件（如 Cygwin）即可进行编译。

PyMol 的基本操作：

（1）打开 PyMol，显示两个窗口界面（附图 4-15），外部 GUI 窗口（External GUI）（位于上面）和 PyMOL Viewer 窗口（位于下面），其中 PyMOL Viewer 又分为左右两个窗口，左边用来显示分子结构的图像（Viewer），右边是一个内部 GUI 窗口（Internal GUI）。

（2）加载文件：在外部 GUI 窗口的 File 中点击 Open，选择从 www.pdb.org 下载的蛋白质 pdb 文件，用 PyMol 打开，蛋白质的结构就会在下面的 Viewer Window 左边窗口中显示出来（附图 4-16）。

（3）图像调整：对准图像的任意位置，可通过鼠标或 zoom/orient 对图像进行调整。

1）操作鼠标调整图像。①图像转动：点击鼠标左键即可任意转动图像；②图像放大或缩小：点击鼠标右键并移动鼠标，向上移动是缩小，向下移动是放大；③移动剪切平面：按 Shift+ 鼠标右键，然后上下移动是调整前剪切平面，左右移动是调整后剪切平面。

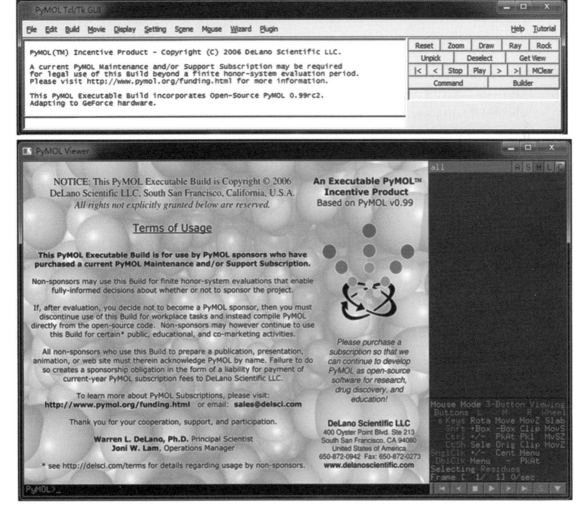

附图 4-15　PyMol 的显示界面

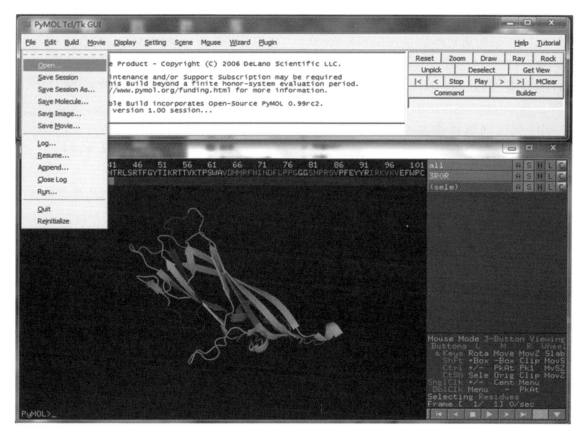

附图 4-16　目的蛋白结构显示

2）用 zoom 和 orient 改变图像视角。①放大分子局部：点击图像选择序列，在 PyMol Viewer 右侧窗口的（sele）栏→ A → zoom，即可放大所选定序列的结构；②放大整个分子：在外部 GUI 窗口，点击 Display → Zoom，即可选择放大倍数。

（4）显示模式：当用 PyMol 打开 pdb 文件时，软件会默认将分子的所有原子都显示在 Viewer 窗口里，需要根据我们的一些需求对图像进行一些操作，从而得到漂亮清晰的蛋白质三维结构图。在内部 GUI 窗口中有 5 个按钮：A（Action）、S（Show）、H（Hide）、L（Label）和 C（Color），可根据需要进行操作。

（5）保存文件及图像：在外部 GUI 窗口，点击 File → Save Session As 保存文件，文件保存格式为 *.pse；点击 File → Save Image 保存图像。

（三）蛋白质的结构预测

蛋白质的一级结构、二级结构和三维结构可以用不同的数据库进行预测。

ProDom（Protein Domain Database）（https://www.ics.uci.edu/~baldig/dompro.html）数据库是建立在 SWISS-PROT 数据库基础上的蛋白质结构域数据库，可以实现以下功能：①运用 BLAST 法则，可以进行蛋白质结构域的同源性查询；②输出蛋白质结构域的图像；③绘制与某一蛋白质具有同源性的所有蛋白质的结构域排列图；④对多序列结构域的一致性序列及同源序列进行检索。

三、microRNA 及其靶基因的预测

microRNA 是一类长约 22 个核苷酸的非编码小 RNA 分子，主要通过与靶 mRNA 结合在转录水平介导靶 mRNA 降解或翻译抑制来调节基因的表达。随着研究的深入，microRNA 数据库已经成为获取 microRNA 序列信息及其靶基因预测的重要工具。

miRBase 数据库是一种能提供 microRNA 序列数据、注释、预测基因靶点等信息的综合数据库，包括 miRBase database 和 miRBase Registry。

miRBase 数据库的基本操作步骤：①登录 http://www.mirbase.org 网址进入 miRBase 数据库主页界面；②在 Search by miRNA name or keyword 栏中键入要查找的 microRNA，如 let-7，点击 Go 进入下一界面；③下拉菜单，可以看到与你查找的

信息相匹配的结果;④点击目标 microRNA,即可出现其详细信息,通过下拉菜单可以查看全部检索结果;⑤也可以在主页中点击 Download Page,进入 miRBase Sequence 下载界面或点击 Go to the FTP site 进入下载界面;⑥根据各种链接可以进入不同链接数据库,从而根据需求进行不同的操作,包括 microRNA 的靶基因位点查找等。

综上所述,网上资源非常丰富,各种数据库可提供不同种类的服务,有些数据库是利用原始数据库二次分析后开发的,应用时要加以了解,从而选择最适合的数据库。很多数据库之间都有链接,可互相支撑甚至具有互补功能,应用时可以通过一个数据库进入不同数据库,从而获得全部所需求的信息。限于篇幅,这里仅介绍了几种常用的数据库以及简单的操作方法,供初学者入门学习时参考使用。

（王丽颖）

参 考 文 献

［1］卡尔·G·亨普尔.自然科学的哲学.张华夏,译.北京:中国人民大学出版社,2006.

［2］贲长恩.医学科研基本思路方法与科研程序.北京:科学出版社,2003.

［3］李卓娅.医学科研课题设计、申报与实施.2版.北京:人民卫生出版社,2014.

［4］贲长恩.医学科研基本思路方法与科研程序.北京:科学出版社,2003.

［5］邓宇斌,吴伟康.医学科研概论.北京:人民军医出版社,2004.

［6］韩骅.ACE——医学研究生教育中需要培养的关键科研素质.中华神经外科疾病研究杂志,2015,14:259-261.

［7］侯灿.医学科研设计概论（1）-科研设计的定义.中国中医基础医学杂志,1996,1（4）:50-52.

［8］侯灿.医学科研设计概论（2）-科研设计的基本步骤.中国中医基础医学杂志,1996,2（6）:51-52.

［9］胡良平.统计学三型理论在实验设计中的应用.北京:人民军医出版社,2006.

［10］卡尔·波普尔.科学发现的逻辑.查汝强,邱仁宗,万木春,译.杭州:中国美术学院出版社,2007.

［11］李康 贺佳.医学统计学.7版.北京:人民卫生出版社,2018.

［12］李晓松.卫生统计学.8版.北京:人民卫生出版社,2017.

［13］刘民.医学科研方法学.2版.北京:人民卫生出版社,2014.

［14］詹思延.流行病学.8版.北京:人民卫生出版社,2017.

［15］李幼平.实用循证医学.北京:人民卫生出版社,2018.

［16］刘续宝,孙业桓.临床流行病学与循证医学.5版.北京:人民卫生出版社,2018.

［17］王家良.循证医学.3版.北京:人民卫生出版社,2016.

［18］秦明明,黄雨馨,陈雪梅,等.LP-PLA2与sd-LDL联合检测对动脉粥样硬化的辅助诊断价值.中华检验医学杂志,2019,42（1）:38-43.

［19］贾志,郭牧,张丽媛,等.左西孟旦与米力农治疗心力衰竭的疗效比较.中华急诊医学杂志,2014,23（7）:740-745.

［20］古菁,黄怀,沈丹彤,等.体外膈肌起搏器对脑卒中机械通气患者的疗效观察.中华神经医学杂志,2018,17（12）:1245-1249.

［21］熊逸凡,张琳,黄佳颖,等.狼疮肾炎腹膜透析患者的长期预后研究.中华肾脏病杂志,2015,31（7）:497-502.

［22］卢建华,吴建国,赵俊.医学科研思维与创新.北京:科学出版社,2002.

［23］吕朵,段重阳,陈平雁.样本量估计及其在nQuery和SAS软件上的实现—均数比较（一）.中国卫生统计,2012,29（1）:127-131.

［24］苏连芳,齐若梅,雷雳,等.英国医学研究理事会（MRC）——一个历史悠久的医学研究资助机构.中国基础科学,2003,（6）:12.

［25］孙振球,徐勇勇.医学统计学.4版.北京:人民卫生出版社,2014.

［26］汤旦林,柯惠新.在科研设计时确定样本含量的方法（1）.中日友好医院学报,1993,7（3）:177-179.

［27］汤旦林,柯惠新.在科研设计时确定样本含量的方法（2）.中日友好医院学报,1993,7（4）:236-238.

［28］汤旦林,柯惠新.在科研设计时确定样本含量的方法（3）.中日友好医院学报,1994,8（1）:48-51.

［29］汤旦林,柯惠新.在科研设计时确定样本含量的方法（4）.中日友好医院学报,1994,8（2）:109-110.

［30］魏尔清,陈红专.生物医学科研-基本知识和技能.北京:科学出版社,2003.

［31］熊国强,贺石林.医学科研设计教程.北京:科学出版社,2001.

［32］徐天和,王玖.医学实验设计:第二讲随机化原则与盲法原则.中国医刊,2005,40（8）:54-55.

［33］徐天和,王玖.医学实验设计:第三讲重复原则.中国医刊,2005,40（9）:56-57.

［34］徐天和,王玖.医学实验设计:第四讲均衡原则.中

国医刊, 2005, 40（10）: 57-58.

［35］徐天和, 王玖. 医学实验设计: 第一讲对照原则. 中国医刊, 2005, 40（7）: 60-61.

［36］颜虹, 徐勇勇. 医学统计学. 3 版. 北京: 人民卫生出版社, 2015.

［37］杨土保. 医学科学研究与设计. 2 版. 北京: 人民卫生出版社, 2013.

［38］张永亮. 医学科研方法学. 北京: 人民军医出版社, 2011.

［39］朱巍, 陈慧慧, 安然. 科技重大专项的内涵、实践及启示. 科技中国, 2019,（6）: 39-46.

［40］吕筠. 计算机程序包在流行病学中的应用. Copyright©2009 GDHE LinFeng.

［41］中国科学院. 科学与诚信 - 发人深省的科学不端行为案例. 北京: 科学出版社, 2013.

［42］中国新闻网. 尘埃落定 神话破灭: 韩国黄禹锡克隆造假案始末.（2006-01-14）[2022-04-26]. https://www.chinanews.com.cn/news/2006/2006-01-14/8/678388.shtml.

［43］Kaushik Deb, Mayandi Sivaguru, Hwan Yul Yong, et al. Cdx2 Gene Expression and Trophectoderm Lineage

［44］R. Michael Roberts, Mayandi Sivaguru, Hwan Yul Yong. Retraction-Cdx2 Gene Expression and Trophectoderm Lineage Specification in Mouse Embryos. Science, 2007, 317: 450.

Specification in Mouse Embryos. Science, 2006, 311（5763）: 992-996.

［45］Thiers HB. Non-steroidal anti-inflammatory drugs and the risk of oral cancer: a nested case-control study. Lancet, 366（9494）: 1359-1366.

［46］Horton R. Retraction- non-steroidal anti-inflammatory drugs and the risk of oral cancer: a nested case controlled study. Lancet, 2006, 367（9508）: 382.

［47］Kwang-Yul Cha, Sook-Hwan Lee, Hyung-Min Chung, et al. Quantification of mitochondrial DNA using real-time polymerase chain reaction in patients with premature ovarian failure. Fertil Steril, 2005, 84（6）: 1712-1718.

［48］RETRACTED: Quantification of mitochondrial DNA using real-time polymerase chain reaction in patients with premature ovarian failure. Fertil Steril, 2005.06.036.

中英文名词对照索引

G

H

J

K

L

Z